顾问与主编简介

杨胜利，生物技术专家，中国工程院院士。中国科学院上海营养与健康研究所研究员。1962 年毕业于华东化工学院有机化工系。长期从事基因工程和代谢工程研究，所主持的青霉素酰化酶基因工程研究构建了高稳定性、高表达的基因工程菌，发展了基因工程菌膜反应器，已于 1990 年用于工业生产。并致力于将微生物血红蛋白、热激蛋白、分子伴侣等基因用于工业生产菌株的优化，推动基因工程和代谢工程在医药和工业生物技术产业中的应用。近年来主要从事系统生物学及其在生物技术中的应用、数字医学等研究。

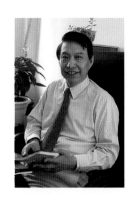

蒋华良，中国科学院院士，中国科学院上海药物研究所研究员（曾任所长）。主要从事药物科学基础研究和新药发现。系统发展了药物作用靶标发现和药物设计理论计算新方法，为新药研究提供了工具，获得国际同行和工业界广泛应用。设计高效探针分子，深入阐明和确证了一系列新靶标的作用机制和药理功能。针对肺动脉高压、精神分裂症和阿尔茨海默病等国内目前尚无自主知识产权新药的重大疾病，与他人合作进行新药开发研究，数个候选新药进入临床研究或获得临床批件，并实现技术转化。曾获得国家自然科学奖二等奖、国家技术发明奖二等奖、何梁何利基金科学与技术创新奖等奖项。

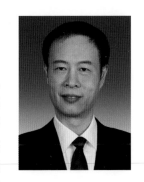

李兰娟，中国工程院院士，浙江大学教授、主任医师、博士生导师，传染病重症诊治全国重点实验室主任，国家感染性疾病临床医学研究中心主任，主要研究领域包括肝衰竭与人工肝、微生态、新发突发传染病及大数据、智能医疗、人工智能等。荣获国家科技进步奖特等奖，国家科学技术进步奖一等奖和二等奖，还获联合国教科文组织-赤道几内亚国际生命科学研究奖、浙江科技大奖、光华工程科技奖、全国创新争先奖章以及全国优秀科技工作者、全国优秀共产党员、全国三八红旗手、全国抗击新冠肺炎疫情先进个人等荣誉称号。

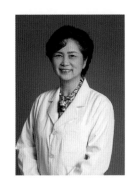

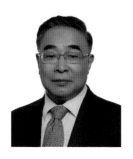

张伯礼，中国工程院院士，国医大师，中国中医科学院名誉院长，天津中医药大学名誉校长，现代中药创制全国重点实验室主任，全国教书育人楷模，国家"重大新药创制"科技专项技术副总师，中华医学会监事长。获国家科技进步奖一、二等奖 7 项，国家级教学成果奖一等奖 3 项。培养博、硕士研究生 300 余名，其中获全国百篇优秀博士学位论文奖者 3 名，提名奖者 2 名。

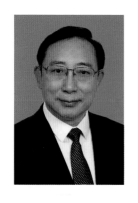

曹雪涛，免疫学专家，教授，中国工程院院士，现任国家卫生健康委员会副主任，兼任全国政协教科卫体委员会副主任、中国医学科学院学术委员会主任和免疫治疗研究中心主任、南开大学免疫学研究所所长。德国国家科学院外籍院士、美国国家医学院外籍院士、美国人文与科学院外籍院士、英国医学科学院外籍院士、法国国家医学科学院外籍院士、中国生物医学工程学会理事长。创办《中国肿瘤生物治疗杂志》并任主编，任《中华医学杂志》主编、*Cellular & Molecular Immunology* 共同主编。主要从事免疫炎症的基础研究、肿瘤免疫治疗转化应用研究，以通讯作者在 *Cell*、*Nature*、*Science* 发表 11 篇文章。

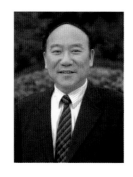

郑树森，中国工程院院士、中国医学科学院学部委员，法国国家医学科学院外籍院士、浙江大学医学院附属第一医院教授、主任医师、博士生导师，肝胆胰外科、器官移植中心学科带头人。现任国家卫生健康委员会多器官联合移植研究重点实验室主任，国家肝脏移植质控中心主任，中华医学会副会长，浙江大学学术委员会副主任、浙江大学器官移植研究所所长。在器官移植和肝胆胰外科领域成绩卓著，在国际上首次提出肝癌肝移植受者选择的"杭州标准"，是中国第二次肝移植浪潮的推动者之一。荣获国家科技进步奖特等奖、一等奖、创新团队奖、二等奖多项，荣获全国先进工作者、全国优秀院长、何梁何利基金科学与技术进步奖、光华工程科技奖、浙江省医师终身成就奖等奖项和荣誉称号，是中国器官移植及多器官联合移植的开拓者和领头人。

科学出版社"十四五"普通高等教育本科规划教材

医学人工智能导论

顾　问　杨胜利　蒋华良

主　编　李兰娟　张伯礼　曹雪涛　郑树森

科学出版社

北京

内 容 简 介

本教材旨在浅显易懂地介绍医学人工智能的基础知识和技术，并紧跟时代步伐，展示前沿的应用发展情况，拓宽学生的知识面，激发深入学习的兴趣，并且让学生在踏上工作岗位之后能够较快地适应实际应用场景的节奏。本教材共分为 3 大部分，第一篇为绪论，第二篇为理论、技术和方法，第三篇为医学人工智能应用。绪论部分概述了医学人工智能的基本概念及其发展历程；理论、技术和方法部分介绍了医学人工智能的相关基础知识，医学数据、图像、知识的处理方法等；医学人工智能应用部分列举了人工智能技术在医学不同领域的应用。

本教材主要面向医学、计算机技术、信息技术相关专业、医学信息学、智能医学工程等交叉专业的学生。

图书在版编目（CIP）数据

医学人工智能导论/李兰娟等主编. —北京：科学出版社，2024.3
科学出版社"十四五"普通高等教育本科规划教材
ISBN 978-7-03-077640-2

Ⅰ. ①医… Ⅱ. ①李… Ⅲ. ①人工智能–应用–医学–高等学校–教材 Ⅳ. ① R319

中国国家版本馆 CIP 数据核字（2024）第 015938 号

责任编辑：胡治国/责任校对：张小霞
责任印制：赵 博/封面设计：陈 敬

科学出版社 出版
北京东黄城根北街 16 号
邮政编码：100717
http://www.sciencep.com
天津市新科印刷有限公司印刷
科学出版社发行 各地新华书店经销
*
2024 年 3 月第 一 版 开本：787×1092 1/16
2025 年 1 月第二次印刷 印张：21 1/4 插页：1
字数：628 000
定价：88.00 元
（如有印装质量问题，我社负责调换）

《医学人工智能导论》编委名单

前　言

党的二十大报告指出，要推动战略性新兴产业融合集群发展，构建新一代信息技术、人工智能、生物技术、新能源、新材料、高端装备、绿色环保等一批新的增长引擎。同时，报告还指出要坚持教育优先发展、科技自立自强、人才引领驱动，加快建设教育强国、科技强国、人才强国，坚持为党育人、为国育才，全面提高人才自主培养质量，着力造就拔尖创新人才，聚天下英才而用之。

医学人工智能正处于繁荣发展的阶段，人工智能、互联网、大数据等新技术在医疗领域应用逐渐深入，将给医疗技术的发展和医学研究的推动带来更多的可能性。要推动人工智能技术在医学领域的突破与创新，其重中之重是培养具有人工智能技术与医学知识的交叉型人才。

新技术的发展和应用对医学教育提出了新的要求。为此，不少高校开设了智能医学工程、计算医学等专业来推动医工复合型人才的培养。智能时代，医学专业人才除了掌握好医学相关知识之外，还需要加强对计算机、人工智能等学科的理解与融合，才能最大化发挥新技术在医学领域的价值。

然而，目前在医学和人工智能交叉的专业知识领域中，尚缺少系统性的、综合性的教材对相关专业的学生进行理论指导以及提供相关信息的梳理和介绍。在此背景下，我们启动了《医学人工智能导论》的编写工作。

本教材编写团队均为当前在医学人工智能领域中具有丰富创新研究、应用实践和产业落地实践的国内知名高校、科研院所、医院等机构的具有丰富教学经验的专家学者。经过各位专家学者先后近两年的多轮线上线下研讨、审核修订，最终形成了一本专业性强、实用性高、具有高度启发性的医学人工智能入门教材。在此，真诚地感谢各位参编者和所在单位以及有关科研人员对本教材给予的高度支持。

希望本教材的出版，能够进一步启发和指导高校优化医学人工智能交叉人才的培养和教育改革。同时，因医学人工智能学科仍在高速发展中，疏漏之处在所难免，也恳请广大读者批评指正。

李兰娟　张伯礼　曹雪涛　郑树森

2023 年 8 月

目 录

第一篇 绪 论

第二篇 理论、技术和方法

第三篇 医学人工智能应用

第一篇 绪 论

第一章 医学人工智能概述

第一节 人工智能

一、人工智能的概念

（一）人工智能的定义

人工智能（artificial intelligence，AI）是一门综合性的前沿学科，横跨技术科学、自然科学及社会科学。人工智能研究提出的关于人类智能、记忆、心智/身体、语言起源、符号推理、信息处理等方面的基本问题，需要哲学、数学、经济学、神经科学、心理学、计算机工程、控制论、语言学等众多领域作基础支撑。

现代意义上的"人工智能"的概念，最早由约翰·麦卡锡（John McCarthy）、马文·明斯基（Marvin Minsky）、克劳德·香农（Claude Shannon）、艾伦·纽厄尔（Allen Newell）、赫伯特·西蒙（Herbert Simon）、内森·罗切斯特（Nathan Rochester）等学者在达特茅斯会议（Dartmouth conference）上提出，是指"让机器能像人那样理解、思考和学习，即用计算机模拟人的智能"。具体而言，是通过让机器使用语言，形成抽象和概念，解决当时认知下只能由人类来求解的各种问题，并改进机器本身。可以看到人工智能从创立之初，其基本的目标是复制人的才能，如创造性、自我改进和语言应用，并试图建造能够在复杂的、变化的环境中自主运行的机器。

目前流行的"人工智能"概念已与最初诞生时的定义有些不同。一些教材对于人工智能学科的定义为"智能体（intelligent agent）的研究与设计"。人工智能领域经典教材《人工智能：一种现代的方法》按照行为、思维，以及类人与否，将人工智能历史上不同的人工智能定义归为四类：类人行动、类人思考、合理思考、合理行动。但迄今为止，人工智能仍然没有一个统一的定义。尽管人们已经给出了不少说法，但都没有完全或严格地使用智能的内涵或外延来定义人工智能。概念的争论点主要集中于对"智能"的认识。什么是智能？智能是人类独有的吗？人类的智能体现在哪些维度？如何体现与表达智能？而对于这些问题的思考与讨论也不断改变着人们对于人工智能的理解。

（二）人工智能的学派

不同学科背景的学者对人工智能有着不同的理解，提出了不同的观点，这些观点被概括为了符号主义（symbolism）、连接主义（connectionism）和行为主义（actionism）等。

1. 符号主义 也被称为"逻辑主义"（logicism）、"心理学派"（psychlogism）或"计算机学派"（computerism）。符号主义认为"智能"源于数学逻辑，人类思维的基本单元是符号，基于符号的一系列运算就构成了认知的过程，所以人和计算机都可以被看成具备逻辑推理能力的符号系统，计算机可以通过各种符号运算来模拟人的"智能"。因为这种学派对于人工智能的解释和人们的认知较为相近，所以该学派在过去的很长一段时间中都处于主导地位。

2. 连接主义 又被称为"仿生学派"（bionicsism）或"生理学派"（physiologism）。连接主义认为生物的"智能"是由神经网络产生的，通过人工方式构造神经网络，再训练人工神经网络也能产生"智能",因此连接主义通过模拟生物神经系统来实现学习和适应。连接主义强调智能活动是由大量简单单元通过复杂连接后并行运行的结果,对知识和技能的获取需要通过对大量数据进行学习来实现。

3. 行为主义　也被称为"进化主义"(evolutionism)或者"控制论学派"(cyberneticsism)。该主义的基本思想来源是进化论和控制论。行为主义认为"智能"取决于感知和行为,取决于对外界复杂环境的适应,而不是表示和推理,不同的行为表现出不同的功能和不同的控制结构。生物智能是自然进化的产物,生物通过与环境及其他生物之间的相互作用,从而发展出越来越强的智能。行为主义强调对行为和反馈的研究,通过训练和奖惩机制来实现人工智能的学习。相比于智能是什么,行为主义对如何实现智能行为更感兴趣。在行为主义者眼中,只要机器能够具有和智能生物相同的表现,那它就是智能的。

符号主义主张人工智能源于数理逻辑,即通过逻辑符号来表达思维的形成。连接主义强调仿人脑模型,即将神经元之间的联结关系作为人工神经网络的基础。而行为主义注重应用和身体模拟,认为控制论和感知-动作型控制系统是人工智能的关键。三大流派对智能的不同的理解,延伸出了不同的发展轨迹。不同流派的相互竞争、思辨与融合也组成了人工智能跌宕起伏的发展历史。

进入新时期,基于机器学习的人工智能研究综合三大范式,又逐渐形成了计算主义、学习主义、进化主义等新的研究路径。

（三）人工智能的类型

人工智能发展的复杂性不仅产生了概念层次的分化,相近相关概念庞杂混乱。不同的分类视角下产生了各种类型的人工智能概念,以下是学界、业界中主要涉及的几种从不同视角下的人工智能类型介绍。

1. 弱人工智能与强人工智能　关于机器是否应该"思考"和机器是否能够"思考"的哲学思辨发展出了人工智能的两个重要分支:弱人工智能(weak artificial intelligence, weak AI)与强人工智能(strong artificial intelligence, strong AI)。是否拥有意识是强、弱人工智能的重要判别标准之一。

在1980年,美国哲学家约翰·瑟尔(John Searle)在其经典论文《心灵、大脑和程序》中,为了回答"在人类认知能力的计算机模拟方面应该重视什么样的心理和哲学意义"的问题而提出。他所指的弱人工智能,或称为"谨慎(cautious)人工智能",是指一种工具性的心智(mind)研究,其中计算机的核心价值在于提供一种有用的工具;而强人工智能则不仅是工具也是心智本身,其中计算机能够理解(understand)并且拥有某种认知状态。著名人工智能专家雷·库兹韦尔(Ray Kurzweil)尽管并不同意瑟尔的观点,但在其著作中也给出了类似的分类:狭义人工智能(narrow AI)和强人工智能。"狭义人工智能"拥有特定功能,能够如人类一样或者更好地完成人类的任务;而库兹韦尔提出的强人工智能则是指能够达到甚至超过人类智能水平的人工智能。弱人工智能和狭义人工智能之后合流被称作"应用人工智能"(applied AI),即是指在特定领域具有类人的或者超过人类智能的人工智能,比如AlphaGo;强人工智能与"通用人工智能"(general AI)则在概念上被指向同一类人工智能,即能够达到人类智能水平,能够完成人类能做的任何任务,具有意识、知觉和思维能力。

弱人工智能支持者认为,人工智能研究存在的理由是解决困难问题,而不必理会解决问题的方式。他们认为任何表现出智能行为的系统都可被视为人工智能,人造物是否使用了和人类相同的方式执行任务无关紧要,唯一的标准就是程序能够正确地执行。而强人工智能支持者则坚持认为,当人造物展现智能行为时,它的表现是基于和人类使用了相同的方法。他们认为应该首先理解人类如何获得智能行为(譬如许多学科的技能和专业知识是在人的潜意识中发展和存储的,而并不是通过明确要求记忆或使用基本原理来学会的),在掌握人类智能行为的获得方法之后,仅通过人工智能程序的启发法、算法和知识，计算机就可以获得意识和智能。

需要指出的是，弱人工智能并非和强人工智能完全对立，即使强人工智能是可能的，弱人工智能仍然具有意义。例如，今日的计算机能做的事，像算术运算等，在一百多年前也是被认为需要智能的。并且，即使强人工智能被证明为可能的，也不代表强人工智能必定能被研制出来。目前来看，强人工智能距离实现仍然有相当漫长的距离。但在某种意义上，我们现在已经处于一个被弱人工智能包围的世界。

强、弱人工智能既是对待人工智能研究的态度，也逐渐演变成了人工智能的一种层次划分。另外，常和弱人工智能、强人工智能一同出现的还有"超人工智能"（artificial super intelligence）。超人工智能由牛津大学哲学教授尼克·波斯托姆（Nick Bostrom）提出，是指包括在科学创造、一般智慧、社交能力等任何领域都比最聪明的人类还要聪明的智能。超人工智能是一个在强人工智能之上的层次。

2. 运算智能、感知智能与认知智能 一些研究者将人工智能分为三个层次，即运算智能、感知智能和认知智能。运算智能，即快速计算和记忆存储能力，机器能够像人一样拥有"记忆"和"计算"能力，即可以存储和处理海量的数据，如分布式计算。感知智能，即视觉、听觉、触觉等感知能力，机器通过传感器，如摄像头、麦克风等设备，捕获到物理世界的信号，理解一些直观的物理世界，高效地完成"看"和"听"的相关工作，例如可以识别人脸的摄像头。认知智能就是具有推理、可解释性的能力，也是人工智能的高级阶段，机器具备了像人类一样的思考和学习能力，并且能够自主做出决策并采取行动，例如完全自动的无人驾驶汽车。

3. 新一代人工智能 经过 60 多年的演进，特别是在移动互联网、大数据、超级计算、传感网、脑科学等新理论新技术以及经济社会发展强烈需求的共同驱动下，人工智能加速发展，呈现出深度学习、跨界融合、人机协同、群智开放、自主操控等新特征。大数据驱动知识学习、跨媒体协同处理、人机协同增强智能、群体集成智能、自主智能系统成为人工智能的发展重点。在 2017 年国务院印发的《新一代人工智能发展规划》中，提出了新一代人工智能的概念，包含了五个主要的技术分类，分别为大数据智能、群体智能、跨媒体智能、人机混合增强智能和自主智能系统。

二、人工智能的发展简史

（一）人工智能的诞生

人工智能的诞生是科学技术发展的必然产物，数理逻辑、自动机理论、控制论和信息论以及通用电子数字计算机的产生，为人工智能的出现奠定了必要的思想、理论和物质技术条件。人工智能正式诞生的前夜，众多来自不同领域（数学、心理学、工程学、经济学和政治学）的科学家已经开始探索如何实现用生命体外的东西模拟人类的智慧。

1943 年，美国神经生理学家沃伦·麦卡洛克（Warren McCulloch）和数学家沃尔特·皮茨（Walter Pitts）基于图灵提出的计算理论，利用基础生理学知识、脑神经元的功能特征以及由罗素（Russell）和怀特黑德（Whitehead）对命题逻辑的形式化分析，提出了一种人工神经元模型，并命名为麦卡洛克-皮茨模型（McCulloch-Pitts Model），即后来广为人知的 M-P 模型，该模型也是最早神经网络模型。他们证明了任何可计算的函数都可以通过一些连接的神经元网络来计算，并且所有的逻辑连接（如 AND、OR、NOT 等）都可以通过简单的网络结构来实现。M-P 模型也是感知机的原型，是后来人工神经网络研究的基础。M-P 模型的提出开创了以仿生学和结构化方法模拟人类智能的途径。

20 世纪 30～40 年代，科学家开始关注研究信息度量和反馈机制。1948 年，美国著名数学家威纳（Wiener）创立了控制论，为以行为模拟观点研究人工智能奠定了理论和技术基础，开创了人工智能中的行为主义学派。

早在人工智能诞生之前，对于如何界定机器是否能够思考的问题已经引发了众多讨论。1950 年，阿兰·图灵（Alan Turing）在《计算机与智能》一文中，为了回答"机器能不能思考"这个问题，由于直接给出答案有一定难度，于是他想到了另外一个对等的问题，即不去询问机器能否思考，而是测试机器能否通过关于智能行为的测试，来回答机器是否具有思考能力，即我们熟知的图灵测试。图灵测试的具体做法是如果人类询问者在提出一些书面问题后，不能判断书面回答是来自一个人还是计算机，那么这台计算机就算通过这个测试，具备智能。通过完全图灵测试的计算机需要具备以下能力：具备自然语言处理（natural language processing，NLP）能力，能够用人类语言进行交流；具备知识表示（knowledge representation）能力，能够存储计算机知道或听到的知识；具备自动推理能力，能够回答问题并得出新的结论；能够机器学习（machine learning），以适应新的环境，检测和推断模式；用计算机视觉和语音识别来感知世界；用机器人技术来操纵和移动物体。尽管后来的一些学者对图灵测试提出了一些异议，但它仍然是当前用来评估人工智能是否具有人类水平智能的有效方法之一。图灵测试对现代人工智能的研究具有重要的"催化"意义，它在无法用科学的可量化的标准对人类智能这个概念做一个定义的时候，给出了一个可行的测试方法来确定机器是否具备人类智能，图灵测试的提出也标志着现代人工智能讨论的开始。

20 世纪 50 年代中期，随着数字计算机的兴起，一些科学家意识到可以进行数字操作的机器也应当可以进行符号操作，而符号操作可能是人类思维的本质。这是创造智能机器的一条新路。1955 年，纽厄尔（Newell）和西蒙（Simon）编写了一个名为"逻辑专家"（Logic Theorist）的程序，它将每个问题都表示成一个树形模型，然后选择最可能得到正确结论的那一枝来求解问题。该程序可以证明出《自然哲学的数字原理》（*Principia Mathematica*）中的 38 条数学定理（后来可以证明出所有 52 条定理），而且某些解法甚至比人类数学家提供的方案更为巧妙。该程序也被认为是第一个人工智能程序，至此，人工智能的雏形已初步形成。

在不久之后的 1956 年，达特茅斯会议上首次确立了"人工智能"的概念，这标志着人工智能的诞生。此后，人工智能相关技术不断涌现，人工智能走上了快速发展的道路。

（二）人工智能的三次浪潮

人工智能从诞生到现在仅有几十年的时间，但它的发展并不是一帆风顺的，经历了三起三落，也就是人工智能发展的三次浪潮。

图灵测试掀起了人工智能的第一次浪潮。在这期间，人工智能的研究方法主要是以抽象符号为基础，基于逻辑推理的符号主义方法，符号主义也被称为逻辑主义。逻辑主义的主要内容为用机器去证明或推理一些知识，如用机器证明数学定理。但逻辑主义无法解决现实生活中的一些问题，当时的计算机性能也无法达到很好的运算速度，在一定程度上制约了逻辑主义的发展。

这一时期第一次出现了感知机（perceptron）、初步萌芽了自然语言处理技术和人机对话技术、提出了首个专家系统 DENDRAL，这也孕育了后来的第二次人工智能浪潮。

到 20 世纪 70 年代末，神经元网络、模型等的发展突飞猛进，人工智能随之迎来了第二次浪潮。在之后十几年的发展中，人们发现神经元网络在训练学习时需要大量的数据，虽然能解决单一问题，但解决较为复杂的问题时有较大的局限性。

在这一时期，机器学习算法得到了快速发展，主要包括了多层感知机、贝叶斯网络等。同时，在知识表示、启发式搜索、计算机视觉、基于行为的机器人等方向得到了发展。在统计机器学习理论上也取得了重要进步，首次出现了支持向量机、条件随机场等。

2006 年，人工智能掀起了第三次浪潮，同样得益于神经网络技术的发展。与第二次浪潮不同的是，此次浪潮归功于多层神经网络，也就是深度学习的突破，是计算机技术、神经网络、统计学方法等共同结合的成果。

三、人工智能的主要技术领域

人工智能的发展形成了庞大复杂的知识体系和技术领域分支。另外，计算机性能的不断提升以及互联网技术的发展，让人工智能在强化学习、深度学习、机器学习等方向取得了巨大进步，形成了智能机器人、模式识别、专家系统（expert system，ES）、自然语言处理、语音识别、图像识别等诸多研究方向，使人工智能呈现了多元化的发展态势。同时，这些人工智能技术被应用在不同的场景中，与科学研究、日常生活息息相关。

人工智能技术大体可划分为机器学习，问题求解，通信、感知和行动，知识、推理和规划4大类，每一类中又可分为许多不同的细分领域（图1-1）。

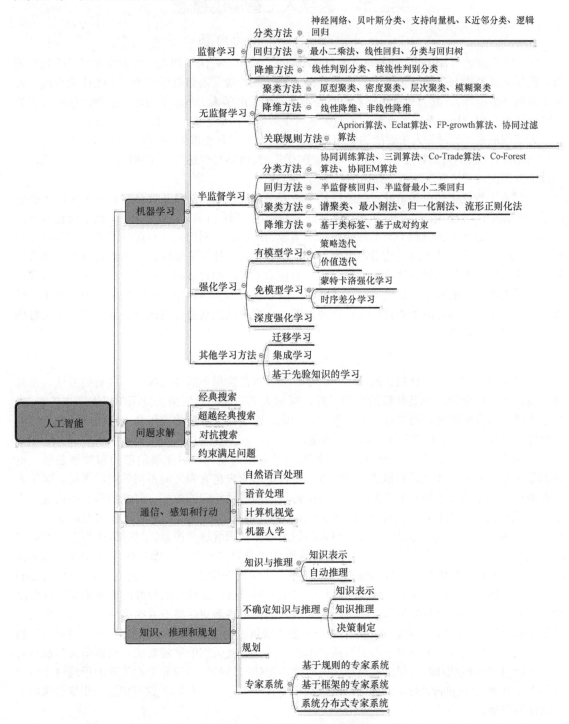

图1-1　人工智能主要技术领域

机器学习类的人工智能技术包括监督学习、无监督学习、半监督学习、强化学习和其他学习方法。问题求解类的人工智能技术包括经典搜索、超越经典搜索、对抗搜索、约束满足问题。通信、感知和行动类的人工智能技术包括自然语言处理、语音处理、计算机视觉、机器人学。知识、推理和规划类的人工智能技术包括知识与推理、不确定知识与推理、规划、专家系统。

第二节　医学人工智能的概念

一、医学人工智能的内涵

医学人工智能（artificial intelligence in medicine，AIM）是医学和人工智能技术交叉的新兴领域。医学人工智能与其他基于人工智能的新兴领域一致，通常依靠数据（如健康医疗大数据、人体生命组学数据等）、算力和算法三者的结合实现。关于医学人工智能的内涵，强调医学和人工智能技术的融合和应用，是许多专家学者对医学人工智能不同概念解读下的共识。从医学视角出发，医学人工智能是"医学和人工智能的交叉领域，是研究人工智能相关的医学基础"。从人工智能技术视角出发，"医学人工智能"等同于"智能医学"，其内涵是"通过人工智能的工具和方法，辅助或部分替代人类进行医学相关行为的科学"。

医学人工智能正处于繁荣发展的阶段，基于人工智能技术的医学研究范畴包括但不限于临床医学、基础医学、检验医学、预防医学、康复医学、药学、中医药学等。在本书中，我们讨论的"医学人工智能"更注重和偏向于人工智能在医学领域的应用，即利用人工智能技术进行医学研究和应用的过程和方法。具体地，是指通过应用包括机器学习、计算机视觉、自然语言处理、语音识别等一系列体现人类认知、学习和推理等能力的技术手段，构建具备可解释、自主操控、自我优化并接受人的指导的应用、系统或机器，能够对医学领域的疾病诊治、药物研发、公共卫生、健康管理、医学教育等方面相关问题进行合理思考、合理行动，从而促进医学发展，提高人民健康水平的一门应用学科。

二、医学人工智能的基本要求

医学是一门与生命息息相关的严谨的科学。人工智能应用于医学被视作一种新的方法、工具或手段，如同医学领域中其他新的干预手段，医学人工智能的发展须秉持医学以人为本的理念，为了人类健康福祉服务，而非对人类的伤害。因此，医学人工智能的应用与实践同样须经严格的安全性、有效性和稳定性等科学评估进行验证。

在医学人工智能的发展过程当中，我们看到了它作为新兴领域无限的潜力和发展前景，也看到了医学和人工智能之间不相适应的地方。这种不适应来自它们之间不同的底层逻辑。医学人工智能在研究方法上遵循人工智能的技术应用特征，即利用特定的数据、算法和模型的构建过程达到研究目的。人工智能模型如深度神经网络（deep neural network，DNN）被认为是复杂的黑盒模型，由于在"黑盒"环境中运行使得人们越来越无法理解这些模型。这导致了当人工智能被应用到医学研究当中，模型的不可解释就会给医学本身以实验科学、循证医学（evidence-based medicine，EBM）为基本的典型思维模式造成冲击。循证医学创始人之一大卫·萨基特（David Sackett）将循证医学定义为"慎重、准确和明智地应用当前所能获得的最好的研究依据，同时结合医生的个人专业技能和多年临床经验，考虑病人的价值和愿望，将三者完美地结合制定出病人的治疗措施"。而目前人工智能技术并不能很出色地提供医学所必需的"可理解"和"可解释"的依据。我们可以发现，医学对于人工智能技术的应用有着其天然的客观要求，而这与医学最终对人工智能技术的接纳和融合程度息息相关。对此，近年来该领域的研究者们正致力于通过"可解释的人工智能"（explainable artificial intelligence，XAI）解决这一问题，这有望进一步推进医学人工智能的发展。

在医学人工智能发展过程当中，从"不可用"到"可以用"，人们对于医学与人工智能的融合应用无疑还需要明确一些新的适应性的条件和要求。这通常在伦理道德层面被广泛讨论，并通过一些科学且共识性的标准、规范、指南等的制定来指导实践和进行约束。任何新技术在医学中应用都应基于医学伦理道德，在伦理范围内规范医学研究与应用实践的准则和秩序。对此，世界卫生组织（World Health Organization，WHO）在 2021 年 6 月 28 日正式发布了《世界卫生组织卫生健康领域人工智能伦理与治理指南》（*Ethics and Governance of Artificial Intelligence for Health: WHO Guidance*）。该指南提出了一套面向医学人工智能的 6 项伦理原则：

（1）保护人类自主性。

（2）促进人类福祉、安全和公共利益。

（3）确保透明度、可解释性和可理解性。

（4）培养责任感和实行问责制。

（5）确保包容性和公平性。

（6）促进具有响应性和可持续性的人工智能。

第三节 医学人工智能的形成与发展

随着人工智能在理论和技术上的不断成熟，人们对它在生产生活中发挥的作用无比期待，该技术在不同领域的应用正如火如荼地展开，特别是在医学领域，其应用的进展基本与人工智能技术的发展并驾齐驱。

与人工智能发展的浪潮类似，人工智能技术在医学领域应用的发展也呈现出在波动中上升的特点。

一、医学人工智能发展进程

（一）医学人工智能的探索孕育阶段

在 20 世纪 50～70 年代，逻辑主义为人工智能的主流学派。在这期间，医学人工智能围绕着逻辑推理进行了初步的探索。科学家们最初尝试利用数学模型让计算机诊断疾病，提出了"计算机辅助诊断（computer aided diagnosis，CAD）"的概念。接着，还出现了内置疾病和症状库，能够通过向患者提问，从而推断出疾病诊断的计算机辅助诊断软件。

另外，在这一时期，简易的人机对话也得以实现。1966 年，麻省理工学院计算机科学家约瑟夫·魏泽堡（Joseph Weizenbaum）设计出一个聊天机器人"ELIZA"，模拟罗杰斯学派心理治疗师的治疗脚本。图 1-2 展示了"ELIZA"的对话过程。心理治疗师和医生期待这样的聊天机器人可以用来进行心理治疗。

YOU: Men are all alike.

ELIZA: In what way?

YOU: They're always bugging us about something or other.

ELIZA: Can you think of a specific example?

YOU: Well, my boyfriend made me come here.

ELIZA: Your boyfriend made you come here?

YOU: He says I'm depressed much of the time.

ELIZA: I am sorry to hear you are depressed.

YOU: It's true. I am unhappy.

ELIZA: Do you think coming here will help you not to be unhappy?

……

图 1-2 "ELIZA"对话过程演示

1974 年，斯坦福大学成立了医学实验计算机研究项目，并且将人工智能在医学领域的应用作为项目的重要目标之一。

然而，在这一阶段，由于计算机技术的限制，当时计算机尚未能够处理大量的数据，再加上医学的高度复杂性，使得很多在医学领域应用人工智能技术的想法无法实现。医学人工智能还处于摸索的形式，并没有真正地应用到医学的研究、诊疗或预防中。

（二）医学人工智能的快速成长阶段

20世纪80～90年代，专家系统逐渐成为人工智能技术商业化应用的代表。人工智能在医学领域的应用发展迅速，在这一时期，发展出大量综合性医学专家系统，能够处理更加复杂的医学问题，逐渐显现出应用价值。与此同时，机器人、人工智能与医学影像的结合也在起步。

在这期间，医学人工智能逐渐形成较为丰富的体系框架，受到越来越多的重视。1985年，第一届国际医学人工智能大会在意大利帕维亚举行。1989年，《医学人工智能》（*Artificial Intelligence in Medicine*）杂志的创办，进一步扩大了医学人工智能的影响力，促进了医学人工智能的传播。

在该阶段，人工智能已经在医学领域得到了初步的实际应用。

（三）医学人工智能的高峰阶段

21世纪以来，医学人工智能的发展达到了前所未有的高度。不但人工智能算法有所进步和突破，如移动互联网、大数据、超级计算等其他新技术也逐渐成熟，出现了人工智能技术和其他技术相融合并应用在医学领域的特点，为医学人工智能的发展注入了新鲜血液和动力。另外，健康医疗数据的数字化也为医学人工智能的发展提供了重要的基础。人工智能在医学领域应用的深度和广度均有所提升，体现在医学活动的方方面面。

目前，人工智能在医学领域的应用范围仍在不断蔓延。有了人工智能技术的加入，医学的边界在不断扩大，医学受到时间和空间限制的影响也在减弱。人工智能技术正在推动着医学的进步与发展。

当然，这样的趋势也带来了其他问题。作为医学人工智能的重要"原料"，健康医疗数据中涉及了众多患者的个人隐私信息。经过长期的发展，所积累的健康医疗数据既庞大，又敏感。一方面，我们想要让不同的数据之间更好地结合与流通；另一方面，我们又担心数据真正流通之后难以保证数据的安全，给人们造成不良影响。现阶段，我们的法律规范和伦理并不能很好地解决这一问题。

二、医学人工智能主要应用发展

在医学人工智能的发展中涌现出了临床决策支持系统、手术机器人等典型应用。伴随着人工智能的发展演变，这些应用也在不断发展成熟，并对实际临床及研究工作产生越来越重要的影响。

（一）医学专家系统

如果计算机程序可以模拟专家的思维活动，进行推理判断，并且达到了某个领域专家的水平，我们将这样的程序称为专家系统。医学专家系统的主要目的是希望计算机可以像医生一样问诊，并且能得出诊断，甚至根据诊断能进一步提供疾病的治疗方案。

早在1959年，美国乔治敦大学罗伯特·莱德利（Robert Ledley）就在临床医学中利用布尔代数和贝叶斯定理作为计算机诊断的数学模型，诊断出一组肺癌病例。这是医学专家系统的早期摸索与尝试。"计算机辅助诊断"的概念也是由他于1966年提出。

1972年，利兹大学研究团队推出了能够帮助判断急性腹痛患者是否需要手术的系统"AAPHELP"。

1976年，美国斯坦福大学研制出了用于鉴别细菌感染，并开出抗生素处方的专家系统"MYCIN"。该系统内有500条规则，患者若按顺序回答系统给出的提问，系统就能自动判断出患者细菌感染的类别，并给出相应的治疗方案，同时还对系统给出的结论可信度进行估计。经过测试，"MYCIN"在菌血症、败血症、肺部感染、颅脑感染等方面的诊断水平已经可以与当时该领域的临床专家相媲美。这是当时专家系统较为成功的案例。但由于当时计算机性能的限制以及一些伦理问题，"MYCIN"未被实际应用在临床中。在后续的发展中，有研究人员将"MYCIN"系统作为一个骨架，并用其他领域的知识替换细菌感染的知识，从而得到了新的专家系统。

1977年，美国科学家肖洛姆·韦斯（Sholom Weiss）提出可以将同一个专家系统应用于多个领域，并开发出用于诊治青光眼疾病的专家系统"CASNET"。

医学专家系统在医学中的地位不断提升，在20世纪80年代，出现了大量的综合性的医学专家系统，不再局限于某一种疾病。

1974～1982年，匹兹堡大学教授米勒（Miller）发布了能够诊断内科疾病的专家系统"INTERNIST-1"，并对该系统不断改进，形成"CAUCEUS"。专家系统"CAUCEUS"的知识库中收录了572种疾病，约4500种症状，成为当时规模最大的知识库。

1986年，哈佛医学院巴尼特（Barnett）开发出了智能诊断系统"DXPlain"，并于1987年开始在全美范围内商用。"DXPlain"系统经过不断优化，其知识库从最初的包含500种疾病发展到后来的2400种。1991年，研究人员对"DXPlain"进行了一次测试，使用它对46例病例进行诊断，并将其诊断结果与由5名临床医生组成的评委组给出的结果相比较，两者之间并没有显著的差异。

这一时期的专家系统主要以推理机为核心，求解较为单一。另外，专家系统依赖于获取知识库中的知识，灵活性较差。虽然医学专家系统已经在临床中使用，但其效率不高，它们能够发挥的作用仍然有限。因此，科学家们尝试将知识工程、机器学习、神经网络、遗传算法等理论知识运用在专家系统当中。另外，随着互联网技术的快速发展与普及，基于网络的分布式人工智能成长迅速，也在一定程度上促进了专家系统的进步。

我国从20世纪70年代末开始对于医学专家系统有较多的尝试和探索。

1978年，关幼波教授及其团队联合计算机领域专家，开发肝病专家系统"关幼波肝病诊疗程序"，第一次将专家系统应用到中医领域。1981年，中国科学院成都计算机应用研究所和成都中医学院联合开发的中医痹症计算机诊疗系统问世，系统结合了两位痹症专家的宝贵经验，能够根据患者的具体情况推荐不同的治疗方案。这两个专家系统并未采用知识库和推理机，而是通过直接计算机模拟来得出诊断结果。

同在1981年，福建省计算机中心和福建中医学院根据骨伤科专家林如高的辨证施治思想，对500例骨折病例进行分析并总结规律，采用模糊数学模型，开发出"林如高骨伤电脑诊疗系统"。由于当时实际应用还存在困难，因此该专家系统并未真正应用到临床诊疗当中。

此后，我国的医学专家系统层出不穷，涉及各个不同的医学领域，涉及的疾病包括滋养细胞疾病、盆腔子宫内膜异位症、颞颌关节紊乱综合征、儿童心理障碍、心血管疾病、神经内科疾病、上消化道癌、口腔癌、结核病等。

（二）医疗机器人

为了让机器人能够拥有"思考"的能力，人工智能技术不可或缺。例如，用人工神经网络（artificial neural network，ANN）技术来使机器人获得定位、导航的功能，搭载专家系统来提升机器人处理数据的效率，判断复杂问题等。

与医学专家系统相比，在医学领域使用智能机器人的发展时间更短。尽管通过人工智能技术，能够进行感知并规划自身行为的机器人"Shakey"在1968年就已经诞生，但直到20世纪80年代，机器人才被应用到医学领域。医疗机器人主要被应用到手术、康复、诊断、护理、救援等方面。

1983年，机器人专家约瑟夫·恩格尔伯格（Joseph F·Engelberger）创立的公司研发出第一个服务机器人"护士助手"，能够完成简单的物品运送等工作。1985年，美国洛杉矶医院的医生使用一台关节式臂式工业机器人"Puma560"来进行定位，完成脑组织活检。

1986 年，美国 IBM 公司与加利福尼亚大学联合，于 1992 年开发出了手术机器人"Robodoc"，它可以用来在术中打磨轨迹，主要用于辅助开展髋关节置换手术。

1994 年，可以"扶镜"的手术机器人"AESOP"问世，它可以通过声音来控制内镜的镜头运动，从而为医生提供稳定的手术视野。1997 年，"AESOP"参与完成了第一例腹腔镜手术。

越南战争导致美军伤亡惨重，因此美国国防部希望能够通过先进技术来改善战场的手术条件。20 世纪 80 年代末，美国斯坦福研究院开始着手研发可以远程操作的机器人，以便于在战场上使用，在保证手术医生安全的同时，让受伤士兵可以及时得到治疗。通过一段时间的开发，一款手术机器人的原型机"Lenny"诞生。1995 年，弗雷德里克·摩尔（Frederic Moll）博士与其他两位合伙人从斯坦福研究院获得"Lenny"的知识产权，并成立公司专门从事手术机器人的研发工作。在使用"Lenny"进行动物试验并总结经验教训之后，对机器人进行了升级，先后推出原型机"Leonardo"和"Mona"。1997 年，"Mona"第一次用于人体手术试验。这些原型机都是达芬奇（Da Vinci）机器人操作系统的前身。1999 年 1 月，达芬奇机器人操作系统获得欧洲统一（Conformite Europeene，CE）认证，2000 年获得美国药监局批准，用于腹腔手术。2006 年，我国引进了大陆第一台达芬奇机器人操作系统，并在 2007 年正式使用。达芬奇机器人操作系统仍在不断地优化和更新，以便更好地帮助医生完成手术。

我国首台国产的外科手术机器人由天津大学、南开大学和天津医科大学于 2010 年联合研制成功。2013 年，上海交通大学开发出智能轮椅机器人，对康复治疗起到辅助作用。

（三）医学影像辅助诊断系统

在医学领域，影像是重要的诊断依据，医生通过影像图片"看图说话"，从图片中发现患者的临床问题。医生在读片时，更多的是靠个人的临床经验进行"定性分析"，判断影像图片所反映的问题。如果要做出更精准的判断，一方面需要让影像图片的清晰度提高，另一方面需要有专门的程序来"测量"图片，进行"定量分析"。

传统的 X 线设备通过胶片作为成像的载体，记录透过人体的 X 线信息。1972 年，计算机体层成像（computed tomography，CT）开始临床使用，使医学影像数字化。之后出现的磁共振成像（magnetic resonance imaging，MRI）、计算机 X 射线摄影（computed radiography，CR）、数字 X 射线摄影（digital radiography，DR）都以数字化成像的方式生成影像图片。

人工智能与医学影像的结合起步较早，从 20 世纪 80 年代就已经开始发展。但由于当时的医学影像系统成像模糊、人体组织结构或功能复杂，以及传统算法存在局限，相较于医学专家系统和医疗机器人，人工智能在医学影像领域的应用进展较为缓慢。

不过，深度学习技术的不断成熟，极大地推动了人工智能在医学影像领域的应用。2006 年，计算机科学和认知心理学科学家杰弗里·欣顿（Jeffrey Hinton）提出神经网络深度学习算法，为图像识别带来突破性的进展。2012 年，欣顿使用多层卷积神经网络结构，大大降低图像识别错误率，深度机器学习进入了医疗领域，在医学影像方面起到了重要作用。

2014 年，一家医学影像公司开发出一款软件，可以识别 X 线和 CT 图像中的恶性肿瘤。2017 年，用于分析心脏 MRI 图像的一款软件通过了美国 FDA 的批准。这款软件可以帮助医生快速描绘出心脏磁共振图像中的心室的内外壁。

三、医学人工智能的发展意义

创新发展是人类社会一直前进的动力。2017 年 7 月，国务院正式印发《新一代人工智能发展规划》，确立了新一代人工智能发展三步走战略目标，人工智能的发展至此上升到国家战略层面。医学人工智能的发展正在推动医学新领域的发展。随着人工智能的技术革命和医学人工智能的融合应用发展，新的生物医学诊疗技术、工程方法、分析处理手段、人机与脑机协作方式将被加速创造，为人类健康发展带来福音。

医学人工智能技术使诊疗的流程更加智能和便捷，减少了患者就诊等待时间，优化患者的就医体验。在日常生活中，医学人工智能赋能个人进行自我健康管理，智能健康监测系统可实现健康数据的智能可视化分析与决策，加强敏感信息预警、趋势动态分析，进行健康风险评估，实现智能化、个性化的"监测-评估-干预"闭环健康管理模式。人工智能技术推动的新型治疗方法和药品提高了患者的治愈率。医学人工智能技术在实际应用中通过深度学习、计算、识别，能够产生对影像图片的判断及分析，可能达到非常有经验的医生的水平，甚至超出一般医师水平的判断，帮助医师提高诊断效率。医学人工智能的应用能够改进医疗健康信息系统，加强诊疗效率和质量，提升医疗资源利用效率，降低人们离院健康管理门槛，精进药物等治疗方法研究等。通过强化系统输出，可以提高人机协同的操作、管理和治理能力。

医学人工智能将加速我们对人类疾病的深度探索。人类疾病通常由多重因素引起，从疾病到康复是一个复杂的过程，身体内的组织、器官与环境等相互作用的各种过程以复杂的方式互相影响。人体作为复杂的生理系统，具有开放性、不确定性、非线性以及多层次性与多样性等特征。人体内的组织与组织、器官与器官、组织器官与环境之间的相互作用，使得健康和疾病也是一种复杂现象。复杂人体系统的各个要素之间以非线性的相互作用涌现出宏观秩序和规律。在医学领域，人工智能应用程序正以惊人的速度展开技术渗透，并有望解决传统医学研究模式难以实现个性化、精准诊断与治疗的难题，实现"4P医学模式"。相对传统医学，医学人工智能的优势在于，可以利用数据量大、来源多样、搜集的信息特征复杂等优势，发掘并识别多种变量之间的相关性，从而对抽象、复杂的病人信息进行更直观、准确的处理和识别，并利用算法，不做预先假定，通过整合、映射等形式刻画数据所传递的信息特征，捕获数据中强关联的复杂非线性关系，消除不确定性，从而提高预测的准确性。

总的来说，在医学领域应用人工智能技术，可以在一定程度上优化卫生资源配置，提高卫生诊疗效率，提升卫生服务质量，降低卫生服务成本，提升医疗卫生现代化管理水平，对满足人民群众日益增长的医疗卫生健康需求具有重要意义。

四、正视医学人工智能

毋庸置疑，医学人工智能的发展意义重大，但我们仍应正视人工智能技术对医学领域的影响和作用。

首先，不过分夸大人工智能的技术效应。尽管人工智能技术在医学各个领域已经开始带来变革，然而，也必须清晰地了解其理论体系和功能上的局限性，以及目前绝大多数以深度学习技术为代表的医学人工智能应用的"黑箱属性"所带来的不可解释性和可能存在的偏见。随着人工智能技术的进步，在医学中发挥的作用也必将越来越大，在这个过程中，我们积极拥抱技术带来变革的同时，也应时刻作出客观的、实事求是的评价与反馈。

其次，不必过分渲染人工智能对医学伦理和医学工作岗位的冲击。人工智能擅长的是模式化的工作，而医学发展过程中大量的是非模式化的工作，仍需要医务人员和科研人员的参与。人工智能发展将是和医学更加深度结合、循序渐进的过程，人工智能的应用并不是为了替代医务人员的工作，而是作为一个智能助手帮助医学从业者理清诊疗思路、减少重复性工作，让日常工作更加高效便捷。我们需要在充分考虑医学伦理的前提下，发展医学人工智能，促进技术与医学的融合，发挥出人工智能在医学中应有的价值。

最后，任何技术的发展都有两面性。科学技术的进步既存在满足人类需求，为人类造福的正面价值，它同时也会给人类带来一定的危机、隐患，甚至是灾难的负面影响。理想的人工智能发展路径应符合四个特征，即可知、可控、可用、可靠。"可知"是希望人工智能的算法能够变得清晰透明、可以解释；"可控"是希望避免人工智能危害人类个人或整体的利益；"可用"是希望人工智能可以让全人类共用共享技术红利，避免因技术鸿沟带来更多社会不公平；"可靠"是希望人工智能能够更高效修复自身漏洞，真正实现数据和产品的安全、稳定与可靠。唯有树立"科技向善"

的理念，才能引领医学人工智能发展，更好助力人类社会的可持续发展。

第四节　我国医学人工智能产业发展情况

一、产业发展历程

医学人工智能产业是医疗信息化产业的一个分支，是人工智能技术与信息技术充分融合的一个业态。我国医疗信息化产业发展大致经历了三个阶段：第一阶段是医院信息化阶段，通过计算机、宽带网络等技术实现医院信息共享和区域医疗信息共享；第二阶段是互联网医疗阶段，借助可穿戴设备、4G 网络、云计算、大数据等技术，实现以在线分流、问诊为主模式的互联网医疗，以及医院内部融合医保的全流程服务；第三阶段是智能化医疗阶段，人工智能技术全面融入医疗健康全环节，借助医疗机器人、虚拟现实、增强现实、5G 网络、人工智能等技术，实现人工智能辅助诊断、远程手术等业务模式，实现医疗健康全流程智能化，主要应用于诊前疾病预防和健康管理，诊中辅助诊断、临床辅助决策、辅助治疗等和诊后辅助康复等，通过与生物医药智能制造深度融合，应用于生物医药耗材制造（3D 打印）、医用设备全生命周期管理、药物研发等。

医学人工智能是一个"产学研"深度融合的领域，因此，其发展离不开科学的多方协同机制。人工智能技术在医学领域的落地应用除了在技术上要领先外，还必须由熟悉业务的管理者来推动，人工智能研究机构要与产业紧密结合。企业为科研人员提供数据、算力、实验的土壤，科研人员为企业带来先进的理论、方法，同时聚集精通领域业务知识和人工智能技术的人才，达成共识、统一理念、统一思想，推动整个社会共同进步。

二、产业发展目前面临的主要问题

我国医学人工智能产业发展进入蓬勃向上的快速成长阶段，落地应用中还面临着技术、产业、模式等方面的突出问题。

1. 医学人工智能技术瓶颈有待进一步突破　一方面，现有的高质量医疗数据体量难以支撑人工智能进行充分学习。人工智能技术在小数据场景下的应用成效仍然不尽如人意，而我国医疗行业信息化还在发展过程中，尽管数据量大，但存在大量计算机难以计算的非结构化数据，同时数据质量也是另一个大问题，难以为人工智能技术提供有力数据支撑。另一方面，很多医学人工智能算法缺乏在医学上的可解释性，"黑箱属性"阻碍应用普及。若医学人工智能应用无法提供给出的建议背后的依据，就将很大程度影响医生或患者对其信任度以及后续的诊疗效果。因此，人工智能在医学领域的应用比其他行业面临更大的质疑与担忧。

2. 关键环节自主创新能力仍然较弱　目前，医学人工智能中使用的核心算法基本实现国产化，但是一些关键环节的自主创新能力仍不足。在基础设施层面，产品研发中所使用操作系统、前端开发环境、算法框架均以国外开源产品为主，我国话语权相对较弱，随时存在规则体系被恶意变更的风险。在高端医疗设备层面，大型诊断设备、高端放疗设备、手术机器人等领域由通用（GE）、西门子、飞利浦、直观医疗等外企垄断，其部分硬件参数例如 CT 的管电压、管电流等对于医学人工智能软件的安全性、有效性影响较大，我国亟须摆脱生态路径依赖，形成软硬件一体化发展新格局。在应用场景层面，我国医学人工智能企业对于创新临床场景挖掘不足，目前主研产品高度集中在肺部、眼底等成熟场景，在已取得注册证产品中，这两类产品占据近半数，容易陷入产品同质化、低质化竞争的局面。

3. 产业基础支撑环境需要优化　一方面，缺少跨领域跨行业交流合作的平台。医疗行业知识壁垒较高，不同疾病诊疗流程差异较大，医生与技术提供方之间交流与合作稍有不足就会导致研发的产品与临床需求之间出现错位，例如研发者基于超声影像研发人工智能产品时，若不考虑辅助决策的实时性问题，则完全没有临床应用价值。另一方面是医疗数据流通与共享机制尚未建立。尽管每个医疗机构都坐拥医疗大数据，但这些数据往往各自存储，数据间缺乏关联性、数据库缺乏兼容度，因而无法和其他医疗数据连接互动、综合分析。这种现象，我们称之为"数据孤岛"。目前在医疗产业链各个环节中数据获取十分受限，研发人员仍主要依托科研合作的渠道采用线下传输的形式传输数据，导致医疗数据要素价值无法充分显现，而泄露风险极高，亟须借助区块链、隐私计算等技术建立起面向产业开放、价值共享、安全规范的数据流通共享平台。

总体而言，医疗数据质量参差不齐、应用场景与环节适配难度大、复合人才缺乏、数据共享和流通受阻碍、隐私保护与伦理道德等是制约医学人工智能大规模应用的关键问题。医学人工智能的产业化步入正轨需要一系列力量共同推动。

【本章小结】

本章介绍了人工智能的基本概念、发展简史和主要技术领域，在此基础上阐述了医学人工智能的内涵与基本要求，最后概述医学人工智能及典型应用的发展情况。通过本章学习，能够对医学人工智能建立初步的认知与理解。

【问题讨论】

1. 你认为的"智能"应该包含哪些内容？

2. 医学人工智能的基本要求有哪些？

3. 医学人工智能发展中的典型应用包括哪些？请通过文献查阅等方式分享这些典型应用的最新进展。

（李兰娟　朱烨琳　李莹莹　周佳卉）

参 考 文 献

陈道灼, 孙建嵩, 林炳承, 等. 1981. 林如高骨伤电脑诊疗系统骨折部分研制简介. 福建中医药, (4): 12-15, 8.

方雅婷, 兰琼, 解通, 等. 2020. 人工智能技术时代法医学科面临的新机遇与挑战. 法医学杂志, 36(1): 77-85.

黄璜. 2018. 人工智能之辨: 计算本质、目标分类与议题划分. 电子政务 (03): 2-11.

李晓理, 张博, 王康, 等. 2020. 人工智能的发展及应用. 北京工业大学学报, 46(6): 583-590.

罗素 S, 诺维格 P. 2010. 人工智能: 一种现代方法. 第 3 版. 殷建平等译. 北京: 人民邮电出版社.

缪姝妹, 王忠民, 郭建军, 等. 2021. 医院知识管理平台的构建及应用. 中华医院管理杂志, 37(9): 738-741.

拉塞尔, 诺文. 2010. 人工智能: 一种现代方法. 第 2 版. 姜哲等译. 北京: 人民邮电出版社.

林学森. 2021. 机器学习观止——核心原理与实践. 北京: 清华大学出版社.

廉师友. 2020. 人工智能概论: 通识课版. 北京: 清华大学出版社.

宋学武, 高慧儿, 张弋. 2021. 基于人工智能的机器学习算法在个体化用药领域的应用进展. 中国新药与临床杂志, 40(10): 683-688.

王万良. 2022. 人工智能通识教程. 第 2 版. 北京: 清华大学出版社.

夏淑洁, 杨朝阳, 林雪娟, 等. 2021. 基于文献计量分析的数据挖掘在中医诊断学领域的应用研究. 天津中医药, 38(2): 142-151.

杨同卫, 苏永刚, 封展旗. 2021. 论医学人工智能的基本特征及其实践中的基本理念. 医学与哲学, 42(14): 16-19.

佚名. 中医痹症计算机诊疗系统. 1983. 计算机应用通讯, (1): 47, 73.

詹启敏, 董尔丹. 2021. 健康医疗人工智能指数报告 2020. 北京: 科学出版社.

赵一鸣, 左秀然. 2018. PACS 与人工智能辅助诊断的集成应用. 中国数字医学, 13(4): 20-22.

朱善邦, 王婷, 徐卫东. 2019. 人工智能诊疗平台在医学领域的应用. 中国医疗设备, 34(1): 152-155.

赵克玲, 瞿新吉, 任燕. 2021. 人工智能概论——基础理论、编程语言及应用技术. 北京: 清华大学出版社.

Ahmad Z, Rahim S, Zubair M, et al. 2021. Artificial intelligence (AI) in medicine, current applications and future role with special emphasis on its potential and promise in pathology: present and future impact, obstacles including costs and acceptance among pathologists, practical and philosophical considerations. A comprehensive review.

Diagn Pathol, 16(1): 24.

Barnett G O, Cimino J J, Hupp J A, et al. 1987. DXplain: An evolving diagnostic decision-support system. JAMA, 258(1): 67-74.

Baylor E E, Beede E, Hersch F, et al. 2020. A Human-Centered Evaluation of a Deep Learning System Deployed in Clinics for the Detection of Diabetic Retinopathy. ACM CHI, 1-12.

Buchanan B G, Shortliffe E H. 1984. Rule-based expert systems: the MYCIN experiments of the Stanford Heuristic Programming Project. Boston: Addison-Wesley.

Gulshan V, Peng L, Coram M, et al. 2016. Development and validation of a deep learning algorithm for detection of diabetic retinopathy in retinal fundus photographs. JAMA, 316(22): 2402-2410.

Hinton G E, Salakhutdinov R R. 2006. Reducing the dimensionality of data with neural networks. Science, 313(5786): 504-507.

Kanagasingam Y, Xiao D, Vignarajan J, et al. 2018. Evaluation of artificial intelligence-based grading of diabetic retinopathy in primary care. JAMA Netw Open, 1(5): e182665.

Kiani A, Uyumazturk B, Rajpurkar P, et al. 2020. Impact of a deep learning assistant on the histopathologic classification of liver cancer. NPJ Digit Med, 3: 23.

Larentzakis A, Lygeros N. 2021. Artificial intelligence (AI) in medicine as a strategic valuable tool. Pan Afr Med J, 38: 184.

Miller R A, McNeil M A, Challinor S M, et al. 1986. The INTERNIST-1/QUICK MEDICAL REFERENCE project-status report. West J Med, 145(6): 816-822.

Miller R A, Pople H E, Myers J D. 1982. Internist-1: An experimental computer-based diagnostic consultant for general internal medicine. N Engl J Med, 307(8): 468-476.

Payrovnaziri S N, Chen Z, Rengifo-Moreno P, et al. 2020. Explainable artificial intelligence models using real-world electronic health record data: a systematic scoping review. J Am Med Inform Assoc, 27(7): 1173-1185.

Pan Y H. 2016. Heading toward artificial intelligence 2.0. Engineering. 2(4): 409-413.

Peek N, Combi C, Marin R, et al. 2015. Thirty years of artificial intelligence in medicine (AIME) conferences: A review of research themes. Artif Intell Med, 65(1): 61-73.

Rajpurkar P, Chen E, Banerjee O, et al. 2022. AI in health and medicine. Nat Med, 28(1): 31-38.

Rajpurkar P, Irvin J, Ball R L, et al. 2018. Deep learning for chest radiograph diagnosis: A retrospective comparison of the CheXNeXt algorithm to practicing radiologists. PLoS Med, 15(11): e1002686.

Stefanelli M. 2001. The socio-organizational age of artificial intelligence in medicine. Artif Intell Med, 23(1): 25-47.

Weizenbaum J. 1966. ELIZA-A computer program for the study of natural language communication between man and machine. Commun ACM, 9: 36-45.

第二章 医学人工智能的知识框架

第一节 医学人工智能的主要理论、技术与方法

发展医学人工智能的目的是通过在医学领域使用人工智能技术，以推动医学的发展和进步。要使人工智能技术在医学领域取得突破性的应用，其重中之重是培养具有人工智能和医学领域深厚知识背景和直觉的"交叉型"人才。

学习医学人工智能，需要熟悉计算机科学、医学及数学等学科相关的背景知识和技能。通过对不同领域的知识都有着较为深刻的认识和理解，并且相互渗透融合不同的知识体系，才能更好地将医学人工智能运用到实践当中。本节仅对这些知识进行概述，详细内容会在本书的第四至八章中展开。

一、医学人工智能理论基础

（一）数学基础

数学是学习医学人工智能的先决条件，也是医学和人工智能在学习中的共通之处。无论是医学还是人工智能，都与数学有着密切的联系。医学人工智能的研究和应用离不开扎实的数学基础。

数学基础对人工智能的重要性毋庸置疑，更有人认为人工智能是披上了"外衣"、经过包装的数学。人工智能的核心为数据、算力和算法，而算法本质上是在相关数学理论的基础上建立的，想要更好地理解算法的内在逻辑，数学基础必不可少。人工智能的不同研究方向，如自然语言处理、机器学习、计算机视觉等，均需要数学知识作为支撑。数学基础可以反映出人工智能的基本思想和方法。

数学与医学也有密切联系，是医学相关专业的重要基础课程之一。早在17世纪，英国医生哈维（Farvey）通过心室容量和心跳次数计算出每小时通过心脏的血液量，从而推断出血液在体内是循环的，这是数学在医学领域的早期应用。数学为医学提供了数量分析和计算的方法，帮助抽象出医学规律，支撑医学研究的分析和决策。在一些特定的方向，如预防医学、循证医学以及临床科研实践中，都对数学基础，特别是统计学有着极高的要求。

在学习医学人工智能时，我们需要掌握的数学基础主要包括微积分、线性代数、概率论、数理统计、最优化理论、信息论等。其中，微积分又是这些数学基础中的基础。

线性代数聚焦于如何将研究对象形式化。线性代数是数学学科中一门较为基础的数学课程，具有非常强的实用性，已经被广泛应用在工程技术、物理、经济等领域。线性代数既是人工智能的基础，同时也是与现代数学有关联的众多学科的基础。

概率论聚焦于如何描述统计规律。概率论作为一门非常重要的数学基础，也在人工智能的研究过程中得到了非常广泛的应用。正是由于目前的世界是信息爆炸的世界，这就使得目前有越来越多的研究人员对这些数据的随机性进行研究，而在这个过程中会应用到概率论。

数理统计聚焦于如何进行数据分析。目前处于大数据时代，使得对各种大数据进行分析是非常有必要的，同时在进行数据分析的过程中，也会常常使用到机器学习等方法。在数据处理的过程中，这些基础理论的应用才能更好地对这些数据处理的结果进行更加准确的解释，其在机器学习中常常用来估算错误率。

最优化理论聚焦于如何找到最优解。在目前的人工智能的研究过程中，最主要的就是解决优化相关问题，即在一些比较复杂的情况下对整体情况进行更加详细的分析和判断，从而使得这些

复杂情况下所产生的各种问题都能够被较好地解决，所以最优化理论确实是整个人工智能计算中非常重要的一个部分，这个理论所研究的主要情形就是在没有特殊约束的情况下，对目标函数进行求解，并找出其中的最小值，这样才能让目标函数达到最优化。而在最优化过程中，人们最常用的方法就是使用神经网络进行相应的求解。

信息论聚焦于如何定量度量的不确定性。很多事情都只能使用概率模型进行模拟，而不能准确地判断，这就使得信息论能够得到进一步的发展。而对于信息的可测量性，其实是可以与信息的不确定性进行联系的，这个在概率论中主要是使用"信息熵"的概念来阐述。

图论聚焦于如何对复杂的关系网络进行分析和优化。图论是数据结构和算法中的重要框架，几乎可以用来表现所有类型的结构或系统。图论在人工智能中扮演着非常重要的角色，很多问题都可以转化为图论问题，然后用图论的基本理论加以解决。

这些数学知识能够让我们更好地理解医学人工智能应用是如何发挥作用的，也能够为如何分析和利用医学人工智能应用的产出结果来进一步提高应用的性能和效率。

■（二）医学基础

现代科学技术的高速发展，在很大程度上推动了医学的进步。在第三次科技革命的带动下，医学与现代科学紧密结合，医学的各个方面发生了翻天覆地的改变。现阶段的医学发展虽然离不开计算机技术和工程技术等现代科学技术，但它仍然要以实际的医学需求为出发点。学习医学基础知识的目的是了解不同医学学科的关键问题，建立对临床诊断、治疗过程的基本逻辑和基本认知，是医学人工智能应用场景创新需求产生的根本来源。因此，医学理论也是学习、研究和应用医学人工智能的重要基础。

另外，若人工智能技术在医学领域的应用不够恰当，其导致的后果不堪设想，可能直接威胁人们的生命安全。对于人工智能应用来说，其结果的准确性很大程度上依赖开发时期的训练。若研究和开发医学人工智能应用的人员对医学领域的基础理论不够了解，很难充分收集到训练所需的有效数据，从而导致医学人工智能应用在实际使用中出现结果的偏倚或偏见。

从医学教育的专业结构来看，医学可分为基础医学、临床医学、口腔医学、公共卫生与预防医学、中医学、中西医结合、药学、中药学、法医学、医学技术、护理学等分支。医学的主要目的是保护人类远离疾病，保持健康。因此，疾病的发展、演变、恢复相关的医学理论基础，如临床诊断和治疗、疾病预防、康复，以及为了促进健康所进行的医学研究、药物研发等相关内容，均有助于加深我们对于医学的理解。

医学与社会学也息息相关。例如，在利用人工智能技术对流行病的发病趋势进行追踪时，限制其应用发挥作用的可能并不是缺乏有效的技术手段，而是出于医学伦理的考虑。在医学人工智能应用研究和开发的过程中，除了医学知识本身，还需要对整体的医疗卫生保健体系有一定的了解，这包括了卫生费用筹集和使用方式、医疗服务保障模式、监管制度等内容。这样才能更好地把握医学人工智能应用的范围、边界与底线。

只有从事医学人工智能的人员了解了基本的医学知识、医学体系的构成以及医疗系统的运作方式，才能够更好地提炼医学领域对于人工智能技术的需求，从而将需求与最适合的技术相结合，得到令人满意的结果。

二、医学人工智能技术基础

医学人工智能的技术基础指应用在医学领域的一些主要人工智能技术。对于参与开发、研究医学人工智能应用的人员来说，熟练掌握人工智能技术的重要性不言而喻。

对最终使用医学人工智能应用的人员，也就是从事医学领域工作的相关人员而言，虽然并不需要非常深入地理解应用背后的技术原理，但至少要对该项技术的特点，以及应用是如何通过该项技术来产生与其相对应的结果，不同技术在应用中起到的作用，技术是如何与医学进行融合的等方面有一定的了解。对技术有一定理解之后，才能更好地评估某个医学人工智能产品，判断是否有局限性，是否且如何能达到产品功能的理想状态。在使用某个应用之后，可以更好地对该应用的效果做出反馈，与研发人员的沟通也能够更加通畅，有利于应用的不断优化和迭代。

医学人工智能应用所覆盖的人工智能技术非常广泛，但主要涉及的有机器学习、计算机视觉、自然语言处理等。

（一）机器学习技术

机器学习是医学人工智能发展主要的技术分支，指计算机通过算法来学习数据中包含的内在规律和信息，总结出适用于算法的经验和知识，使计算机面对问题时能够做出与人类相似的决策。深度学习作为机器学习的子集，主要特点是使用多层非线性处理单元进行特征提取和转换，凭借其能够建模大量数据间复杂关系的优势，在医学领域的实践取得了优于传统算法的成果，在临床诊断、疾病自动编码、多数据源整合分析、公共卫生领域等方面均有应用实践。根据训练样本及反馈方式的不同，主要将机器学习算法分为监督学习、无监督学习和强化学习 3 种类型。常见的监督学习算法包括决策树、朴素贝叶斯及支持向量机等；无监督学习算法包括稀疏自编码、主成分分析及 k 均值聚类（k-means clustering）等；强化学习算法包括 Q-学习算法、瞬时差分法、自适应启发评价算法等。详见第六章第二节。

（二）计算机视觉技术

计算机视觉是人工智能的一个分支领域，指让计算机和系统能够从图像、视频和其他视觉输入中获取有意义的信息，并根据该信息采取行动或提供建议。在医学领域，计算机视觉主要用于医学辅助诊断，利用机器视觉对人体医学成像数据进行识别和处理，包括静态医学成像和动态医学成像。这个过程通常用到深度学习技术，神经网络尤其卷积神经网络在计算机视觉任务中有着广泛的应用，如图像分类、检测、分割任务等。深度学习使用算法模型，让计算机能够自行学习视觉数据的上下文。神经网络使计算机能以类似于人类的方式识别或查看图像。卷积神经网络（convolutional neural network，CNN）从像素级理解图像并加以区分，递归神经网络（recurrent neural network，RNN）从时序角度在视频应用程序中帮助计算机理解一连串帧中的图片关系。人工智能医学图像处理技术是辅助诊断和辅助疾病治疗预后评估的关键，被认作是提升现代医疗诊断和治疗水平的有效手段。详见第六章第三节。

（三）自然语言处理技术

自然语言处理是一门融合语言学、计算机科学、认知科学和数学于一体的科学。自然语言处理机制涉及两个流程，包括自然语言理解和自然语言生成。自然语言理解是指计算机能够理解自然语言文本的意义，自然语言生成则是指能以自然语言文本来表达给定的意图。自然语言处理技术在电子病历系统中得到了广泛的应用。临床医学信息大量以非结构化（或半结构化）文本形式存储于信息系统中，NLP 是从医疗文本中提取有用信息的关键技术。基本技术包括分词、词性标注、实体识别、实体关系抽取、语义分析等。学者们也尝试通过自然语言处理辅助完成汇总医学领域知识的过程，将知识提炼出来，提取其中有用的诊疗信息，最终形成知识本体或者知识网络，从而为后续的各种文本挖掘任务提供标准和便利。详见第六章第四节。

三、医学人工智能开发基础

（一）医学数据采集与处理

人们将医学活动中发生的事实或者通过观察所得到的结果记录下来，成为了医学数据。医学经过长时间的发展，已经积累了海量的数据。同时，随着医学的进步以及人们对健康的追求，医学数据仍在高速增长当中。医学数据可以通过不同的形式来展现，如文字、图片、声音等。

医学数据可以说是医学人工智能的原料，能够推动人工智能技术的不断进化和提升，从而更好地贴近医学实践中的需求。因此，得到我们所需要的医学数据，是医学人工智能开发需要掌握的技能。

想要使用医学数据，首先要得到医学数据，也就是医学数据的采集。例如，医生书写患者病历就是典型的医学数据采集过程。当然，医学数据有很多来源，如医疗服务、日常活动等。医学数据是一系列的原始记录，通常情况下采集的医学数据并不能直接用于医学人工智能的研究。例如，一些数据属于"杂质"，需要将它们剔除；有些数据可能会暴露个人隐私信息，需要对它们进行"掩盖"。这一系列为了满足医学人工智能研究的需求而对医学数据进行加工的过程，称为医学数据处理。医学数据处理的主要目的是保证数据的安全、保护个人的隐私，以及提高医学数据的可用程度和质量等。

（二）医学知识组织与表示

对医学活动中发生的事实进行归纳、提炼、总结、推理，就形成了医学知识。医学知识是医学人工智能进行决策的重要依据。

医学知识存在的形式多种多样，包括文字、图形、图像、声音等，这些宝贵的医学知识是实现可解释的人工智能的重要基础。因此，在医学人工智能中，医学知识如何可被计算是一项重点任务，这就依赖于有序的知识组织与知识表示。医学知识组织是指对医学知识进行整理、加工和表示等一系列有序化的过程和方法，知识组织强调信息的集成，是对信息的优化，侧重于概念和关系的重组。医学知识表示是研究如何将这些医学知识在计算机系统中表达出来并存储在计算机中，便于计算机处理。医学知识表示需要将知识通过特定的数据结构进行编码，并结合解释过程，供计算机程序识别和使用。掌握医学知识组织和表示的技能，才能更好地将医学领域的经验、规律传递给计算机。不同的知识组织与表示方法有各自的特点，适合的知识类型也有所区别。实际应用过程中，往往会融合多种方式，以取得最佳效果。

与医学知识计算机化有关的内容将在第八章中具体展开介绍。

第二节　医学人工智能的应用体系

随着人工智能不断快速发展，许多尚未设想到的医学人工智能应用也将出现。这些应用种类繁多，研究方向多样，该如何体系化归类？根据使用目的和场景的不同，会产生不同的应用分类体系。综合来看，医学人工智能的应用是多层次、多维度的，不同分类视角下产生了不同的应用体系。本节介绍了几种不同视角的医学人工智能应用分类方法及该分类下医学人工智能应用发展方向，并简要概述了当前医学人工智能的几个主要应用领域内容，帮助形成对人工智能在医学领域应用的整体认识。

更加详细的应用学习将在本书应用篇（第十至第十六章）中展开。本教材应用篇主要以学科分类为主，结合该领域人工智能应用的丰富度与典型性，重点对人工智能在临床医学、医学研究、药物研发、中医药学、健康管理、公共卫生和医学教育的七个领域应用进行了详细的介绍，其中人工智能在临床医学中的应用又围绕诊疗环节从诊断、治疗、康复医学展开，并将人工智能在公共卫生的应用中涉及个体健康管理的内容独立成章，便于不同专业的学生更加深入地学习和了解医学人工智能应用。应用章节的主要目标是通过横纵内容的编排，为大家展现一个比较完整、丰富的医学人工智能应用体系，启发大家在学习和研究中利用人工智能、挖掘人工智能应用的潜在可能性。

一、医学人工智能应用分类

（一）基于学科领域角度

学科交叉融合是学科发展的趋势。医学作为一门传统学科，在我国有着悠久的发展历史。《中华人民共和国国家标准学科分类与代码》是我国关于学科分类的国家推荐标准，该标准中我国医药科学的学科分类体系为基础医学、临床医学、预防医学与公共卫生学、军事医学与特种医学、药学、中医学与中药学、心理学。随着人工智能的兴起及其在计算智能、感知智能和认知智能中的探索深入，人工智能在医学研究领域中的渗透和应用也越来越广泛。这些传统医学学科与人工智能的融合形成了一系列的"人工智能+"交叉学科，如"人工智能+医学""人工智能+药学"。更进一步，针对临床学科，医学人工智能应用还可根据临床专科设置，分为更加细化的临床专科或疾病专科领域，如"人工智能+肿瘤学""人工智能+医学影像学""人工智能+病理学"等。不同"人工智能+"交叉学科分类中的应用方向主要围绕本学科的研究内容，探索人工智能可赋能改进的方向。基于学科角度的人工智能应用分类体系与现有的专业学习相契合，能够较为清晰地被医学专业的人员学习和了解原有领域研究中的人工智能应用内容与研究进展。该分类框架一般用于高校的专业方向设置当中。

（二）基于使用对象角度

医学人工智能提供了与人类能力相媲美甚至更为杰出的快速信息获取、分析研判和决策的能力。医学人工智能的应用常常以满足人类的需求为基本，一方面为患者带来新的生机，另一方面也为医疗体系工作者包括医护人员、科研工作者、管理者提供了快捷、优化的数字化、智能化途径。从服务对象角度来看，可将医学人工智能分为：面向患者的应用、面向医疗服务人员的应用、面向医学科学研究人员的应用、面向医疗管理者的应用等。面向患者的应用，重点围绕提高医疗服务效率和患者就医体验的应用开发；通过运用大数据与人工智能技术，解决医疗资源与医疗需求错配问题，如智能导诊服务患者就医全过程、远程智能诊疗服务促进优质资源下沉。面向医疗服务人员的应用，通过如门诊语音电子病历、口腔/超声语音助理、移动医护工作站等对传统应用系统的智能化升级与改造推动诊疗效率与质量提升。面向医学科学研究人员的应用，例如有通过构建知识库及数据库，科研人员可利用人工智能技术开展数据挖掘，进行疾病致病因素、蛋白质基因组学、遗传学等研究，利用药物知识库进行如不良反应分析、药物重利用、耐药性研究和药物基因组研究等研究。面向医疗管理者的应用，包括通过医保智能审核提高医保管理效率、通过全景智能布控实现全院安全管理、通过智能物联提升医疗设备运行精细化管理等。

（三）基于服务环节角度

一般的卫生服务环节被划分为了预防、诊断、治疗和康复等环节。根据人工智能赋能卫生服务环节的不同，医学人工智能应用也被划分为：人工智能在疾病预防中的应用、人工智能在疾病诊断中的应用、人工智能在疾病治疗中的应用、人工智能在疾病康复中的应用等。在预防阶段，医学人工智能应用有助于疾病诊疗关口的前移，从早发现和早干预转变为早预防和早发现。多源、复杂、更全面的疾病相关数据已然成为了疾病预测的重要基础，丰富的特征数据源增加了疾病监控和筛查的维度，为传统数据源提供了有力的补充，也为人工智能技术在疾病预测中的应用提供了充足的"燃料"。如利用各类健康监测相关的传感器（如生物电位专用传感器，如心电图、肌电图、脑电图和光电人体测量传感器）、运动传感器（如加速度计和陀螺仪）、环境传感器（如摄像机、温度和压力传感器）等，实现对人体生命体征（如心率、呼吸频率、体温、血压、血糖等）的实时监测，并结合人工智能技术实现个性化健康管理。在诊断阶段，医学人工智能应用重要方向同样依赖疾病数据基础，通过对诸如 X 线、CT、MRI 等影像学图像进行视觉识别、标记和训练，实现医学影像的自动识别、诊断，输出接近于人类的智能诊断建议，通过对临床指南等电子文献的文本学习，整合患者电子病历信息，为医生提出潜在的疾病诊断建议及鉴别诊断提醒等。在治疗阶段，通过建立模拟医生的临床思维及诊断推理的智能疾病模型，收集患者多个变量后输入模型提出对患者现阶段较为有效的临床决策或治疗方案建议；针对手术治疗患者，通过术前检查获得患者 CT、MRI 等图像，智能生成基于患者解剖结构的可视化术前规划；针对放化疗患者，智能分析提出用药（放射）剂量建议，实现精准治疗。在康复阶段，围绕以功能评估和功能恢复为目标形成各种智能康复辅助器械和软件，如面向运动肢体功能、步行功能的智能评估程序，脑功能重建软件、上肢功能机器人等。

（四）基于产品形态角度

从产品形态角度，医学人工智能应用可分为：医学人工智能应用软件、医学人工智能硬件，以及综合了软硬件的智能系统产物。人工智能基于感知智能、认知智能的发展成熟赋能临床诊断和治疗、健康管理和医疗手术机器人成为最主要的应用，诞生了智能专家决策系统、智能诊疗设备、智能疾病预测系统、智能手术导航系统、智能手术机器人等一系列典型应用。硬件方面，手术机器人是人工智能控制技术应用在医疗器械上的典型代表，其顺应了微创外科（minimally invasive surgery，MIS）的发展，将经腔镜微创手术向智能化、精准化推进了一大步。医疗机器人经过数十年的快速发展，其功能覆盖了导诊、手术、诊断、介入、放疗、康复、运送、护理、残疾和老年辅助等医疗保健流程。软件方面的创新应用是人工智能发力的重要立脚点，临床医学决策支持系统、医学影像辅助诊断系统等均是典型的软件形态，医学人工智能软件产品作为一种新事物的出现受到监管者的密切关注。

（五）基于产品监管角度

近几年人工智能技术在医疗领域的应用快速发展，大量智能应用软件、系统进入到临床领域。为了规范其在临床中的实际应用，以及有效避免各种意外事故的发生，各国和地区均加强了对人工智能医疗软件的监管。2021 年 7 月 8 日，为进一步加强人工智能医用软件类产品监督管理，推动产业高质量发展，国家药品监督管理局发布《人工智能医用软件产品分类界定指导原则》，在该原则中对人工智能医用软件产品的范围、管理属性界定、管理类别界定等作出规定，具体说明如下：

1. 医疗器械类与非医疗器械　若软件产品的处理对象为医疗器械数据，且核心功能是对医疗器械数据的处理、测量、模型计算、分析等，并用于医疗用途的，符合《医疗器械监督管理条例》有关医疗器械定义，作为医疗器械管理。若软件产品的处理对象为非医疗器械数据（如患者主诉等信息、检验检查报告结论），或者其核心功能不是对医疗器械数据进行处理、测量、模型计算、分析，或者不用于医疗用途的，不作为医疗器械管理。

2. 二类医疗器械与三类医疗器械　对于算法在医疗应用中成熟度低（指未上市或安全有效性尚未得到充分证实）的人工智能医用软件，若用于辅助决策，如提供病灶特征识别、病变性质判定、用药指导、治疗计划制定等临床诊疗建议，按照第三类医疗器械管理；若用于非辅助决策，如进行数据处理和测量等提供临床参考信息，按照第二类医疗器械管理。

二、医学人工智能主要应用领域

目前，人工智能在健康医疗领域的研究与应用大多集中在以下几个方面：一是疾病诊断，如电子病历（electronic medical record，EMR）/电子健康档案（electronic health record，EHR）和专家知识整合，基于人工智能辅助常见病诊断和评估；二是疾病治疗，如智能手术机器人及通过将EHR 和临床指南整合，基于人工智能技术提出常见病治疗建议、基于药物基因组学指导临床用药；三是药物研发，基于人工智能的数据挖掘研发新药及探索老药新用等；四是公共卫生，如建立以患者为中心的信息系统，开展健康生活方式监测与干预、疾病早期监测与发现、健康知识教育等；五是医学教育，如人工智能结合虚拟仿真、虚拟现实/增强现实等技术模拟手术过程，让学生深度参与和体验手术场景等。

1. 临床辅助诊断　在医学诊断领域，通过运用群体智能和认知计算能力，从各种结构化和非结构化信息中自动抽取疾病特征和逻辑关系，融合循证医学判别标准和多学科医学专家先验知识，自动构建疾病的知识图谱、知识推理引擎，并与高性能计算框架相结合，达成在海量的医学文献和电子病历中快速学习知识和完成疾病的诊断推理。运用人工智能领域的最新进展，深度融合计算机视觉技术、医学图像模式识别技术，自动精准识别和判断影像学病灶，提高影像诊断精度。通过发展有效分析日常移动健康应用监测数据的人工智能技术，帮助实现疾病早期诊断，充分利用基因组、蛋白质组、代谢组等组学数据，结合传统数据，实现从表型到基因型，"表里如一"智能疾病诊断系统。

2. 临床治疗　医学人工智能基于临床大数据，以临床疾病诊疗指南为导向，研究智能化治疗方案决策支持、智能化治疗手段，以感知与跨媒体智能、混合智能等为基础，实现外科治疗方面的具有柔性的人机交互手术机器人系统，实现人体运动生理补偿，基于医学影像、增强现实技术，利用术前模拟及术中导航，对手术过程精确引导、实时反馈，实现手术的高精度、小创伤，可以根据患者信息，建议手术体位、手术入路，根据术中视野情况，制定手术操作步骤，实现人机的实时互动、智能交流，完成手术过程。在精准治疗和个性化用药方面，由知识库、推理机、人机交互界面组成的人工智能用药推荐系统可通过将患者的电子处方、体征信息与智能知识库进行匹配推理实时给予临床用药决策提示。在康复治疗中，通过研发应用康复机器人提高患者预后生存质量。

3. 药物研发　智能新药研发要与现代生物医学、药学、结构生物学、蛋白质组学、计算化学等多学科的发展紧密结合。将人工智能技术应用于药物研发的各个阶段，提高药物研发的效率，降低研发的成本和周期。一方面，基于高质量的数据库和海量文献，利用高通量组学数据的分析技术、自然语言处理、机器学习等人工智能的建模方法，可以对疾病的靶标进行分析和预测，辅助疾病新靶标的发现；并进一步分析靶点与小分子的相互作用，设计和优化新的药物分子，并对该分子与靶点的识别、药理学特性、可合成途径，以及药物的吸收、分布、代谢、排泄和毒性（absorption，distribution，metabolism，excretion and toxicity，ADME/T）性质等进行预测。另一方面，基于疾病的表型数据可进行药物的筛选和设计，发现某种小分子可逆转疾病的表型，并对该分子的潜在成药性、可行性进行后续验证。同时，在小分子确定的基础上可利用反向对接技术和网络药理学的方法预测小分子的结合靶点，实现对疾病靶标的筛选。在临床试验阶段，基于人工智能技术，如自然语言处理，可将不同来源的受试者信息与临床试验方案的入组/排除标准进行识别和匹配，实现受试者精准筛选和快速入组。

4. 公共卫生　公共卫生（public health）的目的是促进社会和个人的健康，预防疾病的发生和控制其传播，提高整体的生活质量和寿命。公共卫生关注的范围包括传染病、慢性病、环境卫生、食品安全、流行病学等方面。现阶段我国公共卫生领域面临着多重疾病威胁并存、多种健康影响因素交织的复杂局面。一方面，传染性疾病防控形势依然严峻，另一方面，慢性非传染性疾病（简称慢性病）问题持续加剧。在传染性疾病和慢性病的双重负担下，我国加快推动从以治病为中心向以人民健康为中心转变。在健康促进方面，利用人工智能技术研究和检测健康问题、确定潜在的风险和危害、提出预防和干预策略建议来改善个体与群体健康。在慢性病管理方面，人工智能技术创新慢性病管理模式，通过智能识别和跨媒体推理，创建疾病的智能预警、预测与干预系统，改善慢性病管理效果。在传染病防控方面，围绕传染病全链条，从发现传染源、切断传播途径到保护易感人群，人工智能技术结合大数据基础实现了疾病的智能监测预警、病毒溯源、传染病临床特征识别等应用。

5. 医学教育　医药卫生人才的培养是促进医学领域不断发展的关键，人工智能技术是推动医学教育的发展，提高医学人才专业知识水平、临床实践能力和医学问题解决能力的有力手段。利用人工智能技术构建的教学平台能够实现优质教学资源的共享，同时打破了教学地点和时间的局限性，丰富了教学模式和学习内容。人工智能技术结合虚拟现实技术，为医学人才提供更为直观的解剖、手术操作和医学实验过程，构建沉浸式的教学场景，激发学生的学习兴趣，训练学生的临床思维。人工智能技术融入教学管理体系，帮助教师整合配置教学资源，评估学生的学习效果，从而提高教学质量，促进学生的全面发展。

三、医学人工智能的学习导图

成为医学人工智能领域的专业性人才的学习周期长，需要掌握和理解的知识内容学科跨度大，因此在学习医学人工智能时，应由易到难，循序渐进，并在实践中不断学习、总结与思考。图 2-1 展示了医学人工智能的学习路径导图，将医学人工智能的学习过程分为初阶、中阶和高阶 3 个阶段。初阶的任务是了解和认识医学人工智能，形成对医学人工智能的基础性认识。中阶的任务是了解和掌握人工智能研发的基础知识、基本研发流程，并在具体的应用领域学习中深刻理解如何利用人工智能技术赋能医学，从而形成理解医学人工智能应用的能力，并具备提出优化和改进应用措施的能力，更进一步具备开发医学人工智能应用的能力。高阶的任务是终身学习的内容，核心是跨领域、跨学科、多技术的融合，通过不断丰富的医学人工智能应用实践积累和高阶知识的学习，形成探索医学人工智能应用创新的综合能力。

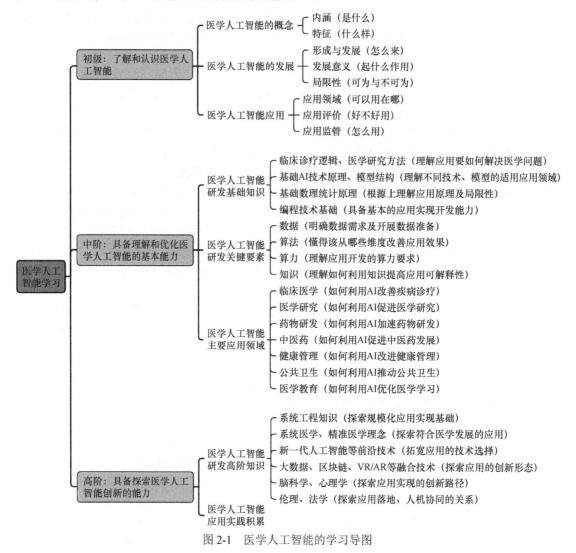

图 2-1 医学人工智能的学习导图

【本章小结】

本章主要概述了学习医学人工智能需要了解和掌握的理论基础、技术基础和关键技能，同时介绍了医学人工智能的主要应用分类，是对本教材的知识框架的整体展示。

【问题讨论】

1. 医学人工智能的理论、技术与方法之间有着怎样的联系？

2. 你接触过哪些医学人工智能应用？请简要描述应用的作用、内涵、特征与潜在挑战。

（郑 杰 朱烨琳 张建楠 李莹莹 居 斌）

参 考 文 献

郭旭芳, 刘辉. 2020. 生物医学领域人工智能应用的伦理问题. 基础医学与临床, (2): 285-288.

蒋琰, 胡涛, 杨宁. 2009. 医学中的人工智能应用. 现代预防医学, 36(8): 1580-1583.

孔祥溢, 王任直. 2016. 人工智能及在医疗领域的应用. 医学信息学杂志, 37(11): 1-5.

李鸿浩, 陈波, 李建平, 等. 2020. 医学教育中人工智能应用的现状、问题与对策. 中国循证医学杂志, 20(9): 1092-1097.

李志勇, 李鹏伟, 高小燕, 等. 2018. 人工智能医学技术发展的聚焦领域与趋势分析. 中国医学装备, 15(7): 136-145.

刘蓬然, 霍彤彤, 陆林, 等. 2021. 人工智能在医学中的应用现状与展望. 中华医学杂志, 101(44): 3677-3683.

卢加发, 韩伟. 2021. 人工智能在急诊医学应用中的研究进展. 中国急救复苏与灾害医学杂志, 16(4): 451-454.

欧建平, 王辉田, 李涛. 2019. 人工智能应用于生殖医学的新进展. 中华男科学杂志, 25(4): 291-295.

潘文洁, 尹泽宇, 侯婉馨, 等. 2021. 基于医学科研与临床应用的药物知识库研究进展. 中华临床医师杂志 (电子版), 15(01): 72-78.

汪潇潇, 程兴群. 2021. 人工智能在口腔医学领域的应用进展. 实用口腔医学杂志, 37(05): 710-715.

王家庆, 王光锁. 2021. 人工智能在医学中的应用进展. 山东医药, 61(4): 112-115.

王昕玥, 渠鸿竹, 方向东. 2021. 组学大数据和医学人工智能. 遗传, 43(10): 930-937.

王拥军, 荆京. 2018. 人工智能在神经医学领域应用的现状和展望. 中华内科杂志, 57(10): 697-699.

徐飞, 张荣. 2020. 从智能到智慧: 医学人工智能发展再思考. 医学与哲学, 41(20): 1-7.

阳莎, 陈鸣. 2021. 人工智能在检验医学领域的应用与趋势. 中华检验医学杂志, 44(3): 186-190.

杨同卫, 苏永刚, 封展旗. 2021. 论医学人工智能的基本特征及其实践中的基本理念. 医学与哲学, 42(14): 16-19.

于观贞, 刘西洋, 张彦春, 等. 2018. 人工智能在临床医学中的应用与思考. 第二军医大学学报, 39(4): 358-365.

Topol E J. 2019. High-performance medicine: the convergence of human and artificial intelligence. Nature Med, 25(1): 44-56.

第二篇 理论、技术和方法

第三章 医学人工智能应用实现基本流程

人工智能与医疗健康的结合，已初步应用在临床辅助诊疗、医院智能管理、医学科研与教育、公共卫生智能服务、产业发展等多个方向。一般来说医学人工智能应用的实现基本流程是根据应用场景选择适用的人工智能算法，选择关键参数，通过数据训练集不断优化参数，再经过验证集检验算法的泛化性，不断调试至最佳状态后形成。输入实际场景下待处理信息，输出对应的计算结果，辅助医务人员进行决策。

第一节 案例导入：肺炎CT影像辅助分诊与评估软件

一、人工智能应用于肺部影像概述

通过人工智能技术对胸部X线图像、肺部CT影像等进行智能化分析，可以实现对多种肺部疾病的辅助诊断及早期肺癌筛查。

1. 人工智能在胸部X线片中的应用 人工智能可以用于胸部X线图像的分割和骨影抑制。由于深度学习在不同图像识别任务（如图像分类和语义分割）中有着广泛、深入的应用，并随着国内外大规模胸部X线片数据集的发布，采用深度学习的辅助诊断系统的诊断水平大幅提升，正确率高于医务工作人员平均水平。以下是人工智能在胸部X线领域的一些应用内容：

在肺结核检测方面：肺结核具有复杂多变的影像特点。通过人工智能技术进行肺结核检测的方法有许多。例如，有的使用纹理特征作为描述符，将图像分类为结核和非结核，并利用相应统计特征可检出肺结核；有的基于分段肺区域纹理特征的肺结核指数，并利用决策树对正常和异常的胸部X线片进行分类；有的基于卷积神经网络（convolutional neural network，CNN）建立结核病自动检测系统进行结核病分类等。

在间质性肺病检测方面，有的通过纹理分析检测胸部X线片中的间质性肺病，有的采用深度学习在X线片数据集检测间质性肺病。

此外，通过人工智能技术识别胸部X线片还可用于检测其他肺部疾病，如肺炎、肺水肿、肺气肿等。可通过提取纹理特征来对这些肺部疾病进行分类，例如，可使用机器学习算法对胸部X线片进行纹理分析，利用函数滤波器和支持向量机（support vector machine，SVM）区分胸部X线片中正常结构与水肿组织。可通过聚类算法来判断肺炎的感染程度，也可使用CNN检测和定位肺水肿。

2. 人工智能在肺部CT筛查及诊断中的应用 CT对肺部疾病的诊断具有较高的敏感性，CT容积扫描覆盖全肺且无间隔，大量薄层图像为获取全部的特征提供了基础，可显著提高对包括肺部小结节等在内的病灶检出率。

可以采用CNN通过如下步骤对肺结节进行筛查：①使用图像分割算法对肺部扫描序列进行处理，生成肺部区域图；②根据肺部区域图生成肺部图像；③利用肺部分割生成的肺部区域图像、结节标准信息生成的结节区域图像，对基于CNN的肺结节分割模型进行训练；④对图像进行肺结节分割，得到疑似肺结节区域；⑤找到疑似肺结节后，采用CNN对肺结节进行分类，得到真

正肺结节的位置和置信度。

一般情况采用机器学习进行肺结节辅助检测的主要流程：①读入 CT 源图像；②图像预处理；③肺实质分割；④感兴趣区（region of interest，ROI）分割；⑤ROI 特征提取；⑥机器学习；⑦模型训练；⑧分类器；⑨诊断结果等。

在上述流程中，基于图像处理的肺实质 ROI 自动分割最重要，其主要步骤：①通过最佳阈值分割算法分割；②中心连通区域分割；③背景滤噪；④躯干模板与最大类间方差法（OTSU）算法分割掩膜；⑤初步肺部区域分割；⑥肺实质背景轮廓；⑦肺部实质分割；⑧提取 ROI。在获取单幅肺实质数据后，可发现大部分区域灰度值较低，而其他高灰度区域可能同时包含结节、血管、脏器边缘等。因此，在 ROI 提取时，应尽可能将 ROI 全面分割，计算实质区域的局部最后阈值，从而得到二值图像。之后对每个 ROI 进行特征提取，从而进行模型训练，最后得出诊断结果。

运用人工智能提取出的影像组学特征对预测肺癌的组织学分型、基因表达和预后评价均有很高的应用价值。实证显示：对比单纯依靠临床和 CT 特征，通过结合人工智能技术，能够显著提高区分肺原位癌和浸润性肺腺癌，以及非浸润肺腺癌和浸润性肺腺癌的能力。

利用影像组学特征对肺肿瘤患者的 CT 图像进行预处理，观察到与肿瘤组织学明显有关的影像组学特征，推测病理表征。部分肺结节具有基因组异质性，表现为结节物质内肉眼不易察觉的细微差别，利用影像组学提取异质性特征对其 CT 图像进行统计评估，提炼出相关特征建立数据模型，从而对肺癌进行诊断、预测。在肺癌治疗方面，人工智能基于从肺癌 CT 图像中提取的影像组学特征可区分肿瘤治疗后是放射性纤维化还是局部复发，从而评估发生远处转移的风险。

此外，医学人工智能可以广泛应用在慢性阻塞性肺疾病、肺栓塞等的辅助影像学诊断中，有利于降低误诊率、漏诊率，提高早期检测率，帮助临床医师预判疾病发生风险。医学人工智能的辅助作用在临床上具有重要价值。

本章以人工智能在肺炎 CT 影像中的辅助分诊与评估为案例，深入探讨医学人工智能的应用流程。具体内容包括人工智能影像阅片、人工智能影像重建肺炎 CT 影像征象的检出与量化分析、人工智能智能随访、人工智能结构化报告等。

涉及技术包括计算机视觉、机器学习、深度学习、医学影像压缩复杂均衡技术、私有云服务、边缘云服务、互联网技术、计算机前端等技术。

二、肺炎 CT 影像辅助分诊与评估软件的研发路径

肺炎 CT 影像辅助分诊与评估是指对经过一定计算机视觉技术处理后的图像数据进一步进行智能化分析，定位肺炎 CT 影像异常征象、定量定性分析异常征象、智能随访分析影像进展、辅助医生进行病灶标注和影像诊断，可提升诊断效率和精准度，并深入挖掘影像数据中潜藏的医疗与科研价值。

（一）研究背景

人工智能与医学影像的结合起步很早，1966 年美国的莱德利（Ledley）正式提出了"计算机辅助诊断（CAD）"的概念，通过计算机来减轻医生的工作负担。1972 年，第一台 CT 机在英国诞生，CT 机的临床使用开创了医学影像数字化的先河，促进了医学图像资料的存储、传输系统的发展，为医学影像 CAD 打下基础。CAD 技术可对数字化影像进行计算和分析，得出最终诊断结果，作为重要建议供医生参考。

医学影像 CAD 最早应用于肺结节的识别。传统的肺结节 CAD 系统发现肺结节一般分为四步：肺组织分割，肺结节提取，肺结节切割，肺结节诊断。采用上述步骤的计算机分类算法不断出现，随着以深度学习为代表的人工智能技术的广泛运用，人工智能算法模型已经能够自动分割胸腔区域，并且快速、准确地定位疑似肺结节的病灶。虽然部分模型筛选的结果中包含了一些假阳性结节，但从大数据学习所得到的算法模型可以避免主观偏差，明显减少了假阴性的发生，大大减轻

了影像科医师的工作量。此外，人工智能算法模型不仅能够提取肺结节的位置、形态信息，还能进一步提供肺结节分类包括实性、亚实性及钙化，乃至肿瘤良恶性分级等一些决策建议供医师参考。2018 年美国 Arterys 公司研发的人工智能辅助诊断工具影像平台 Lung 人工智能获得美国食品药品监督管理局（Food and Drug Administration，FDA）批准，用于辅助医生分析肺结节。2019 年谷歌公司人工智能部门与斯坦福大学、纽约大学等科研团队的研究人员合作，开发了一个深度学习模型，该模型可以通过胸部 CT 图像检测恶性肺结节，检测水平超过专业放射科医生。

我国医学人工智能初创公司抓住计算机硬件提升、深度学习核心技术发展、国内外开源的胸部影像数据集等机会先后建立各自模型，促使肺结节人工智能技术快速发展起来，肺结节筛查模型也成为大多数医学人工智能创业公司的标配。2017 年，深睿医疗发布肺结节人工智能辅助筛查系统，诊断水平显著高于放射科医师。2018 年，联影医疗发布人工智能平台 uA1 以及肺结节智能筛查系统等智能应用。2020 年，推想科技以全球第一家的身份拿到胸肺 CT 领域人工智能的 FDA和日本药品与医疗器械管理局（Pharmaceuticals and Medical Devices Agency，PMDA）认证，成为全世界唯一一个拥有欧盟 CE、日本 PMDA、美国 FDA、中国国家药品监督管理局（National Medical Products Administration，NMPA）四大市场认证的人工智能医疗公司。

当前肺部疾病医学影像 CAD 的人工智能应用由单病种肺结节检测拓展至胸部多病种多征象检测，包括炎症、结节、肿瘤、肺气肿、肺大疱、胸腔积液等，实现了定性诊断、量化分析、多时点随访、标准结构化报告等全流程诊疗支持。

（二）基本原理

以人工智能平台研发环境作支撑，上传 CT 影像数据至肺炎 CT 影像综合分析人工智能辅助系统，开启辅助系统处理流程，完成 CT 影像的辅助诊断。整个处理流程包括输入处理、预处理、影像学分析和人工智能分析四部分。影像学分析通过观察是否存在肺实变、磨玻璃影和铺路石征等影像学典型特征来检测是否患有肺炎，并给出肺炎影像分析结论；人工智能分析通过构建深度学习模型来区分肺炎类型，增加肺炎筛查过程中的甄别能力。

（三）建设路径

肺炎 CT 影像辅助分诊与评估软件的建设路径和通用的影像人工智能辅助分诊系统建设模式基本一致，可分为 7 个步骤：

1. 确定建设范围　各级医疗机构影像科的 PACS 系统影像设备并不相同，肺炎 CT 影像辅助诊断系统建设时需充分考虑现有设备和系统条件，并且把影像科每日患者数量与所需系统软件功能纳入考量范围，搭载合适的人工智能系统硬件配置与软件系统功能以满足实际场景需求。常规建设内容包括以下 4 个方面：①人工智能影像阅片。提供窗宽调整、影像三维阅览、参数测量影像阅片功能。②人工智能影像辅助分诊。对图像进行处理，按照现有肺结节外源数据模型，定量测评肺结节，完成阅片诊断。③人工智能随访。为炎性病灶人群提供人工智能随访，帮助医生管理患者，提升医疗服务水平。④人工智能结构化报告。具备自动生成结构化报告、病灶自动截图、自动生成影像描述、自动生成影像建议等功能。

2. 技术选择　在进行肺炎 CT 影像辅助分诊与评估软件开发的技术选择时，需要从软件的版本发布情况、开源社区情况、软件的关注情况等方面进行分析，考察软件的可持续性和可进化能力，确保软件的活跃度。分析软件集成方案和云计算服务，关注软件的行业认可与服务支持情况，考察候选技术在该应用范畴中的功能特性，比较所实现的肺炎 CT 影像辅助分诊与评估软件功能。关注应用的吞吐率、响应时间等性能效率问题，注重软件的安全性与安全机制，关注系统的可扩展性，第三方插件以及插件开发要可配置可集成，代码可维护，注释规范，具备管理、监控和测试工具。

3. 软件设计　肺炎 CT 影像辅助分诊与评估软件开发前要经过全面调研，与需求发起人充分沟通需求、理解意图、确定需求边界，并对需求进行分析、整合和模块化，输出需求规格说明书，给出最恰当的整体实现解决方案，设计人工智能应用程序系统结构、详细处理过程和数据库模式等整体框架。在应用过程中，对需求进行讲解，协助项目组成员理解需求，保证项目成果符合用户要求，构建一个相对完备的肺炎 CT 影像数据库，科学合理地进行数据标注，用于算法训练和验证。设计人工智能算法的输入输出，完成视觉和交互设计稿。需求规格说明书包括：人工智能应用功能列表、人工智能应用功能描述、功能交互、交互描述、非功能需求、人工智能应用流程描述、异常流程描述等，并基于视觉设计规范和功能交互完成视觉设计稿。

4. 软件开发 依据设计说明书对系统进行配置与开发。根据算法需求设计考虑包括肺炎 CT 影像数据、标注、算法、算力和验证五个方面，通过定性和定量评估该算法的运行时间和在测试集上的指标，进行相应的临床测试，来验证该方法在实际场景中达到需求的时间以及方法的效果，验证该算法是否具有实用性，保证肺炎 CT 影像病灶征象检出的高敏感性与低特异性，验证影像重建与后处理的准确性，以确保功能的可靠性。

5. 软件测试 在肺炎 CT 影像辅助分诊与评估软件开发完成后，制订测试计划，包括任务分解、人员分工、时间进度和监控点。编写测试计划，明确测试的内容和测试通过的准则，如异常征象的检出率指标，组织人员设计完整合理的肺炎 CT 影像人工智能应用测试用例，以便系统实现后进行全面测试，对测试进度和质量进行监控和管理。系统测试内容包括人工智能应用功能测试、集成测试、安全性测试、性能测试。测试内容包括影像数据传输与调阅、人工智能处理、人工智能辅助诊断、数据回传、报告生成与打印等功能，测试的问题需统一记录和反馈，协调处理并全程跟踪。测试完成后根据结果提供测试报告。

6. 试运行和交付 在医院完成人工智能辅助分诊应用的部署工作，实现阅片终端计算机与人工智能应用主机的连接，厂商提供肺炎 CT 影像辅助分诊与评估软件的使用培训，保证院方的正确操作和使用，随后开始应用试运行工作。在试运行期间，请不同角色的用户进行模拟使用，如阅片医师、审核医师、报告医师，以充分了解软件应用问题，并且及时解决问题。经院方确认软件应用平稳运行后，进行正式验收和交付。

7. 运维保障 定期进行肺炎 CT 影像的需求收集和反馈、人工智能应用的日常使用问题反馈和解决跟踪，确保院方正确使用人工智能辅助分诊软件以提高工作效率与诊断精准度。运维服务内容包括人工智能应用及其支撑软硬件的日常维护、人工智能应用定期升级及维保服务。

（四）研发流程

以病毒性肺炎 CT 影像辅助分诊与评估软件（天河人工智能创新一体化平台）为例，归纳软件设计与开发阶段的关键流程。

1. 病例数据采集 在开展数据收集前，需要确定数据集的数据形式。在本案例中，主要涉及以下三类数据。第一类是高质量 DICOM（digital imaging and communications in medicine，医学数字成像和通信）数据，保留了 HU（Hounsfiled unit，亨氏单位）等 CT 数据的原始信息，可反映的细节非常丰富，但数据存储体量较大，难以实现数据的传输与解析。第二类是视频数据，将记录整个 CT 从顶到底的变化过程，支持医生分析特定的特征帧，符合医生翻阅诊断的习惯。第三类是图像数据，基于图像的分析是医生进行 CT 诊断的重要形式，也是通用形式。再经过综合推演比对，选择图像作为输入数据的入口，这也是综合了隐私保护、分析效率等多因素以后的一种权衡形式。针对图像识别而言，不同的光线、方位及视野都会影响识别效率。一般而言，包含肺的清晰最小外接矩形是理论效果最好的方式。

2. 数据处理与分析 从 CT 原始数据开始，经过导出、转录、分帧、拍照等方式获得图像格式数据。经过数据获取与预处理流程后，得到单幅图像。图像筛选由临床医生参与，分析其作为输入用于筛查病毒性肺炎是否具备代表性。根据分析，每例可以采用不同部位多幅影像数据进行分析，以尽可能获得利用 DICOM 原始数据开展 3D 综合分析的效果。

对于肺组织区域提取，可以通过标准化处理，把灰度值范围统一到一定范围。在图像的亮度、对比度仍有较大差异时，需要采用动态阈值进行分割。通过提取肺组织区域，进而以肺组织区域所在的最小外接矩形为单元，形成输入数据范围，以最大限度地降低其他背景区域对肺炎分析工作的影响。

对肺炎分析的影像学分析流程分为两部分：

（1）肺炎区域的分割提取：首先利用肺炎组织提取算法，获得肺实质部分。然后以肺实质部分作为输入，通过多级阈值的动态过滤方法对肺实质进行动态阈值分割，实现对肺炎区域的圈定。主要实现流程包括：

1）确定动态阈值范围，其算法与肺组织区域提取相同。

2）离散区域融合：针对肺炎区域的提取，由于图像分辨率、自身成像和血管等影响，会有较多的离散小区域。通过加入"膨胀—溶蚀"循环操作，可以根据分析需要，保证输出肺炎的空间连续性，较好地反映肺炎影像学形态。膨胀操作包括两个步骤：①提取离散小区域的边界多边形；②以多边形中心向外，从边界处开始空间增长延伸，实现对离散区域的融合和内部空洞区域的填充。溶蚀操作为反操作，包括两个步骤：①提取离散小区域的边界多边形；②以多边形中心向内，从边界处开始空间收缩，实现对由于膨胀导致的空间外延增大区域的消除。由于接近临床医生或放射科医生进行肺炎识别的模式，这种显式肺炎提取的分割算法，具有较好的解释性和动态修改性。

（2）病毒性肺炎特征区域的分割提取：由于病毒性肺炎典型的影像学特征是识别的主要标志，因此显式地在图像上分割出该区域，能为医生辅助诊断提供参考，包括铺路石征、双肺多发磨玻璃影、浸润影和肺实变等。从影像学角度，可将特征分为空间特征描述与颜色特征描述。以分布于肺轮廓中底部外缘"铺路石"特征为例，可以通过空间不同属性分割结果的空间操作获取，通过这种叠加过滤的方法，可以实现病毒性肺炎典型影像学特征的提取，并形成可解释性的算法组合。从颜色特征分析来看，以肺实变为例，其特征差异性主要表现在图像灰度值与肺组织的对比差异上，以此来实现对某类病毒性肺炎影像学特征的区分。最后将由相关分析得到的特征轮廓投影到输入图像上，实现对肺炎特征的快速标注，起到辅助参考的作用。同时，基于结果数据可以得到相关的影像学综合统计，为定量分析提供支撑。

3. 人工智能算法模型选取　　CNN 是医学影像分析，尤其是图像分类的有效算法，在病毒性肺炎 CT 影像筛查中得到了广泛应用，且取得不错的效果，得到国内外学者和行业的关注。深度学习效果很大程度上取决于训练样本数量与质量。当训练样本数量不足时，多选择迁移学习作为模型构建的技术方向。在防控病毒性肺炎过程中，还要考虑到时效性，同时兼顾系统易维护性、高可用性。基于 Inception 构建的迁移学习神经网络模型可以分为两部分：一是采用预训练的 Inception 网络，作用是将图像数据转换为一维特征向量；二是采用全连接网络，主要用于分类预测。

以显式算法为基础图像分割的影像学分析模型，能够增加影像学分析的可解释性。通过清晰表达数据处理的流程，能够在肺炎刻画中较好地起到辅助作用。影像学分析方法通过对病毒性肺炎所致肺部图像学特征进行分析，提取肺炎特征区域，开展语义分析，实现肺炎靶区的勾画。同时，针对病毒性肺炎典型的影像学表现特征（如磨玻璃影、浸润影及肺实变等），在肺炎靶区方面，首先采用多级动态阈值分割，确定最小肺组织区域的矩形感兴趣区（ROI）。针对 ROI，采用像素统计、阈值分割、区域溶蚀膨胀处理和异常校对等流程，得到肺炎靶区。针对肺炎靶区大小规模、分布形态及与肺外沿轮廓空间关系，建立典型病毒性肺炎特征关系式，最后实现病毒性肺炎典型特征的勾画。

4. 模型训练与优化　　在模型训练时，需要关注内部验证数据集与外部验证数据集上的总准确率、特异性、敏感性等指标。防止过拟合（overfitting）与欠拟合（underfitting）等问题。

病毒性肺炎 CT 影像辅助分诊与评估软件涉及模型训练、系统部署等环境支撑。在模型训练上，在较短的时间内，需要同时开展多个算法的训练与测试验证，以便得到最优结果。针对影像学分析需要高性能计算的保证，通过算法并行优化，以便在秒级返回结果。在部署上，需要具备对外提供互联网服务、对内与高性能计算环境互联的融合环境支撑。基于这些要求，整个辅助分诊与评估软件应选择在集超级计算与云计算、大数据的硬件基础上搭建。

（五）效果验证

通过临床试用且在模型构建稳定的前提下，可将肺炎 CT 影像辅助分诊与评估软件向医院和发热门诊开放。首先开展肺炎疑似病例 CT 图像的回顾性分析，通过排查的准确率评估临床试用的效果和可行性，在此基础上，验证过程中的数据也将不断纳入训练集中，不断优化辅助诊断模型，在多次迭代过程中，模型具备较好的优化表现。随着样本更新和数据预处理流程的完善，优化模型的准确率将会逐渐提升。

（六）效益评价

在超级计算与云计算、大数据的基础上搭建的肺炎 CT 影像辅助分诊与评估软件，能够实现包括数据加载、模型构建、训练、验证和固化部署等多个环节在内的可视化交互式应用，共享计算资源、数据资源和对外服务能力，能够实现软件的快速集成发布和动态更新。

通过将基于传统机器视觉的肺炎特征提取与基于人工智能技术的肺炎图像分类的技术相结合，实现了医学影像特征勾画与肺炎甄别的综合分析。直接从 DICOM 数据和视频数据出发的分析，将有效提高分析效率，但会涉及数据伦理安全相关问题，是未来需要解决的方向。

截至 2021 年底，基于单幅或多幅特征图像的影像学分析，对于刻画特定肺炎特征，已经具备了较高的准确率，也能得到医生与科研人员的认可。未来，扩展完善基于视频的图像数据自动化采集、转换、脱敏、分帧、保真压缩方法，能够极大提升肺炎 CT 影像辅助分诊与评估等应用的易用性。

在新型冠状病毒感染防控过程中，人工智能辅助诊断结合影像学分析，满足疫情期间无接触、快速使用、动态更新的现实需求，为应对突发疫情提供了一定的支持。

三、肺炎 CT 影像辅助分诊与评估软件的应用实践

胸部 CT 影像的分析是基于肺部、胸膜、胸廓、纵隔等部位异常征象的图像识别技术，能够检出肺结节、肺炎、肺部疾病、胸膜疾病、骨质病变和纵隔疾病六大类胸部异常征象，肺炎 CT 影像辅助分诊与评估软件可以在各类肺炎诊断过程中提高医生服务效率。

（1）医学影像辅助诊断：在各级医院影像科，胸部 CT 检查的患者数量众多，每位患者一次胸部 CT 检查平均产生 300 幅胸部 CT 薄层图像，须逐帧阅片，易出现病灶征象检出不全、微小病灶易漏诊等问题。同时，病灶定量测量会使得读片难度增加，繁重、枯燥的阅片工作增加影像科医生的疲劳度，引发误诊、漏诊的风险。

利用肺炎 CT 影像辅助分诊与评估软件等类型的胸部 CT 影像诊断，可以发挥人工智能快速、精准的能力，实现深度分析病灶、多维量化病灶参数进行三维可视化胸部骨质病变、智能随访病灶进展，进行全面的智能分析与辅助诊断。人工智能在辅助分诊中的应用，能够降低医生工作负担、减轻随访工作量、降低人力成本、挖掘多维信息、直观定位病灶，为临床诊断提供更多信息，同时也为实现精准医疗、提升科研能力奠定基础。

（2）胸部疾病体检筛查：呼吸系统疾病对人民健康危害大，越早诊断和治疗，患者预后受益越明显。各级医院、体检中心开展包括肺炎在内的多种肺部疾病的体检筛查，检查人数多，影像阅片任务繁重，影像的精确诊断要求医生具备丰富医学影像诊断经验。通过应用人工智能辅助胸部 CT 影像诊断，借助人工智能快速、精准阅片的能力，解决基层医院、医疗机构诊断水平参差不齐，有经验的医生较匮乏等问题，保障患者就医质量。

（3）肺炎 CT 影像辅助分诊与评估软件在提升医疗服务质量方面，能够显著提高患者就医诊疗舒适度，同时快速为其提供较为精确的医学诊断，并缩短就诊时间；在缓解医疗资源不均方面，

尤其是在基层医院医疗资源不足的情况下能够极大缓解看诊压力，满足就诊人员需求，除此之外，在就诊人数过多，医务人员因人手、经验不足而无法满足就诊人员需要时，提供基本的诊断保障；在促进医疗研究创新方面，随着其在临床上的推广与使用，为适应市场变化，在不断地创新与改进中推动医疗器械产业的高质量发展。

第二节　人工智能医疗器械评审要点

一、人工智能医疗器械评审概述

国家药品监督管理局是医疗器械评审主管部门，以安全性作为医疗器械审批注册的主要分类标准，由高至低分为三个等级，并分别由三级政府部门进行监督管理。

第一类：通过常规管理足以保证其安全性、有效性的医疗器械。

第二类：对其安全性、有效性应当加以控制的医疗器械。

第三类：植入人体，用于支持、维持生命，对人体具有潜在危险，对其安全性、有效性必须严格控制的医疗器械。

国际上医疗器械准入流程是比较相近的，通常分为以下步骤：①确定医疗器械产品的预期用途及类别；②调研分析同品种产品；③设计开发流程；④验证与确认产品。

在评审环节，企业根据医疗器械产品预期用途设计产品临床评价路径，提交监管机构进行审评，其间需要双方进行多次沟通交流，最终证明产品安全有效，完成不同国家或地区的市场准入。

随着新一代人工智能技术的快速发展，采用深度学习技术的医疗器械软件日益增多，一般归为第二类或第三类医疗器械（具体分类可查询《医疗器械分类目录》）。

2019 年前，我国数字医疗指导原则体系主要集中在使用常规算法的医疗器械软件、医疗器械网络安全及移动医疗器械等。2019 年 7 月，国家药品监督管理局医疗器械技术审评中心发布了《深度学习辅助决策医疗器械软件审评要点》，对人工智能行业的发展起到了里程碑的作用，为相应医疗器械软件注册申报提供专业建议，规范并推动了行业的发展。2020 年 3 月，制定发布了《肺炎 CT 影像辅助分诊与评估软件审评要点（试行）》，为应对新型冠状病毒感染疫情提供支撑。2021 年，陆续制定发布了《人工智能医疗器械注册审查指导原则（征求意见稿）》和《人工智能医用软件产品分类界定指导原则》等规章，2022 年 3 月，《人工智能医疗器械注册审查指导原则》正式发布，进一步规范了人工智能产品分类、注册申报的要求，促进了人工智能医疗器械行业的快速健康发展。截至目前，我国获得审批的人工智能医疗器械主要集中在影像诊断领域，详见表 3-1。

表 3-1　我国批准人工智能 Ⅲ 类医疗器械列举

产品名称	说明	领域	专业
冠脉血流储备分数计算软件 CT-FFR	基于血流动力学及深度神经网络的深度血管分析软件 DeepVessel、基于分数流量储备的 DeepFFR 深度学习算法，利用冠状动脉计算机断层扫描影像（CTA）进行无创功能学分析	影像诊断	心脏病学
心电人工智能分析软件 AI-ECG platform	实现了静态心电图的快速、准确诊断。自动分析心律失常、心肌梗死、心室肥大和 ST-T 异常等心电图事件，总体准确率＞95%	影像诊断	心脏病学
颅内肿瘤磁共振影像辅助诊断软件	磁共振图像显示，实现颅内肿瘤（如脑膜瘤、听神经瘤、髓母细胞瘤、胶质瘤等）的人工智能精确诊断，准确率＞90%，并自动生成一份结构化报告，包括肿瘤位置、体积等精准信息，帮助医生快速诊断并提高放射科医生对脑肿瘤的诊断能力	影像诊断	神经病学
心电图机 OminECGB120AI	使用人工智能芯片进行心电图人工智能自动分析的心电图设备，集成心电人工智能分析软件 AI-ECG platform 算法。实现心电图采集，快速准确的人工智能自动分析，打印报告的心电图检查全部工作流程。通过同步采集心电信号，可自动分析成人心律失常、心肌梗死、心室肥大和 ST-T 异常等心血管疾病	影像诊断	心脏病学

续表

产品名称	说明	领域	专业
糖尿病视网膜病变辅助诊断软件（基于深度学习）	成年糖尿病患者的双眼彩色眼底图像分析，为执业医师提供Ⅱ期及以上糖尿病视网膜病变以及进一步就医检查的辅助诊断建议	影像诊断	糖尿病学
糖尿病视网膜病变辅助诊断软件（基于深度学习）	成年糖尿病患者的双眼免散瞳彩色眼底图像分析，为执业医师提供是否发现中度非增殖性（含）以上糖尿病性视网膜病变以及进一步就医检查的辅助诊断建议	影像诊断	糖尿病学
冠脉CT造影图像血管狭窄辅助分诊软件	冠脉CT造影图像的后处理，提供冠脉狭窄辅助分诊提示，供经培训合格的医师使用，不能单独用作临床诊疗决策依据。不适用于急性冠脉综合征等急性胸痛患者	影像诊断	心脏病学
CT造影图像血管狭窄辅助分诊软件	心脏图像重建、管腔狭窄检测及斑块显示、斑块性质判断、报告生成	影像诊断	心脏病学
肺结节CT影像辅助检测软件	肺结节的智能检测与筛查	影像诊断	呼吸病学
骨折CT影像辅助检测软件	多类型骨折秒级精准检出、多视图三维重建、分部位独立展示、最佳视角一键呈现；病灶检出、图像一键回传影像存档与通信系统（picture archiving and communication system，PACS）、结构化报告自动生成	影像诊断	骨科学

二、医学人工智能产品评审要点

人工智能医疗器械评审，主要关注该类产品的适用范围、基本要求、风险管理、软件研究、临床研究、说明书、软件更新考量等方面，重点围绕产品的数据质量控制、算法泛化能力、临床使用风险、安全有效程度等角度展开。本节内容结合国家药品监督管理局医疗器械技术审评中心制定的《肺炎CT影像辅助分诊与评估软件审评要点（试行）》进行说明。

（一）适用范围

人工智能医疗器械评审要点的适用范围明确指出了所评审产品的管理分类、使用数据、适用病症、辅助医疗服务环节与推荐应用场景。

在《肺炎CT影像辅助分诊与评估软件审评要点（试行）》的适用范围中，该审评要点描述为：本审评要点适用于肺炎CT影像辅助分诊与评估软件的产品注册。该类产品基于肺部CT影像，采用深度学习技术进行肺炎影像学异常识别，临床上已用于新型冠状病毒感染疑似患者的分诊提示以及确诊患者的病情评估。

按现行《医疗器械分类目录》，该类产品分类编码为21-04-02，管理类别为第三类。

（二）基本要求

人工智能医疗器械评审要点的基本要求中明确了注册申报时所需提交资料及基本依据，主要包含相应软件描述文档、核心算法研究资料、网络安全描述文档及云计算服务、移动计算终端的研究资料等。

（1）依据《医疗器械软件注册技术审查指导原则》提交相应软件描述文档。其中，核心算法所述深度学习算法应依据《深度学习辅助决策医疗器械软件审评要点》提交相应算法研究资料。

（2）依据《医疗器械网络安全注册技术审查指导原则》提交网络安全描述文档。其中，基本信息应围绕数据类型进行描述；风险管理、验证与确认应基于19项网络安全能力进行分析和实施，不适用项详述理由；可追溯性分析报告应追溯网络安全需求、设计、测试、风险管理的相互关系；维护计划应包含网络安全日常维护计划、网络安全事件应急响应预案。

（3）依据《移动医疗器械注册技术审查指导原则》提交云计算服务、移动终端等相应研究资料。其中，使用云计算服务应明确服务模式、部署模式、核心功能、数据接口、网络安全能力、服务（质量）协议等要求；使用移动计算终端应结合终端的类型、特点、使用风险明确相应性能指标要求。

此外，软件生产企业应单独出具一份软件版本命名规则真实性声明。明确软件发布版本、软件完整版本，涵盖算法驱动型软件更新和数据驱动型软件更新；区分重大软件更新和轻微软件更新，其中重大软件更新应列举全部典型情况。

（三）风险管理

人工智能医疗器械评审要点的风险管理是基于软件的全生命周期过程，关注软件的预期用途、使用场景、核心功能而开展风险管理。重点分析假阴性和假阳性风险，特别是假阴性风险，明确相应风险控制措施，确保软件综合剩余风险均可接受：

（1）预期用途：包括目标疾病、临床用途、重要程度、紧迫程度。

（2）使用场景：包括适用人群、目标用户、使用场所、临床流程。

（3）核心功能：包括处理对象、数据兼容性、功能类型。

需要特别注意的是，在软件临床使用中若出现假阴性，即漏诊，可能导致后续诊疗活动延误，特别是要考虑快速进展疾病的诊疗活动延误风险；假阳性即误诊，可能导致后续不必要的诊疗活动。此外，进口软件除考虑假阳性和假阴性风险外，还应当考虑中外人种、流行病学特征、临床诊疗规范等方面差异的影响及其风险。人工智能医疗器械的研发应保证软件的安全性和有效性，采取充分、适宜、有效的风险控制措施。

（四）软件研究

人工智能医疗器械评审要点在软件研究资料准备中，需要关注软件功能、数据、CT影像、算法等四个方面，以肺炎辅助诊断的人工智能医疗器械为例：

1. 软件功能要求　功能至少包含异常识别、量化分析（如病灶体积占比、CT值分布等）、数据对比（手动、自动均可）、报告输出。其中，异常识别用于疑似患者的分诊提示，量化分析和数据对比用于确诊患者的病情评估。

2. 训练数据数量及来源要求　训练数据原则上不少于2000例肺炎确诊患者CT影像；至少来源于3家医疗机构，其中至少包含1家疫情严重地区医疗机构；至少包括早期、进展期的肺炎CT影像。

3. 明确CT影像要求　包括CT设备兼容性与扫描参数、CT影像质量等因素，如厂家、排数、层数、层厚、管电压、管电流、加载时间、图像伪影与噪声等要求，并提供相应支持材料。

4. 提供肺炎CT影像的数据分布情况　结合人群特征（如性别、年龄）、影像学分期（早期、进展期、严重期）、数据来源机构、CT设备（如厂家、层厚）等因素，提供影像数据。

5. 数据标注要求　明确数据标注的流程及质控要求。

6. 数据集要求　提供训练集、调优集、测试集的数据量及数据分布情况，明确新型冠状病毒感染所致肺炎、其他类型肺炎等类似病征的占比，保证测试集阳性样本与阴性样本的比例合理。

7. 数据扩增要求　明确数据扩增的对象、方法、倍数，分析扩增倍数过大的影响及其风险。

8. 所用算法说明　提供算法结构、流程图，明确输入与输出、所用现成深度学习框架。

9. 算法评价说明　明确算法训练的评估指标、训练目标及其确定依据，提供训练数据量-评估指标曲线、受试者操作特征曲线（receiver operator characteristic curve，ROC curve）等证据。

10. 算法影响说明　结合CT设备、影像学分期、类似病征等因素，提供算法性能影响因素分析报告。

（五）临床研究

肺炎CT影像辅助分诊与评估软件的临床评价方式与其必备功能类型有关。评审要点规定：

"用于分诊提示的异常识别功能属于辅助决策类软件功能，需要开展临床试验，可采用回顾性研究。用于病情评估的量化分析等功能属于非辅助决策类软件功能，可根据《医疗器械临床评价技术指导原则》提交临床评价资料，也可在临床试验中予以评价。"

用于分诊提示的临床试验要求：

（1）试验目的：软件生产企业应根据产品适用范围确定临床试验目的。适用范围考虑因素包括但不限于：目标疾病（肺炎）、临床用途（分诊提示）、禁忌证（如某些类似病征）、预期适用人群（如具有病毒性肺炎流行病学史、临床表现的患者）、预期使用场所（如定点医院、方舱医院）、预期目标用户（如放射科医师）、预期兼容的 CT 设备等。

临床试验目的主要为对分诊提示的诊断准确度进行确认。

（2）试验设计：采用单组目标值试验设计，以分诊提示的敏感性、特异性等固有诊断准确度指标作为主要评价指标。

目标值应符合临床应用需求，可来源于权威医学组织、相关标准化组织发布的客观性能标准，也可基于影像科医师诊断目标疾病准确度的临床数据经荟萃分析来构建性能目标。生产企业应明确目标值的确定依据。

（3）受试对象：受试对象应包含一定样本量的阳性病例和阴性病例。阳性病例为具有肺炎影像学特征的病毒性肺炎疑似病例，阴性病例为未见肺炎影像学特征的病例。在此基础上，病例的选择还需综合考虑以下因素：

1）临床试验纳入病例应独立于产品开发所用病例。

2）临床试验纳入病例须来源于不同地域医疗机构。

3）选择性入组病例可能导致研究人群与预期适用人群存在较大差异，建议连续入组符合入排标准的病例，以消除或减小选择性偏倚。

4）需考虑阳性病例中病毒性肺炎分型、分期的分布合理性。

（4）评价指标：主要评价指标应考虑将病例水平的敏感性和特异性组成复合终点。次要评价指标可包括分诊提示时间、软件易用性（可采用主观感受评价，如李克特量表等）和安全性等。若同时观察量化分析等功能的临床安全有效性，可设立相应次要评价指标。

（5）金标准构建：在医学人工智能发展初期，对于数据的标准尚未形成共识，为保证使用数据的一致性，先由软件生产企业详述金标准的选择、构建方法及理由。可供选择的金标准构建方法：一是以临床确定结果为金标准，即流行病学史、临床表现（含影像学特征）的综合诊断结果；二是通过专家阅片小组构建金标准。

若选用专家阅片小组构建金标准，需明确专家数量、来源科室、专家资质要求（如职称）、专家相关培训要求、培训效果评测（判定一致性）、结果判定标准、结果判定规则（如少数服从多数，双人背靠背评判，高水平医师仲裁）、专家抽取标准（随机抽取或顺序轮转）等。评审要点建议由来自影像科、呼吸科等多个科室的医师联合阅片，以减少不完美金标准的偏倚。

（6）样本量：样本量估算需综合考虑临床试验设计、主要评价指标和统计学要求。生产企业须明确计算公式、相应参数及确定理由，以及所用的统计软件。

对于复合终点，样本量估算需考虑满足所有单项指标的假设检验的样本量需求。

（7）其他：临床试验资料需明确以下信息：

1）病例基线情况统计学描述，包括年龄、性别、流行病学特征、病例数（阳性病例数、阴性病例数）、疾病分型（普通型、重型、危重型）、影像学分期（早期、进展期、严重期）等。

2）CT 影像采集情况统计学描述，包括数据来源机构、CT 设备厂商及型号规格、CT 设备扫描参数（如排数、层数、层厚、管电压、管电流、加载时间）等。

（六）说明书

肺炎 CT 影像辅助分诊与评估软件说明书应符合《医疗器械说明书和标签管理规定》相关要

求。明确适用范围、禁忌证、使用限制、注意事项、CT 设备兼容性与扫描参数要求、CT 影像质量要求、算法输入与输出、算法训练总结、算法性能评估总结、软件临床评价总结、软件发布版本、软件运行环境、使用期限等内容。

（七）软件更新考量

肺炎 CT 影像辅助分诊与评估软件更新应当考虑对软件安全性和有效性的影响，包括正面影响和负面影响。若为重大软件更新（即影响到软件安全性或有效性的软件更新）应当申请许可事项变更，若为轻微软件更新（即未影响软件安全性和有效性的软件更新）则无须申请许可事项变更，通过质量管理体系进行控制。

评审要点还结合人工智能辅助诊断产品所具有的数据驱动、快速迭代等特性，提出了上市后软件更新要求：

（1）对于数据驱动型软件更新，生产企业在疫情期间可通过质量管理体系进行软件更新质量控制，无须提交许可事项变更申请，但应确保新版本可回滚至已批准版本；待疫情结束后 1 个月内，生产企业应针对全部软件更新情况提交许可事项变更申请。

（2）对于算法驱动型软件更新，生产企业应及时提交许可事项变更申请。

（3）对于其他类型的软件更新，若发生重大软件更新，生产企业应及时提交许可事项变更申请；若发生轻微软件更新，生产企业通过质量管理体系进行软件更新质量控制，无须提交许可事项变更申请。

（4）若同时发生多种类型的软件更新，注册申报要求遵循风险从高原则。例如，同时发生数据驱动型和算法驱动型软件更新，按照算法驱动型软件更新处理。

（八）其他说明

评审要点对于在主体内容未包含的情况，如含有其他非必备软件功能、进口软件等，也做出了相应说明：

（1）生产企业应基于产品特性提交注册申报资料，判断本审评要点具体内容的适用性，不适用内容应详述理由。

（2）辅助检测软件、辅助诊断软件风险水平高于辅助分诊软件，原则上应作为不同注册单元分别申报。

（3）产品若有其他非必备软件功能，辅助决策类软件功能注册申报资料要求参照异常识别功能，非辅助决策类软件功能注册申报资料要求参照量化分析功能。

（4）若采用传统机器学习技术，注册申报资料要求详见《深度学习辅助决策医疗器械软件审评要点》相关说明。

（5）对于进口软件，生产企业还应考虑中外差异的影响及其风险，并提供相应支持资料。

三、医学人工智能产品评审的机制创新

为进一步解决我国人工智能医疗器械产业存在的技术成熟度有待提升、支撑环境需要完善等问题，同时加速人工智能医疗器械新技术、新产品的落地应用，工业和信息化部与国家药品监督管理局联合开展人工智能医疗器械创新任务揭榜工作，鼓励产、学、研、用、医共同组建跨领域的创新联合体，集中力量挖掘有临床价值的创新场景，攻克人工智能技术在医疗领域的局限性问题。

揭榜工作按照聚焦临床需求、立足良好基础、鼓励技术创新、完善支撑环境等原则设置了 8 大项揭榜任务，一是智能产品类任务，包括智能辅助诊断产品、智能辅助治疗产品、智能监护与生命支持产品、智能康复理疗产品、智能中医诊疗产品等 5 大项任务。二是支撑环境类任务，包括医学人工智能数据库、人工智能医疗器械临床试验中心、人工智能医疗器械真实世界数据应用中心等 3 类支撑环境。

随着联合攻关工作日渐深入，逐渐形成一批技术先进、性能优良的标志性产品，补齐人工智能医疗器械的产业短板，打造自主可控、开放共享的产业链条，培育我国人工智能医疗器械产业创新发展的主力军。

【本章小结】

本章以肺炎 CT 影像辅助分诊与评估软件为示例，介绍了医学人工智能软件基本研发路径及常见应用实效，对人工智能医疗器械评审要点进行了全方位的归纳，包括适用范围、基本要求、风险管理、软件研究、临床研究、说明书、软件更新考量及其他说明等八个方面，并选取贯通政、产、学、研、用等领域的创新机制，提出促进医学人工智能发展的跨领域协同模式。最后，针对信息技术与医疗技术融合发展、产业共同创新等两个方面，总结医学人工智能应用发展的基础。

【问题讨论】

1. 结合肺炎 CT 影像辅助分诊与评估软件的研发路径，举例说明医学人工智能在不同专科疾病诊治的应用场景。

2. 针对疾病筛查的人工智能应用开发有哪些侧重点？与针对疾病诊断的应用是否有区别？

3. 选取熟悉的医学人工智能产品，按照人工智能医疗器械评审要点，形成简的产品参评文件。

4. 在医学人工智能产品研发过程中，需要哪几个领域的技术共同协作、梳理形成技术图谱？

（闵　栋　武雅文　冯天宜）

参 考 文 献

陈昌华. 2019. 行列式计算方法探究. 数学学习与研究, (22): 4-5.

陈杰, 周勤. 2013. 人工神经网络在疾病预后研究中的应用进展. 中国胸心血管外科临床杂志, 20(1): 95-99.

陈雯, 聂生东, 宋少莉. 2021. 基于人工智能的 pet/ct 影像组学在临床肿瘤诊疗中的研究进展. 肿瘤影像学, 30(6): 433-438.

崔丰麒, 肖浩然, 牟怿. 2021. 病毒性肺炎 X 光图片分类研究. 科学技术创新, (4): 56-58.

高景宏, 翟运开, 李明原, 等. 2021. 精准医疗领域健康医疗大数据处理的研究现状. 中国医院管理, 41(5): 8-13.

戈晶晶. 2020. Ai 助医疗走向智慧化未来. 中国信息界, (2): 53-56.

国家食品药品监管总局. 2015. 国家食品药品监管总局关于发布医疗器械软件注册技术审查指导原则的通告.

国家药品监督管理局. 2021. 国家药监局关于发布人工智能医用软件产品分类界定指导原则通告.

康波, 郭佳, 王帅, 等. 2020. 超级计算支撑的新冠肺炎 CT 影像综合分析辅助系统应用. 中国图象图形学报, 25(10): 2142-2150.

李扶苏. 2020. 代数学发展史概述. 神州, (1): 60-61.

李志勇, 李鹏伟, 高小燕, 等. 2018. 人工智能医学技术发展的聚焦领域与趋势分析. 中国医学装备, 15(7): 136-145.

刘琦. 2018. 人工智能与药物研发. 第二军医大学学报, 39(8): 869-872.

鲁伟, 向建平. 2021. 人工智能在脑血管疾病诊疗中的相关应用. 人工智能, (3): 72-78.

石奇骥. 1989. 微积分学的发展史. 晋中师范高等专科学校学报, (1): 31-32.

石岩, 郜贺, 赵亮, 等. 2020. 新型冠状病毒 (COVID-19) 与风寒湿疫. 中华中医药学刊, 38(3): 4-6.

孙岳川, 高键东, 吴及. 2021. 临床医学人工智能: 典型应用与挑战. 中国卒中杂志, 16(7): 643-648.

王家庆, 王光锁. 2021. 人工智能在医学中的应用进展. 山东医药, 61(4): 112-115.

王兰明. 2009. 谈我国医疗器械风险管理的法规要求. 中国医疗器械杂志, 33(1): 46-50.

王兰明. 2012. 中国医疗器械注册管理工作的现状与思考. 中国医疗器械信息, 18(11): 28-34.

王青峰. 2020. 人工智能技术在网络安全防御中的应用研究. 网络安全技术与应用, (5): 8-10.

王泽华, 刘英慧, 张庆, 等. 2021. 深度学习辅助决策医疗器械技术审评临床评价要求及思考. 中华临床医师杂志: 电子版, 15(9): 641-645.

武立军. 2021. 数学思维在人工智能计算的基础作用. 信息记录材料, 22(1): 54-55.

夏晓斌. 2012. 医疗器械生产监管现状和变革研究. 南京: 南京理工大学.

萧毅, 刘士远. 2018. 肺结节影像人工智能技术现状与思考. 肿瘤影像学, 27(4): 249-252.

修云霞, 章鲁瑶, 樊金宇, 等. 2021. 人工智能在检验医学中的应用场景分析. 电子元器件与信息技术, 5(7): 235-236.

徐维维, 彭沪, 杨佳芳, 等. 2019. 人工智能在医疗健康领域的应用与发展前景分析. 中国医疗管理科学, 9(5): 37-41.

阎庆虎, 崔嘉, 王春雷, 等. 2020. 人工智能在肺部疾病影像诊断中的应用现状及前景. 中国中西医结合影像学杂志, 18(3): 232-234, 238.

印为武. 2018. 肺结节人工智能辅助诊断系统的初步应用研究. 苏州: 苏州大学.

朱晓东. 2019. 人工智能时代信息安全影响因素及对策. 通讯世界, 26(9): 55-58.

第四章　医学人工智能的数学基础

目前，医学人工智能同其他学科中的人工智能技术一样，其主要的三个要素为数据、算法和算力。在数据处理、算法模型设计和云计算等过程中，需要建立各种数学模型，并进行大规模计算。因此，要想理解人工智能中的各种方法，就需要了解常见的人工智能数学基础内容。在本章中，主要介绍微积分、线性代数、概率论、数理统计、最优化理论、信息论、图论等方面的数学知识。

第一节　微　积　分

一、微积分概述

从 16 世纪起，随着航海造船业的兴起、机械制造业的发展、天文物理的研究等，工业生产技术有了很大的进步，但面临着许多亟待解决的应用难题。比如在当前微积分教材中常见的涉及变化的问题：物理学中的即时速度问题、运动物体的规律问题、几何学中的曲线切线问题、不规则图形的面积问题、天文学中行星的运行轨道问题等。这些问题在当时确是难题，亟须新的数学理论和方法的出现。

不同于常量时代的数学，这些数学模型都需要变化的量进行表示。德国数学家莱布尼茨（Leibniz）在研究曲线上的切线问题时，提出了"常量"、"度量"和"参变量"这些词，并于 1673 年首先提出了"函数"一词，用来表示任何一个随着曲线上点的变动而变动的量。在 17 世纪前后，力学、几何学及其他科学技术中，相继遇到的函数一般为代数函数及初等超越函数，因此，在 1697 年，约翰·伯努利（Johann Bernoulli）把函数定义为一个以任何方式（指代数式和超越式）用变量和常量构成的量。1734 年，欧拉（Euler）在他的书中把函数定义为：由变量与一些常量通过任何方式形成的解析表达式。显然这两位数学家把函数概念公式化了，即运用公式的方法来定义函数这个重要概念，这种定义方式虽然直观，但存在缺陷，主要表现在有的变量间关系只能用表格和图像描述，而无法用公式表达。直到 19 世纪，狄利克雷（Dirichlet）把函数定义为：如果对于给定区间上每一个 x 的值，有唯一的一个 y 值同它对应，那么 y 就是 x 的一个函数。这便是现代微积分学中常见的函数定义方式。

由于很多具体问题的数学模型都是函数形式，为了更进一步研究这些函数的性质，在 17 世纪后半叶，英国数学家、物理学家牛顿（Newton）和德国数学家莱布尼茨，总结和发展了几百年间前人的工作，完成了微积分的创立工作，但他们的出发点是直观的无穷小量，缺乏严密的理论基础。直到 1821 年，柯西（Cauchy）提出了极限定义的方法，用此方法给出了连续、可导、收敛等概念的一般性定义，并把定积分定义为一种和的极限，使微积分中的基本概念得到严格的论述，从而结束了微积分近 200 年来思想上的混乱局面，并使微积分发展成现代数学最基础、最庞大的数学学科。

二、微　分　学

1. 函数　现在的函数定义是建立在集合的概念之上的，在给出函数定义之前，需要先了解几个基本概念。

变量和常量：在一个变化过程中，发生变化的量，也就是可以取不同数值的量叫变量（数学中，常记为 x，而 y 则随 x 值的变化而变化），有些数值是不随变量而改变的，我们称它们为常量。

区间：连续变化的变量常用区间来表示其变化范围，其本质为集合。如果变化范围有限，即两端边界为实数，称为有限区间；反之为无限区间。有限闭区间可用 $[a, b]$ 表示，半开

半闭有限区间可用 $[a, b)$ 或 $(a, b]$ 表示，有限开区间可用 (a, b) 表示，无限开区间可用 $(a,+\infty)$，$(-\infty,b)$，$(-\infty,+\infty)$ 表示。

邻域：设 x_0 与 δ 是两个实数，且 $\delta>0$，满足不等式 $|x-x_0|<\delta$ 的实数 x 的全体称为点 x_0 的 δ 邻域，记为 $U(x_0, \delta)$。点 x_0 称为这邻域的中心，δ 称为这邻域的半径，在不需要指明半径 δ 时记为 $U(x_0)$。

下面给出函数的定义：

设 $X \subset \mathbf{R}$ 是一个非空数集，f 是一个确定的法则，如果 $\forall x \in X$，通过法则 f，存在唯一的 $y \in \mathbf{R}$ 与 x 相对应，则称由 f 确定了一个定义于 X 上、取值于 $\mathbf{R}$ 的函数，记作 $y = f(x)$，$x \in X$。其中 x 称为自变量，y 称为因变量，f 称为函数关系。

函数建立了两个变量 x 和 y 之间的关系，对于自变量 x 的变化范围 X，称为函数的定义域，根据对应关系 f，因变量 y 随着 x 的变化而变化。当自变量遍历定义域中的所有值时，对应的函数值的全体称为函数的值域，通常用集合 $Y = \{y | y = f(x), x \in X\}$ 表示。

为了叙述方便，我们也常常把"函数 $y = f(x)$，$x \in X$"简称为"函数 $f(x)$"或者"函数 f"。

如果自变量取某一个数值 x_0 时，函数有确定的值 y_0 和它对应，那么就称函数在 x_0 处有定义，y_0 称为函数 f 在 x_0 处的函数值，即 $y_0 = f(x_0)$。

上面函数的更一般性定义：

设 X 为一个非空的二元有序数组的集合，f 为某一确定的对应规则。若对于每一个有序数组 $(x_1, x_2) \in X$，通过对应规则 f，都有唯一确定的 $y \in Y$ 与之对应，则称对应规则 f 为定义在 X 上的二元函数，记作：$f: X \to Y$。

当 $X = (x_1, x_2, \cdots, x_n)$ 时，称 f 为 n 元函数。

初等函数常由五种基本初等函数复合而成，它们分别是指数函数、对数函数、幂函数、三角函数及反三角函数，如表 4-1 所示。

表 4-1 基本初等函数

函数名称	函数的记号	函数的性质
指数函数	$y = a^x (a > 0, a \neq 1)$ $y = e^x (a = e)$	a）不论 x 为何值，y 总为正数 b）当 $x = 0$ 时，$y = 1$ c）当 $a > 1$ 时，函数单调递增，当 $0 < a < 1$ 时，函数单调递减
对数函数	$y = \log_a x (a > 0, a \neq 1)$ $y = \ln x (a = e)$	a）其图形总位于 y 轴右侧，并过（1,0）点 b）当 $a > 1$ 时，在区间（0,1）的值为负，在区间（1,$+\infty$）的值为正，在定义域内单调递增 c）当 $0 < a < 1$ 时，在区间（0,1）的值为正，在区间（1,$+\infty$）的值为负，在定义域内单调递减
幂函数	$y = x^a$，a 为任意实数	令 $a = m/n$（m, n 为正整数） a）当 m 为偶数 n 为奇数时，y 是偶函数 b）当 m, n 都是奇数时，y 是奇函数 c）当 m 为奇数 n 为偶数时，y 在 $(-\infty, 0)$ 为复数
三角函数	$y = \sin x$（正弦函数）注：三角函数共 6 种，仅以正弦函数为例	a）正弦函数是以 2π 为周期的周期函数 b）正弦函数是奇函数且 $|\sin x| \leq 1$
反三角函数	$y = \arcsin x$（反正弦函数）注：反三角函数共 6 种，仅以反正弦函数为例	由于此函数为多值函数，因此把函数值限制在 $[-\pi/2, \pi/2]$ 上，并称其为反正弦函数的主值

例 4-1 研究 sigmoid 函数。

解：sigmoid 函数，也称为 logistic 函数，是一类 S 形曲线函数，因为其具有良好的性质，在机器学习中广泛使用。函数表达式为

$$y = \frac{1}{1 + e^{-x}} \tag{4-1}$$

如图 4-1 所示，sigmoid 函数在实数域为单调递增函数，取值范围为（0,1），可以作为激活函数，将神经网络的输出映射在这一范围，方便分析。

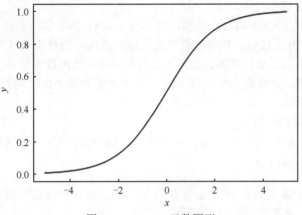

图 4-1 sigmoid 函数图形

2. 极限 根据函数的自变量变化方式的不同，函数极限分为自变量趋近无穷值和自变量趋近有限值两类，共计六种表现形式。下面只给出 $x \to x_0 : x \neq x_0$ 和 $x \to \infty$ 的定义，左极限和右极限的定义可类似给出。

$x \to x_0 : x \neq x_0$ 时函数的极限定义：

设 $y = f(x)$ 在 x_0 的某个去心邻域内有定义，A 是一个常数，对于任意给定的 $\varepsilon < 0$（ε 无论多小），存在正数 $\delta > 0$，使得当 $0 < |x - x_0| < \delta$ 时，有

$$|f(x) - A| < \varepsilon$$

成立，则称当 $x \to x_0$ 时，函数 $f(x)$ 的极限为 A。记为

$$\lim_{x \to x_0} f(x) = A \text{ 或 } f(x) \to A (x \to x_0)$$

其几何意义：对于任意给定的正数 ε，存在 x_0 点的某个去心 δ 邻域，当 x 落在此去心邻域内时，曲线上的点 $(x, f(x))$ 都位于 $y = A + \varepsilon$ 与 $y = A - \varepsilon$ 之间的区域，即保持局部范围的有界性，如图 4-2 所示。

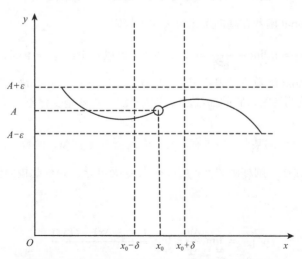

图 4-2 自变量趋近有限值时函数极限的几何意义

从图 4-2 可以看出，其包含两侧的趋势，有如下定理：

$\lim\limits_{x \to x_0} f(x) = A$ 的充分必要条件是 $\lim\limits_{x \to x_0^+} f(x) = A$，且 $\lim\limits_{x \to x_0^-} f(x) = A$。

设函数 $y = f(x)$ 在点 x_0 的某个邻域内有定义，如果有 $\lim\limits_{x \to x_0} f(x) = f(x_0)$，则称函数在点 x_0 处连续，且称 x_0 为函数的连续点。

一个函数在开区间（a, b）内每点连续，则为在（a, b）内连续，若又在 a 点右连续，b 点左连续，则在闭区间 $[a, b]$ 上连续，如果在整个定义域内连续，则称为连续函数。前面所提到的初等函数在其有定义的区间上总是连续的。在人工智能中涉及的函数多数是连续函数，能够保证其具有最值性（有最大值，也有最小值）、介值性（在最大值和最小值之间的任何值 y，都有自变量 x 使 $y = f(x)$）等优秀性质。

$x \to \infty$ 时函数的极限定义：

对于任意给定的 $\varepsilon > 0$，$\exists X > 0$，使当 $|x| > X$ 时，有 $|f(x) - A| < \varepsilon$，则称当 $x \to \infty$ 时函数 $f(x)$ 的极限为 A，记为 $\lim\limits_{x \to x_0} f(x) = A$。

其几何意义：对于给定的 $\varepsilon > 0$，必定存在 $\exists X > 0$，当 $|x| > X$ 时，曲线上的点 $(x, f(x))$ 都位于 $y = A - \varepsilon$ 与 $y = A + \varepsilon$ 之间，如图 4-3 所示。

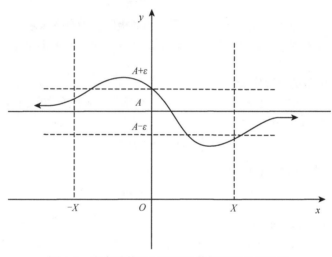

图 4-3　自变量趋近无穷时函数极限的几何意义

例 4-2　研究 sigmoid 函数在趋向于无穷大时的极限。

解：由于 $\lim\limits_{x \to +\infty} \dfrac{1}{1 + e^{-x}} = 1$, $\lim\limits_{x \to -\infty} \dfrac{1}{1 + e^{-x}} = 0$，从图 4-1 可以看出：当 $x = 0$ 时，sigmoid 函数值为 0.5，随着 x 不断增大，sigmoid 函数值无限趋于 1，随着 x 不断减小，sigmoid 函数值无限趋于 0。当函数值特别靠近 0 或 1 这两端时，它的曲线已经比较平缓，也就是变化不大了。

3. 导数

设函数 $y = f(x)$ 在点 x_0 的某个邻域内有定义，给 x_0 一改变量 Δx，函数取得改变量 $\Delta y = f(x_0 + \Delta x) - f(x_0)$，若极限 $\lim\limits_{\Delta x \to 0} \dfrac{\Delta y}{\Delta x}$ 存在，则称函数 $y = f(x)$ 在点 x_0 处可导，并称此极限值为函数 $y = f(x)$ 在点 x_0 处的导数，记为 $y'|_{x=x_0}$，即

$$y'|_{x=x_0} = \lim\limits_{\Delta x \to 0} \frac{\Delta y}{\Delta x} = \lim\limits_{\Delta x \to 0} \frac{f(x_0 + \Delta x) - f(x_0)}{\Delta x} \tag{4-2}$$

也常记为 $f'(x_0)$ $\dfrac{\mathrm{d}y}{\mathrm{d}x}\big|_{x=x_0}$ 或 $\dfrac{\mathrm{d}f}{\mathrm{d}x}\big| x = x_0$ 等。

在式（4-2）中，若令 $x = x_0 + \Delta x$，则式（4-2）可改写为

$$y'\big|_{x=x_0} = \lim_{x \to x_0} \frac{f(x) - f(x_0)}{x - x_0} \tag{4-3}$$

式（4-3）也可以作为导数的定义公式。

如果函数 $y = f(x)$ 在 (a, b) 内每一点都可导，则称 $f(x)$ 在区间 (a, b) 内可导。显然，函数 $y = f(x)$ 对于 (a, b) 内的每一个确定的 x 值，都对应着一个确定的导数，这就构成了一个新的函数，这个函数称为原来函数 $y = f(x)$ 的导函数，记为 y'，$f'(x)$，$\dfrac{\mathrm{d}y}{\mathrm{d}x}$ 或 $\dfrac{\mathrm{d}f(x)}{\mathrm{d}x}$。

如果函数 $y = f(x)$ 在包含点 x_0 的某个区间内可导时，函数 $y = f(x)$ 在点 x_0 处的导数，就是导函数 $f'(x)$ 在 $x = x_0$ 处的函数值，即 $f'(x_0) = f'(x)\big|_{x=x_0}$。在不致发生混淆的情况下，导函数也简称为导数。

根据左右侧导数情况，$f(x)$ 在点 x_0 处可导的充分必要条件是左导数 $f'_-(x_0)$ 和右导数 $f'_+(x_0)$ 都存在且相等。

例 4-3　求 sigmoid 函数的导数。

解：$y = \dfrac{1}{1 + \mathrm{e}^{-x}}$ 则

$$y' = \left(\left(\frac{1}{1 + \mathrm{e}^{-x}} \right) \right)' = ((1 + \mathrm{e}^{-x})^{-1})' = -(1 + \mathrm{e}^{-x})^{-2}(-\mathrm{e}^{-x}) = \frac{\mathrm{e}^{-x}}{(1 + \mathrm{e}^{-x})^2}$$

$$= \frac{1 + \mathrm{e}^{-x} - 1}{(1 + \mathrm{e}^{-x})^2} = \frac{1}{1 + \mathrm{e}^{-x}} - \frac{1}{(1 + \mathrm{e}^{-x})^2} = \frac{1}{1 + \mathrm{e}^{-x}} \left(1 - \frac{1}{1 + \mathrm{e}^{-x}} \right) = y(1 - y)$$

可导与连续的关系：

若函数 $f(x)$ 在点 x_0 处可导，则 $f(x)$ 在点 x_0 处一定连续；反之则不然。

例如，$f(x) = |x|$ 在 $x = 0$ 处不可导，但由于

$$\lim_{x \to 0} f(x) = \lim_{x \to 0} |x| = 0 = f(0)$$

所以 $f(x) = |x|$ 在 $x = 0$ 处连续。

复合函数求导：

对于复合函数 $y = f(g(x))$，其导数的计算要遵从链式法则，即令 $u = g(x)$，则

$$\frac{\mathrm{d}f}{\mathrm{d}x} = \frac{\mathrm{d}f}{\mathrm{d}u} \cdot \frac{\mathrm{d}u}{\mathrm{d}x} \tag{4-4}$$

4. 微分　设函数 $y = f(x)$ 在某区间内有定义，x_0 及 $x_0 + \Delta x$ 在这区间内，若函数的增量 $\Delta y = f(x_0 + \Delta x) - f(x_0)$ 可表示为

$$\Delta y = A\Delta x + o(\Delta x) \tag{4-5}$$

其中 A 是不依赖于 Δx 的常数，$o(\Delta x)$ 是 Δx 的高阶无穷小，则称函数 $y = f(x)$ 在点 x_0 是可微的。$A\Delta x$ 称为函数在点 x_0 相应于自变量增量 Δx 的微分，记作 $\mathrm{d}y$，即 $\mathrm{d}y = A\Delta x$。当 $\Delta x \to 0$ 时，$\Delta y \approx \mathrm{d}y$。可以证明 $A = f'(x)$，所以前面导数可以写成微商形式 $\dfrac{\mathrm{d}y}{\mathrm{d}x} = f'(x)$，即 $\mathrm{d}y = f'(x)\mathrm{d}x$。

对于多元函数求导，其定义方式可仿照一元函数导数定义方式进行定义。但多元函数具有多个自变量，且各自独立变化。定义时，可先让其他自变量保持不变，而仅让其中一个自变量变化，研究相应的因变量关于这一个自变量的变化率问题，这样就可以归结为一元函数的求导问题。为

区别一元函数导数，多元函数导数称为偏导数，例如，函数 $z = f(x, y)$ 在 $P_0(x_0, y_0)$ 处对 x 的偏导数，通常采用下列记号来表示：

$$\left.\frac{\partial z}{\partial x}\right|(x_0, y_0) 、 \left.\frac{\partial f}{\partial x}\right|(x_0, y_0) 、 z'_x(x_0, y_0) 、 f'_x(x_0, y_0) 或 z_x(x_0, y_0) 、 f_x(x_0, y_0)$$

同样函数 $z = f(x, y)$ 在 $P_0(x_0, y_0)$ 处对 y 的偏导数，通常采用下列记号来表示：

$$\left.\frac{\partial z}{\partial y}\right|(x_0, y_0) 、 \left.\frac{\partial f}{\partial y}\right|(x_0, y_0) 、 z'_y(x_0, y_0) 、 f'_y(x_0, y_0) 或 z_y(x_0, y_0) 、 f_y(x_0, y_0)$$

如果函数 $z = f(x, y)$ 在某区域 X 内每一点处都有偏导数，则这两个偏导数 $f_x(x, y)$、$f_y(x, y)$ 也是二元函数，称为函数 $z = f(x, y)$ 的偏导函数。通常采用下列记号来表示：

$$\frac{\partial z}{\partial x} 、 \frac{\partial f}{\partial x} 、 z'_x(x, y) 、 f'_x(x, y) 或 z_x(x, y) 、 f_x(x, y)，及 \frac{\partial z}{\partial y} 、 \frac{\partial f}{\partial y} 、 z'_y(x, y) 、 f'_y(x, y) 或 z_y(x, y) 、 f_y(x, y)。$$

偏导数的计算方法同一元导数。

梯度：

设函数 $z = f(x, y)$ 在平面区域 X 内具有一阶连续偏导数，则对于每一点 $P(x, y) \in X$，都可确定出一个向量

$$\left(\frac{\partial f}{\partial x}, \frac{\partial f}{\partial y}\right)$$

该向量称为函数 $z = f(x, y)$ 在点 $P(x, y)$ 的梯度，记作 $\operatorname{grad} f(x, y)$，即

$$\operatorname{grad} f(x, y) = \left(\frac{\partial f}{\partial x}, \frac{\partial f}{\partial y}\right)$$

梯度的几何意义：梯度为等高线上点 $P(x, y)$ 处的法向量，且从数值较低的等高线指向数值较高的等高线。在机器学习中，梯度下降是最常用的优化人工神经网络的方法。

三、积 分 学

1. 不定积分　在区间 I 上，如 $F'(x) = f(x)$，则 $f(x)$ 为 $F(x)$ 的导函数，而 $F(x)$ 称为 $f(x)$ 的原函数，原函数与导函数是一种互逆关系。

对于连续函数，一定存在原函数。而原函数不是唯一的，它们之间相差一个常数。

若 $F(x)$ 为 $f(x)$ 的一个原函数，则 $F(x) + C$ 为 $f(x)$ 的全体原函数，C 为任意常数，记为 $\int f(x)\mathrm{d}x$，即 $\int f(x)\mathrm{d}x = F(x) + C$。则称 $\int f(x)\mathrm{d}x$ 为不定积分，$\int$ 为积分号，$f(x)$ 为被积函数，x 为积分变量。

例 4-4　求 sigmoid 函数的不定积分。

解：$\displaystyle\int \frac{1}{1 + \mathrm{e}^{-x}}\mathrm{d}x = \int \frac{\mathrm{e}^x}{1 + \mathrm{e}^x}\mathrm{d}x = \int \frac{1}{1 + \mathrm{e}^x}\mathrm{d}(1 + \mathrm{e}^x) = \ln(1 + \mathrm{e}^x) + C$

2. 定积分　设函数 $f(x)$ 在 $[a, b]$ 上有定义，且有界。在 $[a, b]$ 中任意加入 $n-1$ 个分点 $a = x_0 < x_1 < x_2 < \cdots < x_{n-1} < x_n = b$，将 $[a, b]$ 分成 n 个小区间 $[x_0, x_1]$，$[x_1, x_2]$，$\cdots$，$[x_{n-1}, x_n]$，记每个子区间的长度分别为 $\Delta x_1, \Delta x_2, \cdots, \Delta x_n$；任取 $\xi_i \in [x_{i-1}, x_i]$，作乘积 $f(\xi_i)\Delta x_i$，$i = 1, 2, \cdots, n$，然后求和式 $\displaystyle\sum_{i=1}^{n} f(\xi_i)\Delta x_i$；令 $\lambda = \max\{\Delta x_1, \Delta x_2, \cdots, \Delta x_n\}$，若无论对区间 $[a, b]$ 采取何种分法，以及 ζ_i 采取何种取法，极限 $\displaystyle\lim_{\lambda \to 0}\sum_{i=1}^{n} f(\xi_i)\Delta x_i$ 总存在，则称函数 $f(x)$ 在 $[a, b]$ 上可积，否则称 $f(x)$ 在 $[a, b]$ 上不可积。

并称此极限为函数 $f(x)$ 在 $[a, b]$ 上的定积分，记为 $\int_a^b f(x)\mathrm{d}x$，即

$$\int_a^b f(x)\mathrm{d}x = \lim_{\lambda \to 0} \sum_{i=1}^{n} f(\xi_i)\Delta x_i \tag{4-6}$$

其中 x 称为积分变量，$f(x)$ 称为被积函数，$f(x)\mathrm{d}x$ 称为被积表达式，$[a, b]$ 称为积分区间，a 称为积分下限，b 称为积分上限，$\int$ 称为积分号。

实际计算不会采用式（4-6）定义方式计算，牛顿和莱布尼茨通过定积分与被积函数的原函数或者不定积分之间的联系，给出了微积分基本定理。

如果函数 $f(x)$ 在区间 $[a, b]$ 上连续，并且存在原函数 $F(x)$，则

$$\int_a^b f(x)\mathrm{d}x = F(b) - F(a) \tag{4-7}$$

式（4-7）又称为牛顿-莱布尼茨公式。

3. 重积分　与偏导数相对应的概念就是多重积分，特别对于二元函数，对应的是二重积分，其定义与定积分的极限定义方式一样，在此不再赘述。

二重积分的表达式为 $\iint\limits_D f(x, y)\mathrm{d}\sigma$，其中 $f(x, y)$ 称为被积函数，$f(x, y)\mathrm{d}\sigma$ 称为被积表达式，$\mathrm{d}\sigma$ 称为面积元素，x 和 y 称为积分变量，D 称为积分区域。其计算常常转化为二次积分来完成：

$$\iint\limits_D f(x, y)\mathrm{d}\sigma = \int_a^b \mathrm{d}x \int_{y_1(x)}^{y_2(x)} f(x, y)\mathrm{d}y \tag{4-8}$$

或者

$$\iint\limits_D f(x, y)\mathrm{d}\sigma = \int_c^d \mathrm{d}y \int_{x_1(y)}^{x_2(y)} f(x, y)\mathrm{d}x \tag{4-9}$$

四、微积分在医学人工智能中的应用

从上面内容可以看出，微积分主要研究函数的极限、导数、积分等方面问题，是现代所有科学的必备基础，当然也是后面线性代数、概率统计等各节的基础。在当前，机器学习算法是医学人工智能中应用比较广泛的一类算法，其中很多算法都需要微积分这个工具。

BP 神经网络（back propagation neural network）：是一种神经网络模型，它是由一个输入层、一个输出层和一个或多个隐含层构成，激活函数采用 sigmoid 函数，并采用反向传播算法训练的多层前馈神经网络。其算法基本思想是：在输入层输入数据，通过隐含层计算后，在输出层输出计算值，对计算值与标记值进行比较，若有误差，将误差反向由输出层向输入层传播，在这个过程中，利用梯度下降算法等优化算法对神经元权值进行调整。该算法中主要的数学工具就是链式求导法则和梯度计算。

卷积神经网络：是一类包含卷积计算且具有深度结构的前馈神经网络，是深度学习的代表算法之一。在信号或图像处理中，卷积是通过某个函数 f 和滤波器函数 g 生成第三个函数的一种数学算子，本质上是对 f 与经过翻转和平移的滤波器函数 g 的乘积进行积分。而在卷积神经网络中，其卷积概念源于信号或图像处理中的卷积概念，但滤波器不翻转。

第二节　线 性 代 数

一、线性代数概述

线性代数是代数学的一个分支，主要处理线性关系问题。线性关系意即数学对象之间的关系是以一次形式来表达的。线性关系问题简称线性问题。解线性方程组的问题是最简单的线性问题。

研究线性方程组和变量的线性变换问题的重要工具是行列式和矩阵。向量概念的引入，形成了向量空间的概念。凡是线性问题都可以用向量空间的观点加以讨论。因此，向量空间及其线性变换，以及与此相联系的矩阵理论，构成了线性代数的中心内容。

向量的发展，早期主要是在物理上的发展，其维数不超过三维。1844 年，格拉斯曼（Grassmann）在承认向量是有向线段的基础上，提出了"向量的长度和方向是固定的，而位置却可以随意改变"的思想，并将向量推广到高维空间，讨论了向量的加法和减法，并创造性地讨论了十多种向量乘法，其中就包括了常用的向量的外积和内积。而同时，哈密顿（Hamilton）从纯数学的角度将复数推广到四元数，四元数在物理上的成功及麦克斯韦（Maxwell）等大家的推崇让四元数得以重视和发展，到了 19 世纪末期，数学家吉布斯（Gibbs）和赫维赛德（Heaviside）最终在四元数的基础上（只考虑向量部分）提出了完整的、系统的"向量系统"。

行列式出现于线性方程组的求解，它最早是一种速记的表达式。1693 年 4 月，莱布尼茨在写给洛必达（L'Hôpital）的一封信中使用并给出了行列式，并给出方程组的系数行列式为零的条件。同时代的日本数学家关孝和在其著作《解伏题之法》中也提出了行列式的概念与算法。1750 年，瑞士数学家克拉默（Cramer）在其著作《线性代数分析导引》中，对行列式的定义和展开法则给出了比较完整、明确的阐述，并给出了现在我们所称的解线性方程组的克拉默法则。稍后，数学家贝祖（Bézout）将确定行列式每一项符号的方法进行了系统化，利用系数行列式概念指出了如何判断一个齐次线性方程组有非零解。而把行列式理论与线性方程组求解相分离的人，是法国数学家范德蒙德（Van der Monde），他给出了用二阶子式和它们的余子式来展开行列式的法则。1815 年，柯西在一篇论文中给出了行列式的第一个系统的、几乎是近代的处理，其中主要结果之一是行列式的乘法定理。此后，德国数学家雅可比（Jacobi）引进了函数行列式，即"雅可比行列式"，指出函数行列式在多重积分的变量替换中的作用，给出了函数行列式的导数公式。

矩阵最早来自于方程组的系数及常数所构成的方阵，这一概念由 19 世纪英国数学家凯莱（Cayley）首先提出，他从 1858 年开始，发表了《矩阵论的研究报告》等一系列关于矩阵的专门论文，研究了矩阵的运算律、矩阵的逆以及转置、方阵的特征方程和特征根（特征值）等方面的问题。1878 年，弗罗贝尼乌斯（Frobenius）在发表的论文中正式定义了正交矩阵，此后，他引入了矩阵秩、不变因子、初等因子、矩阵的相似变换、合同矩阵等一系列概念。至此，矩阵的体系基本上建立起来了。

目前，向量和矩阵已成为在大数据和人工智能中最基本的数据结构，向量常用来表征数据特征列，而矩阵用来表征多个或全部数据特征列，相应处理算法已成为大数据和人工智能中不可缺少的重要组成部分。

二、向　量

向量的相关概念：

由 n 个数 $a_1, a_2, \cdots, a_n$ 组成的 n 元有序数组称为一个 n 维向量，这 n 个数称为该向量的 n 个分量，第 i 个数 a_i 称为 n 维向量的第 i 个分量。

n 维向量写成一行称为行向量，即行矩阵；n 维向量写成一列称为列向量，即列矩阵。通常将列向量记为

$$\boldsymbol{\alpha} = \begin{pmatrix} a_1 \\ a_2 \\ \vdots \\ a_n \end{pmatrix}$$

而将行向量记为列向量的转置，即

$$\boldsymbol{\alpha}^{\mathrm{T}} = \begin{pmatrix} a_1 & a_2 & \cdots & a_n \end{pmatrix}$$

注：后面如果不加说明的话，向量一般指列向量。

设向量组 A：$\boldsymbol{\alpha}_1, \boldsymbol{\alpha}_2, \cdots, \boldsymbol{\alpha}_m$ 有 m 个 n 维向量，若有 m 个数 $k_1, k_2, \cdots, k_m$，使得

$$\boldsymbol{\alpha} = k_1\boldsymbol{\alpha}_1 + k_2\boldsymbol{\alpha}_2 + \cdots + k_m\boldsymbol{\alpha}_m$$

则称 $\boldsymbol{\alpha}$ 为 $\boldsymbol{\alpha}_1, \boldsymbol{\alpha}_2, \cdots, \boldsymbol{\alpha}_m$ 的线性组合，或称 $\boldsymbol{\alpha}$ 由 $\boldsymbol{\alpha}_1, \boldsymbol{\alpha}_2, \cdots, \boldsymbol{\alpha}_m$ 线性表示。若有不全为零的 m 个数 $k_1, k_2, \cdots, k_m$，使得关系式

$$k_1\boldsymbol{\alpha}_1 + k_2\boldsymbol{\alpha}_2 + \cdots + k_m\boldsymbol{\alpha}_m = 0$$

恒成立，则称向量组 $\boldsymbol{\alpha}_1, \boldsymbol{\alpha}_2, \cdots, \boldsymbol{\alpha}_m$ 线性相关；否则，称向量组 $\boldsymbol{\alpha}_1, \boldsymbol{\alpha}_2, \cdots, \boldsymbol{\alpha}_m$ 线性无关。

若向量组 A：$\boldsymbol{\alpha}_1, \boldsymbol{\alpha}_2, \cdots, \boldsymbol{\alpha}_m$ 中的部分向量组 A_0：$\boldsymbol{\alpha}_1, \boldsymbol{\alpha}_2, \cdots, \boldsymbol{\alpha}_r$（$r \leqslant m$）满足：

（1）向量组 A_0：$\boldsymbol{\alpha}_1, \boldsymbol{\alpha}_2, \cdots, \boldsymbol{\alpha}_r$ 线性无关。

（2）向量组 A：$\boldsymbol{\alpha}_1, \boldsymbol{\alpha}_2, \cdots, \boldsymbol{\alpha}_m$ 中的任一向量均可由向量组 A_0：$\boldsymbol{\alpha}_1, \boldsymbol{\alpha}_2, \cdots, \boldsymbol{\alpha}_r$ 线性表示。

则称向量组 A_0：$\boldsymbol{\alpha}_1, \boldsymbol{\alpha}_2, \cdots, \boldsymbol{\alpha}_r$ 是向量组 A：$\boldsymbol{\alpha}_1, \boldsymbol{\alpha}_2, \cdots, \boldsymbol{\alpha}_m$ 的一个极大线性无关向量组。个数 r 称为向量组 A 的秩。

由同维数向量构成的集合，如果集合内任意两个向量经过加法和数乘运算后仍属于这个集合，该集合称为向量空间或线性空间。该空间中能够形成个数最多的一个线性无关向量组，其所含向量的个数，即极大线性无关组的向量个数，称为线性空间的维数。该极大线性无关组称为向量空间的基。

注：向量的维数（所含分量的个数）和向量空间的维数（极大无关组所含向量的个数）是两个不同概念，可能相等，也可能不相等。

为了更好地理解这些概念，下面以空间解析几何中三维空间为例说明这些概念。任意空间点 $A = (x, y, z)^T$，可以用三个坐标系的单位向量 $e_1 = (1, 0, 0)^T$，$e_2 = (0, 1, 0)^T$，$e_3 = (0, 0, 1)^T$ 线性表示，即

$$A = xe_1 + ye_2 + ze_3$$

而坐标系的这三个单位向量线性无关，是一组基。

向量计算：

同维数的向量相加是对应元素相加，数乘运算也是该数乘以所有元素。其他在人工智能常见的同维数向量计算有点积、距离和范数计算。

（1）点积：向量 $\boldsymbol{a} = (a_1, a_2, \cdots, a_n)^T$ 和向量 $\boldsymbol{b} = (b_1, b_2, \cdots, b_n)^T$ 的点积公式为

$$\boldsymbol{a} \cdot \boldsymbol{b} = a_1b_1 + a_2b_2 + \cdots + a_nb_n \tag{4-10}$$

点积的几何意义是 $\boldsymbol{b}$ 向量在 $\boldsymbol{a}$ 向量方向上的投影乘以 $\boldsymbol{a}$ 向量的长度。式（4-10）也写为 $\boldsymbol{a} \cdot \boldsymbol{b} = |\boldsymbol{a}||\boldsymbol{b}|\cos\theta$。若 $\boldsymbol{a}$ 向量为单位向量，图 4-4 中给出了两向量的点积即其投影。在人工智能中，点积常用来进行相关性和相似性度量。

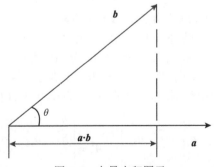

图 4-4 向量点积图示

如果 $\boldsymbol{a} \cdot \boldsymbol{b} = 0$，称 $\boldsymbol{a}$ 向量与 $\boldsymbol{b}$ 向量正交。而向量组内向量两两正交的话，则该向量组线性无关。对于向量空间的基，如果是单位向量，且两两正交，称这组基为标准正交基。上面所举三维空间

例子中的基就是标准正交基。

（2）距离：向量 $\boldsymbol{a} = (a_1, a_2, \cdots, a_n)^\mathrm{T}$ 和向量 $\boldsymbol{b} = (b_1, b_2, \cdots, b_n)^\mathrm{T}$ 的闵可夫斯基距离定义为

$$d(\boldsymbol{a},\boldsymbol{b}) = \sqrt[p]{\sum_{i=1}^{n} |b_i - a_i|^p} \tag{4-11}$$

$p = 1$ 的时候，就是曼哈顿距离，即 $d(\boldsymbol{a},\boldsymbol{b}) = \sum_{i=1}^{n} |b_i - a_i|$；$p = 2$ 的时候，就是欧氏距离，即 $d(\boldsymbol{a},\boldsymbol{b}) = \sqrt{\sum_{i=1}^{n} |b_i - a_i|^2}$；$p \to \infty$ 的时候，就是切比雪夫距离，即 $d(\boldsymbol{a},\boldsymbol{b}) = \max_i |b_i - a_i|$。

（3）范数：向量范数是为了表征向量长度。若向量 $\boldsymbol{X} = (x_1, x_2, \cdots, x_n)^\mathrm{T}$，也有类似闵可夫斯基距离的范数定义方式，称为 p-范数，定义如下：

$$\| \boldsymbol{X} \|_p = \sqrt[p]{\sum_{i=1}^{n} |x_i|^p} \tag{4-12}$$

$p = 1$ 时，称为向量 $\boldsymbol{X}$ 的 1-范数，即 $\| \boldsymbol{X} \|_1 = \sum_i |x_i|$，在机器学习中，又称为 L_1 范数；$p = 2$ 时，称为向量 $\boldsymbol{X}$ 的 2-范数，即 $\| \boldsymbol{X} \|_2 = \sqrt{\sum_i |x_i|^2}$，在机器学习中，又称为 L_2 范数；$p \to \infty$ 的时候，称为 ∞-范数，即 $\| \boldsymbol{X} \|_\infty = \max_i |x_i|$。

三、矩　　阵

矩阵的相关概念：

由 $m \times n$ 个元素 a_{ij}（$i = 1, 2, \cdots, m$；$j = 1, 2, \cdots, n$）排列成的一个 m 行 n 列（横称行，纵称列）有序矩形数表，并加圆括号或方括号标记（本书都采用圆括号）

$$\begin{pmatrix} a_{11} & a_{12} & \cdots & a_{1n} \\ a_{21} & a_{22} & \cdots & a_{2n} \\ \vdots & \vdots & & \vdots \\ a_{m1} & a_{m2} & \cdots & a_{mn} \end{pmatrix}$$

称为 m 行 n 列矩阵，简称 $m \times n$ 矩阵。矩阵通常用大写字母 $\boldsymbol{A}$，$\boldsymbol{B}$，$\boldsymbol{C}$，$\cdots$ 表示，例如，上述矩阵可以记为 $\boldsymbol{A}$ 或 $\boldsymbol{A}_{m \times n}$，也可记为

$$\boldsymbol{A} = (a_{ij})_{m \times n}$$

特别地，当 $m = n$ 时，称 $\boldsymbol{A}$ 为 n 阶矩阵，或 n 阶方阵。在 n 阶方阵中，从左上角到右下角的对角线称为主对角线，从右上角到左下角的对角线称为次对角线。

当 $m = 1$ 或 $n = 1$ 时，矩阵只有一行或只有一列，分别称为行矩阵或列矩阵，亦称为行向量或列向量。所以向量是矩阵的特殊情况，在很多编程语言中进行了统一描述。

如果将矩阵 $\boldsymbol{A}$ 的行与列按顺序互换所得到的矩阵，称为矩阵 $\boldsymbol{A}$ 的转置矩阵，记为 $\boldsymbol{A}^\mathrm{T}$，即

$$\boldsymbol{A} = \begin{pmatrix} a_{11} & a_{12} & \cdots & a_{1n} \\ a_{21} & a_{22} & \cdots & a_{2n} \\ \vdots & \vdots & & \vdots \\ a_{m1} & a_{m2} & \cdots & a_{mn} \end{pmatrix}, \quad \boldsymbol{A}^\mathrm{T} = \begin{pmatrix} a_{11} & a_{21} & \cdots & a_{m1} \\ a_{12} & a_{22} & \cdots & a_{m2} \\ \vdots & \vdots & & \vdots \\ a_{1n} & a_{2n} & \cdots & a_{mn} \end{pmatrix}$$

而对于矩阵 $\boldsymbol{A}$，若存在矩阵 $\boldsymbol{B}$，满足

$$AB = BA = E$$

则称矩阵 A 为可逆矩阵，简称 A 可逆，称 B 为 A 的逆矩阵，记为 A^{-1}，即 $A^{-1} = B$。

由定义可知，A 与 B 一定是同阶的方阵，而且 A 若可逆，则 A 的逆矩阵是唯一的。

假设 A 为 n 阶方阵，如果存在数 λ 和 n 维非零向量 X 使 $AX = \lambda X$ 成立，则称数 λ 为方阵 A 的特征值，非零向量 X 称为方阵 A 的对应于特征值 λ 的特征向量。

有了矩阵概念后，就可以描述线性变换了。设 n 个变量 $x_1, x_2, \cdots, x_n$ 与 m 个变量 $y_1, y_2, \cdots, y_m$ 之间的关系式

$$\begin{cases} y_1 = a_{11}x_1 + a_{12}x_2 + \cdots + a_{1n}x_n \\ y_2 = a_{21}x_1 + a_{22}x_2 + \cdots + a_{2n}x_n \\ \cdots\cdots \\ y_m = a_{m1}x_1 + a_{m2}x_2 + \cdots + a_{mn}x_n \end{cases}$$

表示一个从变量 $x_1, x_2, \cdots, x_n$ 到变量 $y_1, y_2, \cdots, y_m$ 的线性变换，其中 a_{ij} 是常数。其向量形式为

$$Y = AX$$

其中

$$Y = \begin{pmatrix} y_1 \\ y_2 \\ \vdots \\ y_m \end{pmatrix}, \quad A = \begin{pmatrix} a_{11} & a_{12} & \cdots & a_{1n} \\ a_{21} & a_{22} & \cdots & a_{2n} \\ \vdots & \vdots & & \vdots \\ a_{m1} & a_{m2} & \cdots & a_{mn} \end{pmatrix}, \quad X = \begin{pmatrix} x_1 \\ x_2 \\ \vdots \\ x_n \end{pmatrix}$$

在 $m \times n$ 矩阵 A 中，任取 k 行与 k 列（$k \leqslant m$，$k \leqslant n$），位于这些行列交叉处的 k^2 个元素，不改变它们在矩阵中所处的前后位置次序而得的 k 阶行列式，称为矩阵 A 的 k 阶子式。

设在矩阵 A 中有一个不等于 0 的 r 阶子式 D，且所有 $r+1$ 阶子式（如果存在的话）全等于 0，则 D 称为矩阵 A 的最高阶非零子式，数 r 称为矩阵 A 的秩，记作 $r(A)$。

矩阵运算：

（1）矩阵的和：设 $A = (a_{ij})_{m \times n}$，$B = (a_{ij})_{m \times n}$ 是两个 $m \times n$ 矩阵，规定：

$$A + B = (a_{ij} + b_{ij})_{m \times n} = \begin{pmatrix} a_{11}+b_{11} & a_{12}+b_{12} & \cdots & a_{1n}+b_{1n} \\ a_{21}+b_{21} & a_{22}+b_{22} & \cdots & a_{2n}+b_{2n} \\ \vdots & \vdots & & \vdots \\ a_{m1}+b_{m1} & a_{m2}+b_{m2} & \cdots & a_{mn}+b_{mn} \end{pmatrix}$$

称矩阵 $A+B$ 为 A 与 B 的和。

（2）矩阵的数乘：设 λ 是任意一个实数，$A = (a_{ij})_{m \times n}$ 是一个 $m \times n$ 矩阵，规定：

$$\lambda A = (\lambda a_{ij})_{m \times n} = \begin{pmatrix} \lambda a_{11} & \lambda a_{12} & \cdots & \lambda a_{1n} \\ \lambda a_{21} & \lambda a_{22} & \cdots & \lambda a_{2n} \\ \vdots & \vdots & & \vdots \\ \lambda a_{m1} & \lambda a_{m2} & \cdots & \lambda a_{mn} \end{pmatrix}$$

称矩阵 λA 为数 λ 与矩阵 A 的数量乘积，或简称为矩阵的数乘。

（3）矩阵的乘积：设 A 是一个 $m \times s$ 矩阵，B 是一个 $s \times n$ 矩阵，C 是一个 $m \times n$ 矩阵，

$$A = \begin{pmatrix} a_{11} & a_{12} & \cdots & a_{1s} \\ a_{21} & a_{22} & \cdots & a_{2s} \\ \vdots & \vdots & & \vdots \\ a_{m1} & a_{m2} & \cdots & a_{ms} \end{pmatrix}, \quad B = \begin{pmatrix} b_{11} & b_{12} & \cdots & b_{1n} \\ b_{21} & b_{22} & \cdots & b_{2n} \\ \vdots & \vdots & & \vdots \\ b_{s1} & b_{s2} & \cdots & b_{sn} \end{pmatrix}, \quad C = \begin{pmatrix} c_{11} & c_{12} & \cdots & c_{1n} \\ c_{21} & c_{22} & \cdots & c_{2n} \\ \vdots & \vdots & & \vdots \\ c_{m1} & c_{m2} & \cdots & c_{mn} \end{pmatrix}$$

其中，$c_{ij} = a_{i1}b_{1j} + a_{i2}b_{2j} + \cdots + a_{is}b_{sj} = \sum\limits_{k=1}^{s} a_{ik}b_{kj}$ $(i = 1, 2, \cdots, m; j = 1, 2, \cdots, n)$，即 $\boldsymbol{A}$ 的第 i 行元素与 $\boldsymbol{B}$ 的第 j 列元素对应乘积之和，则矩阵 $\boldsymbol{C}$ 称为矩阵 $\boldsymbol{A}$ 与 $\boldsymbol{B}$ 的乘积，记为 $\boldsymbol{AB} = \boldsymbol{C}$。

在矩阵的乘法定义中，要求左矩阵的列数与右矩阵的行数相等，否则不能进行乘法运算。

（4）矩阵范数：对于 $m \times n$ 阶矩阵 $\boldsymbol{A} = (a_{ij})_{m \times n}$，其常见范数如下。

1-范数

$$\|\boldsymbol{A}\|_1 = \max_j \sum_{i=1}^{m} |a_{ij}|$$，列和范数，即各列中所有元素绝对值之和的最大值；

2-范数

$$\|\boldsymbol{A}\|_2 = \sqrt{\lambda_1}$$，λ_1 表示 $\boldsymbol{A}^{\mathrm{T}}\boldsymbol{A}$ 的最大特征值，也称为谱范数；

∞-范数

$$\|\boldsymbol{A}\|_\infty = \max_i \sum_{j=1}^{n} |a_{ij}|$$，称为行和范数，即各行中所有元素绝对值之和的最大值；

F-范数

$$\|\boldsymbol{A}\|_F = \sqrt{\sum_{i=1}^{m} \sum_{j=1}^{n} a_{ij}^2}$$，称为 Frobenius 范数，即矩阵元素绝对值的平方和之平方根。

矩阵分解：

矩阵分解对矩阵理论及近代计算数学的发展起了关键的作用。寻求矩阵在各种意义下的分解形式，对与矩阵有关的数值计算和理论都有着极为重要的意义。因为这些分解式的特殊形式，一是能明显地反映出原矩阵的某些特征；二是分解的方法与过程提供了某些有效的数值计算方法和理论分析根据。在大数据和人工智能算法中，矩阵分解在有价值的信息提取、减少计算量等方面的作用更加突出。常见的矩阵分解形式有满秩分解、奇异值分解、三角分解、和式分解、QR 分解等。下面只介绍应用最为广泛的奇异值分解。

设 $\boldsymbol{A} = (a_{ij})_{m \times n}$ 是一个 $m \times n$ 矩阵，则它可以分解成三个矩阵的乘积形式，即奇异值分解形式：

$$\boldsymbol{A} = \boldsymbol{U}_{m \times m} \boldsymbol{\Sigma}_{m \times n} \boldsymbol{V}_{n \times n}^{\mathrm{T}} \tag{4-13}$$

式（4-13）中的 $\boldsymbol{U}_{m \times m}$ 是 $m \times m$ 阶正交矩阵，其列由 $\boldsymbol{AA}^{\mathrm{T}}$ 的单位特征向量组成，即满足 $\boldsymbol{U}^{\mathrm{T}}\boldsymbol{U} = \boldsymbol{I}$。$\boldsymbol{\Sigma}_{m \times n}$ 是 $m \times n$ 阶对角阵，对角元素来自于 $\boldsymbol{AA}^{\mathrm{T}}$ 或 $\boldsymbol{A}^{\mathrm{T}}\boldsymbol{A}$ 特征值的平方根，并且按降序排列，值越大所起作用越大。$\boldsymbol{V}_{n \times n}$ 是 $n \times n$ 阶正交矩阵，其列由 $\boldsymbol{A}^{\mathrm{T}}\boldsymbol{A}$ 的单位特征向量组成，即满足 $\boldsymbol{V}^{\mathrm{T}}\boldsymbol{V} = \boldsymbol{I}$。

上面给出的奇异值分解称为矩阵的完全奇异值分解，实际常用的是奇异值分解的紧凑形式和截断形式。紧凑奇异值分解是与原始矩阵等秩的奇异值分解，截断奇异值分解是比原始矩阵低秩的奇异值分解。具体定义形式：如果 $\boldsymbol{A} = (a_{ij})_{m \times n}$ 的秩 $r \leqslant \min(m, n)$，则 $\boldsymbol{A} = \boldsymbol{U}_{m \times r} \boldsymbol{\Sigma}_{r \times r} \boldsymbol{V}_{n \times r}^{\mathrm{T}}$ 为紧凑奇异值分解。如果 $\boldsymbol{A} = (a_{ij})_{m \times n}$ 的秩 r 满足 $0 < k < r$，则 $\boldsymbol{A} = \boldsymbol{U}_{m \times k} \boldsymbol{\Sigma}_{k \times k} \boldsymbol{V}_{n \times k}^{\mathrm{T}}$ 近似为截断奇异值分解。

需要注意的是，紧凑奇异值分解，完全还原原矩阵，截断奇异值分解，近似还原原矩阵。因此在对矩阵数据进行压缩时，紧凑奇异值分解对应无损压缩，截断奇异值分解对应有损压缩。

四、行 列 式

行列式是与矩阵相对应的一个概念，表面看上去很相似，元素都是按顺序排成行列。但它们两个是不同的概念：矩阵行列数可以不一致，本质上是一个数表，而行列式的行列数要求一致，本质上是一个数值。

n 阶行列式的定义为

$$D = |A_{n \times n}| = \begin{vmatrix} a_{11} & a_{12} & \cdots & a_{1n} \\ a_{21} & a_{22} & \cdots & a_{2n} \\ \vdots & \vdots & & \vdots \\ a_{n1} & a_{n2} & \cdots & a_{nn} \end{vmatrix} = \sum_{k_1, k_2, \cdots k_n} (-1)^{\tau(k_1, k_2, \cdots k_n)} a_{1k_1} a_{2k_2} \cdots a_{nk_n}$$

其中，$\tau(k_1, k_2, \cdots k_n)$ 表示排列 $k_1, k_2, \cdots k_n$ 的逆序数。

在实际计算中，一般先对 $A_{n \times n}$ 进行矩阵分解后再进行计算，计算效率会大幅度提升。

五、线性代数在医学人工智能中的应用

线性代数在医学人工智能算法中的应用非常广泛。为了更有效地表示高维医学数据，在向量和矩阵概念的基础上设计了张量，这样，向量就是 1 阶张量，矩阵就是 2 阶张量。根据数据的维度，就可以定义相应阶的张量，但计算规则还是要遵循矩阵的计算规则。在神经网络和深度学习中，各层和连接它们的权重都是用矩阵或张量表示，这样极大地方便了大规模医学数据处理。

聚类是医学人工智能中的无监督学习的主要方式，而度量学习是聚类算法中的关键性步骤。在聚类算法中，一般根据数据的分布结构等特点选择相应距离方式，但通常使用欧氏距离进行距离度量。而在降维、特征提取、图像压缩、推荐算法方面则需要计算特征值和特征向量，以及进行奇异值分解。

第三节　概　率　论

一、概率论概述

概率论是研究随机现象数量规律的数学分支，是一门研究事件发生可能性的学科。起初概率论的起源与赌博问题有关。16 世纪，意大利的学者吉罗拉莫·卡尔达诺（Girolamo Cardano）开始研究掷骰子等赌博中的一些简单问题。到了 17 世纪，费马（Fermat）和帕斯卡（Pascal）关于赌博问题的研究中已含有了概率和数学期望的思想，而且还区分了概率与条件概率。惠更斯（Huygens）也对两人所研究的问题非常感兴趣，他收集了所有赌博中的问题，于 1657 年出版了《论赌博中的计算》一书，这标志着概率论的产生。18 世纪，对于概率论的研究已不局限于赌博问题，已经扩展到社会、生物等很多领域。雅各布·伯努利（Jakob Bernoulli）的《猜度术》一书中给出了赌徒输光问题的详尽解法，其中有今天的二项分布概率公式和大数定律（伯努利大数定律）的证明等。还有布丰（Buffon）的著作《或然算术试验》，其中有著名的"投针问题"。贝叶斯（Bayes）在他的论文《论有关机遇问题的求解》中已有了古典概率的早期定义以及著名的贝叶斯公式和贝叶斯假设。随后，数学家们在概率论的研究中引入了母函数与特征函数的概念，并逐渐引进了已经成熟的分析工具，特别是由拉普拉斯（Laplace）和高斯（Gauss）等建立的正态分布及最小二乘法的理论。到了 19 世纪末，俄罗斯数学家切比雪夫（Chebyshev）、马尔可夫（Markov）、李雅普诺夫（Liapunov）等用分析方法建立了大数定律及中心极限定理的一般形式，科学地解释了为什么实际中遇到的许多随机变量近似服从正态分布。

二、随机事件

事件是指在一定条件下所出现的某种结果，比如抛一枚硬币出现正面，但实际抛一枚硬币时，可能是正面，也有可能是反面。这种在一定条件下可能发生也可能不发生的事件，称为随机事件。一般用大写字母 A、B、C 等表示。在随机试验中的每一个可能出现的试验结果称为这个试验的一个样本点，所有样本点的集合为样本空间，仅含一个样本点的随机事件称为基本事件，含有多个样本点的随机事件称为复合事件。与随机事件对应的还有不可能事件和必然事件。另外，在同一个随机试验中，如果两个随机事件不能同时发生，称它们为互斥事件；如果两个随机事件 A 和 B 必有且只有一个发生，称它们为对立事件，记作 $B = \overline{A}$ 或 $A = \overline{B}$。

设 A 是一个事件，在相同条件下，进行 n 次随机试验，其中，事件 A 发生了 $m(m \leqslant n)$ 次，称 m 与 n 之比 $\dfrac{m}{n}$ 为事件 A 在这 n 次试验中发生的频率，记作 $f_n(A) = \dfrac{m}{n}$。通常情况下，经过大量的反复的试验，频率将趋于某一个数值（概率值），这是频率固有的统计概率特性，这个数值可以反映事件 A 在一次试验中发生的可能性大小。

若样本空间中包含 n 个基本事件（假设所有基本事件发生的机会均等），随机事件 A 中包含 k 个基本事件，则事件 A 发生的概率为

$$P(A) = \frac{k}{n}$$

从上面定义可以看出，频率是一个试验值，或者统计值，具有随机性，只能近似地反映事件出现可能性的大小。而实际概率是个理论值，是由事件的本质所决定，其具有唯一性，且能精确地反映事件出现可能性的大小。虽然概率能精确反映事件出现可能性的大小，但它通过大量试验才能得到，这在实际工作中往往是难以做到的。所以，从应用角度来看，频率比概率更便于使用，它可以从所积累的比较多的统计资料中得到。

在实际的问题中，除了要考虑事件 A 的概率 $P(A)$ 之外，还要考虑在"事件 B 已经发生"的条件下，事件 A 发生的概率，为了区分开，把后者的概率称为条件概率，记作 $P(A|B)$，即在事件 B 发生的条件下，事件 A 发生的条件概率。同理，在事件 A 发生的条件下，事件 B 发生的条件概率记作 $P(B|A)$。另外，事件 A 和 B 同时发生的概率，称为 A、B 积事件的概率，记作 $P(AB)$。

设事件 A 和 B，且 $P(B) > 0$，称 $P(A|B) = \dfrac{P(AB)}{P(B)}$ 为在事件 B 发生的条件下事件 A 发生的条件概率。

由条件概率的定义知，当 $P(B) > 0$ 时，有

$$P(AB) = P(B) \cdot P(A|B) \tag{4-14}$$

同理，当 $P(A) > 0$ 时，有

$$P(AB) = P(A) \cdot P(B|A) \tag{4-15}$$

式（4-14）和式（4-15）都称为概率的乘法公式。乘法公式可以推广到多个事件的情况。对于事件 A 和 B，若满足等式

$$P(AB) = P(A)P(B)$$

成立，则称事件 A 和事件 B 相互独立。

三、随机变量

随机事件及其概率研究的是随机现象某一局部结果出现的可能性问题（概率问题）。但是要想知道在整个试验中的随机现象有多少种结果及其概率，需要引入随机变量和概率分布。

按照随机变量可能取得的值，可以把常见的随机变量分为两种基本类型：

连续型随机变量在一定区间内变量取值有无限个，或数值无法一一列举出来。例如，某地区男性健康成人的身高值、体重值，一批传染性肝炎患者的血清氨基转移酶测定值等。而离散型随机变量在一定区间内变量取值为有限个或可数个。例如，某地区某年人口的出生数、死亡数，某药治疗某病病人的有效数、无效数等。

既然随机变量是指随机事件的数量表现，下面用函数给连续型随机变量下一个定义：

设 Ω 是某一随机试验的样本空间，如果对于每一个样本点 $w \in \Omega$，都有唯一一个实数 $X = X(w)$ 与其对应，则称 Ω 上的实值函数 $X(w)$ 为一维随机变量。而对于任意实数 x，若有函数

$$F(x) = P(X \leqslant x)$$

则称 $F(x)$ 为 x 的分布函数。如果存在非负函数 $f(x)$，使对于任意实数 x 有

$$F(x) = \int_{-\infty}^{x} f(t)\mathrm{d}t \tag{4-16}$$

则称 X 为连续型随机变量，其中函数 $f(x)$ 称为 X 的概率密度函数，简称概率密度或密度，记为 $X \sim f(x)$。

同样可以定义二维以上的情况，若 (X, Y) 是二维随机变量，对任意实数 x, y，二元函数

$$F(x, y) = P(X \leqslant x, Y \leqslant y)$$

则称为二维随机变量 (X, Y) 的分布函数，或称为随机变量 X 和 Y 的联合分布函数。若存在非负可积函数 $f(x, y)$，使得对任意的实数 x, y，有

$$F(x, y) = \int_{-\infty}^{x} \int_{-\infty}^{y} f(u, v)\mathrm{d}u\mathrm{d}v$$

则称 (X, Y) 是二维连续型随机变量，函数 $f(x, y)$ 称为二维随机变量 (X, Y) 的概率密度，也称为随机变量 X 和 Y 的联合概率密度。

对于离散型随机变量 X，设 $x_1, x_2, \cdots, x_k, \cdots$ 为 X 的取值，$p_1, p_2, \cdots, p_k, \cdots$ 为其对应的概率，则离散型随机变量 X 的概率分布，即分布律为

$$P(X = x_i) = p_i, \quad i = 1, 2, \cdots, k, \cdots$$

且概率 p_i 应满足条件 $\sum_{k=1}^{\infty} p_k = 1$，$p_k \geqslant 0$，离散型随机变量 X 的概率分布函数为

$$F(x) = P(X \leqslant x) = \sum_{x_k \leqslant x} P(X = x_i) = \sum_{x_k \leqslant x} p_k \tag{4-17}$$

该公式的意思是对于所有 $x_k \leqslant x$ 的 k 求和。

常见随机变量的分布：

（1）两点分布：若随机变量 X 只能取 0 和 1 这两个值，且它的分布律为

$$P(X = k) = p^k (1-p)^{(1-k)}, \quad k = 0, 1, 0 < p < 1 \tag{4-18}$$

则称 X 服从参数为 p 的两点分布。

（2）二项分布：若随机变量 X 的分布律为

$$P(X = k) = C_n^k p^k q^{(n-k)}, \quad k = 0, 1, 2, \cdots, n \tag{4-19}$$

其中 $0 < p < 1$，$p + q = 1$，则称 X 服从参数为 n, p 的二项分布，记为 $X \sim B(n, p)$。

注：当 $n = 1$ 时，二项分布即为两点分布。

（3）泊松分布：若随机变量 X 的分布律为

$$P(X = k) = \frac{\lambda^k}{k!} \mathrm{e}^{-\lambda}, \quad k = 0, 1, 2, \cdots, \quad \lambda > 0 \tag{4-20}$$

则称 X 服从参数为 λ 的泊松分布，记为 $X \sim P(\lambda)$。

（4）几何分布：随机变量 X 的分布律为

$$P(X = k) = pq^{k-1}, \quad k = 0, 1, 2, \cdots \tag{4-21}$$

其中 $0 < p < 1$，$q = 1 - p$，则称 X 服从几何分布，记为 $X \sim G(p)$。

上面 4 个是离散型随机变量的分布，下面介绍 3 种常见的连续型随机变量及其概率密度。

（1）均匀分布：设连续型随机变量 X 具有概率密度

$$f(x) = \begin{cases} \dfrac{1}{b-a}, & a < x < b \\ 0, & \text{其他} \end{cases}$$

则称 X 在区间 (a, b) 上服从均匀分布，记作 $X \sim U(a, b)$。可得 X 的分布函数为

$$F(x) = \begin{cases} 0, & x \leqslant a \\ \dfrac{x-a}{b-a}, & a < x < b \\ 1, & x \geqslant b \end{cases} \tag{4-22}$$

（2）指数分布：设连续型随机变量 X 具有概率密度

$$f(x) = \begin{cases} \lambda e^{-\lambda x}, & x > 0 \\ 0, & x \leqslant 0 \end{cases}$$

其中 λ 是大于 0 的常数，则称 X 服从参数为 λ 的指数分布，记作 $X \sim E(\lambda)$。可得 X 的分布函数为

$$F(x) = \begin{cases} 1 - e^{-\lambda x}, & x > 0 \\ 0, & x \leqslant 0 \end{cases} \tag{4-23}$$

（3）正态分布：若连续型随机变量 X 的概率密度为

$$f(x) = \frac{1}{\sqrt{2\pi}\sigma} e^{-\frac{(x-\mu)^2}{2\sigma^2}}, \quad -\infty < x < +\infty$$

其中 $\mu, \sigma (\sigma > 0)$ 为常数，则称 X 服从参数为 μ, σ 的正态分布，记为 $X \sim N(\mu, \sigma^2)$。可得 X 的分布函数为

$$F(x) = \frac{1}{\sqrt{2\pi}\sigma} \int_{-\infty}^{x} e^{-\frac{(t-\mu)^2}{2\sigma^2}} dt, \quad -\infty < x < +\infty \tag{4-24}$$

随机变量的数字特征：

随机变量的分布律、分布函数、概率密度函数都能完整描述随机变量，但在某些实际问题中很难得到，有时候也不必要。而很多情况下，只需要了解随机变量的如均值、方差、协方差、相关系数等数量指标即可，这些指标就是随机变量的数字特征。这些数字特征往往比较容易得到（如通过样本进行估计），而且数字特征常常能够满足解决实际问题的需要，下面介绍常见的数字特征。

（1）数学期望：设连续型随机变量 X 的概率密度为 $f(x)$，若积分 $\int_{-\infty}^{+\infty} x f(x) dx$ 绝对收敛，则连续型随机变量 X 的数学期望为

$$E(X) = \int_{-\infty}^{+\infty} x f(x) dx \tag{4-25}$$

设离散型随机变量 X 的分布律为 $P(X = x_k) = p_k (k \geqslant 1)$，若无穷级数 $\sum_{k=1}^{+\infty} x_k p_k$ 绝对收敛，则离散型随机变量 X 的数学期望为

$$E(X) = \sum_{k=1}^{+\infty} x_k p_k \tag{4-26}$$

一个随机变量的数学期望是一个常数，它表示以概率为权重的加权平均值，反映了随机变量的一大特征，即随机变量的取值情况的平均为其期望值。

（2）方差：设 X 是一个随机变量，若 $E[X - E(X)]^2$ 存在，则称其为随机变量 X 的方差，记为 $D(X)$ 或 $\text{Var}(X)$，即

$$D(X) = E[X - E(X)]^2 = E(X^2) - (E(X))^2 \tag{4-27}$$

称 $\sqrt{D(X)}$ 为随机变量 X 的标准差或均方差，记为 $\sigma(X)$，即

$$\sigma(X) = \sqrt{D(X)}$$

若 X 为连续型随机变量，其概率密度为 $f(x)$，则 X 的方差为

$$D(X) = \int_{-\infty}^{+\infty} (x - E(X))^2 f(x)\mathrm{d}x \tag{4-28}$$

若 X 为离散型随机变量，其分布律为 $P(X = x_k) = p_k$，$k = 1, 2, \cdots$，则 X 的方差为

$$D(X) = \sum_{k=1}^{+\infty} [x_k - E(X)]^2 p_k \tag{4-29}$$

方差表示随机变量 X 与期望 $E(X)$ 的偏离程度，方差越小，偏离程度越小，数据越稳定。

（3）协方差与相关系数：设随机变量 X 和 Y 的数学期望 $E(X)$ 和 $E(Y)$ 都存在，如果 $E[(X-E(X))(Y-E(Y))]$ 也存在，则称其为随机变量 X 和 Y 的协方差，记为 $\mathrm{COV}(X, Y)$，即

$$\mathrm{COV}(X,Y) = E[(X - E(X))(Y - E(Y))] \tag{4-30}$$

而

$$\rho_{XY} = \frac{\mathrm{COV}(X,Y)}{\sqrt{D(X)} \cdot \sqrt{D(Y)}} \tag{4-31}$$

称为随机变量 X 和 Y 的皮尔逊相关系数，$\rho_{XY} \in [-1, 1]$。

协方差和相关系数是描述随机变量之间相互关系的数字特征。对于协方差，如果两个变量的变化趋势一致，那么两个变量之间的协方差就是正值；如果两个变量的变化趋势相反，那么两个变量之间的协方差就是负值。而相关系数可以看成标准化的协方差，刻画了两个变量的相关程度，$|\rho_{XY}|$ 越大，相关程度越大，如果为 1，则为线性相关；而 $|\rho_{XY}|$ 越小，相关程度越小，如果为 0，则不存在线性关系，称为不相关。

四、贝叶斯理论

由式（4-14）和式（4-15），可以导出最简单形式的贝叶斯公式

$$P(A \mid B) = \frac{P(B \mid A)P(A)}{P(B)} \tag{4-32}$$

其中，$P(A)$ 是 A 的先验概率或边缘概率，之所以称为先验是因为它不考虑任何 B 方面的因素；$P(A|B)$ 是已知 B 发生后 A 的条件概率，由于得自 B 的取值而被称作 A 的后验概率；$P(B|A)$ 是已知 A 发生后 B 的条件概率，由于得自 A 的取值而被称作 B 的后验概率；$P(B)$ 是 B 的先验概率或边缘概率，也称为标准化常量。

根据全概率公式 $P(B) = \sum_{i=1}^{n} P(B \mid A_i)P(A_i)$，可以得出完整的贝叶斯公式

$$P(A_i \mid B) = \frac{P(B \mid A_i)P(A_i)}{\sum_{i=1}^{n} P(B \mid A_i)P(A_i)} \tag{4-33}$$

利用先验概率计算后验概率是贝叶斯理论的核心思想。下面通过一个案例来说明这个问题：假设对于某种癌症，得了这种癌症的人被检测出为阳性的概率为 90%，未得这种癌症的人被检测出阴性的概率为 90%，而人群中得这种癌症的概率为 1%，一个人被检测出阳性，问这个人得癌症的概率为多少？

设用 B 表示事件"检测出为阳性"，用 A_1 表示"得癌症"，A_2 表示"未得癌症"。根据题意可得：$P(B|A_1) = 0.9$，$P(B|A_2) = 0.1$，$P(A_1) = 0.01$，$P(A_2) = 0.99$。

根据式（4-33）得

$$P(A_1 \mid B) = \frac{P(B \mid A_1)P(A_1)}{\sum_{i=1}^{2} P(B \mid A_i)P(A_i)} = \frac{0.9 \times 0.01}{0.9 \times 0.01 + 0.1 \times 0.99} \approx 0.083$$

所以本题中这个人被检测出阳性且得癌症的概率仅为0.083。

五、概率论在医学人工智能中的应用

概率论是医学人工智能中重要的基础之一，例如神经网络模型在医学影像、医学文本分析等方面应用广泛，该模型就是基于概率论等数学理论而形成的。当训练神经网络时，权重随机初始化是很重要的，如果把权重或者参数都初始化为0，那么梯度下降会不起作用，这就需要随机初始化。一般情况下，通过正态分布进行随机初始化，经测试具有比较好的效果。另外，采用随机失活（dropout）正则化方法，则是为了防止过拟合而进行的随机权重失效。每个神经元都有失效的可能性，这种随机事件会使结果更具一般性。通过随机失活，可以得到一个更小规模的神经网络，但其对于其他数据的普适性会更好，而不会过分拟合训练样本。

第四节　数理统计

一、数理统计概述

数理统计是以概率论为基础，通过试验获取的数据为随机现象选择数学模型，比如概率分布函数和数字特征，且利用数据来验证数学模型是否合适，在合适的基础上再研究它的特点、性质和规律性。所以使用数理统计方法解决一个实际问题时，一般有如下几个步骤：建立数学模型，收集整理数据，进行统计推断、预测和决策。

20世纪以前的统计学没有形成自己的学科框架，只是在天文、测量、人口、生物等学科中发展出一些零散的方法和认识。1809年，德国数学家高斯和法国数学家勒让德（Legendre）各自独立地发现了最小二乘法，并应用于观测数据的误差分析。1889年，英国数学家皮尔逊（Pearson）提出了矩估计法，次年又提出了频率曲线的理论。而在1874～1890年，英国学者高尔顿（Galton）引进了相关和回归的思想。到了20世纪以后，英国数学家费希尔（Fisher）分别在1921年和1925年发表了论文《理论统计学的数学基础》和《点估计理论》，奠定了统计学的大体上沿用至今的数学框架，他还提出了似然估计、试验设计与方差分析，以及一大批小样本抽样分布的结果，被称为"统计学的凯撒"。1940年，克拉默出版了《统计学的数学方法》一书，这标志着数理统计学学科的形成。

二、总体与样本

在数理统计中，总体一般是指研究对象的全体，而把组成总体的每个研究对象称为个体。从总体X中随机地抽取n个个体，得到n个随机变量$X_1, X_2, \cdots, X_n$，称$X_1, X_2, \cdots, X_n$为总体X的一个样本，记为随机向量$(X_1, X_2, \cdots, X_n)$，其中n称为样本的容量。如果$X_1, X_2, \cdots, X_n$相互独立，且每一个X_i，$i = 1, 2, \cdots, n$都与总体X同分布，则称$X_1, X_2, \cdots, X_n$为总体X的一个简单随机样本，简称为样本。它们的观察值称为样本值。

根据中心极限定理，样本平均值约等于总体平均值，且不管总体是什么分布，任意一个总体的样本平均值都会围绕在总体的平均值周围，并且呈正态分布。也就是说，可以用抽样得到的样本来估计总体。

设$X_1, X_2, \cdots, X_n$为总体X的一个样本。常见的统计量有：

（1）样本均值

$$\overline{X} = \frac{1}{n} \sum_{i=1}^{n} X_i$$

（2）样本方差

$$S^2 = \frac{1}{n-1}\sum_{i=1}^{n}(X_i - \overline{X})^2$$

（3）样本标准差

$$S = \sqrt{\frac{1}{n-1}\sum_{i=1}^{n}(X_i - \overline{X})^2}$$

（4）样本 k 阶原点矩

$$A_k = \frac{1}{n}\sum_{i=1}^{n}X_i^k, \quad k=1,2,\cdots$$

（5）样本 k 阶中心矩

$$B_k = \frac{1}{n}\sum_{i=1}^{n}(X_i - \overline{X})^k, \quad k=1,2,\cdots$$

显然，样本均值、样本方差、样本标准差、样本 k 阶原点矩和样本 k 阶中心矩都是随机变量。一般情况下，统计量的分布很难精确描述，但是一些关于正态总体下统计量的分布具有明确的模型。

（1）正态总体样本均值的分布：设 $X_1, X_2, \cdots, X_n$ 是来自 $X \sim N(\mu, \sigma^2)$ 的一个样本，则样本均值服从正态分布，即

$$\overline{X} = \frac{1}{n}\sum_{i=1}^{n}X_i \sim N(\mu, \frac{\sigma^2}{n}) \tag{4-34}$$

（2）χ^2 分布：设 $X_1, X_2, \cdots, X_n$ 相互独立，且是来自 $X \sim N(0, 1)$ 的一个样本，则统计量 $\chi^2 = \sum_{i=1}^{n}X_i^2$ 的概率密度为

$$f(y) = \begin{cases} \dfrac{1}{2^{n/2}\Gamma(n/2)}y^{n/2-1}e^{-y/2}, & y \geq 0 \\ 0, & y < 0 \end{cases} \tag{4-35}$$

其中 $\Gamma(p) = \int_0^{+\infty}e^{-t}t^{p-1}dt \ (p>0)$。称 χ^2 服从自由度为 n 的 χ^2 分布，记作 $\chi^2 \sim \chi^2(n)$。

（3）t 分布：设 $X \sim N(0, 1)$，$Y \sim \chi^2(n)$，且 X 和 Y 相互独立，则统计量 $T = \dfrac{X}{\sqrt{\dfrac{Y}{n}}}$ 的概率密度为

$$f(t) = \frac{\Gamma\left(\dfrac{n+1}{2}\right)}{\sqrt{n\pi}\,\Gamma\left(\dfrac{n}{2}\right)}\left(1 + \frac{t^2}{n}\right)^{-\frac{n+1}{2}}, \quad -\infty < t < +\infty \tag{4-36}$$

称 T 服从自由度为 n 的 t 分布或学生氏分布，记作 $T \sim t(n)$。

（4）F 分布：设 $X \sim \chi^2(n_1)$，$Y \sim \chi^2(n_2)$，且 X 和 Y 相互独立，则统计量 $F = \dfrac{X/n_1}{Y/n_2}$ 的概率密度为

$$f(y) = \begin{cases} Ay^{\frac{n_1}{2}-1}\left(1 + \frac{n_1}{n_2}y\right)^{-\frac{n_1+n_2}{2}}, & y \geq 0 \\ 0, & y < 0 \end{cases} \tag{4-37}$$

其中 $A = \dfrac{\Gamma\left(\dfrac{n_1+n_2}{2}\right)}{\Gamma\left(\dfrac{n_1}{2}\right)\Gamma\left(\dfrac{n_2}{2}\right)}\left(\dfrac{n_1}{n_2}\right)^{\frac{n_1}{2}}$，称 F 服从自由度为 (n_1, n_2) 的 F 分布，记作 $F\sim F(n_1, n_2)$。

三、参　数　估　计

在实际问题中，难以得到总体的全部信息，一般先假设总体分布的数学模型，而其参数未知，通过总体的样本值来确定这些参数，这就是参数估计问题。

参数估计是统计推断的核心问题之一，方法大体上有两类：点估计与区间估计。点估计也称定值估计，是以抽样得到的样本指标作为总体指标的估计量，并以样本指标的实际值直接作为总体未知参数的估计值的一种推断方法。而区间估计则是通过从总体中抽取的样本，根据一定的正确度与精确度的要求，构造出适当的区间，以作为总体的分布参数（或参数的函数）的真值所在范围的估计。本书只讨论最为常用的最大似然估计法，该方法的核心问题是构建以密度分布为基础的似然函数模型，下面分离散型和连续型两种情况来介绍。

（1）离散型总体下的似然函数

假设总体 X 是离散型随机变量，分布律为

$$P\{X = x\} = p(x\,;\theta)$$

其中，θ 为未知参数，$X_1, X_2, \cdots, X_n$ 是来自总体 X 的一个样本，其观察值为 $x_1, x_2, \cdots, x_n$，则样本的联合分布律为

$$
\begin{aligned}
L(\theta) &= P\{X_1 = x_1, X_2 = x_2, \cdots, X_n = x_n\} \\
&= \prod_{i=1}^{n} P\{X_i = x_i\} \\
&= \prod_{i=1}^{n} p(x_i\,;\theta)
\end{aligned}
$$

似然函数 $L(\theta)$ 可以看作是未知参数 θ 的函数。

（2）连续型总体下的似然函数

假设总体 X 是连续型随机变量，密度函数为 $p(x\,;\theta)$。其中，θ 为未知参数，$X_1, X_2, \cdots, X_n$ 是来自总体 X 的一个样本，其观察值为 $x_1, x_2, \cdots, x_n$，把该样本的联合密度定义为似然函数

$$L(\theta) = \prod_{i=1}^{n} p(x_i\,;\theta)$$

若存在 $\hat{\theta} = \hat{\theta}(x_1, x_2, \cdots, x_n)$，使得

$$L(\hat{\theta}) = \max L(\theta) \tag{4-38}$$

则称 $\hat{\theta} = \hat{\theta}(x_1, x_2, \cdots, x_n)$ 为 θ 的最大似然估计值，相应的样本函数 $\hat{\theta} = \hat{\theta}(X_1, X_2, \cdots, X_n)$ 称为 θ 的最大似然估计量。

在求解极大值点时，由于 $L(\theta)$ 是函数连乘积的形式，求导比较复杂，可采用其对数形式进行求导，式（4-38）转化为

$$LL(\hat{\theta}) = \max \ln L(\theta) \tag{4-39}$$

根据极值定理，对式（4-39）的极大值问题，转化为对数似然方程的求解问题。

$$\frac{\mathrm{d}\ln L(\theta)}{\mathrm{d}\theta} = 0 \tag{4-40}$$

若总体中含有 k 个未知参数：$\theta_1, \theta_2, \cdots, \theta_k$，上面建模过程仍然适用。此时，所得似然函数 $L(\theta_1, \theta_2, \cdots, \theta_k)$，如果其对数形式关于 $\theta_1, \theta_2, \cdots, \theta_k$ 的偏导数存在，则可以建立如下方程组：

$$\frac{\partial \ln L(\theta_1, \theta_2, \cdots, \theta_k)}{\partial \theta_1} = 0$$

$$\frac{\partial \ln L(\theta_1, \theta_2, \cdots, \theta_k)}{\partial \theta_2} = 0$$

$$\vdots \tag{4-41}$$

$$\frac{\partial \ln L(\theta_1, \theta_2, \cdots, \theta_k)}{\partial \theta_k} = 0$$

称为对数似然方程组，如果似然方程组（或方程）的解 $(\hat{\theta}_1, \hat{\theta}_2, \cdots, \hat{\theta}_k)$ 唯一，则它就是函数 $\ln\{L(\theta_1, \theta_2, \cdots, \theta_k)\}$ 的最大值点，即 $\hat{\theta}_1, \hat{\theta}_2, \cdots, \hat{\theta}_k$ 分别是未知参数 $\theta_1, \theta_2, \cdots, \theta_k$ 的极大似然估计。

式（4-40）和式（4-41）一般采用数值计算方法进行求解，本文不再赘述。

四、假 设 检 验

假设检验也是统计推断的核心问题之一，通过设定需要检验的原假设，记为 H_0，其对立的备择假设，记为 H_1，采用小概率事件原理和带有某种概率性质的反证法完成推断。假设检验过程一般是先提出检验假设，再用适当的统计方法，利用小概率事件原理，确定假设是否成立。即为了检验一个假设 H_0 是否正确，首先假定该假设 H_0 正确，然后根据样本对假设 H_0 做出接受或拒绝的决策。如果样本观察值导致了小概率事件发生，就应拒绝假设 H_0，否则不拒绝原假设 H_0。

小概率事件是指在一次试验中基本上不会发生的事件，它的概率越小，否定原假设 H_0 就越有说服力，常设这个概率值为 $\alpha(0 < \alpha < 1)$，称为检验的显著性水平。一般情况下，显著性水平通常设置为 $\alpha = 0.05$。在 H_0 假设条件下，计算出现给定样本数据的发生概率，此概率即为统计学中常见的 p 值。

当 $p \leqslant \alpha$ 时，说明在 H_0 假设条件下，出现给定的样本数据是一个小概率事件，而实际上样本数据确实如此，即发生了不合理现象。故认为 H_0 假设是错误的、被证伪，从而拒绝 H_0 假设，接受 H_1 假设。而当 $p > \alpha$ 时，说明在 H_0 假设条件下，出现给定的样本数据不是一个小概率事件，出现给定的样本数据是合理的，故假设 H_0 被接受。

在实际问题中常用的假设检验方法有 Z 检验、t 检验、χ^2 检验、F 检验等。限于篇幅，下面只讨论 χ^2 检验。

设 $X_1, X_2, \cdots, X_n$ 是来自 $X \sim N(\mu, \sigma^2)$ 的一个样本，当 μ 未知时，对 σ^2 进行检验，假定 $H_0 : \sigma^2 = \sigma_0^2$，考虑统计量 $\chi^2 = \frac{(n-1)s^2}{\sigma^2}$，得

$$\chi^2 = \frac{(n-1)s^2}{\sigma^2} \sim \chi^2(n-1)$$

对于已给的 $p(1 > p > 0)$，可以通过 χ^2 分布表得到常数 η_p，使 $P(\chi^2 > \eta_p) = p$。

五、回 归 分 析

回归分析是指利用数据统计原理，对大量统计数据进行数学处理，并确定因变量与某些自变量的相关关系，建立一个相关性较好的回归方程（函数表达式），并加以外推，用于预测今后的因变量变化的分析方法。根据因变量和自变量的个数分为一元回归分析和多元回归分析；根据因变量和自变量的函数表达式分为线性回归分析和非线性回归分析。

回归分析的通常步骤如下：

（1）根据自变量与因变量的现有数据以及关系，初步设定回归方程。

（2）求出合理的回归系数。

（3）进行相关性检验，确定相关系数。

（4）在符合相关性要求后，利用回归方程计算预测值，并计算预测值的置信区间。

设随机变量 Y 与可控变量 $x_1, x_2, \cdots, x_p$ 满足线性关系，即

$$Y = b_0 + b_1 x_1 + b_2 x_2 + \cdots + b_p x_p + e, e \sim N(0, \sigma^2) \tag{4-42}$$

其中 $b_0, b_1, b_2, \cdots, b_p$，$\sigma^2$ 是与 $x_1, x_2, \cdots, x_p$ 无关的未知参数。

设 $(x_{i1}, x_{i2}, \cdots, x_{ip}, y_i)$，$(i = 1, 2, \cdots, n)$ 为一样本，采用最小二乘法估计未知参数，即确定 $b_0, b_1, b_2, \cdots, b_p$ 使得残差平方和

$$Q = \sum_{i=1}^{n} \left(y_i - b_0 - b_1 x_{i1} - b_2 x_{i2} - \cdots - b_p x_{ip} \right)^2$$

达到最小。分别求 Q 关于 $b_0, b_1, b_2, \cdots, b_p$ 的偏导数，并令它们等于零，得到方程组

$$\boldsymbol{X}^{\mathrm{T}} \boldsymbol{X} \boldsymbol{B} = \boldsymbol{X}^{\mathrm{T}} \boldsymbol{y} \tag{4-43}$$

其中 $\boldsymbol{X}, \boldsymbol{y}, \boldsymbol{B}$ 为下列矩阵：

$$\boldsymbol{X} = \begin{pmatrix} 1 & x_{11} & x_{12} & \cdots & x_{1p} \\ 1 & x_{21} & x_{22} & \cdots & x_{2p} \\ \vdots & \vdots & \vdots & & \vdots \\ 1 & x_{n1} & x_{n2} & \cdots & x_{np} \end{pmatrix}, \quad \boldsymbol{y} = \begin{pmatrix} y_1 \\ y_2 \\ \vdots \\ y_n \end{pmatrix}, \quad \boldsymbol{B} = \begin{pmatrix} b_0 \\ b_1 \\ b_2 \\ \vdots \\ b_p \end{pmatrix}$$

假设矩阵 $\boldsymbol{X}^{\mathrm{T}} \boldsymbol{X}$ 可逆，式（4-43）两边左乘逆矩阵 $(\boldsymbol{X}^{\mathrm{T}} \boldsymbol{X})^{-1}$，得

$$\hat{\boldsymbol{B}} = \left(\boldsymbol{X}^{\mathrm{T}} \boldsymbol{X} \right)^{-1} \boldsymbol{X}^{\mathrm{T}} \boldsymbol{y}$$

设 $\hat{\boldsymbol{B}}^{\mathrm{T}} = \left(\hat{b_0}, \hat{b_1}, \hat{b_2}, \cdots, \hat{b_p} \right)^{\mathrm{T}}$ 为未知参数向量 $\boldsymbol{B}^{\mathrm{T}} = \left(b_0, b_1, b_2, \cdots, b_p \right)^{\mathrm{T}}$ 的最小二乘估计，则

$$\hat{Y} = \hat{b_0} + \hat{b_1} x_1 + \hat{b_2} x_2 + \cdots + \hat{b_p} x_p \tag{4-44}$$

称为 p 元经验线性回归方程，简称回归方程。

然后需要进行方程和变量显著性检验。方程显著性检验就是对模型中解释变量与被解释变量之间的线性关系在总体上是否显著成立作出推断，一般采用 F 检验。而变量显著性检验则是对每个解释变量进行显著性检验，一般采用 t 检验。

六、数理统计在医学人工智能中的应用

当前，人工智能的核心是机器学习，机器学习又是数据处理流程中必不可少的模型，而数据处理流程中的数据预处理、特征提取和选择、数据模型等又广泛依赖于数理统计方法。

在模式识别领域，语音识别率已达 98%，人脸识别技术在人脸比对方面的准确率高达 99.5%，对于语音识别和图像识别早已在医学领域广泛应用，而它们的核心模型无论是统计语言模型还是深度网络模型，也主要依赖概率论、贝叶斯理论等数理统计方法作为基础工具。因而，人工智能的本质就是基于数据的学习和推理。

第五节　最优化理论

一、最优化理论概述

17 世纪，牛顿和拉弗森提出了近似计算方程的迭代方法，即牛顿-拉弗森迭代法，该方法也能用于最优化求解，同时代的法国数学家费马给出了实函数极值点的平稳性条件。18 世纪法国数学家拉格朗日在处理等式约束时给出了乘子方法。1947 年，丹齐格提出了求解线性规划的单纯形

方法，而冯·诺依曼发展了线性规划对偶理论并将其应用于博弈论。1951 年，库恩和塔克提出了约束最优化问题的必要条件，后称为 KKT 条件，是现代非线性规划理论研究的开端。1959 年，戴维登提出了拟牛顿法，1963 年弗莱彻和鲍威尔给出了后来称为 DFP 的秩 2 拟牛顿法，1965 年，布罗依登给出了秩 1 拟牛顿法。计算机的飞速发展使非线性规划的研究如虎添翼，20 世纪 80 年代，信赖域法、稀疏拟牛顿法等方法及其并行计算方法成为研究热点，另外，一些不依赖于梯度计算的仿生全局智能算法，如遗传算法、微粒群算法等算法先后被提出，并采用仿生技术实现寻优策略的自动选择和优化过程的自动控制，智能寻优方法迅速发展。

二、最优化问题

最优化问题一般描述为

$$\min f(\boldsymbol{X})$$
$$\text{s.t.} \begin{cases} g_i(\boldsymbol{X}) \geqslant 0, & i = 1, \cdots, m \\ h_j(\boldsymbol{X}) = 0, & j = 1, \cdots, l \end{cases} \tag{4-45}$$

其中，决策变量 $\boldsymbol{X} = (x_1, x_2, \cdots, x_n)^{\mathrm{T}}$ 是 n 维欧几里得空间 $\boldsymbol{R}^n$ 中的向量，$f(\boldsymbol{X})$ 为目标函数，$g_i(\boldsymbol{X}) \geqslant 0$ 和 $h_j(\boldsymbol{X}) = 0$ 为约束条件。

如果决策变量为连续量，则最优化问题（4-45）为函数优化问题。如果决策变量为离散量，则最优化问题（4-45）为组合优化问题。本章节如没有特别说明，均是指函数优化问题。

最优化问题中没有任何约束条件，则称为无约束最优化问题，否则称为约束最优化问题，又称为数学规划问题。

在约束最优化问题中，当目标函数和约束条件均为线性函数时，称此最优化问题为线性规划，否则，称此最优化问题为非线性规划。当目标函数为二次函数，而约束条件全为线性函数时，称此最优化问题为二次规划。

对于满足所有约束条件的点所构成的集合称为可行域，记为 D。而可行域中使目标函数达到最优的决策变量的值，称为最优解。最优化问题（4-45）的一般求解步骤为

（1）对优化对象进行分析并进行量化，设优化变量向量 $\boldsymbol{X} = (x_1, x_2, \cdots, x_n)^{\mathrm{T}}$。

（2）对各参数进行分析，确定问题的原始参数、优化常数和优化变量。

（3）根据问题要求，确定并构造目标函数 $f(\boldsymbol{X})$，以及相应的约束条件 $g(\boldsymbol{X})$ 和 $h(\boldsymbol{X})$。

（4）根据最优化问题的类型，选择合适的计算方法进行计算求解。

三、无约束最优化方法

在无约束最优化计算方法中，最常用的是数值迭代法。通过迭代公式 $\boldsymbol{X}^{k+1} = \boldsymbol{X}^k + \alpha_k \boldsymbol{p}^k$（$\boldsymbol{p}^k$ 为搜索方向，α_k 为步长因子）进行反复的数值计算，寻求目标函数值不断下降的可行计算点，直到最后获得满足精度的最优值。因此，可以采用不同方式的搜索方向和步长因子，就得到了各种无约束最优化方法。下面仅列出常见的几种方法。

当搜索方向为 $\boldsymbol{p}^k = -\nabla f(\boldsymbol{X}^k)$ 时，步长因子可通过 $f(\boldsymbol{X}^k + \lambda_k \boldsymbol{p}^k) = \min\limits_{\lambda \geqslant 0} f(\boldsymbol{X}^k + \lambda \boldsymbol{p}^k)$ 计算得出，该方法称为梯度下降法。

当搜索方向为 $\boldsymbol{p}^k = -(\nabla^2 f(\boldsymbol{X}^k))^{-1} \nabla f(\boldsymbol{X}^k)$ 时，步长取为 1，该方法称为牛顿法。

如果 $\boldsymbol{p}^0 = -\nabla f(x^0)$，$\boldsymbol{p}^{k+1} = -\nabla f(\boldsymbol{X}^{k+1}) + \upsilon_k \boldsymbol{p}^k$，$\upsilon_k = \dfrac{\| \nabla f(\boldsymbol{X}^{k+1}) \|^2}{\| \nabla f(\boldsymbol{X}^k) \|^2}$，$k = 0, 1, 2, \cdots, n-2$，该方法称为共轭梯度法。

四、约束最优化方法

在约束最优化问题中，仅有等式约束条件的约束最优化问题，可采用拉格朗日乘子法或罚函

数法，将其化为无约束最优化问题求解；对于含有等式约束和不等式约束条件的最优化问题，可采用以下方法：将不等式约束化为等式约束；使用拉格朗日乘子法和KKT条件，转化为对偶模型；将非线性规划问题用线性逼近的方法来近似求解；在可行域中沿某方向做一维搜索，寻求最优解；蒙特卡洛法。下面仅介绍拉格朗日乘子法和蒙特卡洛法。

1. 拉格朗日乘子法

构建拉格朗日函数

$$L(X,\alpha,\beta) = f(X) + \sum_{i=1}^{m} \alpha_i g_i(X) + \sum_{j=1}^{l} \beta_j h_j(X)$$

由费马定理和对不等式约束处理后得到KKT条件：

$$\nabla_X L(X,\alpha,\beta) = 0$$
$$h_j(X) = 0, \quad j = 1,\cdots,l$$
$$\beta_i g_i(X) = 0, \quad i = 1,\cdots,m \qquad (4\text{-}46)$$
$$g_i(X) \leqslant 0, \quad i = 1,\cdots,m$$
$$\beta_i \geqslant 0, \qquad i = 1,\cdots,m$$

转化为对偶模型后进行求解。这个方法在支持向量机的求解中起关键作用。

2. 蒙特卡罗法

蒙特卡罗法是一种随机模拟方法，当所求解问题是某种随机事件出现的概率，或者是某个随机变量的期望值时，通过某种"试验"的方法，以这种事件出现的频率估计这一随机事件的概率，或者得到这个随机变量的某些数字特征，并将其作为问题的解。其基本思路：

（1）首先求变量的大致范围。

（2）在上述范围中用随机数生成若干组试验点，先验证是否满足所有约束条件。若满足，则将该点和其目标函数值记录，最终从记录中找到目标函数的最优值。

五、智能优化方法

智能优化方法以自然界生物群体所表现出的智能现象为基础而设计的一大类仿生算法。这些算法不需要构造精确的数学搜索方向，不需要进行繁杂的一维搜索，而是通过大量简单的信息传播和演变方法以一定的概率在整个求解空间中探索最优解。它们虽然不能够保证一定能得到问题的最优解，但算法原理简单，易于理解，而且算法设计简洁，对目标函数没有特殊的要求，易于编程计算，能在可接受的时间范围内给出问题的一个满意的解。目前，智能优化方法有很多种，下面仅介绍常用的遗传算法和微粒群算法。

1. 遗传算法 遗传算法由美国人霍兰德于20世纪60年代率先提出，该算法通过模拟达尔文的遗传选择和自然淘汰的生物进化过程，从而达到优化目的。

遗传算法的基本思想：通过模仿生物界遗传学的遗传过程，用基因来表示问题的参数，用染色体来表示问题的解，从而得到一个由具有不同染色体的个体所组成的群体。这个群体在问题特定的环境里生存竞争，适者有最好的机会生存和产生后代，后代随机化地继承父代的最好特征，并也在生存环境的控制支配下继续这一过程。群体的染色体都将逐渐适应环境，不断进化，最后收敛到最适应环境的一个群体，即得到问题最优解。

遗传算法的基本计算步骤：

（1）初始化：对各参数进行初始化，并选择编码策略，生成初始群体。

（2）个体评价：根据实际问题定义适应值函数，并计算各个体的适应值。

（3）遗传策略确定：定义选择、交叉、变异等操作算子，运用这些算子作用于群体，形成下一代群体。

（4）终止条件判断：判断群体性能是否满足某一指标，或者已完成预定的迭代次数，如果满足，终止计算，输出结果，否则返回第 3 步进行循环计算。

2. 微粒群算法　微粒群算法是一种模拟简化社会模型的仿生算法，它由埃伯哈特（Eberhart）博士和肯尼迪（Kennedy）博士于 1995 年提出。微粒群算法的基本思想是通过群体中个体之间的协作和信息共享来寻找最优解。

微粒群算法是群智能算法，它根据对环境的适应度将群体中的个体移动到较好的区域。通过把每个个体看作是 D 维搜索空间中的一个没有体积的微粒（点），在搜索空间中以一定的速度飞行，这个速度根据它本身的飞行经验和同伴的飞行经验来动态调整。假设第 i 个微粒表示为 $X_i = (x_{i1}, x_{i2}, \cdots, x_{iD})$，它经历过的最好位置（有最好的适应值）记为 $P_i = (p_{i1}, p_{i2}, \cdots, p_{iD})$，也记为 Pbest。在群体所有微粒经历过的最好位置的索引号用符号 g 表示，即 P_g，也记为 Gbest。微粒 i 的速度用 $V_i = (v_{i1}, v_{i2}, \cdots, v_{iD})$ 表示。对每一代，它的第 d 维（$1 \leqslant d \leqslant D$）根据式（4-47）进行变化：

$$v_{id}(t+1) = w \cdot v_{id}(t) + c_1 \cdot \text{rand}(\ ) \cdot (p_{id} - x_{id}(t)) + c_2 \cdot \text{Rand}(\ ) \cdot (p_{gd} - x_{id}(t))$$
$$x_i(t+1) = x_i(t) + v_i(t) \tag{4-47}$$

其中，w 为惯性权重，c_1 和 c_2 为加速因子，rand( ) 和 Rand( ) 为两个在 [0, 1] 范围里变化的随机值。由式（4-47）为基础的微粒群算法称为标准微粒群算法。其算法步骤：

（1）将种群做初始化，以随机的方式求出每一个微粒的初始位置与速度。

（2）依据适应值函数计算出其适应值，作为判断每一个微粒好坏的依据。

（3）找出每一个微粒到目前为止的搜寻过程中最佳解 Pbest。

（4）找出整个群体中的最佳解 Gbest。

（5）根据速度与式（4-47），更新每一个微粒的速度与位置。

（6）返回步骤（2）继续执行，直到获得一个令人满意的结果或符合终止条件。

六、最优化理论在医学人工智能中的应用

在医学图像分割、配准、融合过程中，大量使用了最优化方法。例如，在医学图像配准中，首先根据医学图像配准的需要寻求或确定一个优化准则，然后根据优化准则确定目标函数，通过最优化目标函数来得到最佳空间变换，该空间变换作用于浮动图像，从而完成配准。

另外，最优化方法在机器学习和深度学习等医学人工智能算法中发挥了重要作用。这些学习算法的本质都是建立优化模型，通过最优化方法对目标函数（损失函数）进行优化，从而训练出最好的模型。除了前面介绍的梯度下降法、牛顿法等最优化方法，在这些方法基础上，又形成了随机梯度法、动量法和涅斯捷罗夫（Nesterov）加速算法等各种优化方法。因此，由于最优化方法在机器学习和深度学习中的重要性，这一领域的研究仍然是热点之一。

第六节　信　息　论

一、信息论概述

信息论是一门用概率论与数理统计方法来探究信息的度量、传递和变换规律的一门学科。它将信息的传递作为一种统计现象来考虑，给出了估算通信信道容量的方法，信息传输和信息压缩是信息论研究中的两大领域，这两个方面又由信息传输理论、信源-信道隔离定理相互联系。1948 年，香农发表了两百多页的长篇论文《通信的数学理论》，第二年，他又在同一杂志上发表了另一篇名作《噪声下的通信》。在这两篇论文中，他明确了通信的基本问题，提出了通信系统的模型，给出了信息量的数学表达式，解决了信道容量、信源统计特性、信源编码、信道编码等有关精确地传送通信符号的基本技术问题，并且创造性地定义了"信息"这一名词。当前信息论的研究已经从香农当年仅限于通信系统的数学理论的狭义范围扩展开来，而成为现在称为信息科学的庞大体系。

二、信　息

信息是信息论中最基本、最重要的概念，在不同领域和不同侧面，其定义不一。香农认为信息是用来消除随机不确定性的东西。电子学家、计算机科学家认为信息是电子线路中传输的以信号作为载体的内容。而信息管理专家霍顿给信息下的定义是：信息是为了满足用户决策的需要而经过加工处理的数据。

香农认为任何信息都存在冗余，冗余大小与信息中每个符号（数字、字母或单词）的出现概率或者说不确定性有关。一个信源发送出什么符号是不确定的，衡量它可以根据其出现的概率来度量。概率大，出现机会多，不确定性小；反之不确定性就大。可以定义一个关于概率 P 的不确定性函数 f，该函数必为减函数，且具有可加性，即 $f(P_1, P_2) = f(P_1) + f(P_2)$。同时满足这两个条件的函数 f 是对数函数，即 $f(P) = \log_a \dfrac{1}{P} = -\log_a P$。

三、熵

若一维随机变量独立取值 $x_1, x_2, \cdots, x_i, \cdots, x_n$，对应的概率为 $P_1, P_2, \cdots, P_i, \cdots, P_n$。随机变量的平均不确定性应当为单个取值不确定性的平均值，称为信息熵，即

$$H(X) = -\sum_{i=1}^{n} P_i(x_i) \log_a(P_i(x_i)) \tag{4-48}$$

其中，a 一般在信息论取为 2，在机器学习中取为 e（本节中 log 以 e 为底，默认记为 log），信息熵的单位为比特（bit）。从式（4-48）可得，随机变量的取值个数越多，状态数也就越多，信息熵就越大，混乱程度就越大。当随机分布为均匀分布时，熵最大。

将一维随机变量分布推广到多维随机变量分布，则其联合熵为

$$H(X, Y) = -\sum_{x, y} P(x, y) \log P(x, y) \tag{4-49}$$

在已知随机变量 X 的条件下，随机变量 Y 的不确定性的度量，称为条件熵，定义为

$$H(Y \mid X) = -\sum_{x, y} P(x, y) \log P(y|x) \tag{4-50}$$

设 $P(x)$ 和 $Q(x)$ 是离散型随机变量 X 中取值的两个概率分布，则 P 对 Q 的相对熵（KL 散度）是

$$D_{KL}(P \| Q) = \sum_{x} P(x) \log \frac{P(x)}{Q(x)} \tag{4-51}$$

设两个随机变量 (X, Y) 的联合分布为 $P(x, y)$，边缘分布分别为 $P(x)$ 和 $P(y)$，互信息 $H(X ; Y)$ 是联合分布 $P(x, y)$ 与边缘分布 $P(x)$ 和 $P(y)$ 的相对熵，即

$$H(X ; Y) = \sum_{x, y} P(x, y) \log \frac{P(x, y)}{P(x)P(y)} \tag{4-52}$$

而 $P(x)$ 对 $Q(x)$ 的交叉熵表示 $Q(x)$ 分布的自信息对 $P(x)$ 分布的期望，公式定义为

$$H(P, Q) = \sum_{x} P(x) \log \frac{1}{Q(x)} \tag{4-53}$$

四、信息论在医学人工智能中的应用

机器学习和深度学习中最核心的工作是构造合适的损失函数，可以使用各种熵根据情况来构造损失函数，比如交叉熵广泛用于逻辑回归的 sigmoid 和 softmax 函数中作为损失函数使用。在机器学习中，决策树是一种很重要的分类器，信息熵在决策树的计算过程中起了非常大的作用，它能够帮助我们从众多潜在的决策树中找到最有效的那一个。

第七节　图　论

一、图论概述

图论是以图为研究对象的数学学科。1736 年，欧拉研究了哥尼斯堡城七桥问题，发表了图论的首篇论文，因此，欧拉被称为图论之父。1852 年，一名英国的绘图员古色利最先提出了四色问题。1859 年，英国数学家哈密顿提出了哈密顿回路问题，由于运筹学、计算机科学和编码理论中的很多问题都可以化为哈密顿问题，从而引起广泛的注意和研究。1936 年，匈牙利著名图论学家柯尼西发表《有限图与无限图理论》，这是图论的第一部专著。随着计算机的发展，图论经历了一场爆炸性的发展，终于成长为数学科学中一门独立的学科。它的主要分支有图论、超图理论、极值图论、算法图论、网络图论和随机图论等。

二、图

图论中的图是由若干给定的点及连接两点的线（边）所构成的图形，这种图形通常用来描述某些事物之间的某种特定关系，用点代表事物，用边表示相应两个事物间具有这种关系。

1. 无向图和有向图　如图 4-5A 所示，边没有方向的图为无向图，记为 $G = (V, E)$，其中 V 为顶点集合，E 为边的集合。带有方向的边称为有向边，又称为弧，如图 4-5B 所示。如果无向图的每条边都是有向边，就得到了有向图，记为 $G = (V, A)$，其中 V 为顶点集合，A 为有向边的集合。

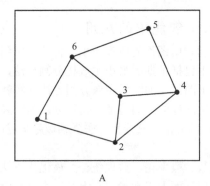 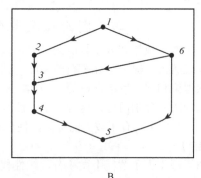

A　　　　　　　　　　　　　　　　　B

图 4-5　无向图（A）和有向图（B）

2. 赋权图　如图 4-6 所示，如果图的每条边都带有一个实数，则称该图为赋权图，该实数为边的权重。赋权图也称为网络，记为 $G = (V, E, W)$，其中 V 为顶点集合，E 为边（有向边）的集合，W 为权重的矩阵。

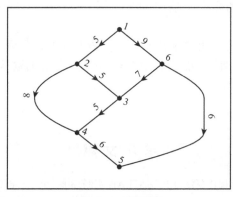

图 4-6　赋权图

3. 连通图　如果图中的任意一对顶点之间都有一条路径，则称该图是连通的，称该图为连通图。判断图的连通性的常见方法有三种：深度优先搜索、广度优先搜索和并查集。对于连通图，存在最短路径问题、旅行商问题等。

三、图的矩阵

邻接矩阵、关联矩阵的概念和性质，以及计算方法。

在实际计算时，点边之间的关系常用矩阵表示，这有利于计算机编程计算。下面介绍表示点与点、点与边之间关系的邻接矩阵和关联矩阵。

1. 邻接矩阵　设无向图 $G = (V, E)$ 是有 n 个点的图，则 n 阶方阵 $W(w_{ij})$ 称为 G 的邻接矩阵。其中

$$w_{ij} = \begin{cases} 1, & (v_i, v_j) \in E \\ 0, & (v_i, v_j) \notin E \end{cases}$$

显然，无向图的邻接矩阵一定是对称的。

2. 关联矩阵　设无向图 $G = (V, E)$，则关联矩阵 $M = (m_{ij})$。其中

$$m_{ij} = \begin{cases} 1, & \text{顶点} v_i \text{与边} e_j \text{关联} \\ 0, & \text{顶点} v_i \text{与边} e_j \text{不关联} \end{cases}$$

四、图论在医学人工智能中的应用

近年来，随着大数据和人工智能的发展，人们利用图论的研究成果，将其应用到医学图像分析和数据处理领域内，提出了许多新的算法，其中包括早期的最小生成树分割算法，以及现今应用广泛的图割理论和图的频谱理论等。例如，基于图理论的医学图像分割方法其实就是将图像的分割问题转化为图的分割问题，这种方法关注医学图像的全局特征，使得分割的结果具有全局最优的性质，在分割效果上有了较大的提高，使图论的分割方法应用在医学领域越来越广泛。

【本章小结】

本章介绍了医学人工智能中微积分、线性代数、概率论、数理统计、最优化方法、信息论和图论的基本概念、定理和它们在人工智能中的应用。而人工智能实际上是一个将数学、算法理论和工程实践紧密结合的领域。其核心就是算法，也就是各种数学理论的体现。通过本章的学习，更容易理解人工智能中的各种方法和算法的原理，更好地应用到医学领域。

【问题讨论】

1. 人工智能技术与数学知识之间有什么联系？

2. 医学人工智能中涉及的数学基础有哪些？

【拓展阅读】

由于本章只涉及人工智能中相关数学概念，并没有展开，具体内容可见《人工智能数学基础》，该书涉及了本章的具体细节，能够满足深入了解人工智能的数学基础，也能够更有效地帮助读者理解人工智能中的各种算法。

（陈　华　李维国）

参 考 文 献

包子阳, 余继周, 杨彬. 2021. 智能优化算法及其 MATLAB 实例. 3 版. 北京: 电子工业出版社.

卞为梅. 2004. 假设检验在数据分析中的应用. 中国质量, 24(3): 22-24, 27.

查明明, 刘志平. 2020.《人工智能的数学基础》课程建设研究. 教育现代化, (13): 77-78, 81.

陈华. 2020. 人工智能数学基础. 北京: 电子工业出版社.

陈希孺. 2000. 数理统计学: 世纪末的回顾与展望. 统计研究, (2): 27-32.

邓琪, 高建军, 葛冬冬. 2020. 现代优化理论与应用. 中国科学: 数学, 50(7): 899-968.

甘怀南. 2015. 关于线性代数的核心问题分析. 湖北函授大学学报, (16): 127-128.

高娟. 2021. 假设检验中 P 值的深入分析. 统计理论与实践, (6), 17-19.

何梦涵. 2017. 数理统计学的历史演进研究. 中国管理信息化, 20(8): 236.

胡晓飞. 2013. 赌博产生的数学——概率论的起源和发展. 科技风, (18): 189.

雷明. 2021. 机器学习的数学. 北京: 人民邮电出版社.

黎琼. 2011. 微积分发展史. 科教导刊 (上旬刊), (16): 255-256.

李昂. 2021. 机器学习数学基础-概率论与数理统计. 北京: 北京大学出版社.

李冰. 2010. 图论的起源和发展. 大众文艺: 学术版, (9): 34-35.

李经文. 2000. 漫话微积分史. 邵阳师范高等专科学校学报, (6): 111-112.

李明. 2010. 矩阵分解理论在降维中的应用. 吉林师范大学学报 (自然科学版), 31(3): 117-119, 122.

李伟林. 1984. 数理统计学发展简史. 苏州医学院学报, (00): 86-88.

刘庆烽. 2018. 基于图论的医学图像分割关键技术研究. 江西: 江苏大学.

马国瑜. 1985. 线性规划的发展历史. 北京化工学院学报, (4): 24-30.

庞建平. 2018. 数据挖掘中概率论与数理统计的应用分析. 技术与市场, 25(11): 101-102.

石奇骠. 1989. 微积分学的发展史. 晋中师专学报, (1): 31-32, 11.

孙博. 2019. 机器学习中的数学. 北京: 中国水利水电出版社.

孙乔博. 2013. 基于图论的医学图像分割研究. 合肥: 合肥工业大学.

唐宇迪, 李琳, 侯惠芳. 2020. 人工智能数学基础. 北京: 北京大学出版社.

王嵘. 2010. 从历史出发讲授微积分. 数学通报, 49(4): 9-13.

王文娟. 2009. 矩阵分解的原理及其应用. 科技信息, (26): 448-449.

徐克龙. 2012. 行列式的历史及在教学中的应用. 科技创新与应用, (29): 291.

杨素娟, 李蔚. 2012. 课本之外的线性代数. 教育教学论坛, (40): 196-198.

张雨萌. 2019. 机器学习线性代数基础-Python 语言描述. 北京: 北京大学出版社.

张子言. 2019. 信息论的发展历程以及应用现状概述. 中国科技纵横, (1): 11-12.

中国运筹学会数学规划分会. 2014. 中国数学规划学科发展概述. 运筹学学报, 18(1): 1-8.

周洋, 张小霞. 2021. 机器学习数学基础 (Python 语言实现). 北京: 北京大学出版社.

左飞. 2021. Python 机器学习中的数学修炼. 北京: 清华大学出版社.

第五章 医学人工智能的医学基础

第一节 医学基础概述

一、医学知识体系

人类在生产生活的过程中产生经验，在不断征服自然界的过程中认识世界、理解世界，积累和消化经验，形成认识，一代又一代人思考归纳，总结经验的基础上升成为知识，知识在实践中不断运用、检验、校正，形成知识体系。医学是人类最艰深的科学之一，医学不仅具备科学属性，还具备人文属性和社会属性，以及这些属性共同纠缠所产生的不定性（uncertainty）、多样性（diversity）、复杂性（complexity）。随着人工智能等前沿科学技术和社会发展，医学知识体系也进入到集生物、机器、数字算法等于一体的新历史阶段。

当前医学专业人才应该具备的知识结构主要分为三类，分别为人文社会科学知识、自然科学知识以及医学专业知识。其中医学专业知识是医学知识结构中的核心部分，主要包括基础医学知识、临床医学知识和预防医学知识等。

二、医学学科分类

处于不断发展和演进的知识体系根据共性特征进行划分成学科。学科是相对独立的知识体系。医学有众多的学科分支，不同医学学科有各自的研究范畴与技术方法，我国本科教育中医学学科门类下包含了 11 个一级学科、61 个专业。医学类专业的具体分类情况如下：

基础医学类：基础医学、生物医学、生物医学科学 3 个本科专业。

临床医学类：临床医学、麻醉学、医学影像学、眼视光医学、精神医学、放射医学、儿科学 7 个本科专业。

口腔医学类：口腔医学 1 个本科专业。

公共卫生与预防医学类：预防医学、食品卫生与营养学、妇幼保健医学、卫生监督、全球健康学、运动与公共健康 6 个本科专业。

中医学类：中医学、针灸推拿学、中医康复学、中医养生学、中医儿科学、中医骨伤科学、藏医学、维医学、蒙医学、哈医学、壮医学、傣医学、回医学 13 个专业。

中西医结合类：中西医临床医学 1 个专业。

药学类：药学、药物制剂、药事管理、临床药学、药物分析、药物化学、海洋药学、化妆品科学与技术 8 个专业。

中药学类：中药学、中药资源与开发、蒙药学、藏药学、中药制药、中草药栽培与鉴定 6 个专业。

法医学类：法医学 1 个专业。

医学技术类：医学检验技术、医学影像技术、医学实验技术、眼视光学、口腔医学技术、康复治疗学、卫生检验与检疫、听力与言语康复学、康复物理治疗、康复作业治疗、智能医学工程、生物医药数据科学、智能影像工程 13 个专业。

护理学类：护理学、助产学 2 个专业。

三、医学主要研究内容

（一）基础医学

基础医学可以看作是所有医学专业的基础，是研究人体生命和疾病现象本质及其规律的自然科学，是临床医学乃至整个现代医学发展的基石，其主要任务是用现代科学技术阐释正常人体和疾病状态的结构与功能，研究疾病的本质及防治的基础理论，从微观层面对疾病的发病机制和人体的生命现象进行探索和解读，为临床医学提供了必要的理论基础和实验依据，推动医学的发展。基础医学研究的主要研究对象是细胞和动物，通过对生物医学领域的基础及应用基础研究，人们对医学的认识从细胞水平推进到分子水平。干细胞研究、肿瘤分子细胞生物学、感染与免疫等均是近年来基础医学的研究热点。

具体地讲，基础医学主要涵盖了人体解剖学、人体组织胚胎学、生理学、生物化学、病理学等研究内容：

1. 人体解剖学　是研究正常人体各部分形态、结构、位置、毗邻及结构与功能关系的科学，分为大体解剖学和显微解剖学两部分。大体解剖学是借助解剖器械切割尸体的方法，用肉眼观察人体各器官、系统的形态和结构的科学。显微解剖学可分为细胞学和组织学。显微解剖学必须借助光学显微镜或电子显微镜的放大作用研究人体的微细结构。

2. 人体组织胚胎学　分为人体组织学和人体胚胎学两部分，这两部分都以人体形态结构为对象，人体组织学着重于阐明人体细微结构及其功能的关系；人体胚胎学则着重于阐明人体结构发育分化的程序和生长变化的规律。随着新技术如荧光显微技术、免疫荧光显微技术、放射自显影技术、扫描电镜技术的广泛应用，组织胚胎学方法正在迅速发展，研究深度已进入分子水平。

3. 生理学　是生物学的一个主要分支。生物机体的功能就是整个生物及其各个部分所表现的各种生命现象或生理作用，例如呼吸、消化、循环、肌肉运动等。生理学主要研究这些生理功能的发生机制、条件以及机体的内外环境中各种变化对这些功能的影响，从而掌握各种生理变化的规律。

4. 生物化学　也是生物学的一个分支，是用化学的理论和技术研究生命运动中所包含的化学运动的科学。主要研究细胞内各组分，包括生物大分子物质（糖类、脂类、蛋白质和核酸）的化学结构和功能，生物活性物质（主要指酶、激素和维生素）的结构和功能，物质代谢和调控等。着重于利用化学合成中的方法来解答生物化学所发现的相关问题。

5. 病理学　是研究人体疾病发生的原因、发生机制、发展规律以及疾病过程中机体的形态结构、功能代谢变化和病变转归的一门基础医学科学，是基础医学与临床医学之间的"桥梁学科"。主要研究疾病的原因（病因学，etiology）、在病因作用下疾病发生发展的过程（发病学，pathogenesis）以及机体在疾病过程中的功能、代谢和形态结构的改变（病变，pathological changes），阐明其本质，从而为认识和掌握疾病发生发展的规律，为防治疾病提供必要的理论基础。

（二）临床医学

临床医学即"亲临病床"之意，直接面对疾病、患者，对患者直接实施治疗。根据研究疾病范围和对象的不同，可分为内科学、外科学、妇产科学、儿科学、老年医学、神经病学、精神病与精神卫生学、皮肤病与性病学、眼科学、耳鼻咽喉科学、肿瘤学、康复医学与理疗学、运动医学、急诊医学等。针对临床诊断方法的研究又有影像医学与核医学、临床检验诊断学等。

总体而言，临床医学是研究疾病的病因、诊断、治疗和预后，提高临床治疗水平，促进人体健康的科学。根据患者的临床表现，从整体出发结合研究疾病的病因、发病机制和病理过程，进而确定诊断，进行预防和治疗，从而最大程度上减弱疾病、减轻患者痛苦、恢复患者健康、保护劳动力。

临床研究有三个重点方向：一是医学的前沿研究，通过基础研究揭示临床及临床相关的问题，揭示疾病发生的机制；二是临床研究，总结临床所发现的问题，并在此基础上指导临床实践；三是临床转化研究，基于临床问题进行科研与创造，开发出新的产品和方法，以专利的形式呈现出来。

此外，临床诊断和治疗有其需要遵循的逻辑与流程，具体内容将在本章的第二至三节进行详细介绍。

（三）公共卫生与预防医学

公共卫生（public health）是以保障和促进公众健康为宗旨的公共事业。通过国家和社会的共同努力，预防和控制疾病与伤残，改善与健康相关的自然和社会环境，发展公共卫生政策，提供基本医疗卫生服务，培养公众健康素养，创建人人享有健康的社会。公共卫生不仅仅关注个体健康，也关注社会和群体健康，通过预防疾病的发生和控制其传播，提高整体的生活质量和寿命。公共卫生关注的范围包括传染病、慢性病、环境卫生、食品安全、流行病学等方面。预防医学（preventive medicine）是现代医学的重要组成部分，是从医学中分化出来的一个综合性独立学科群。它以人类群体为研究对象，应用生物医学、环境医学和社会医学的理论，采用宏观与微观相结合的方法，研究疾病发生与分布规律以及影响健康的各种因素，制定预防对策和措施，达到预防疾病、促进健康和提高生命质量的目的。预防医学的主干学科包括流行病学与卫生统计学、环境与职业卫生学、营养与食品卫生学、妇幼与儿少卫生学和老年保健学等。公共卫生和预防医学都是以研究环境对人体健康的影响为主要目的，现代公共卫生实施的措施更为宏观和广泛，涵盖了预防医学和卫生学的内容，预防医学是公共卫生的主要基础。

（四）药学

药学（pharmacy）是研究药物的科学，并揭示药物与人体或者药物与各种病原生物体相互作用与规律。药学科学是医学科学的重要组成部分，从药物的发现、开发与制备、质量控制及其合理使用为医学提供了大量的预防和治疗药物。药学研究内容涵盖药物的来源、成分、性状、作用机制、用途、分析鉴定、加工生产、经营、使用及管理等。其中，药物化学主要研究药物的化学结构与理化性质的关系、药物的构效关系、药物稳定性等；药理学研究药物靶点和通路及药物在生命体中的作用机制；药物分析学侧重质量分析和使用各类仪器的新型分析方法；药剂学侧重于对成药的化合物新剂型与新制剂、靶向策略和给药系统的研究；临床药学和临床药理研究多围绕准入及合理用药开展药效学、药物动力学、生物利用度以及药物安全性等研究。

总体上，药物的研发存在两种策略模式：一是新药药学研究，是一个由未知开始探索性的研究过程，基于临床需求开展药物筛选与发现的研究工作；二是老药新用，或称药物重定位研究，侧重于发现某已知药品固有的、但迄今为止未被认识的新的性质或功能，从而将该药品用于新的领域或目的。

四、中医学主要研究内容

中医学理论体系也分为基础与应用两个层次，以对疾病的认识、治疗和预防的医疗行为过程区分，则可分为基础中医学、临床中医学和养生康复医学三大类。

（一）基础中医学

中医基础理论：是整个现代中医学科群的基础，其主要内容为中医学的哲学基础，脏象、经络、气血精津液、病因病机，以及预防治则康复等学说。

中药学：中医传统用以预防和诊治疾病的药类物质谓之中药，又称本草、草药、中草药，现统称中药。其主要来源于天然药物及其加工品，包括植物药、动物药、矿物药及部分化学、生物制品药。中药学主要研究中药的基本理论和各种中药的来源、采制、性能、功效及应用等，包括中药药理学、中成药学、中药栽培学、中药药材学、中药炮制学、中药制剂学、中药化学等分支。

中医诊断学：是根据中医基础理论研究诊法和辨证的理论、知识和方法的一门学科，是联结理论与临床诊治的桥梁。

方剂学：方剂，简称方。方指医方，剂指调剂。方剂是根据配伍的原则，以若干药物配合组成的药方，是治法的体现，是中医学理、法、方、药的重要组成部分；方剂学是研究中医方剂的组成、变化和临床应用的一门学科。其内容包括方剂的组成原则、药物的配伍规律、方剂的组成变化、剂型及方剂的用法等。

（二）临床中医学

临床中医学关于病证的认识及治疗病证的原则、措施和经验等，构成了中医应用学科的主体，并分别组合成为中医外科学、中医五官科学、中医妇科学、中医内科学、中医儿科学、中医骨伤科学、针灸推拿学等临床学科。

（三）养生康复医学

中医养生学是在中医理论指导下，探索和研究中国传统的增强体质、预防疾病、颐养身心、延年益寿的理论和方法，并用这种理论和方法指导人们保健活动的应用科学。中医康复学是以中医基础理论为指导，运用娱乐、传统体育、调摄情志、沐浴等方法，进行辨证康复的学科，是一门涉及社会学、伦理学、心理学等多个学科的应用性学科。

五、医学发展趋势

（一）医学创新发展驱动因素

21世纪是生命科学和信息科学的世纪，生命科学与信息科学的深度融合交汇成为医学发展的重要推动力。在此背景下，医学将在基础理论、临床诊疗到医学研究等多方面发生深刻的变化。

1. 数据驱动医学研究范式转变　自人类进入信息化时代以来，科学研究的路径、评价体系与方法等都发生了变化，数据的累积达到了前所未有的深度与广度，数据基础设施逐步在社会中发挥关键作用。人类科学研究在经历了实验科学、理论科学、计算科学后，正进入到由大数据驱动的第四范式，未来医学科技创新更强调坚持基础研究、临床研究和产品研发全链条的有机贯通，未来医学模式将向精准医学、智能医学等以数据和计算为主的新型医学范式转变。

2. 学科交叉为医学带来新突破　2020年，教育部增设"交叉学科"门类，在学科专业目录上直接体现，成为我国第14个学科门类。交叉学科不是在原有学科的简单叠加，而是在深度交叉、融会贯通之后所产生的、具有与之前学科完全不同特点的新学科。学科间的交融碰撞，学科向交叉学科发展，正成为学科探索的主流趋势。例如：数学学科与生物学科交叉产生生物信息学，信息、工程学科与医学学科的交叉产生的生物医学工程，计算机学科与医学交叉产生了智能医学工程等。交叉是学科知识新的增长点和科学前沿，医学学科的交叉融合发展将为医学领域的突破与创新带来新的知识、技术与方法。

3. 理论技术创新与融合为医学带来新模式　20世纪以来，科学技术迅猛发展，显微技术的发展，基因检测技术、蛋白质测定技术进步推动了生命科学。医学模式的转变，将人作为一个与自然环境和社会环境密切相互作用的整体来研究，推动全健康理念的出现发展。数字技术、信息技术、智能技术的发展推动了医学数字化、网络化和智能化发展。

（二）新医学理念与模式

1. 系统医学　利用系统论方法来解决和思考医学问题，将生理学、病理学、临床医学和医学人文整合在一个理论框架中，是系统科学的数学理论、计算机模型与分子医学的生物技术交叉综合。系统医学本质上是一种新的医学思维，它与目前的主流医学思维互为补充。系统医学和现代医学的思维有所不同，现代医学是以还原论为思维习惯，注重找到疾病的病因，并把去除病因作为治疗的目标。而系统医学关注的不仅是病因，还是病因引起的稳态偏离，同时重视身体自身的康复能力，把康复也作为一个治疗手段，治疗目标是维持系统稳态。

2. 精准医学　是以个体化医疗为基础、随着基因组测序技术快速进步以及生物信息与大数据科学的交叉应用而发展起来的新型医疗模式。现代科学的发展已经使人们认识到，药物反应（包括疗效和毒性）存在着极大的个体差异，了解个体差异的机制，对于临床合理用药和新药开发均具有重要的意义。精准医学的本质就是通过基因组、蛋白质组等组学技术和医学前沿技术，对大样本人群与特定疾病类型进行生物标志物的分析与鉴定、验证与应用，从而精确寻找到疾病的原因和治疗的靶点，并对一种疾病不同状态和过程进行精确分类，最终实现对疾病和特定患者进行个性化精准治疗的目的，提高疾病诊治与预防的效益。是在对人、病、药深度认识基础上，形成的高水平医疗技术。

3. 智能医学　新一代人工智能相关学科发展、理论建模、技术创新、软硬件升级等整体推进，正在引发链式突破，推动经济社会各领域从数字化、网络化向智能化加速跃升。人工智能技术在医药健康领域的应用发展也将会改变现有的医学模式。智能医学即使用人工智能的工具与方法，实现对疾病诊疗、康复和预防全流程的智能化升级的新医疗模式。

第二节　临床诊断

诊断（diagnosis）一词原来自希腊文，是辨认和判断的意思。医生通过询问病史、了解病情、体格检查发现体征以及实验室检查和器械检查收集各种必要的资料和数据，在科学、辩证的基础上进行综合分析，得到尽可能符合疾病本质的结论，这就是一个临床诊断的过程。

一、临床诊断过程

临床诊断通常包括以下 4 个步骤：

（1）收集资料：是临床诊断的第一步，包括：收集完整准确的病史；系统的体格检查及精神状况检查；实验室检查以及其他特殊辅助检查。

（2）分析资料：对所收集到的各类临床资料进行归纳、整理，去伪存真，抓住主要矛盾，加以综合、分析和推理。

（3）提出初步诊断：对各种资料进行分析后，结合医生的医学知识、临床经验，得出可能性较大的几个疾病，并进行鉴别，提出初步诊断。

（4）在实践中验证修正诊断：根据疾病的发展规律及病理特征对初步诊断进行修正。疾病是一个不断演变、发展的过程，一些症状可能在初步诊断时尚未充分表现出来，而另一些症状可能迅速消失了，或由于客观技术条件所限，还可能由于临床医生的主观性和片面性，使得初步诊断可能不够完善，需在临床实践中不断补充或更正。

临床医生首先要进行问诊、对患者进行全面体格检查、收集实验室检查结果，必要时行各种特殊检查，在这些证据基础上，提出初步诊断，要继续在治疗过程中不断验证，反复校正，使自己的临床思维与患者客观实际相符合，才能达到对于病情的正确认识和处理。这个思维过程的建立与个人的领悟判断能力、临床经验、医院平台的支持等多个因素有关。

临床诊断的思维过程，其实是一套基于证据的逻辑推理假设求证的思维过程，对医生来说，是建立在多年的临床实践经验之上的全面综合分析能力，要求判别症状与体征，分析现象与本质，考虑共性与个性，兼顾局部与个体，区分主要矛盾与次要矛盾，联系形态与功能的辩证关系。

二、临床诊断思维

在疾病诊断中，需掌握以下几点诊断思维的基本原则：

（1）实事求是的原则：掌握第一手资料，尊重事实，全面分析，避免主观性和片面性。

（2）"一元论"原则：即单一病理学原则，就是尽量用一个疾病去解释多种临床表现的原则。因为在临床实际中，同时存在多种关联性不大的疾病的概率是很小的。

（3）用发病率和疾病谱观点选择诊断的原则：疾病谱随不同年代、不同地区而变化。当几种诊断可能性同时存在的情况下，要首先考虑常见病、多发病的诊断，这种选择符合概率分布的基本原理，减少误诊的概率。

（4）首先考虑器质性疾病的原则：在器质性疾病[1]与功能性疾病[2]鉴别有困难时，优先考虑器质性疾病的诊断。

（5）首先考虑可治疾病的原则：当诊断有多种可能时，应首先考虑可治且疗效好的疾病并开始治疗，其次考虑目前尚无有效治疗手段且预后差的疾病。

（6）简化思维程序的原则：医生参照疾病的多种表现，把多种诊断倾向，归纳到一个最小范围中去选择最大可能的诊断。这种简化程序的诊断思维方式，有利于抓住主要矛盾，予以及时处理。

（7）见病见人的原则：切忌见病不见人，同样的疾病在不同的人身上表现会有差异，年龄、性别、心理状况、文化程度等都会对疾病产生影响，要用生物 - 心理 - 社会医学模式的观点去思维和分析。

三、主要诊断方法

（一）问诊和病史采集

问诊是医生通过对患者或相关人员的系统询问获取病史资料，经过综合分析而做出临床判断的一种诊法。问诊是病史采集的重要手段，对疾病的诊断具有重要意义。在临床工作中有些疾病的诊断仅通过问诊即可确定。病史的完整性和准确性对疾病的诊断和处理有很大的影响。解决患者诊断问题的大多数线索和依据即来源于病史采集所获取的资料。

通过问诊所获取的资料对了解疾病的发生、发展、诊治经过、既往健康状况和曾患疾病的情况，具有极其重要的意义，也为随后对患者进行的体格检查和各种诊断性检查的安排提供了最重要的基本资料。具有深厚医学知识和丰富临床经验的医生，常常通过问诊就可能对某些患者提出准确的诊断。特别在某些疾病，或是在疾病的早期，机体只是处于功能或病理生理改变的阶段，还缺乏器质性或组织、器官形态学方面的改变，而患者却可以更早地陈述某些特殊的感受，如头晕、乏力、食欲改变、疼痛、失眠、焦虑等症状。在此阶段，体格检查、实验室检查甚至特殊检查均无阳性发现，问诊所得的资料却能更早地作为诊断的依据。实际上，在临床工作中有些疾病的诊断仅通过问诊即可基本确定，如感冒、支气管炎、心绞痛、癫痫、疟疾、胆道蛔虫病等。相反，忽视问诊，必然使病史资料残缺不全，病情了解不够详细准确，往往造成临床工作中的漏诊或误诊。对病情复杂而又缺乏典型症状和体征的病例，深入、细致地问诊就更为重要。

采集病史是医生诊治患者的第一步，其重要性还在于它是医患沟通、建立良好医患关系的最重要时机，正确的方法和良好的问诊技巧，使患者感到医生的亲切和可信，有信心与医生合作，这对诊治疾病也十分重要。问诊的过程除收集患者的疾病资料用于诊断和治疗外，还有其他功能，如教育患者、向患者提供信息，有时候甚至交流本身也具有治疗作用。

问诊和病史采集可以按照一定的顺序进行记录。

1. 一般情况　包括：姓名、性别、年龄、籍贯、出生地、民族、婚姻、住址、工作单位、职业、入院日期、记录日期、病史陈述者及可靠程度等。若病史陈述者并非本人，则应注明其与患者的关系。记录年龄时应填写实足年龄，病历上不能以"儿童患者"或"成年患者"字眼取代实际年龄数字，因年龄本身亦具有诊断参考意义。

2. 主诉　是患者感受最主要的痛苦或最明显的症状和体征，即就诊最主要的原因。主诉应言简意明，用一两句话全面概括，并注明疾病发生到就诊的时间，如"腹痛 1 天，伴呕吐 1 小时"。

3. 现病史　是病史中的主体部分，包括疾病的发生、发展及演变的全过程，是问诊中的重点内容。主要包括以下几个方面：

（1）起病情况（缓急）与患病的时间。

（2）发作原因与诱因。

---

[1]器质性疾病：人体组织器官发生实质性病变而导致的疾病。

[2]功能性疾病：患者有明确临床表现，但无器质性病变。

（3）主要症状的特点，包括所在的部位、放射区域、性质、发作频率、持续时间、强度、加重或缓解的因素等。

（4）病情的发展与演变（按时间顺序记录，包括主要症状的发展和其他有关症状的情况）。

（5）伴随症状。

（6）诊断、治疗经过（药物、剂量、疗效等）。

（7）患病以来的一般情况（精神状态、食欲、体重改变、睡眠及大小便等情况）。

4. 既往史　又称"过去史"。包括：

（1）患者既往的健康状况。

（2）过去曾患过的疾病（包括各种传染病），特别是与现病有密切关系的疾病史。如冠状动脉粥样硬化性心脏病患者，应询问过去是否有过原发性高血压、糖尿病等。记述时应注意不要和现病史混淆。

（3）外伤、手术、意外事故和预防接种史。

（4）过敏史（对药物、食物及环境因素）。

5. 个人史　指与健康和疾病有关的个人经历。包括：

（1）社会经历：包括出生地、居住地区和居留时间（尤其是疫源地和地方病流行区）、受教育程度、经济生活和业余爱好等。

（2）职业及工作条件：包括工种、劳动环境、对工业毒物的接触情况及时间。

（3）习惯与嗜好：起居与卫生习惯、饮食的规律与质量、烟酒嗜好与摄入量等。

（4）冶游史：有无不洁性交，是否患过淋病、尖锐湿疣等。

6. 婚育史　包括婚姻状况、生育情况、配偶身体健康状况、女性患者月经史等。

7. 家族史　指患者家族中有关成员的健康状况等，包括：

（1）双亲的年龄及健康情况（儿科包括祖父母、外祖父母）。

（2）兄弟、姐妹的年龄和健康情况。

（3）子女的年龄及健康情况。

（4）家族中有无与患者同样的疾病，有无与遗传有关的疾病，如白化病、血友病、先天性球形细胞增多症、糖尿病、家族性甲状腺功能减退症、精神病等。对已死亡的直系亲属要问明死因与年龄。有些遗传性疾病的家族史中还应包括某些非直系亲属。

（二）体格检查

体格检查是指医生运用其感官以及借助于传统或简便的检查工具，如体温计、血压计、叩诊锤、听诊器，客观地了解和评估患者身体状况的一系列最基本的检查方法。许多疾病通过体格检查，再结合病史可以做出临床诊断，医师进行全面体格检查后，对患者健康状况和疾病状态，提出的临床判断称为体检诊断。一般来说在临床上，体格检查的方法有五种，视诊、触诊、叩诊、听诊和嗅诊，要想熟练地进行全面有序、重点、规范和正确的体格检查，需要反复的临床实践和丰富的临床经验。

1. 视诊　是医生用眼睛观察患者全身或局部表现的诊断方法。全身视诊可用于全身一般状态和体征的检查，如年龄、发育状况、营养情况、意识状态、面容、表情、体位、姿势、步态等。局部视诊可用于了解患者局部改变，如皮肤、黏膜、舌、头颈、胸廓、腹形、肌肉、骨骼、关节外形等。

2. 触诊　是医生通过手部接触被检查部位时的感觉进行诊断的一种方法。例如体温、湿度、压痛、波动、震颤、摩擦感、包块硬度、移动度等。触诊的适用范围广泛，尤其在腹部检查中最为重要。

3. 叩诊　是指医生用手指直接或间接叩击患者体表部位，并根据其产生的音响特征，来辨别脏器转位和病变性质的诊断方法。常用于胸部或腹部病变体格检查中。

4. 听诊　是医生用听觉听取患者身体各部分发出的声音而判断机体是否正常的一种诊断方法。听诊常用于心、肺、腹部等部位的检查。

5. 嗅诊　是医生通过嗅觉判断发自患者的异常气味与疾病之间关系的诊断方法。这些异常气味可来自患者的皮肤、黏膜、呼吸道、胃肠道、呕吐物、排泄物、分泌物、脓液和血液等。嗅诊能为许多疾病的诊断提供线索。

（三）辅助检查

辅助检查通常包括实验室检查、影像学检查、内镜检查、组织病理学检查。此外还有心电图检查、脑电图检查、肌电图检查、肺功能检查等，被称为其他特殊辅助检查。

1. 实验室检查　根据患者病情，提出检查需求，采集血液、尿液、粪便、组织细胞等标本，获取病原体病理变化、脏器功能状态等资料，与其他检查相配合以确定患者的诊断。常见的有血液检查、生物化学检查、免疫学检查等。

2. 影像学检查　主要包括了普通 X 线、CT、超声、MRI、核素扫描、PET 等。

（1）普通 X 线检查：X 线检查的基本原理是 X 线穿过人体不同密度和不同厚度的组织时，会发生被这些组织不同程度吸收的现象，从而使到达荧光屏、胶片或特殊接收装置的 X 线量出现差异，最终形成不同黑白对比的 X 线影像，当组织结构发生病理改变时，其固有的密度和厚度也发生变化，通过对组织 X 影像的黑白灰度变化分析实现疾病诊断。普通 X 线检查主要包括了透视、摄片、造影三种方法。透视是指利用 X 线通过人体受检部位到达荧光屏后产生的明暗不同的影像，来动态观察各器官的活动情况，并通过改变体位观察病变位置。摄片是利用 X 线的穿透性和感光效应，使不同密度组织器官的影像显示在 X 片上，通常和透视结合应用。透视和摄片的使用使肺部和骨骼相关疾病获益最大。造影是指对于缺乏自然对比①的组织或器官，通过人为的方法引入适量的密度高于或低于该组织或器官的物质（造影剂），使之产生对比（被称为人工对比），最常用于消化道病变检查。

（2）计算机体层成像：即我们常说的 CT 检查，也称为电子计算机体层摄影检查，是利用 X 线束对人体某部一定厚度的层面进行扫描，探测器将通过人体该层面的各个不同方向的衰减后的 X 线转换为光电信号，再经模数转换器（analog to digital converter）转为数字，最后进入计算机处理而获得的重建图像。CT 图像是由一定数目由黑到白不同灰度的像素按矩阵排列所构成，不同的灰度反映了器官和组织对 X 线的吸收程度。不同 CT 装置所得图像的像素大小及数目不同，像素越小，数目越多，构成图像越细致。与 X 线图像相比，CT 图像是断层图像，克服了普通 X 线检查各组织机构影像重叠的缺点，密度分辨率②更高并且能对密度进行量化评估，但空间分辨率③不如 X 线。

CT 检查可分为平扫、增强扫描和 CT 造影三类。平扫是指不用造影增强或造影的普通扫描；增强扫描是指血管内注射对比剂后进行扫描的方法。造影扫描是先做器官或结构的造影，然后再行扫描的方法。

（3）超声检查：超声检查的成像原理是利用超声波的物理特性和人体组织声学参数进行的成像技术，射入的超声波在人体组织中传播，经过不同器官、组织，包括正常组织与病变组织的多层界面时，每一界面由于两侧截止的声音阻抗不同而发生不同程度的反射和（或）散射，这些反射或散射形成的回声以及超声在传播中所经过不同组织的衰减信息，经接收、放大和信息处理，以图像或波形显示，形成了声像图。根据成像技术和显示方式的不同，超声检查方法可分为二维超声检查即 B 超检查、M 型超声检查、D 型超声检查（如频谱型多普勒超声检查、彩色多普勒血

---

①自然对比：是指基于人体组织结构固有的密度和厚度差异形成的灰度对比。

②密度分辨率：是指在低对比度情况下，图像对两种组织之间最小密度差别的分辨能力。

③空间分辨率：代表图像中能够分辨特定的最小几何细节的能力，医学临床上体现为对小病灶或结构的成像能力。

流成像、彩色多普勒能量图、组织多普勒成像等）。在 B 超声像图中，图像由黑至白不同灰度的光点组成，代表组织结构回声的强与弱，记录的是身体各个部位任意方向的实时二维切面图。超声成像与其他成像技术相比，具有更高的安全性。

（4）磁共振成像（MRI）：是利用原子核在强磁场内发生共振所产生的信号经图像重建的一种成像技术。磁共振成像原理复杂，最终呈现在 MRI 图像上的黑白灰不同于 X 线、CT 和超声图像上的灰度概念，MRI 图像上的黑白灰被称为信号强度，其中白影称为高信号、灰影称为中等信号、黑影称为低信号或无信号。MRI 图像上的黑白灰度的对比反映了组织间弛豫时间[①]的差异。人体内的组织和组织病变，都有相对恒定的弛豫时间，MRI 检查通过图像上反映的弛豫时间的黑白灰度及其改变，来检测病变并进行诊断。MRI 成像是磁场成像，没有放射性，对于软组织的分辨率高，易于发现病变并显示特征，常用于疾病的早期诊断和鉴别诊断。

（5）放射性核素显像：是利用放射性药物能选择性地分布于特定的器官或病变组织的特点，将放射性药物引入到患者体内，在体外描记放射性药物在体内分布图的方法。目前主要分为：静态显像动态显像、局部显像、全身显像、平面显像、断层显像、阳性显像和阴性显像等。可用于诊断甲状腺、肝、肾、肾上腺、骨等部位的病变。

（6）正电子发射体层成像（positron emission tomography，PET）：同样属于核素检查，通过利用发射正电子的放射性核素（如 ^{18}F、^{11}C、^{15}O、^{12}N 等）标记的蛋白质合成代谢及碳水化合物分解代谢的前体、受体配基、特异表达基因的酶修饰底物等，将这些放射性物质注入体内，用 PET 进行局部断层扫描或全身扫描，实现灵敏、准确地定量分析病灶部位的能量代谢、蛋白质合成、DNA 复制及受体分布等，对疾病和器官的功能做出诊断。该技术在肿瘤临床及研究中应用最多，在神经系统和心脏疾病中也有广泛的应用。

3. 内镜检查 是通过光学装置，对深部或与外界相通的器官进行直接观察的检查方法。根据用途的不同，可分为鼻咽镜、喉镜、食管镜、支气管镜、纵隔镜、胃镜、结肠镜、腹腔镜等。各种内镜检查的最大优点是可以通过它们直接观察病变的位置、大小、形态、色泽，同时获取组织进行病理检查，从而能得到确诊的依据。内镜检查在发现癌症早期病变方面具有突出优势。

目前，电子内镜与各种先进诊疗技术的结合，已成为 21 世纪腔内疾病诊断和治疗的先进手段，如超声内镜、胶囊内镜、共聚焦内镜等。

4. 病理检查 可以对病变做出准确的组织学或细胞学诊断，还能为临床提供基于病变组织或细胞的分子分型和诊断。相比症状、体征、影像学检查和化验分析，病理检查常常更为准确，因此被视为"金标准"。

病理学检查包括组织病理学检查和细胞病理学检查，后者依据标本的来源不同，又可分为脱落细胞学检查和细针针吸细胞学检查。随着自然科学的迅速发展，新仪器设备和技术的应用，超微结构病理、分子病理学、免疫病理学、遗传病理学等方法也都应用到病理检查中。

（1）免疫组织化学技术（immunohistochemistry technique）及免疫细胞化学技术（immunocytochemistry technique）是在单克隆抗体技术产生后，利用免疫学原理，将抗原-抗体反应应用于组织、细胞化学，通过化学反应显色组织、细胞内的抗原 - 抗体复合物，并对其进行定位、定性及定量研究的技术。

（2）电子显微镜（electron microscope，简称电镜），使病理学对疾病的认识深入到细胞内的超微结构水平，它可以观察细胞内的细胞器、细胞骨架或大分子水平的变化。

（3）流式细胞术（flow cytometry，FCM）通过荧光抗原抗体检测技术分析细胞表面抗原，进行细胞分类和亚群分析，对于人体细胞免疫功能的评估以及各种血液病及肿瘤的诊断和治疗有重要作用。

[①]弛豫时间：即达到热动平衡所需的时间。核磁共振发生的过程，其实是原子核吸收射频能量的过程，当射频脉冲关闭后，吸收能量的原子核会释放吸收的能量，经过一定的弛豫过程，随着时间的推移，最终恢复到平衡状态。原子核释放能量所需要的时间就对应核磁共振弛豫时间。

5. 其他特殊辅助检查

（1）心电图（electrocardiogram，ECG）：心脏的电激动产生的微弱电流可经过人体组织传至体表，不同部位产生不同的电位变化，利用接收装置获取记录电位变化形成的动态曲线，即为心电图。通过心电图可以了解受检者是否存在心肌缺血、心律失常、心肌梗死等疾病。心电图检查可分为常规心电图检查、超声心动检查、24小时心电监测等。

（2）脑电图（electroencephalogram，EEG）：是从头皮上将脑部的自发性生物电位加以放大记录而获得的图形。分为常规脑电图、动态脑电图监测、视频脑电图监测。主要用于神经、精神疾病的检查。

（3）肌电图：是指以针电极插入骨骼肌，在肌细胞外记录的用的单位电位。通过记录肌肉静止和活动的生物电活动，可用于神经肌肉系统疾病诊断。

四、中医诊断

（一）中医临证思维

中医临证思维实际上就是指中医对生命和疾病的认知方式。中医临证有以下几点基本原则：

1. 整体观 包含整体全面地认识人体自身心身和全面认识自然环境对人体疾病的影响两方面。中医学认为人与自然之间以及机体内部各脏器之间都是统一的整体，在临证思维时必须从整体出发，全面地观察和分析病情，要因人、因时、因地制宜。此外，在观察患者临床资料时，必须从整体出发，人体的官窍、肌表、筋骨和经络都与脏腑相关，内外相通，人体一旦发病出现病理反应时，内部的病可表现于外，外部的病可传变入里，临证时既要诊察局部，也要审查全身，不可偏废，才能做到不疏忽、不遗漏任何有价值的临床表现。

2. 动态观 疾病是不断发展、变化的，不是静止的和一成不变的。同一种疾病的不同患者，或者同一患者在不同的病理阶段，疾病的反应是不同的；特别是一些急重病症患者，其病情发展更是瞬息万变，一些临床表现往往稍纵即逝。所以，在进行临证思维时必须以发展的、动态的眼光去观察和分析病情，根据病情的发展变化，及时改变或调整治疗方案进行治疗。

3. 治病求本 疾病是千变万化的，临床症状是错综复杂的。临证时应善于从复杂的表现中，透过现象，找出疾病的本质，从根本上入手，针对引起疾病的根本原因进行治疗，即"治病求本"，这是中医治疗学的总原则。另外，在治疗疾病时，还应注意疾病经常处于发展变化之中，因此"标"和"本"也不是一成不变的，它们是一组相对的辨证概念，临床应分清标本，抓住疾病的本质，才能予以正确的治疗。

（二）中医诊断主要内容

中医诊断主要包括诊法、辨证、诊病和病案四大部分。

1. 诊法 是对病人进行检查，收集与病人健康有关资料的方法。四诊是中医收集临床资料的主要方法，包括望、闻、问、切四种诊法。根据中医学理论，人体是个有机整体，局部病变可以影响全身，内部病变能够反映于外，即外部的疾病表现可以反映内在疾病的本质。因此，中医在诊断疾病时，往往通过病人的自我感觉和医生观察到的病人的一些外在表现来推断病人内部的病理变化。四诊具体包括：

（1）望诊：是医生运用视觉对人体全身和局部的一切可见征象（如精神状态、面色、皮肤、指甲、舌象等）、排出物（如痰液、大小便等）及分泌物（如脓液等）进行有目的的观察，以了解健康或疾病的状态。

（2）闻诊：是医生通过听觉听声音和通过嗅觉闻气味，以了解病体发出的各种异常声音和气味，诊察病情。

（3）问诊：是通过询问病人或陪诊者，了解疾病的发生、发展、治疗经过、症状及其他与疾病有关的情况，以诊察疾病的方法。

（4）切诊：是通过切脉和触按病人身体有关部位，测知脉象变化及有关异常征象，以了解病体的变化情况。切诊包括了脉诊和按诊两部分内容。脉象的形成与各脏均有密切关系，通过脉诊可以了解疾病的病因、病位、病性、邪正盛衰，推断病情轻重及预后情况。按诊是在病人身躯上一定的部位触摸、按压，以了解疾病的内在变化或体表反应，其手法主要包括触、摸、按、叩四法。

2. 辨证　是在中医学理论的指导下，对病人的症状、体征等进行分析、综合，对疾病当前阶段的病因、病性与病位等做出判断，并概括为完整证名的诊断过程。辨证的过程即是诊断的过程，从整体观出发，以中医理论为指导，通过分析四诊收集到的病史、症状、体征等信息进行综合分析，判断疾病的病因、部位、疾病的性质以及正邪盛衰的变化，最终得出诊断的过程。辨证是中医学的精华，为了弄清辨证的含义，首先要掌握症、证、病、辨证等概念，中医辨证方法主要有八纲辨证、脏腑辨证、六经辨证、卫气营血辨证和三焦辨证等。

3. 诊病　也称为辨病，即对疾病的病种做出判断，得出病名诊断。疾病的病名，是对该病全过程的特点与规律所做出的概括与抽象。

4. 病案　又称病历，古称诊籍，是临床有关诊疗等情况的书面记录。病案是临床医疗、科研、教学的重要资料。病案书写是临床工作者必须掌握的基本技能，它要求将患者的详细病情、病史、诊断和治疗等情况，都如实地记录下来。

第三节　临床治疗

一、临床治疗思维

有效的治疗建立在正确的诊断基础之上，重在前期对疾病现象进行调查研究分析，既要考虑患者的生理特点，又要考虑患者的心理和社会特点。不仅要从医学的角度来分析问题，而且要从经济、伦理和法律的角度来分析。不仅要关注科学和逻辑因素，还要关注情感和价值相关因素。

二、常用治疗方法

1. 药物治疗　很多疾病的治疗，需要首先给予一个综合药物治疗的过程，在此基础上，如果依然不能痊愈，可能还会选择手术治疗。药物治疗的一般原则：安全性、有效性、经济性、适宜性。

2. 手术治疗　药物无法治愈的疾病，如去除病变组织、修复损伤、移植器官、改善机体形态等，需要医生用医疗器械对患者身体进行的切除、缝合等治疗为手术治疗。按照临床科室分类，施行的手术可包括普通外科手术、骨科手术、泌尿外科手术、胸外科手术、心血管外科手术、脑外科手术、妇产科手术、眼科手术、耳鼻喉科手术及整形外科手术等。

3. 介入治疗　是一种微创治疗方法，包括血管内介入和非血管介入治疗，在血管、皮肤上建立微小通道，或经人体原有的管道，在影像设备（血管造影机、透视机、CT、B超）的引导下对病灶局部进行治疗的创伤最小的治疗方法。介入治疗能够尽量把药物局限在病变的部位，而减少药物对机体其他部位的副作用。

4. 放射治疗　是一种利用放射线的局部治疗方法。放射线包括放射性同位素产生的 α、β、γ 射线和各类 X 射线治疗机或加速器产生的 X 射线、电子线、质子束及其他粒子束等。放射治疗已成为治疗恶性肿瘤的主要手段之一。

5. 物理疗法　是指应用各种物理因素包括声、光、冷、热、电、力（运动和压力）、磁等来治疗疾病，恢复、改善或重建躯体功能。物理疗法常用于颈椎病、腰椎病、运动损伤、骨折康复、偏瘫康复、脊髓损伤康复、心肺运动康复，以及肌肉骨骼系统疾病、神经系统疾病和常见内外科系统疾病的康复方面。

三、中医治疗

中医强调辨证论治，是中医认识疾病和治疗疾病的基本原则。辨证的过程是对病人病情做出正确全面分析、推断、判断、诊断的过程，而论治则是根据辨证结果，选择和确立相应的治疗原则和治疗方法的过程。中医的治疗原则有调整阴阳、扶正祛邪、标本缓急、三因制宜、正治与反治等。中医的治疗方法主要包括药物内服疗法、针刺疗法、灸法、推拿疗法、气功疗法、拔罐疗法、敷贴疗法等。

第四节 疾病康复

纵观医学的发展模式，医学从古代"治病的科学"逐渐转变为现代"维护健康的科学"。20世纪80年代，世界卫生组织就强调患者功能恢复在疾病救治中的重要性。现代医学为预防-保健-治疗-康复组成的"维护健康的科学"，强调功能恢复、日常生活能力及社会参与能力在疾病救治和康复中的重要性。康复医学通过医学手段和方法，预防残疾（功能障碍）的发生和减轻残疾（功能障碍）的影响，以最大程度改善患者身体各器官、脏器的功能，增强其生活和社会活动能力，进而提高其生存质量。因此，康复医学的地位越来越受到重视，在现代医疗机构中，康复医学科是临床医学中独立存在的二级临床普通专科。康复医学临床亚专业包括肌肉骨骼康复、神经康复、心肺康复、重症康复、肿瘤康复、儿童康复、老年康复、盆底康复及再生康复等。在临床实践中，康复医学团队一般由康复医师、康复治疗师、康复护士及专职科研人员组成。涵盖康复医疗、康复教育、康复科研及康复管理等方面。

随着人口老龄化的加速、国民康复意识的觉醒以及国家政策的强力推动，我国康复医学实践得到不断深化，康复医学科得到快速发展，在科学研究、临床转化、人才培养等方面取得了令人瞩目的成绩，为我国人民的生命健康做出了巨大贡献。康复医学在中国的快速发展体现了人们对患者生活质量的关注，是人们健康理念的进步，是人文的回归。积极应对人口老龄化及健康中国，建立符合中国国情的重症康复体系是中国康复医学未来的发展目标，人工智能技术将助力康复医学，推动医疗机构康复服务高质量发展。

第五节 疾病预防

一、疾病预防策略

（一）认识疾病

1. 疾病的定义 疾病是有别于健康的生命运动方式与状态。现代医学认为，疾病是机体在外界和体内某些致病因素作用下，因自稳态调节紊乱而发生的生命活动异常，此时机体组织、细胞产生相应病理变化，出现各种症状、体征及社会行为异常。病理变化是指疾病使机体发生的功能、代谢和形态结构的异常改变，如炎症、损伤、休克等。症状是指病人主观上的异常感觉和病态改变，如疼痛、乏力、恶心、畏寒等。体征是疾病的客观表现，如腹泻、肝脾肿大等。广义的症状可包括体征。社会行为的异常指社会成员的人际交往等活动异常，如孤独、烦躁等。

2. 疾病的病因 引起或促进疾病发生的原因称为病因。病因是医学研究中的核心问题。广义上的病因包括危险因素和发病机制。危险因素又分为内在因素和外在因素。危险因素间相互作用、相互影响共同决定了疾病的产生、演变和转归。不同的危险因素介绍如下：

（1）内在因素：分为机体内在条件和状况、心理活动因素、人的行为因素。

1）内在条件和状况：包括神经内分泌因素、免疫因素、遗传因素、先天性因素、年龄因素、性别因素、种族因素。

2）心理活动因素：包括心理过程、人格。

3）人的行为因素：主要体现为行为生活方式，包括嗜好、饮食习惯、活动习惯、就医习惯等。

（2）外在因素：分为致病因子和环境。

1）致病因子：物理因子（如声、光、电、热、摩擦、外力、放射性物质）、化学因子（如废水、废气、废渣、农药、药品、食品添加剂、化妆品）、生物因子（包括了病原微生物和有害动植物，病原微生物有细菌、病毒、真菌、立克次体、支原体、衣原体、螺旋体、放线菌、原虫、蠕虫、医学昆虫等，有害动植物如毒蛇、蝎子、蓖麻等）。

2）环境：包括自然环境（如地理、气候）和社会环境（如社会制度、经济情况、社会文化、社会结构、社会性灾害、社会心理状态）。

3. 疾病的自然进程　疾病的自然进程大致可分为四个时期，易感期、发病前期、发病期和发病后期。

（1）易感期是指尚未发病，但已经具备发病的基础和条件的时期，是疾病预防的最佳时期。

（2）发病前期是指在病因开始产生作用到出现最早临床症状、体征前的时期。在传染病领域称为"潜伏期"。本时期是早期发现和治疗疾病的良好时机。

（3）发病期是指机体在形态、功能、代谢等方面已经出现明显的病理改变和相关的临床症状或体征的时期。该时期的关键是针对病情采取有效的个性化治疗。在传染病中，此时期为最重要的传染期，需要对患者实施必要的隔离措施。

（4）发病后期又称为转归期，主要有六种转归，分别是完全恢复健康，不完全恢复健康，迁延不愈或转为慢性，扩散蔓延，产生并发症、继发症、后遗症，以及死亡。

（二）疾病预防的基本任务

疾病预防就是为预防疾病而采取的措施，体现了"与其生病后治疗，不如事先预防"的医学思想。基本任务涵盖了疾病预防控制、突发公共卫生事件应急、环境与职业健康、营养健康、老龄健康、妇幼健康、放射卫生和学校卫生等工作，以及健康教育、健康科普和健康促进工作。随着健康中国的理念深入人心，预防工作也包含在政府宏观工作中，包括开展传染病、慢性病、职业病、地方病、突发公共卫生事件和疑似预防接种异常反应监测及国民健康状况监测与评价，开展重大公共卫生问题的调查与危害风险评估；研究制定重大公共卫生问题的干预措施和国家免疫规划并组织实施等。

（三）个体预防与群体预防

按照预防措施实施的对象，疾病预防可分为个体预防和群体预防，分别通过研究个体和群体的健康与疾病状况，以及预防疾病和增进健康的个体和群体效应。个体预防指针对个体所采取的预防疾病的措施。如东汉名医华佗创造模仿动物动作的五禽戏来强身健体、詹纳（Jenner）发明种牛痘、巴斯德（Pasteur）发明病原消毒法等，对预防和控制疾病发挥了巨大作用。群体预防指的是针对人群的疾病预防，主要通过改善社会环境、消除潜在危险因素等方式，达到保持人群的健康、预防疾病的目的。群体预防包括两个方面，即全人群预防和重点人群预防。群体预防的重要任务是通过颁布合理的公共卫生政策实现群体健康管理，现有公共卫生政策有《中华人民共和国环境保护法》《中华人民共和国食品卫生法》《国境卫生检疫法》《中华人民共和国传染病防治法》《中华人民共和国大气污染防治法》《中华人民共和国水污染防治法》《中华人民共和国母婴保健法》《中华人民共和国基本医疗卫生与健康促进法》等。

（四）三级预防

根据疾病的发生与发展，将疾病预防控制策略分为了三个等级，称为三级预防。一级预防措施是预防疾病的发生，二、三级预防措施是控制疾病的发展。三级预防在个体预防和群体预防层面的主要措施有一定的差异。

1. 一级预防（primary prevention）　也称病因学预防，主要针对无病阶段，目的是采取各种措施消除和控制危害健康的因素，增进人群健康，防止健康人群发病。对某些致病原因明确的传染病、职业病、地方病等，开展以消除病因为主的预防措施。例如通过免疫接种预防传染病，通过改善环境、消除污染、贯彻执行环境和劳动卫生标准和法规等措施预防地方病和职业病。

开展一级预防的策略将对整体人群的普遍预防和对高危群体的重点预防相结合，对全体人群的预防又称为全人群的预防策略，旨在降低社会群体对疾病危险因素的暴露水平，是通过健康促进实现。高危人群的预防策略旨在针对疾病高风险的个体采取预防干预措施来降低其发生疾病的风险，是通过健康保护实现的。

一级预防的主要措施是健康促进和健康保护：

（1）健康促进：包括了健康教育、自我保健、环境保护和监测。

（2）健康保护：针对病因的特异性预防（如防范致病微生物中的疫苗接种）和特殊人群的重点预防（如高危人群、老年人、妇女、儿童）。

2. 二级预防（secondary prevention） 又称临床前期预防或"三早"预防，即在疾病的临床前期做好早期发现、早期诊断、早期治疗的"三早"预防措施，以预防疾病的发展和恶化，防止复发和转变为慢性病。对于致病因素不完全明确或致病因素经过长期作用而发生的慢性病，如肿瘤、心血管疾病等，应以二级预防为重点。

开展二级预防不仅有利于终止个体疾病的进一步演进，也有利于防止群体疾病的蔓延。

个体层面，二级预防的关键是对病人进行尽快、尽早的个体化、最优化治疗。

群体层面，达到"三早"的根本方法是向群众宣传、提高医务人员诊断水平和开发微量、敏感、实用的诊断方法及技术。针对某些疾病的普查、高危人群筛检、特定人群的定期健康检查也是二级预防的有效措施。

3. 三级预防（tertiary prevention） 又称临床预防，主要是对已患病者进行及时治疗，防止恶化，预防并发症和伤残，促进康复等恢复劳动和生活能力的预防措施。三级预防主要是对症治疗和康复治疗措施。

二、疾病预防主要内容

（一）健康管理

据 WHO 公布的资料，人类三分之一的疾病可以预防，三分之一的疾病可以通过早期发现得到有效控制，三分之一的疾病可以通过治疗提高生存质量。健康教育、健康促进和健康管理不仅可以有效预防控制疾病，而且可以有效控制和降低疾病负担。健康管理是针对个体及群体进行的健康监测、健康风险评估、健康咨询指导和健康危险因素干预的持续的健康促进过程。健康管理是疾病预防控制和健康促进的有效策略及手段，其重点和优势在于疾病一级预防。健康管理包括3 个主要环节，即健康监测（health surveillance）、健康风险评估（health risk appraisal）和健康干预（health intervention）。

1. 健康监测 是指对特定目标人群或个人的健康危险因素进行定期和不间断的观察，以掌握其健康及疾病状况。健康监测可采用日常健康监测、健康调查和专项调查形式。健康监测是获取健康相关信息的主要途径，可为健康风险评价提供基础数据和科学依据，是健康管理的工作基础，对健康危险因素的早期干预和疾病早期发现具有重要意义。

2. 健康风险评估 是指对某一个体评定未来发生某种特定疾病或因某种特定疾病导致健康损害甚至死亡的可能性。健康风险评估是建立在健康风险识别、健康风险聚类和健康风险量化的基础上的。主要通过对健康监测收集到的健康相关信息进行整理，综合分析健康危险因素，并利用风险评价数学模型和相关的计算机实用软件，分析判断个体的健康状态和患病危险程度及主要危险因素，为健康干预提供科学依据。

健康风险评估可根据其应用领域、评估对象和评估功能进行分类：

（1）按健康风险评估应用领域可分为临床风险评估、健康状态评估、专项评估、人群健康评估。

（2）按评估对象可分为个体评估和群体评估，需要强调的是，健康风险评估中的个体评估和群体评估是相对的和相互依存的，群体评估来源于不同的个体评估的集成，而个体评估依据的健康危害识别和预测模型是建立在来自群体的大量数据信息、流行病学研究结果和循证医学证据基础上的。

（3）按健康风险评估功能可分为一般健康风险评估和疾病风险评估。

3. 健康干预　是指在健康监测和健康风险评估的基础上，针对个体的健康和疾病风险状态以及主要健康危险因素，制订个性化的健康指导方案，采取预防性干预和临床干预手段，防止或延缓疾病发生及进展，以达到疾病控制和健康促进的目的。现代医学模式认为，人从健康向疾病的转化过程及疾病的进展和预后受生物、心理和社会等诸多因素的影响，是多种复杂健康危险因素协同作用的结果。在众多健康危险因素当中，很多危险因素是可以干预的，这种可干预性是健康干预的基础。健康干预有利于降低疾病风险、控制疾病进展和减少医疗费用。

（二）疾病预防与控制

1. 传染病预防与控制　传染病（communicable disease）是指由病原微生物和寄生虫等病原体感染人体后产生具有传染性的一大类疾病。构成传染病的流行过程必须具备 3 个基本条件，即传染源、传播途径和易感人群，这是传染病流行过程的基础。任何一个环节缺失，新的传染就不会发生，传染病也不能在人群中传播和流行。

传染病的种类很多，每种传染病的传染、流行过程及影响因素都不尽相同，所以对于传染病的预防控制策略是因病而异、因时而异的，有时针对某一种传染病，不同时期会采取不同的预防策略，以适应传染病预防控制的需要。

传染病防控策略主要包括了扩大免疫计划、传染病监测策略和全球共同应对策略。传染病的预防措施通过针对传染病流行的三个环节来制定，包括控制传染源、切断传播途径、保护易感人群，通过发挥政府的主导作用、全民参与可达预防和控制传染病的目的。

当前，新发传染病对全球公共卫生产生了重大的威胁。针对新发传染病的应对策略需综合考虑易感人群、病原体、媒介和疫源地的特点，但传染病的基本策略仍然适用。

个体水平的预防控制措施主要包括药物性措施和非药物性措施。药物性措施主要包括接种疫苗或使用药物。非药物性措施主要包括健康的生活习惯和良好的卫生习惯。

群体水平的预防控制措施主要包括隔离病例、追踪密切接触者、关闭消杀相关场所、取消或推迟集会、旅行限制和边境检验、检疫等。

2. 慢性非传染性疾病预防与控制　慢性非传染性疾病简称慢性病，是指长期的、不能自愈的、几乎不能被治愈的疾病。慢性病不是特指某种疾病，而是对一组起病时间长，缺乏明确的病因证据，一旦发病即病情迁延不愈的非传染性疾病的概括性总称。

慢性病是当前全球最主要的公共卫生问题之一。其发生和流行与经济社会、生态环境、文化习俗和生活方式等生活因素密切相关。主要分为六类，分别为心血管疾病（如高血压、心脏病、脑卒中）、恶性肿瘤（如肝癌、肺癌）、代谢性疾病（如糖尿病、肥胖）、慢性呼吸性疾病、精神疾病（如精神分裂症、阿尔茨海默病）、慢性口腔性疾病（如牙周炎、龋齿）。

慢性病防治策略包括高危人群策略、全人群策略和健康促进策略，其中健康促进策略已成为全球疾病防治的共同策略。

慢性病的防治措施包括公共卫生措施和临床措施。其中公共卫生措施包括了卫生立法、税收和价格干预、社区干预、学校干预、工作场所干预、改善环境等。临床措施包括筛检、临床预防、疾病管理、康复等。

3. 伤害预防与控制　伤害（injury），是指由于机械能、热能、电能、化学能，以及电离辐射等物质以超过机体耐受总程度的量或速率急性作用于机体，或由于氧气或热能等生命基本物质的急性缺乏所导致的人体的损伤或功能丧失。

按照伤害的意图、伤害发生的地点、伤害的原因等伤害可有多种分类方式：

（1）按伤害的意图可分为：非故意伤害、故意伤害、意图不明伤害。

（2）按照伤害发生的地点可分为：道路伤害、劳动场所伤害、家庭伤害、公共场所伤害等。

（3）按照伤害的原因可分为：暴力、交通、运动、职业等。

国内外关于伤害的多年科学研究与实践已经证明，伤害是可预防的，预防伤害是一项低成本、高效益的工作。针对不同的伤害有不同的预防方法。对于同一种伤害，不同的目标人群的预防方法也有不同。同时，伤害的成因具有多元性，单一的伤害预防策略往往收效不大，需要结合教育（education）、环境（environment）、工程（engineering）、强制执行（enforcement）和评估（evaluation）的综合干预形式，即伤害预防的"5E"策略。

（三）突发公共卫生事件应对

1. 突发公共卫生事件类型　突发公共卫生事件，是指突然发生，造成或者可能造成社会公众健康严重损害的重大传染病疫情、群体性不明原因疾病、重大食物或职业中毒以及其他严重影响公众健康的事件。

（1）重大传染病疫情：指某种传染病在短时间内发生、波及范围广泛，出现大量的病人或死亡病例，其发病率远远超过常年的发病率水平的情况。

（2）群体性不明原因疾病：指在短时间内，某个相对集中的区域内同时或者相继出现的，具有共同临床表现的多位病人，且病例不断增加，范围不断扩大，又暂时不能明确原因的疾病。

（3）重大食物中毒或职业中毒：指由于食品污染和职业危害的原因而造成的人数众多或者伤亡较重的中毒事件。

（4）其他严重影响公众健康的事件：包括自然灾害、事故灾难、突发社会安全事件引发的健康问题；三恐事件；动物疫情；其他严重影响公众健康和生命安全的事件。

2. 突发公共卫生事件应急管理　根据突发公共卫生事件性质、危害程度、涉及范围，我国将突发公共卫生事件划分为特别重大（Ⅰ级）、重大（Ⅱ级）、较大（Ⅲ级）和一般（Ⅳ级）四级。实行国家统一领导、综合协调、分类管理、分级负责、属地管理为主的印记管理体制。

突发公共卫生事件的应急管理，宏观上包括应急管理体系、运行机制、应急管理指导原则等；微观上包括资源管理、预案管理、教育培训、人员疏散等。

突发公共卫生事件应对的工作原则是：①预防为主，常备不懈。早发现、早报告、早处理。②统一领导，分级负责。③依法规范，措施果断。④依靠科学，加强合作。

三、公共卫生监测

公共卫生监测（public health surveillance）是连续地、系统地收集疾病或其他卫生事件的资料，经过分析、解释后及时将信息反馈给所有应该知道的人（如决策者、卫生部门工作者和公众等），并且利用监测信息的过程。公共卫生监测是制订、实施、评价疾病和公共卫生事件预防控制策略与措施的重要信息来源。其目的在于：①确定主要的公共卫生问题，掌握其分布和趋势；②查明原因，采取干预措施；③评价干预措施效果；④预测疾病流行；⑤制订公共卫生策略和措施。

公共卫生监测首先需建立监测组织和监测系统。国家及全国各级疾病预防控制中心是负责管理全国公共卫生监测系统的机构。负责全球公共卫生监测的机构是世界卫生组织。目前中国的疾病监测体系由中国疾病预防控制中心负责，主要包括了疾病报告管理信息系统、重点传染病监测系统、病媒生物监测系统、症状监测系统和健康相关危险因素监测系统。

（一）公共卫生监测类型

根据疾病种类、监测范围的不同，可分为健康监测、健康相关问题监测和疾病监测：

1. 健康监测　通过定期的体检、健康咨询、健康调查和跟踪随访等方式进行健康监测，对个体及群体健康状态进行动态监测，以收集健康相关信息和疾病相关信息。个体的健康监测的基本内容包括：个人信息、个人健康信息、疾病家族史（如有可能包含个人或家族的疾病基因组和疾病易感性信息）、个人疾病相关信息（就诊、检查、诊断等）、生活方式（膳食、运动、饮酒、吸烟等）等内容，并以此建立个人健康档案。

2. 健康相关问题监测　主要包括行为危险因素监测、出生缺陷监测、环境监测、药物不良反应监测、营养和食品安全监测、突发公共卫生事件监测和计划生育监测等。

3. 疾病监测　主要包括传染性疾病监测和非传染性疾病监测。

（1）传染性疾病监测是目前大多数国家疾病监测的主要对象。传染病监测的主要内容包括：人口学资料，传染病发病和死亡及其分布，病原体类别、毒力、抗药性变异情况，人群免疫水平的测定，动物宿主和媒介昆虫种群分布及病原体携带情况，传播动力学及其影响因素调查，防控措施效果的评价以及疫情预测。我国目前的传染病监测系统主要包括了法定传染病疫情监测系统、突发公共卫生事件监测系统、专病监测系统和传染病自动预警系统。实现了以法定传染病报告为主、专病检测为辅的传染病监测格局。

（2）非传染性疾病监测，主要包括了如恶性肿瘤疾病、心脑血管疾病、糖尿病、出生缺陷、职业病、伤害等疾病的监测。非传染性疾病监测的主要内容包括：人口学资料，非传染性疾病发病、患病或死亡及其分布情况，人群生活方式和行为危险因素监测，地理、环境和社会人文因素的监测，饮食、营养因素的调查，基因型及遗传背景因素的监测，高危人群的确定，预防和干预措施效果的评价等。

（二）公共卫生监测过程

公共卫生监测主要包括资料收集、资料分析和解释、信息反馈和信息利用四个基本过程，在每个过程中均需要对数据质量等进行评价，以保证监测控制的有效开展。

1. 资料收集　根据监测的特定目标收集资料，保证收集的资料具有全面性、代表性、准确性。

2. 资料分析和解释　对收集到的监测资料进行加工、分析和解释，使其成为有价值的信息，主要步骤包括：

（1）资料核实：认真核对收集到的原始资料，了解资料的来源和收集方法，对错误和不完整资料进行处理或剔除，保证资料的真实性和完整性。

（2）资料分析：利用统计学技术将各种数据转变为有关指标，如发病率、死亡率、患病率等以及相关指标的人群分布、地区分布、时间分布特征等。

（3）结果解释：解释这些指标的意义与内涵。

3. 信息反馈　建立信息反馈渠道，将监测信息及时反馈至所有应该了解的单位和个人。信息反馈分为纵向和横向，纵向反馈中向上反馈是将信息反馈至上级卫生行政部门，向下反馈是将信息反馈至下级监测机构；横向反馈是指将信息反馈给有关的医疗卫生机构、科研单位以及社区或居民等。

4. 信息利用　充分利用信息制定公共卫生策略和措施，是公共卫生监测的最终目的。

第六节　药物研发

一、药物研发的基本概念

药物研发是一项复杂的系统工程，涵盖了药物研究与设计、生产与制造、上市与监管等多个方面的内容。对疾病具有预防、治疗和诊断作用或用于调节机体生理功能的物质可称之为药物，按来源和成分主要分为天然药物、化学药物和生物药物三大类。按研发形式常分为新药研发和老药新用两种类型。

在药物研发过程中，安全、有效是衡量药物合格与否的重要标准，贯穿药物研发的全流程。质量稳定性是另一重要衡量标准，用以确保药物研发过程和产品始终符合有效性和安全性的监管要求。《中华人民共和国药品管理法》《药物临床试验质量管理规范》《中华人民共和国中医药法》《中华人民共和国疫苗管理法》《中华人民共和国药品管理法实施条例》等法律、行政法规对药物研发、生产与制造、上市审批等全流程，安全性、有效性和质量稳定性等重要衡量标准进行了明确规定。

药物研发具有成本高、周期长、风险大等特点。长期以来，研究人员致力于发展药物研发的新技术和新方法，赋能新药研发，提升制药效率。

二、药物研发一般流程

药物研发流程一般可分为药物发现、临床前研究、临床研究和审批与上市四个阶段。

1. 药物发现阶段　包括药物靶点（target）的选择与确认、苗头（hit）化合物的筛选、先导（lead）化合物的发现，以及候选（candidate）化合物的筛选与确认。基于机体生理学特征和病变原因，找到正确的靶点和先导化合物分子是保证药物安全有效的第一步。靶点是一个宽泛的术语，它可以适用于一系列生物体，比如蛋白质、基因和 RNA，所有的药物分子都是通过与靶点结合来引起生物反应。苗头化合物-先导化合物-候选化合物（hit-lead-candidate）过程指最初可能会筛选20 万到超过 100 万种苗头化合物，经过从苗头化合物到先导化合物（hit to lead）过程会筛选出约100 种先导化合物，最后从先导化合物到候选化合物（lead to candidate）过程通过优化得到 1～2个候选化合物分子。苗头化合物是指对特定靶标或作用环节具有初步活性的化合物。发现苗头化合物有多种途径，可以从天然产物和化合物库中筛选，也可以基于受体或配体结构和机制从头进行分子设计。先导化合物一般从多个苗头化合物中通过筛选等方式选择活性最好、选择性更高、吸收更好、毒性更小的化合物分子。候选化合物指通过反复的先导优化（lead optimization）和成药性评估找到的性质已基本达到期待药物效果的化合物分子。

2. 临床前研究阶段　为实验室研究、动物研究，用以观察化合物针对目标疾病的生物活性。该阶段将涉及药代动力学（pharmacokinetics，PK）、药效动力学（pharmacodynamics，PD）、药剂学（pharmaceutics）、药理学（pharmacology）、毒理学（toxicology）、毒物代谢动力学（toxicokinetics）等。安全性评价是临床前研究的重点内容，包括一般药理学试验、急性毒性试验（acute-toxicity testing）、重复给药毒性试验（repeat dose toxicity testing）、长期毒性试验（long term toxicity testing）、致癌性试验（carcinogenicity toxicity testing）、生殖毒性和致畸作用（reproductive toxicity and teratogenesis）、遗传毒性/致突变性试验（genotoxicity/mutagenicity testing）等相关研究。此外，化学成分生产和控制（chemical manufacture and control，CMC）包括生产工艺、杂质研究、质量研究及稳定性研究等一般同步进行评估化合物的成药性和安全性。CMC 是临床前药学研究部分的主要内容，是药物研究开发的基础，也是药品申报资料中非常重要的组成部分。

3. 临床研究阶段　为人体（患者或健康受试者）研究，通过四期临床试验（包括生物等效性试验）系统评价药物的临床疗效和安全。其中，Ⅰ～Ⅲ期临床试验发生在上市前，Ⅳ期临床试验为药品上市后的监测性研究。Ⅰ期临床试验将药物首次试用于健康受试者，该阶段观测药物对受试者的安全性、毒性和药代动力学，主要进行人体安全性评价。Ⅱ期临床试验试用于少数患者，一般为不少于 100 例样本的多中心临床试验，该阶段初步评价药物对适应证患者的治疗作用和安全性。Ⅲ期临床试验患者规模扩大，多中心临床试验试验组一般不少于 300 例样本，该阶段将确证药物治疗作用，确定不同人群的剂量方案，观测不常见或迟发的不良反应。Ⅳ期临床试验在药品上市后监测药品的疗效和罕见不良反应，评价效益风险比，改进给药剂量，发现新适应证，此阶段受试者一般大于 2000 例。

4. 审批与上市阶段　依照 2020 年版《药品注册管理办法》，药品审批与上市程序不仅仅局限于上市的申请审批，还包含药物临床试验、药品上市许可、再注册等申请以及补充申请。申请审批范围涵盖了从临床试验申请开始直至上市后的补充申请，体现了药品全生命周期管理的理念。

第七节 医学研究

一、医学研究概述

（一）医学研究的概念

医学研究主要以人体为研究对象，从生物、心理、社会与环境等多维度，揭示各种生命运动规律、疾病发生发展机制，探索有效防治疾病、促进人群健康、提高生命质量的方法、手段和技术。医学科学研究涉及生命科学的各个层次，从宏观上包括了生态、环境、社会等因素对人类健康的影响，从微观上包括了从人体器官、细胞、分子水平解释各种生命现象和疾病发生、发展以及转归的机制。

（二）医学研究的分类

医学研究的类型非常多样，不同视角同样也形成了不同的医学研究分类方法：

1. 按研究性质　医学研究可分为基础研究、应用研究和开发研究。①基础研究主要解释生命现象的本质和机制的研究，属于新理论、新知识的探索性和创造性的研究。②应用研究是基础研究的延伸，主要针对预防、检测、治疗、保健中某个实际问题展开，阐明某一现象发生的机制，形成解决这一问题的新技术或新方法，临床研究属于应用研究的一种。③开发研究是指运用基础研究和应用研究成果，进一步创新、推广、应用新药品、新材料、新诊断、新试剂、新仪器，具有实用价值。

2. 按研究目的　医学研究可分为探索性研究（exploratory study）和验证性研究（confirmatory study）。①探索性研究主要用于探索疾病的病因、病理生理机制、疾病进程、诊断和治疗方法等。这类研究通常没有预设的假设，而是通过观察、调查、实验等方法，从数据中寻找规律和新的发现，提出新的假设。例如，通过对大量患者的观察和统计，探索疾病的发生率、年龄分布、性别差异等。②验证性研究主要用于验证某种药物或治疗方法的有效性和安全性，验证某种疾病的诊断方法的准确性和特异性等。这类研究通常有一个预设的假设，然后通过实验或观察来验证这个假设是否成立。例如，通过随机对照试验来验证某种新药对某种疾病的治疗效果。探索性研究和验证性研究并不是完全独立的，探索性研究可以提供一些初步的证据，为验证性研究提供假设和研究方向。反过来，验证性研究的结果也可以启发新的探索性研究，进一步深入探索和了解疾病的本质和治疗方法。

3. 按研究形式　医学研究可分为观察性研究（observational study）和实验性研究（experimental study）。①观察性研究又称为调查研究，观察研究中研究人员不对研究对象施加干预，只是客观地记录研究对象危险因素的暴露情况和结局。②实验性研究，研究人员根据研究目的对研究对象主动施加干预，控制非研究因素的干扰，并观察结果。实验性研究又可根据研究对象，分为以动物、标本或其他生物材料为研究对象的实验研究和以人为研究对象的试验研究。

4. 按研究时间方向　医学研究可分为前瞻性研究（prospective study）、回顾性研究（retrospective study）和横断面研究。①前瞻性研究，是指观察时间从现在开始，到未来的某一时间点进行的研究。②回顾性研究是指从过去的某一个时间开始，到当下（或之前）的某一时间点进行的研究。③横断面研究也称为现况研究，是指某一时间点（或期间）对某一特定人群中的疾病（或事件）患病（或发生）情况及其影响因素（暴露）的调查。

5. 按研究对象　医学研究可分为以一般人群为基础的社区研究（community study）、以患者为基础的临床研究（clinical study）和以动物、标本或其他生物材料为基础的实验性研究。①社区研究是指在社区层面进行的研究，旨在了解社区人群中某种疾病或健康问题的流行病学特征和影响因素。这类研究通常采用大规模的调查、观察和数据分析，以评估疾病的发病率、死亡率、危险因素等，为疾病预防和控制提供科学依据。②临床研究是指在临床环境中对病人或健康志愿者进行的研究，旨在评估某种药物或治疗方法的安全性和有效性。这类研究通常采用随机对照试验设计，将病人随机分配到实验组或对照组，观察实验组的治疗效果和不良反应，从而为临床实践提供证据。③实验性研究旨在了解某种生物分子、细胞或整体的生理和病理机制。这类研究通常采用细胞实验、动物实验等技术，通过改变实验条件或干预生物分子，观察其对细胞或整体的影响，从而为疾病的诊断和治疗提供理论支持。

6. 按研究数据来源　医学研究可分为原始研究和二次研究。①原始研究是指首次对某一问题进行探索和研究，对研究所获得的第一手数据，进行统计学处理、分析、总结后得出的结论，这种研究通常具有创新性，能够提出新的观点、理论和发现。②二次研究是指对已经发表的原始研究进行再次研究或综合分析。二次研究的目标通常是整合、分析和解释多个原始研究的结果，以提高我们对某一问题的理解和证据质量。在医学中，二次研究可以包括系统评价、荟萃分析（meta-analysis，meta 分析）、临床指南等。

不同的分类维度综合应用形成了医学研究的分类框架，见图 5-1。按照研究数据来源是否为一手收集分为原始研究和二次研究；原始研究中按照是否对研究对象施加干预，分为观察性研究与实验性研究。在观察性研究中，按照是否有对照分析，分为描述性研究和分析性研究。在描述性研究中，根据研究基本单位，分为面向个体的个案调查、病例报告和病例分析，面向特定人群（以个体为基本单位）的横断面研究以及面向群体（以群体为基本单位）的生态学研究。在分析性研究中，按照研究的因果方向分为病例对照研究和队列研究，病例对照研究是基于结局研究暴露情况，从"结果"寻"原因"的一种研究，这种研究对患有某特定疾病的人群（病例组）和不患有该病的人群（对照组）的历史数据进行对比分析，以确定其因果关系。队列研究是基于暴露，研究结局情况，是一种从"原因"寻"结果"的研究，为了确认哪些原因可能导致哪些健康影响的结果，从某个时点开始连续地收集数据，以确定该原因是否导致某些特定疾病的结果。根据队列研究的时间方向，又可分为前瞻性队列研究、回顾性队列研究和双向性队列研究。在实验性研究中，按照实验对象是否为人，分为了试验研究和实验研究。试验研究按照干预人员类型，又分为了面向临床患者的临床试验研究、面向社区人群个体的现场试验研究以及面向社区人群群体的社区干预试验研究。

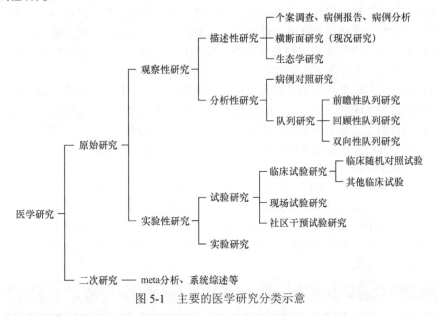

图 5-1　主要的医学研究分类示意

（三）医学研究的过程

医学研究主要包括提出问题及选题、撰写研究方案、实施研究、数据管理与统计分析、研究报告撰写和研究成果发表等过程。

医学研究的选题是指导医学研究的关键，选题正确合理与否是决定研究工作成败的重要因素之一。医学研究选题其本质是探索、解决未知，发现新的规律，找出新的方法，提出新的观点。医学研究选题需要经过提出问题、查阅文献、形成假说、立题等过程。提出的问题是否值得研究，取决于问题的科学性、创新性、先进性、实用性和可行性。在立题前，必须全面系统地了解国内外对该题目已经做过的研究工作，包括研究现状、成就、动态及方法学等内容。根据专业知识和经验，基于已有研究基础，以事实为依据，提出对问题的理论假设，并根据假设，确立研究题目，明确研究目的。

确定选题后，需要制定一个周密的研究方案，为研究资料的收集、整理与管理、分析，研究工作的总结，论文的编写，有关成果、专利的设想等内容做好组织安排。研究设计是研究方案制定中的关键内容。研究取得满意的成果及达到预期目标，很大程度上取决于研究设计。研究设计包括了三个基本的组成部分，即研究因素、研究对象、研究效应。研究因素是根据研究目的施加于研究对象的外界干预（在实验性研究或试验性研究中，被称为处理因素），可以是生物的、物理的、化学的，也可以是研究对象本身的某些特征，如性别、年龄、遗传特性等。研究因素的确定必须根据具体的研究目的和研究内容确定。如研究某种疾病的年龄特征，研究对象的年龄即为研究因素；研究某种药物的疗效，这种药物即为研究因素。在研究过程中，除了确定研究因素外还有很多其他因素会对结果产生影响，所以在确定研究因素的同时也要明确哪些为非研究因素，并要控制非研究因素对研究结果的影响。研究对象的选择要充分考虑以下原则：①收益原则；②代表性原则；③均衡可比原则；④依从性原则。在临床研究中特别注意研究对象的诊断标准、纳入标准和排除标准。研究效应是指实验或观察过程中研究对象的反应或变化，反映了研究因素对受试对象的影响。研究指标则是指用于衡量或评估研究效应的一系列定量或定性的指标。研究指标的选择应尽可能地具有特异性、客观性、稳定性、准确性、灵敏性和量化性。研究设计中不仅仅要基于专业假设基础，还要考虑统计学层面的问题，包括研究对象数量的确定，研究中误差和偏倚的控制等，采用合适的研究设计方法，以确保最终研究收集的数据能够得到可靠的结果。

在实施研究过程中，应合理安排研究时间和资源，避免研究的延迟和浪费。应记录研究过程中的具体事情、获得的数据或材料、得出的结论、遇到的问题等信息。确保研究数据的准确记录和保存，并制定数据共享和保密措施。重视研究数据的质量和完整性，确保研究的可靠性和可重复性。在实施临床研究中还应确保研究方案获得伦理审查批准，并且遵循伦理原则和法律法规，制定详细的安全措施，确保研究过程中参与者和研究人员的安全。

严格的数据管理是研究质量的重要保证，大型研究中数据应有专人负责，数据管理员有责任确保数据的完整性和准确性。对于研究时间较长的课题，数据管理员应定时报告所收集的数据质量。数据分析的目的是把隐含在数据中的信息集中、萃取和提炼出来，以找到事物的内在规律。数据分析中的统计分析方法的选择应以研究目的和数据的性质为依据，以统计理论为指导，尤其要注意统计分析方法应用的条件。

医学研究的最终环节是撰写研究报告和发表研究成果。研究报告包括了研究总结和研究论文，是研究工作的深化和总结，是从实践到理论的提炼，能够全面概况研究工作的过程，充分反映研究的成果和价值。医学研究成果是通过考察、试验、研制和观测等一系列医学研究活动取得，具有学术意义或实用价值的创造性成果。研究成果的种类多样，包括了理论研究成果、应用技术研究成果和软科学研究成果等。

（四）医学研究的证据分级

不同方法的医学研究所产生的研究观点和结论的可靠性、临床应用价值不同。为有效利用证据，众多组织和机构提出了各种的证据分级评价系统。证据质量分级先后经历了"老五级"、

"新五级"、"新九级"[1]和"GRADE"[2]四个阶段。前三者关注设计质量，对过程质量监控和转化的需求重视不够；"GRADE"关注转化质量，从证据分级出发，整合了分类、分级和转化标准，它代表了当前对研究证据进行分类分级的国际最高水平，意义和影响重大。目前，包括 WHO 和 Cochrane 协作网等在内的 28 个国际组织、协会已采纳 GRADE 标准。

GRADE 中的"证据质量"被定义为在多大程度上确信研究结果的效应估计值支持作出推荐，"推荐强度"为在多大程度上确信研究的干预效果利大于弊或者弊大于利。在 GRADE 方法中，随机对照试验最初被定为高质量证据，其质量可因 5 个因素下降；观察性研究被定为低质量证据，其质量可因 3 个因素上升，最终证据质量被分为高、中、低、极低 4 级。在综合考量证据质量及其他影响因素，如利弊平衡、患者价值观和意愿、成本的基础上，GRADE 系统将推荐意见分为强、弱两级。当明确显示干预措施利大于弊或弊大于利时，则视为强推荐或强不推荐，当利弊不确定或无论质量高低的证据均显示利弊相当时，则视为弱推荐或弱不推荐。可能降低随机对照试验（randomized controlled trial，RCT）证据质量的原因有：偏倚风险、不精确性、不一致性、间接性、发表偏倚。可能提高观察性研究证据质量的原因有：效应值很大、有剂量-效应关系、残余混杂因素可能缩小效应量（表 5-1）。

表 5-1 GRADE 证据质量与推荐强度分级标准

	证据等级	描述	研究类型
证据分级	高	非常确信真实值接近效应估计值	RCT 质量升高 2 级的观察性研究
	中	对效应估计值有中等程度信心：真实值可能接近估计疗效，但也可能有很大差别	质量降低 1 级的 RCT 质量升高 1 级的观察性研究
	低	对效应估计值信心有限：真实值与估计值可能有很大差别	质量降低 2 级的 RCT 观察性研究
	极低	对效应估计值几乎没有信心：真实值与估计值可能有很大差别	质量降低 3 级的 RCT 质量降低 1 级的观察性研究 系列病例分析 病例报告
推荐强度	强	明确显示干预措施利大于弊或弊大于利	
	弱	利弊不确定或无论质量高低的证据均显示利弊相当	

二、临床研究

（一）常见临床研究类型

1. 随机对照试验（RCT） 是指研究人员根据研究目的，按照预先确定的研究方案将符合条件的研究对象随机分配到试验组和对照组，再在一致的条件下和环境中，分别对各组进行相应的处理措施，研究、观测和比较试验组和对照组间的效应，从而确认试验效果的一种实验性研究。

随机对照试验在药物上市前的疗效研究、临床治疗方案的评价以及药物上市后的评价和卫生技术评估等方面都有广泛的应用。

随机对照试验属于前瞻性研究，能够验证因果推断，通过病例诊断和干预措施的标准化保证试验结果质量，具有外部因素干扰较少、组间可比性好、偏倚控制较好等优点。但随机对照试验也有其研究的局限性，主要体现在成本较高、外部真实性受限（研究对象有严格的入选条件，较难反映人群的差异性）、可能产生伦理风险等。

---

①新九级：即常见的证据金字塔，不同研究类型的证据质量从高到低排列依次为：系统评价 /meta 分析、随机对照试验、队列研究、病例对照研究、病例系列、病例报告、理论研究、动物研究、体外研究。

②GRADE：Grading of Recommendation Assessment Development and Evaluation。

2. 队列研究　是将一群（组）研究对象（队列）按是否暴露（exposure）于某研究因素分为暴露组与非暴露组（对照组），随访观察适当长的时间，比较两组之间所研究疾病（或事件）的发病率（或发生率）或死亡率差异，从而判断这个（些）暴露因素与疾病之间有无关联及关联大小的一种观察性研究方法。

队列研究常应用于预后研究、病因假设检验、防治措施效果评价、疾病自然史以及新药上市后的监测等方面。

队列研究符合因果推断的时间和逻辑顺序，因此能提供较高的验证病因与疾病之间的因果关系的论证强度；一般不存在回忆偏倚；可以了解疾病的自然史；能对暴露因素所致的多种疾病同时进行观察，从而获得一种病因与多种疾病的可能因果关系。但队列研究所需的研究时间较长，样本量大，人力、物力投入大，容易产生失访偏倚。一般不适用于发生率很低且潜伏期又很长的疾病的病因和防治效果评价研究。

3. 病例对照研究　是选择一组患研究疾病的人作为病例组，选择一组未患研究疾病的人作为对照组，回顾性调查这两组人在某个（些）因素的既往暴露情况，进而通过比较两组间暴露率或暴露水平的差异，判断该疾病与这个（些）因素的关系。

病例对照研究是临床上开展病因及预后研究最有实用价值的研究设计方案。常用于探索病因和危险因素，还常应用于评价筛检试验效果、评价干预和治疗效果以及药物不良反应的研究中。

病例对照研究所需要的样本量小、研究对象易获得、工作量较小、人力物力较少、易于进行，能较快地获得结果，可以对一种疾病的多种病因进行探讨。常常是罕见病或罕见事件病因研究的唯一设计模型。病例对照研究的主要局限性在于易受回忆偏倚的影响，选择合理的对照组较为困难，证据的强度不够等。

4. 横断面研究　是指某一时间点（或期间）内对某一特定人群中的疾病（或事件）患病（或发生）状况及其影响因素（暴露）进行的调查分析。由于在短的时间内，如一天、一周或一个月，且调查的是患病频率，因此又称现况研究，或现患率研究（prevalence study）。

横断面研究常是进一步开展病例对照研究与队列研究的基础，尤其是在疾病的患病率调查和人群、地区等分布特征研究中应用最为广泛。横断面研究可主要应用于描述疾病分布、提出病因线索、确定高危人群，还可应用于评价防治措施的效果、评价医疗卫生服务的需求和质量等方面。

横断面研究易于实施、研究对象代表性好，且能一次研究观察多种疾病（或事件）的患病情况和多种可能的影响因素。横断面研究使用的局限性在于不能确定暴露因素和疾病之间的因果关系，在进行大规模的调查时仍需要大量的人力物力投入。

5. 病例分析　是对现有的临床资料进行归纳、分析并得出结论，或对某些临床新出现的疾病病因或表现特征进行描述、分析、总结的一类研究。主要包括个案病例报告和系列病例分析等。

病例分析是临床医生日常工作中应用最为广泛和最容易掌握的一种描述性研究。病例分析几乎可以应用在临床各个方面的研究。如描述罕见病或新发疾病的临床特征、诊治方法和预后情况。也可用于描述新技术方式的作用，报告医疗事故、差错和经验教训，总结临床治疗经验和护理经验等。

病例分析研究易于实施，人力物力成本小，易于短期获得研究结果，是临床分析性研究和试验性研究的基础。但病例研究受限于缺乏对照组，大多数情况下研究结果说服性不强，不能较好地控制选择偏倚和混杂因素对结果的影响，研究结果的证据强度弱，可重复性差。

（二）临床研究常用指标

临床研究根据研究问题和研究方法的不同，会采用不同的测量指标。临床研究常见的统计指标如下：

1. 发病频率测量指标　主要包括发病率（incidence rate）、罹患率（attack rate）、续发率（secondary attack rate，SAR）。

2. 患病频率测量指标 主要包括患病率（prevalence）、感染率（prevalence of infection）。

3. 死亡与生存频率测量指标 主要包括死亡率（mortality rate）、病死率（fatality rate）、婴儿死亡率（infant mortality rate）、生存率（survival rate）。

4. 疾病负担测量指标 主要包括潜在减寿年数（potential years of life lost，PYLL）、伤残调整寿命年（disability adjusted life year，DALY）。

5. 疾病危险度测量指标 主要包括相对危险度（relative risk，RR）、比值比（odds ratio，OR）、危险差（risk difference，RD）、绝对危险度（absolute risk，AR）、归因危险度（AR%）、人群归因危险度（population attributable risk，PAR）、需要治疗人数（number needed to treat，NNT）。

6. 干预措施评价测量指标 主要包括有效率（effective rate）、治愈率（cure rate）、N 年生存率（N year survival rate）、保护率（protective rate，PR）、效果指数（index of effectiveness）。

7. 筛检试验或诊断试验评价测量指标 主要包括真实性评价中的灵敏度（sensitivity）、特异度（specificity）、假阴性率、假阳性率等和可靠性评价中的符合率、卡伯（Kappa）值等。

三、真实世界研究

真实世界研究（real world study，RWS）是指针对预设的临床问题，在真实世界环境下收集与研究对象健康有关的数据即真实世界数据（real world data，RWD）或基于这些数据衍生的汇总数据，通过分析，获得药物的使用情况及潜在获益 - 风险的临床证据（真实世界证据）的研究过程。真实世界研究所产生的真实世界证据既可用于支持药物研发与监管决策，也可用于其他科学目的（如不以注册为目的的临床决策等）。

真实世界研究的类型大致可分为非干预性（观察性）研究和干预性研究。前者包括不施予任何干预措施的回顾性和前瞻性观察性研究，患者的诊疗、疾病的管理、信息的收集等完全依赖于日常医疗实践；后者与前者最大的不同是主动施予某些干预措施，如实用临床试验（pragmatic clinical trial，PCT）等。

真实世界研究是将真实世界数据通过科学的研究设计进行采集和处理，经过合理的分析方法进行确证，得到真实世界证据（real world evidence，RWE）的过程。真实世界研究与传统临床试验的区别不在于研究类型，而在于研究环境和数据来源：真实世界数据更多来自现实的临床实践（如医院、家庭、社区等医疗健康场景），而非纯粹的单一的研究场景。并非所有的真实世界数据经分析后就能产生真实世界证据，只有满足适用性的真实世界数据经恰当和充分地分析后才有可能形成真实世界证据。真实世界研究与随机对照试验的比较见表 5-2。

表 5-2 真实世界研究与随机对照试验的比较

维度	真实世界研究	随机对照试验
研究性质	效果研究，外部效度强	效力研究，内部效度强
研究时间	较长	较短
研究对象	无特殊限定，符合临床实践	一般纳入特定年龄段，无合并疾病者
样本量	大，尽量覆盖广泛患病人群	研究前计算具有检验效能的最小样本量
干预措施	按照临床实际情况基于干预，可随机分组	随机分组后予以严格的干预，限制合并用药等干扰因素
盲法	可不使用	一般使用
结局测量	多种，临床意义明确	一种或几种，常为替代指标
伦理	易满足	较难满足

真实世界研究的开展有助于整合和挖掘散在的医学数据资源，已经在药品研发、医疗器械研发、罕见病筛查、中医药临床研究等多个领域有了成功应用。然而，目前真实世界数据的记录、采集、存储、处理等流程缺乏严格的质量控制，可能存在数据标准、数据模型和描述方法不统一

等问题，对真实世界研究的进一步推广应用形成了障碍。

【本章小结】

本章主要介绍了学习医学人工智能时可能会涉及的医学基础知识，包括医学的体系及分类、主要研究内容、临床诊断和治疗的思维和方法、疾病预防、疾病康复、药物研发以及医学研究方法等内容。

【问题讨论】

1. 临床诊断和治疗需要遵循哪些原则？

2. 疾病的三级预防具体内涵是什么？

3. 疾病康复的目标是什么？

【拓展阅读】

临床试验注册

临床研究开展前预先在规定网站上注册不仅有利于增加临床试验信息的透明度、减少发表偏倚，更有利于保障临床试验质量、增加试验过程的规范性和试验结果的可信度，临床试验注册已成为当今临床试验发展的主流趋势。

2000 年，美国国立卫生研究院（National Institutes of Health，NIH）发布临床试验注册网站，开创了国家临床研究注册网站的先河。随后临床试验注册问题受到了国际医学期刊编辑委员会和WHO 的高度重视。国际医学期刊编辑委员会（International Committee of Medical Journal Editors，ICMJE）发表声明：未进行临床试验注册的临床研究结果将不会被其成员期刊接受并发表，对干预性临床研究注册提出了强制要求。2007 年，WHO 建立国际临床试验注册平台（International Clinical Trial Registration Platform，ICTRP），该平台的建立标志着按统一标准对临床试验进行注册并颁发统一注册号的临床试验注册制度正式在全球建立。中国临床试验注册中心（Chinese Clinical Trial Registry，ChiCTR）于 2007 年经 WHO ICTRP 认证成为第 4 个一级注册机构。我国国家药品监督管理局于 2012 年开通"药物临床试验登记与信息公示平台"，对获准在我国开展的所有药物临床试验实行登记与信息公示。

WHO ICTRP 提出临床试验注册必须包含最少数量的试验信息，当前使用的 1.3.1 版本要求最少提供 24 条信息，包括：一级注册机构和试验识别号（primary registry and trial identifying number）、在一级注册机构注册的日期（date of registration in primary registry）、次要识别号（secondary identifying numbers）、资金和材料支持的来源（source of monetary or material support）、主要赞助人（primary sponsor）、次要赞助人（secondary sponsor）、公共查询联系方式（contact for public queries）、科学查询联系方式（contact for scientific queries）、公共标题（public title）、科学标题（scientific title）、招募国家（recruitment of state）、健康状态或研究问题（health condition or problem studied）、干预（intervention）、主要入选和排除标准（key inclusion and exclusion criteria）、研究类型（study type）、首次招募日期（date of first enrollment）、样本量大小（sample size）、招募状态（recruitment status）、主要结果（primary outcome）、关键次要结果（key secondary outcome）、伦理审查（ethics review）、完成日期（completion date）、结果总结（summary result）、原始数据共享声明（individual participant data sharing statement）。

常用医学知识数据库和搜索引擎

在国际医学教育研究所核心委员会（Institute for International Medical Education，IIME）颁布的全球通用的《医学教育全球最低基本要求》中，要求医学毕业生必须有能力"从不同的数据库中检索、收集、组织和分析有关卫生和生物医学信息，从临床医学数据库中检索特定病人的信息，运用信息和通信技术帮助诊断、治疗和预防，以及对健康的调查和监控，懂得利用信息技术保存医疗工作的记录，以便进行分析和改进"。信息意识、信息获取能力、信息处理能力、信息表达能力也应是从事医学人工智能的研究人员所应具备的。以下介绍获取医学知识常用的数据库与搜索引擎。

1. Web of Science　是一个大型综合性、多学科、核心期刊引文索引数据库。Web of Science 收录了 1.2 万多种世界高影响力的学术期刊，内容覆盖自然科学、工程技术、生物医学、社会科学、艺术与人文等领域，是了解和分析世界先进水平核心期刊和会议论文的权威数据库，其文献可回溯至 1898 年。Web of Science 除了资源丰富、学科涵盖范围广外，还提供文献之间的引证关系和强大的分析工具。用户可以通过文献引证关系了解引用的趋势，浏览相关文献，并通过数据库提供的分析功能了解某一领域的研究热点或核心机构和研究者，确定研究取向和模式。

Web of Science 由 9 个数据库组成，包括 3 个权威的引文数据库、2 个会议录文献数据库、2 个图书数据库、2 个化学数据库，内容包含来自大量的学术期刊、书籍、丛书、报告、会议及其他出版物的信息。9 个数据库分别为：科学引文索引扩展版（Science Citation Index Expanded，SCIE）、社会科学引文索引（Social Sciences Citation Index，SSCI）、艺术与人文科学引文索引（Arts & Humanities Citation Index，A&HCI）、科技会议文献引文索引（Conferenc Proceedings Citation Index-Science，CPCI-S）社会科学及人文科学会议文献引文索引（Conference Proceedings Citation Index-Social Science & Humanities，CPCISSH）、科技图书引文索引（Book Citation Index-Science，BKCI-S）、社会科学及人文科学图书引文索引（Book Citation Index-Social Science & Humanities，BKCI-SSH）和两个化学信息事实型数据库 Current Chemical Reactions（CCR）以及 Index Chemicus（IC）。

2. PubMed　是由美国国立医学图书馆（NLM）下属的国家生物医学技术信息中心（NCBI）研发的一个基于网络的文献检索数据库，是 NCBI 平台上生物信息综合检索系统 Entrez 的一个组成部分，收录了来自 MEDLINE、生命科学期刊和在线图书的超过 2100 万篇文献的信息，每条记录都有唯一的识别号 PMID。学科范围包括生物医学、卫生保健及部分生命科学、行为科学、化学和生物工程。通过 PubMed，可以链接到 NCBI 分子生物信息数据库及 NLM 其他数据库，如临床试验库 ClinicalTrials.gov、MedlinePlus、NIH Clinical Alerts、Advisories 和免费全文库 PubMed Central 等。此外，PubMed 提供了合作期刊出版商网站上的全文链接或诸如图书馆或测序中心等第三方的链接，便于用户获取具有使用权限的期刊全文或相关信息。

MEDLINE 是 PubMed 的主体部分，收录全世界 80 多个国家或地区 1946 年至今近 5600 种生物医学期刊的题录和文摘信息，约 1900 多万条记录。收录的期刊经专业委员会评估挑选，所有记录都按照医学主题词表（Medical Subject Headings，MeSH）标引主题词，还有出版类型、基因库编号等索引词。被 MEDLINE 收录的记录标注为 [PubMed-indexed for MEDLINE]。为加快报道速度，将尚未标引 MeSH 主题词、文献类型的最新文献记录先存入临时库中，完成加工处理后再转入 MEDLINE，这些记录标注为 [PubMed-in Process]。出版商提供的电子期刊文献数据先标为 [PubMed-as Supplied by Publisher]。另外，越来越多的出版商通过电子期刊平台发布最新的文献信息，PubMed 将这些先于印刷版期刊发表的电子期刊文献标注为 [Epub ahead of Print]。

3. Scopus　收录了来自全球 5000 余家出版社发行的科技、医学和社会科学方面的近 20 500 种来源文献，它为科研人员提供一站式获取科技文献的平台。Scopus 涵盖同行评审期刊 19 000 多种，以及来自全球五大专利组织的 2300 万条专利信息，另外还有丛书、会议录及网页。相对于其他单一的文摘索引数据库而言，Scopus 的内容更加全面，学科更加广泛，特别是在获取欧洲及亚太地区的文献方面，用户可检索出更多的文献数量。

Scopus 的主要功能包括：①最为全面的文献检索：涵盖自然科学、医学、社会科学和生命科学全领域，支持跨库一键下载全文。②交叉检索专利：涵盖美国专利局、欧洲专利局、日本专利局、世界知识产权组织以及英国知识产权局多达 2520 万项专利信息。③机构库：支持机构检索和分析功能，涵盖了高校、政府机构、科研机构、企业 R&D 等。④作者库：支持作者检索和分析功能，涵盖了全球 3000 多万学者信息。

4. Embase　是生物医学与药理学书目型数据库，收录的学科范围包括药物研究、药理学、制药学、药剂学、毒理学、人体医学、基础生物医学、生物医学工程、卫生保健、精神病学与心理学、替代与补充医学等。Embase 收录了全球 90 多个国家和地区出版的 7600 多种经同行评审的期刊，其中 2000 多种期刊未被 MEDLINE 收录，包括了较多欧洲和亚洲的生物医学刊物。目前共收录了 2400 多万条由荷兰医学文摘 EMBASE（1974 年至今）和美国医学文摘 MEDLINE（1947 年至今）去重后合并而成的记录。数据每日更新，每年新增记录超过 100 万条。另外，Embase 建立了回溯库 Embase Classic，它包含了 1947 年至 1973 年 3400 多种学术期刊中 180 多万篇生物医学及药理学文献的记录。此外，从 2009 年开始，Embase 还增加收录期刊（包括增刊）中的会议记录，目前已有 26 万多条会议摘要。与同类生物医学书目型数据库相比，Embase 收录期刊量大，突出药物文献、药物信息和临床疾病信息，对于检索药学和临床医学等文献信息具有一定的优势，是检索医药学证据来源的必备检索工具。

5. 生命科学文摘数据库 BIOSIS Previews（BP）　由原美国生物学文摘生命科学信息服务社（BIOSIS），现隶属于 Thomson Scientific 编辑出版，是生命科学重要的文摘和索引数据库。由生物学文摘（Biological Abstracts，简称 BA，1969 年至今）和生物学文摘/报告、综述、会议（Biological Abstracts/Repots，Reviews，Meetings，简称 BA/RRM，1980 年至今）两部分内容整合而成。

BP 收录了 90 多个国家和地区近 6000 种期刊、1650 多个国际会议及 1200 万条与生命科学相关的综述、书籍和专利等信息；涵盖的学科范围主要包括三方面，一是传统生物学：包括分子生物学、植物学、生态与环境科学、微生物学、医学、药理学、动物学等；二是交叉学科：农业、生物化学、生物医学、生物技术、实验医学、临床医学、兽医学、遗传学、营养学、药物学、公共卫生等；三是相关领域：仪器、实验方法等。内容偏重基础和理论方法的研究。BP 的数据每周更新，每年大约增加 56 万条记录。

与其他书目型数据库相比，BP 的最大特点是其专业编辑团队对所收录的文献进行关联性标引（relational indexing），即标引出每一个检索字段和控制词汇之间的关联性。编辑人员根据词语在文献上、下文中的明确含义，将关键词提取并且分门别类地归入生物体、疾病名称、化学物质、基因名称、序列、地理区划、地质年代、实验方法与仪器、细胞器 / 器官 / 系统和其他十个大类；同时，在各大类内继续进行关联性标引，如标引同义词及详细描述信息，形成了许多特色的检索字段和相关索引，可以提高检索效能。在检索结果全记录中显示关联性标引的详细结果。此外，BP 提供多种辅助索引，有作者索引、出版物索引、生物体分类索引、主要概念索引和概念代码索引等，在检索过程中，利用这些辅助索引有助于确定检索词，提高查准率。

6. Ovid 期刊全文数据库　Ovid 目前出版发行 300 多个数据库，内容涉及生命科学、自然科学、社会科学和人文科学。其中生物医学数据库 80 多个，包括书目型数据库 MEDLINE、BIOSIS 生物学文献数据库（Previews）、医药学文献数据库（EMBase）、循证医学数据库（EBM Reviews）、心理学信息数据库（PsycINFO）、护理与相关卫生文献累计索引（CINAHL）、Primal Pictures 3D 人体解剖模型库、British Nursing Index 等，以及专著、教科书（books@Ovid）和期刊全文数据库（Journals@Ovid Full Text）。

Ovid 期刊全文数据库（Journals@Ovid Full Text，OVFT）收录了 1000 多种由 60 多个出版商出版的科学、科技及医学期刊，如著名的 Oxford University Press，British Medical Association 等，其中 300 多种被 SCI 收录。Ovid 独家在线出版 ADIS 出版社的药学期刊库和 Lippincott Williams & Wilkins（LWW）公司的全文电子期刊医学专集。ADIS International Ltd（ADIS）出版社是 Wolters Kluwer 旗下的全球顶尖药学出版社，提供药理学、治疗学和疾病控制方面的医学信息。ADIS 出版社的药学期刊库提供 44 种药学核心电子期刊，包括著名的 *Drugs*、*Clinical Pharmacokinetics*、*CNS Drugs* 等。LWW 是世界第二大医学出版社，共出版 306 种医学期刊，其临床医学及护理学期刊尤为突出，超过半数的期刊被 SCI 收录，包括 *Circulation*、*Annals of Surgery*、*Stroke*、*Critical Care Medicine* 等多种高影响力的学术期刊。

7. 中国生物医学文献服务系统（SinoMed）　是由中国医学科学院医学信息研究所开发，集检索、获取题录、个性化定题服务、全文传递服务于一体的生物医学中外文整合文献服务系统，学科范围涵盖广泛，能全面、快速反映国内外生物医学领域研究的最新进展。SinoMed 最大的特色就是对文献的深度加工和规范化处理，主要体现在两个方面：①主题标引。根据美国国立医学图书馆医学主题词表（中译本）和中国中医科学院中医药信息研究所中国中医药学主题词表，对收录的文献进行主题标引。②分类标引。根据中国图书馆分类法·医学专业分类表对收录的文献进行分类标引。这两种标引方法不仅使数据库的文献题录能够更准确全面地描述文献内容，而且为用户查找文献提供了快捷方便的途径，提高了查全率和查准率。

中国生物医学文献数据库（CBM）是 SinoMed 的核心组成部分，也是一个非常重要的获取生物医学文献资源的数据库，在实际学习与科研工作中使用频率较高。CBM 收录 1978 年以来 1600 余种中国生物医学期刊以及汇编、会议论文的文献题录 530 余万篇，是国内最早的医学文献数据库，收录文献年代长、范围全面。CBM 检索策略制定灵活，提供主题词检索是其最重要的一个特色，这也是其他大部分中文生物医学文献数据库所没有的功能。CBM 是一个题录数据库，能提供详细的文摘信息。

8. 中国学术期刊网络出版总库　中国知识基础设施工程（China National Knowledge Infrastructure，CNKI）简称"中国知网"，始建于 1999 年。中国学术期刊网络出版总库（China Academic Journal Network Publishing Database，CAJD）是中国知网资源的重要组成部分，收录期刊学科范围覆盖自然科学、工程技术、农业、医学、人文社会科学等各个领域。部分期刊收录回溯至创刊年，独家或唯一授权期刊 2300 多种，医药卫生类独家授权刊物 356 种，全文 3500 多万篇，数据每日更新。

中国学术期刊网络出版总库按学科将文献分为十大专辑：基础科学、工程科技Ⅰ、工程科技Ⅱ、农业科技、医药卫生科技、哲学与人文科学、社会科学Ⅰ、社会科学Ⅱ、信息科技、经济与管理科学。十大专辑又下分为 168 个专题，其中医药卫生专辑下分为基础医学、临床医学、药学、中医学等 28 个子目录，收录医学类期刊 1100 多种。中国学术期刊网络出版总库产品形式包括 Web 版（网上包库）、镜像站版、光盘版和流量计费方式。目前大多机构用户采用包库服务模式，登录方式包括 IP 登录和账户登录。

9. 万方数据知识服务平台（简称"万方数据"）　是万方数据股份有限公司开发的以科技信息为主的网络化综合信息服务系统。万方数据知识服务平台整合了各类型数据资源，提供知识脉络分析、专题服务、科技动态等多种信息分析等功能，并可针对特定行业、作者或编辑部提供定制服务。

万方数据文献电子资源包括期刊论文、学位论文、会议论文、外文期刊、专利、法规、企业信息和科技动态等。

2008 年，中华医学会与万方数据签署了协议，中华医学会授权万方数据独家出版制作中华医学会数字化期刊库，并在万方医学网开辟了中华医学会专区。自此，2007 年后的中华医学会 120 多种期刊电子版资源只有在万方数据才可获得全文。随后，万方和中国医师协会签署协议，2009 年后中国医师协会旗下部分期刊成为万方的独家期刊。万方医学网也开辟了中国医师协会专区。

万方医学网是万方数据联合国内医学权威机构、医学期刊编辑部、医学专家，对各类信息进行专业有效整合，推出的医学信息整合服务平台，拥有 220 多种中文独家医学期刊全文、1000 多种中文医学期刊全文、4100 多种国外医学期刊文摘。主页设中华医学会专区和中国医师协会专区，独家收录相关期刊。免费注册登录后即可在万方医学网上检索文献，浏览查找多种资源，可免费获得文献的文摘内容。如需全文可自行付费或在购买了使用权的万方数据上获取。

10. Medscape　是由美国建立的著名医学搜索引擎，在中国又被称为医景网，可检索图像、声频、视频资料，旨在为全球医疗专业人士提供最新的医疗新闻、专家视角、医疗药物和疾病信息，以及相关的医学专业教育。Medscape 内容更新快、内容极为丰富，是 Web 上最大的免费提供临床医学全文文献和继续医学教育资源（CME）的网点，在网络医学资源领域处于领先地位。可选择多种数据库进行检索，同时还可浏览每日医学新闻，同时网上查找医学词典和回答用户咨询，提供根据疾病名称、所属学科和内容性质（会议报告、杂志文章的全文或摘要等）的英文首个字母的分类检索（The Medscape Index）。

11. MedlinePlus 是美国国家医学图书馆创建的一个权威可信赖的公众健康网站,旨在为用户提供最新最可靠并且免费的健康信息。MedlinePlus 使用通俗易懂的语言介绍疾病、症状以及其他健康问题,世界各地均可免费访问。它同时面向医疗专业和非医学专业人士,目标用户为病人、家人以及朋友,用户能够使用 MedlinePlus 了解最新的治疗方法,最近的临床试验进展,查找药物或药物补充制剂相关的信息,了解医学名词的含义,或查看医学视频或插图。MedlinePlus 内容每日更新,网站没有任何广告,也不为任何公司或产品代言。

12. WebMD 是来自美国的非营利组织建立的医学信息网站,该网站为用户提供客观、及时和可信赖的医学信息,包括最新最权威的医学新闻、医师临床报告、医学参考数据库、医学图片、医学动画以及其他一些常用的医学在线诊疗工具。

13. 医学微视 是响应落实党的十八届五中全会提出的"健康中国"国家战略,配合卫健委宣传司"健康中国行——全民健康素养促进活动"精神,为了提高公民医学素养水平,以让公众"多了解一点专业医学知识,生命和健康就多一分保障"为主旨,在中华医学会科学普及分会指导下,由中国医学科学院健康科普研究中心监制,结合互联网等现代科技方便、快捷、普众的特征,而实施的一项权威医学科普项目。

14. 医脉通 专门面向临床医生和医学生,致力于"做医生的临床决策好帮手"。发展至今,网站已经积累了大量的医学信息资源,快速而全面的医学信息传递让医脉通成为一个优秀的学术网站。主要功能和服务包括医学资讯、临床指南、医学会议、热点报道、专家访谈、病例读片、诊疗知识库等多种医学资源。

(郑树森　陈新华　蒋建文　罗卫庆　李莹莹　周佳卉)

参 考 文 献

陈金水. 2018. 中医学. 9 版. 北京: 人民卫生出版社.

黄笛, 黄瑞秀, 郭晨煜, 等. 2018. 临床实践指南制定方法——证据分级与推荐强度. 中国循证心血管医学杂志, 10(7): 769-776.

康雯霖, 李涓, 胡笑燊, 等. 2022. 我国康复医学事业发展的 pest-swot 分析. 中国卫生事业管理, (003): 039.

李立明. 2017. 公共卫生与预防医学导论. 北京: 人民卫生出版社.

李幼平. 2020. 循证医学. 4 版. 北京: 高等教育出版社.

刘续宝, 孙业桓. 2018. 临床流行病学与循证医学. 5 版. 北京: 人民卫生出版社.

律颖, 王凤清, 王青, 等. 2019. 高层次康复治疗人才培养现状与探索. 中华医学教育杂志, 39(3): 4.

沈洪兵, 齐秀英. 2018. 流行病学. 9 版. 北京: 人民卫生出版社.

孙贵范. 2015. 预防医学. 3 版. 北京: 人民卫生出版社.

唐德英, 许能锋. 2015. 循证医学. 3 版. 北京: 人民卫生出版社.

万雪红, 卢雪峰. 2018. 诊断学. 9 版. 北京: 人民卫生出版社.

文历阳. 2020. 医学导论. 5 版. 北京: 人民卫生出版社.

闻德亮. 2020. 临床医学导论. 5 版. 北京: 人民卫生出版社.

吴鸣, 刘沙鑫, 燕铁斌, 等. 2022. 中国康复治疗师毕业后规范化培训专家共识. 中国康复医学杂志, 36(11): 1347-1350.

徐克, 龚启勇, 韩萍. 2018 医学影像学. 8 版. 北京: 人民卫生出版社.

张元鸣飞, 杨延砚, 张娜, 等. 2021. 年度国家康复医学专业医疗服务与质量安全报告. 中国康复理论与实践, 28(12): 1365-1379.

Cieza A, Causey K, Kamenov K, et al. 2021. Global estimates of the need for rehabilitation based on the Global Burden of Disease Study 2019: a systematic analysis for the Global Burden of Disease Study 2019. Lancet, 2021, 396: 2006-2017.

第六章 医学人工智能的前沿技术基础

医学人工智能技术，本质上是如计算机视觉、自然语言处理等常见人工智能技术结合医学专业领域知识的交叉应用与综合扩展。为了更好地发挥专业优势、结合专业知识、深度推进交叉研究，了解人工智能技术的数学、统计原理及其基本使用方式是必要的。

第一节 人工智能的主要技术

一、人工智能的主要技术概述

1955 年，4 位学者的一份提案首次提出了人工智能的概念，其中列举了 7 个人工智能值得关注的问题，具体见表 6-1。

表 6-1 人工智能值得关注的 7 个问题

问题	解释
自动化计算机（automatic computers）	设计能够模拟人类大脑的计算机程序
如何编程以使计算机具备使用语言的能力（How can a computer be programmed to use a language）	计算机如何理解、使用语言语义
神经元网络（neuron network）	如何设计一组神经元组合，使这些神经元能够生成概念
计算规模理论（theory of the size of a calculation）	如何衡量计算复杂性
自我学习与提高（self-improvement）	如何使得计算机能够自我提升
抽象（abstraction）	计算机如何准确定义和使用抽象概念
随机性与创造性（randomness and creativity）	找到计算机随机性和创造性的关系

次年，达特茅斯会议的召开引起了计算机学界的广泛关注，正式宣告了"人工智能"这一学科的诞生。

几十年来，人工智能的概念和定义不断发生变化。从智能角度分析人工智能，可以分为领域人工智能（或称专业人工智能）和跨领域人工智能（或称通用人工智能，artificial general intelligence）两类：前者以任务为导向，依靠数据与规则驱动，专注解决特定问题，实现特定目标；后者具备通用的思考能力，包括但不限于知识推理、抽象概念理解和从经验中学习的能力，但目前尚未成熟。

一个关于人工智能研究的公认特性是，一旦其成功实现解决特定问题的性能目标，也意味着很快就会失去被称为人工智能的资格，这便使得跟踪人工智能研究的进度变得困难。简而言之，算力和算法的快速进步使得学界对人工智能的要求和判断阈值不断提高，如自动路线规划系统这种过去被认为是高级人工智能的代表，在如今已变成习以为常的存在，不再被认为是真正的人工智能。

毋庸置疑的是，人工智能正在逐渐改变医疗健康和生物医学研究的格局，在某些特定领域特定任务上甚至可以达到医生级别诊断的敏感性和特异性。

二、人工智能技术的发展趋势

要充分理解并利用人工智能技术，就必须了解人工智能技术的发展脉络及其时代背景和关键动力。20 世纪 50 年代以来，人工智能技术的发展可以分为三个阶段。

（一）第一代人工智能

第一代人工智能以"符号主义"为核心，在 20 世纪 80 年代之前一直主导着人工智能的发展。符号主义希望使用符号模型和符号系统模拟人类大脑，基于已知的知识，通过推理和猜想规则操作符号集以仿照人类思维模式，提出基于知识与经验的推理模型，因而符号主义人工智能被认为是一种知识驱动方法。

学者们经过不断探索，判断特定领域的知识而非通用方法才是人工智能的基础，认为智能系统首先应该具有人类的知识，然后才能像人一样解决问题。知识工程（knowledge engineering）和专家系统的出现开创了符号主义人工智能解决复杂实际问题的先河。国际象棋软件"深蓝"总结象棋大师下棋的经验与规则，使用高效的算法和强大的算力，实现了超越人类专业棋手水平和算法计算实时性的目标，是第一代人工智能的典型代表。

符号主义人工智能具有一定的可解释性且易于理解，但也存在明显的局限。一方面，第一代人工智能系统过于依赖专家对知识的管理和强有力的决策规则制定，往往难以随着人类在该领域知识理论的发展而不断更新；另一方面，当处于信息不完全和非结构化环境时，难以实现对问题的准确建模，从而使得系统决策不再可靠和准确。

（二）第二代人工智能

第二代人工智能以"连接主义"为核心，以人工神经网络为主要核心技术，以深度学习模型为典型代表，直至今天依然势头火热。其一开始的思路在于模拟神经元之间的连接结构，提出了感知机（perceptron）模型（图 6-1），这也是人工神经网络的雏形。20 世纪 70 年代的人工神经网络的隐藏层深度仅有一层，只能解决线性可分问题，而增加层数造成的计算复杂度剧增是当时的计算机无法承受的。也正因此，刚刚起步的连接主义人工智能一度陷入低谷。

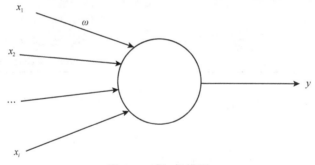

图 6-1　感知机模型

伴随计算机算力的进步，反向传播（back propagation，BP）算法和梯度下降法（gradient descent method）在人工神经网络中得到应用，深度学习重新回到人们的视野中，并在各个领域中取得了令人瞩目的成就。近年来，各种优化算法、损失函数、学习理论的提出，CNN、递归神经网络（recurrent neural network，RNN）、长短期记忆神经网络（long short-term memory neural network，LSTM）等各种新型网络结构的发明涌现，推动第二代人工智能进入新时代。

基于人工神经网络深度学习的第二代人工智能与第一代最大的区别在于不需要领域知识的帮助，直接使用数据进行模型优化。这使得深度学习模型异常强大，同时又异常脆弱。一方面，某一任务中大量且优质的训练数据可以使模型实现达到甚至超越人类水平的结果；另一方面，训练数据与测试数据（或实际数据）的分布偏倚往往会导致模型在实际应用中效果不佳，即模型泛化性不足。不仅如此，由于神经网络模型的黑箱性质及其无法真正从数据中学习到语义信息的特性，导致深度学习难以应对恶意攻击，对模型输出结果也缺乏可解释性。

（三）第三代人工智能

可以看到，第一、二代人工智能分别使用知识和数据驱动以模拟人类的智能行为，存在只考虑一个侧面的局限。想要建立一个全面描述人类智能的人工智能，需要将知识和数据相结合，赋予深度网络以知识语义信息，在此基础上进行推理、决策。目前主要有双空间模型、单空间模型和三空间模型三种方案。

1. 双空间模型 使用符号空间进行知识表示，使用向量空间模拟大脑感知。首先，知识与推理是智能决策的必要一环。庞大的知识库和多样的推理机制可以帮助系统有效"理解"语言。学者们使用基于知识图谱的推理、记忆驱动的推理、多智能体推理、因果推理以及跨媒体综合推理等推理方法，希望可以克服逻辑与非逻辑、抽象与形象、特殊与一般的鸿沟。

符号主义人为赋予符号特定语义，但这并非机器自身习得的，这与人脑的语义存储大不相同；深度学习模型只能处理特征空间，学习固定的局部模式而无法学到语义空间信息，同样无法做到"感知"语义的效果。计算机科学家希望机器具有自主学习语义部件（semantic parts）的功能，如根据"猫"的头部、身体等部位的语义信息，组合得到"猫"的内在语义。要解决这一问题，可以使用知识引导，将模型"感觉"到的信息从特征空间提升到符号语义空间，这方面目前已经有了一些研究工作，但仍处于起步阶段（图6-2）。

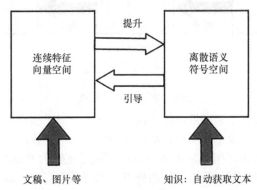

图 6-2　双空间模型

双空间模型中对基本语义知识的学习类比人类学习，仅仅是感官信息的获取。而强化学习（reinforcement learning）模拟人类的学习过程，通过智能体（agent）与环境的不断交互获取知识，正所谓"实践出真知"，有学者认为这是通往真正人工智能的重要道路之一。

2. 单空间模型 以深度学习为基础，在向量空间进行全部的处理工作（图6-3）。如何克服深度学习的可解释性和稳健性等问题，有以下一些解决思路。

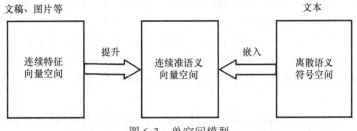

图 6-3　单空间模型

为了实现单一的空间模型，首先要将离散符号表示的词、句等转换为向量。这一操作称作词嵌入（word embedding），通常可以在知识图谱中完成，转换后的向量称为词向量。可以假设，语义相似的词，其词向量也相近，如 $\overline{浙江-杭州} \approx \overline{江苏-南京}$。

为解决深度学习的难解释问题，一种方式是模型的后解释技术（post-hoc explanation），通过可视化等方式分析模型的工作原理，为判断结果提供一定解释；另可通过发展新的网络架构和解释算法等，建立内在可解释的人工智能模型。

为解决稳健性和安全性问题，一是采用输入控制对抗防御，在模型训练阶段，通过对训练样本的增广、对抗检测等手段降低恶意攻击造成的危害；二是基于模型增强的防御手段，通过修改网络架构等方式，训练更加稳健的深度学习模型，集成学习就是一种典型的防御方法，将在本章第二节详细介绍。

3. 三空间模型　我国人工智能泰斗张钹院士及其团队提出了一种新的理论框架——三空间融合模型。认为向量空间和符号空间之间存在一个准语义空间，将向量空间的特征提升到准语义空间中，再通过抽象将准语义空间的表征迁移到符号空间中，反之亦然，这样就构建了一个将感知与认知相结合的通道（图6-4）。

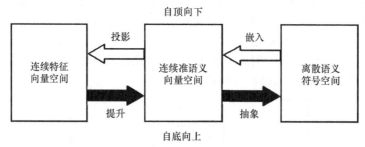

图6-4　三空间模型

三、机遇与挑战

人工智能的各种理论技术不断发展，但在医疗实践中，仍面临许多挑战：来自不同医疗环境的数据，可能包含各种类型的偏见和噪声，数据分布可能也不一致；一些机器学习模型在解决特定问题的性能上甚至优于人类，但其输出的决策结果缺乏足够的解释性，如在医疗决策问题中，要解释模型为何做出这样的诊断，开出这样的处方，想要从中提取出额外的医学专业见解，并不简单；近年来，神经网络往往局限于定义明确的特定任务，如何整合多种模态的临床医疗数据以进一步提高模型的泛化性是值得研究的；病历等敏感隐私数据的保护也是重中之重。如果能够有效解决上述问题，人工智能将进一步造福广大人民。

第二节　机器学习

一、机器学习概述

20世纪80年代初，机器学习（machine learning）作为人工智能技术的重要一支正式登上历史舞台。直至今天，一系列机器学习的理论和算法仍在不断推陈出新，并在各个领域取得显著成果。

机器学习技术与数学密不可分，概率统计学和信息论等领域的研究工作深远影响了机器学习理论的建立和模型的提出。此外，机器学习是一门数据科学，几乎所有机器学习模型都依赖于数据，数据本身质量的高低决定了模型效果的上限，因而机器学习领域的专家通常也被称为数据科学家。

当我们遇到一个待解决的问题，如已知前100日的每日传染病例数，需预测后面10日的病例数，或者判断一张超声心动图是否对应某一病症，机器学习模型希望拟合一个能够准确描述真实情况的函数，使用者只需代入所需数据就能得到答案。机器学习处理的任务一般可分为分类（classification）、回归（regression）、聚类（clustering）三类。

（一）分类

分类任务希望模型判断输入样本的所属类别。举例而言，手写数字识别是一个经典的多分类任务，通过对机器学习模型进行训练，希望识别出 0~9 这 10 个数字；该任务常使用手写数字数据集 MNIST，其中包含数万个示例用于训练和测试，每个示例对应一个分辨率为 28×28 的手写数字图像（图 6-5）。

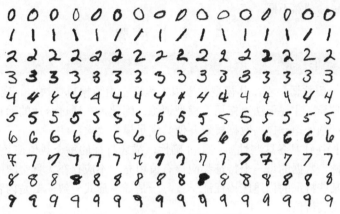

图 6-5 MNIST 数据集（部分）

机器学习模型在 MNIST 数据集上的准确率早已达到 99.5% 以上。但是，依然存在许多更加复杂的特定分类任务，如根据患者特征判断是否患有某一疾病的二分类问题等，在如何结合多模态数据提高分类准确性、如何将学术成果落地实际应用等方面，还有待探索研究。

（二）回归

从数学角度理解，回归是可以为一个或多个自变量与因变量之间关系建模的一类方法。在机器学习领域，回归任务希望根据样本数据预测出具体的数量值。预测患者住院天数、预测商品价格等都是常见的例子（图 6-6）。

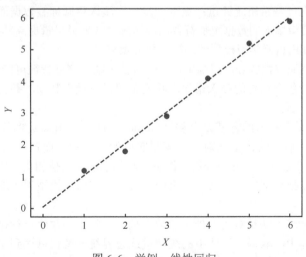

图 6-6 举例：线性回归

如果从概率角度理解分类问题，将预测概率最高的类认为是输入样本的类别，那么分类问题也可以理解为特殊的回归问题。如此一来，机器学习中解决两类问题的模型事实上是通用的。

（三）聚类

聚类按照一定的标准，将样本集中相似数据集合成簇，并使不同的数据尽量分离，在疾病亚型分析、用户特征分析等应用中广泛使用。

与分类任务不同，常用的无监督聚类算法仅根据数据的特征进行操作，而无须数据标签。可以这么说，数据的标签已经给一组数据分好了类，而聚类根据数据的特征给予数据不同的类别标签，分类与聚类的目标截然不同。

二、基本步骤

（一）数据预处理

机器学习作为一门数据科学，其模型效果很大程度上由数据质量决定。现实世界的数据由于其来源不同，形式各异，往往无法直接用于模型训练。因此，在通过合适的途径取得所需数据后，往往需要对数据进行预处理，提高数据质量并使其满足模型要求。

一组优质的数据往往具备这些性质：①准确性，描述特征的每个数值应该是准确且少噪声或无噪声的；②完整性，数据的每一个特征都应该有值填充，不应存在大量空缺的情况；③一致性，不同来源的数据对某些特征的描述应该保证一致，一是描述形式一致，二是内容一致；④可靠性，要保证数据来源的真实可信。

然而，从现实世界中获得的数据往往缺少部分上述性质。数据预处理（data preprocessing）希望尽量弥补数据存在的缺陷，提高模型精度，降低训练时间，使机器学习模型在效果和性能上实现进步。

1. 数据清洗（data cleaning）　对数据中的缺失值及明显的噪声数据进行删补、平滑操作，使数据准确、一致。

数据的丢失与空缺通常分两种情况处理：

如果某一特征的数值在数据总体中的缺失率较高（＞70%），且重要性较低，可以直接将该特征删除。

反之若缺失率较低，一种方法是统一填充正常情况下取不到的数值如-999；也可以通过观察数据的分布，合理填充一些常用统计量；更进一步地，填入相同标签数据而非全体数据的统计量更加自然合理；如果希望填入的数据更加符合实际情况，或者说尽量提高其接近真实值的可能性，常使用插值法，或者使用机器学习模型预测缺失值并填充。

某些情况下，数据完整性较好，但准确性、一致性欠缺。测量特征可能包含随机错误或偏差，而手工录入的数据可能包含意外的输入错误。我们希望平滑噪声数据，并去除与数据整体偏离较远的异常点。

一个常用的平滑噪声数据的方法是分箱（binning）法。分箱就是将数据按特定规则进行分组，实现数据离散化。这里的特定规则一般按照取值的大小顺序而定，比如将年龄分为0～20、21～50、51～70、＞70这五个部分。分箱操作总是与相邻的数据值相关，因而能够起到平滑的作用；不仅如此，还可以把异常值归在某一大类中，缓和异常值对模型训练造成的影响，这也是异常值处理的一种方式。

一种比较简单的分箱方法是对需要处理的数据按某一特征的数值进行排序，再按顺序放入等深（即等个数）的箱体中，取每一箱体中的统计量或边界统一替代以达到平滑效果。一个例子如图6-7所示。

另一种常见做法是对数据进行回归分析，通过回归方程反解出不准确数据的近似值。对于明显偏离正常数据的异常点，可以通过聚类方法找到远离大簇且只包含极少点的小簇并丢弃。除此之外，箱线图也能用于判断数据的异常点。

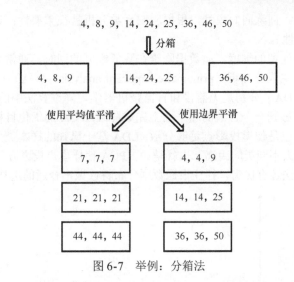

图6-7 举例：分箱法

2. 数据集成（data integration） 是将不同数据源、不同数据模式的数据进行处理并整合到一致的存储中的过程。

模式集成是数据集成的首要任务。模式集成希望融合不同数据源中的元数据，这一过程的关键在于实体识别。实体识别将来自不同数据源的同一现实世界实体相匹配，比如阿尔茨海默病和老年性痴呆本质上是同一病症。关于如何在不同来源和不同表示形式的数据中找到并匹配相同的实体这一问题，计算机科学家提出了很多算法，但至今尚未完全解决。

当数据的同一特征可以在不同数据源得到或导出时，就会出现数据冗余。如年薪可以由一年中12个月的月薪计算导出，同一个属性在不同源可能有不同的命名。一般使用相关性分析或卡方检验以检测数据冗余。

数据值也可能会产生冲突，同一属性的不同度量单位和表示形式都需要做到统一。此外，去除重复数据也是必要的。

3. 数据归约 出于性能和存储考量，计算机科学家们希望使用一个相比于原数据集更小、但仍保持完整性的表示，能在机器学习模型上得到近乎相同的效果，这就是数据归约的目标。

一般情况下，将数据的特征数量称为数据的维度，数据归约的一种思路就是选择具有代表性，即对模型训练相对更加"重要"的特征，减少数据维度，实现在不降低模型精度的前提下提高训练效率的目的。

特征子集选择（feature subset selection）的目标是找出最小的特征集，使其概率分布尽可能与未经筛选的原分布一致。其主要计算流程如图6-8所示。

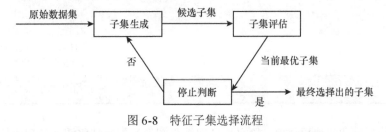

图6-8 特征子集选择流程

通常，可以从空特征子集开始逐步选择当前原数据集中最好的属性，或是从整个特征集中逐步删除最坏属性。这样的方法是启发式的，因为当前最优的选择并不总是意味着全局最优。

也可以从统计学的角度，通过对每个特征的重要性进行排序来选择特征。这里的重要性，指的是对模型预测能力的影响程度。常用的方法有以下几种：使用皮尔逊相关系数和卡方检验计算比较特征之间的相关性；训练回归模型，根据回归系数分析特征重要性；训练决策树模型，根据基尼指数分析特征重要性等。

特征选择并不改变保留的维度，而数据降维在降低维度的同时，通常也对保留的维度特征进行了一定程度的变换。主成分分析（principal component analysis，PCA）和线性判别分析（linear discriminant analysis，LDA）分别是无监督和有监督机器学习降维算法中的典型代表。具体而言，两者都希望将样本点投影到一个合适的超平面上完成降维：PCA 的优化目标是使得样本点到投影超平面的距离足够近，也是使得投影点足够分散；LDA 基于已知的样本类型信息，尽量缩小同类样本的投影点距离，增大不同类间距离。也就是说，PCA 使样本点投影方差最大，LDA 使分类性能最佳。因此，两种算法各有优劣，往往根据数据分布特性做出合适的选择（图 6-9）。

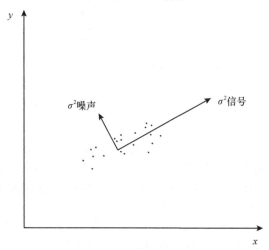

图 6-9　PCA 基于方差大的投影方向是有用信号方向的假设

4. 数据变换（data transform）　将各种类型的数据规范化以满足机器学习模型的输入要求，可以进一步提高建模结果准确性。

对于数值型数据，可以进行标准化（normalization）处理以去除数据单位限制，转换成无量纲的纯数据，具体有以下几种常用方法（表 6-2）。

表 6-2　常用标准化方法

方法	公式	描述
min-max normalization	$x_i' = \dfrac{x_i - x_{\min}}{x_{\max} - x_{\min}}(b-a)+a$	将最大、最小值限定在固定的区间内
z-score normalization	$x_i' = \dfrac{x_i - x_{\mathrm{mean}}}{x_{\mathrm{std}}}$	转换成均值为 0，方差为 1 的标准正态分布
decimal scaling	$x_i' = \dfrac{x_i}{10^j}$	小数定标标准化，j 是使得所有数值绝对值小于 1 的最小正整数
log scaling	$x_i' = \log x_i$	能够缩小数据的绝对范围

对于图像数据，通常使用裁剪、降采样（即缩小图像）的方法将图像处理成统一的样式。需要注意的是，图像压缩比过大有时是使模型精度下降的原因之一，因此要在数据的质量和大小之间作一个权衡。

对于视频数据，通常在每个视频中截取有用片段，并采样其中的数帧用于模型输入，具体采样方式一般由任务和模型决定。

对于文本数据，可以选择将英文单词词根化（stemming）；或是将句子分为机器学习算法定义的最小单元（如词或字母），也被称为词元化（tokenization）。

5. 特征工程　传统机器学习中，通常需要手工处理数据作为特征输入模型；近年来，往往依靠深度神经网络进行自动特征提取，并将提取结果输入一个简单回归模型得到最终结果。但无论采用哪种方式，手工的特征工程都是必要的前置操作。

在处理表格形式数据时，可以将数值型数据分成 n 个区间，增大粒度，其本质就是分箱处理；对于类别型数据，一般采用独热（one-hot）编码，相比于顺序编码，可以消除数字之间距离的影响（视任务特性也可以选择顺序编码方式）（表6-3）。

表6-3　举例：独热编码

		向量对应位置含义					完整编码
		猫	犬	鼠	兔	其他	
	猫	1	0	0	0	0	[1 0 0 0 0]
类别对应编码	犬	0	1	0	0	0	[0 1 0 0 0]
	熊	0	0	0	0	1	[0 0 0 0 1]

另外，也可以将不同特征组合表示（即作笛卡儿积），如两两组合可以让模型得到两特征相关性的内容。如表6-4所示，组合后的特征是独热的形式。

表6-4　举例：组合特征

	特征组合		[猫犬]×[公母]				完整编码
	动物类别	性别	（猫公）	（猫母）	（犬公）	（犬母）	
类别对应编码	猫	母	0	1	0	0	[0 1 0 0]
	犬	公	0	0	1	0	[0 0 1 0]

处理文本数据时，可以把文本替换成词元（token），并将每一个词元表示成独热编码并相加以表示整个句子。上述方法被称为词袋模型（bag-of-words model），这一模型的主要问题在于忽略了原句子中的时序信息。另一种文本特征表示方式是词嵌入，通过将词表示成向量，可以保留词汇之间的部分语义信息，通常需要使用一些预训练的模型如基于转换器的双向编码（bidirectional encoder representations from transformers，BERT）进行提取。

处理图像和视频数据时，可使用尺度不变特征变换算法（scale invariant feature transform，SIFT）、稳定特征加速算法（speeded-up robust features，SURF）等传统特征提取算法，现在常使用预训练的深度神经网络模型如残差网络（residual network，ResNet）来提取特征。

总而言之，特征工程的质量往往决定了模型的最终效果，是整个机器学习流程的重中之重。还有更多的特征工程方法值得学习、探索。

（二）模型选择与训练

对于一个特定的任务，如何选择模型，怎样训练模型是每一个机器学习的初学者乃至专家都会遇到的问题。下面从一个简单的例子起步，探讨各种不同的模型及其训练方式。

1. 监督学习（supervised learning）　是如今机器学习领域最常用且实用的方法，由于其易于建模和方便训练的特性，已经在如智能安防等多个领域广泛应用。监督学习利用一组已知类别或数值的样本调整模型的参数，达到对新样本正确分类或回归的目的。其中"监督"一词表明所有用于模型训练的样本同时包含特征和代表类别或数值的标签，也就是说，存在"标准答案"帮助模型修正参数。

机器学习过程一般可以概括为三步：定义模型函数、定义损失函数、训练优化。以二分类问题为例，逻辑斯谛回归（logistical regression）也称为逻辑回归，是一个经典的可用于解决该问题的机器学习算法。首先定义问题，已知一组数据 $(x_1, y_1), (x_2, y_2), \cdots, (x_n, y_n)$，$x_i = \left[x_i^1, x_i^2, \ldots, x_i^k \right]^T$；$y_i = \begin{cases} 0, \in class\, 0 \\ 1, \in class\, 1 \end{cases}$

定义

$$P(Y = 1 | x) = p(x) \tag{6-1}$$

$$P(Y = 0 | x) = 1 - p(x) \tag{6-2}$$

$$0 < p(x) < 1$$

其中，$p(x)$ 就是希望模型输出的值，表示在输入特征时估计类别为 1 的概率。在此基础上定义逻辑回归函数：

$$p(x) = \frac{1}{1 + e^{-\left(w^T x + b\right)}} \tag{6-3}$$

其中，w 为权重（weight），是 k 维列向量，b 为偏置（bias），是一个常数。为了参数更新方便，将两参数表示为一个，对 w 和 x 做如下变形：$w' = [b \ w^T]^T$；$x' = [1 \ x^T]^T$。

为了方便，省略 "'" 号，则有

$$p(x) = \frac{1}{1 + e^{-w^T x}} \tag{6-4}$$

这里使用对数几率函数直接对分类概率建模，一方面无须假设数据分布，另一方面由于该函数是任意阶可导的凸函数，支持使用多种数值优化算法求解。

其次，定义一个损失函数。损失函数通常可以认为是当前模型与训练数据偏离程度的描述。一个约定俗成的假设是，训练数据是真实情况的代表。因而从直观上看，总是希望随着训练的进行，损失函数越小越好，即优化目标是最小化损失函数，使模型能得出最接近真实情况的结果。逻辑斯谛回归的损失函数又称交叉熵，是常用于分类问题的损失函数，定义如下：

$$L(w) = \frac{1}{n} \left[-\sum_{i=1}^{n} \left(y_i \ln p(x_i) + (1 - y_i) \ln(1 - p(x_i)) \right) \right] \tag{6-5}$$

定性分析该公式，当 y_i 为 1 是希望 $p(x_i)$ 更接近 1，反之希望 $p(x_i)$ 更接近 0，正确分类的要求与最小化 $L(w)$ 的目标是完全一致的，我们有理由相信优化这样一个损失函数可以让模型预测更加准确。

机器学习算法中，常使用随机梯度下降来优化损失函数，其主要思想是函数一阶导的负方向对应函数值减小的方向，在优化目标是凸函数时，总是可以找到全局最优解。随机梯度下降的参数更新方式如下所示：

$$g_i = \frac{\partial L(w)}{\partial w_i} = (p(x_i) - y_i) x_i \tag{6-6}$$

$$w_{i+1} = w_i - \alpha g_i \tag{6-7}$$

其中，α 表示学习率，决定了在一次更新方向上的"步伐"大小。学习率可以不变，也可以随着训练过程适当调整，一般有图 6-10 以下几种调整策略。

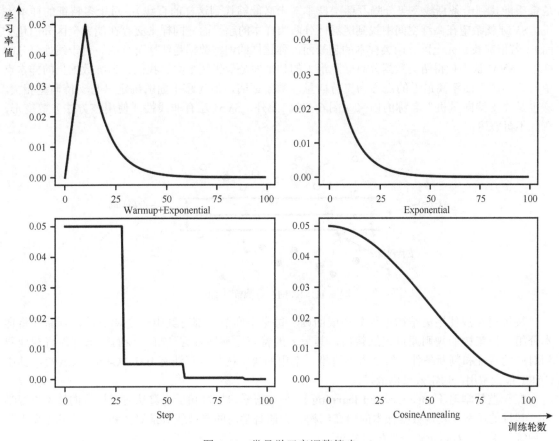

图 6-10　常见学习率调整策略

另一方面，训练时的梯度更新方式也是需要考虑的。很容易想到的是，可以对每个数据都计算一次梯度，更新一次参数；也可以将全部数据的梯度都计算出来再取平均值作为参数更新梯度，如式 6-8 所示：

$$w_{l+1} = w_l - \alpha \frac{1}{n} \sum_{i=1}^{n} g_i \tag{6-8}$$

前者的收敛速度快但往往性能较差，导致目标函数振荡剧烈；后者使用全部样本作为梯度更新的参考，但计算开销大，速度慢，对于样本不断更新的任务不友好。

如上所述，计算机科学家希望找到一种折中的办法，提出了小批量梯度下降（mini-batch gradient decent），将数据分为若干个批次，分批更新参数，一批次中的全部数据决定了梯度的方向，减少随机性的同时也保证了计算量不太大。需要注意的是，逐个数据训练与批量训练得到的结果往往不一样；一个批次的样本量设置不可过大也不可过小，一般可以通过实验得出适合的批次大小。

当模型训练完成后，取得一个新数据时，输入模型就可以得到一个对应的概率 $p(x)$，可以设置一个阈值，当概率高于这个阈值时，类别为 1，否则为 0。

上面我们介绍了使用逻辑斯谛回归解决二分类问题的全部流程。事实上，所有的回归与分类任务只要样本标签齐全且样本量足够大，都可以使用监督学习的方法解决。支持向量机和决策树（decision tree）就是两个经典的监督学习算法。

支持向量机将低维空间的非线性分类问题转化为高维空间的线性分类问题，其基本思想是最大化不同类别间的间隔。考虑只有两个特征的二分类样本，将所有样本点表示在二维平面上，总是希望能找到一条直线完美分隔开两类样本（未必能够找到这样的直线）；对于多特征的样本来说，SVM 就希望在高维空间中找到能够区分两类样本的超平面（同样未必存在能完全区分的超平面）。若能够找到完全区分两类样本的超平面，称这样的训练数据是线性可分的。对于线性可分的样本，SVM 认为使得两类数据分离间隔最大的超平面是最优超平面。我们将训练数据集的样本点中与分离超平面距离最近的点称为支持向量，数学证明，最优超平面的确定只与支持向量相关，这也是"支持向量机"名称的由来（图 6-11）。此外，SVM 还有非线性（使用核方法）等变形，在此不再赘述。

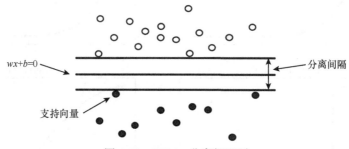

图 6-11　SVM：分离超平面

决策树算法使用树结构进行分类或回归，每个中间节点都对其中一个特征进行判断并将样本分组。决策树的规则通过训练得出，其最大的特点是解释性强，每一步的筛选都能直观地看到对应的特征和判断条件，符合人类思维。常用的决策树生成算法有 ID3、C4.5 和 CART，其中 CART 最为常用，通常效果也最好。

2. 无监督学习（unsupervised learning）　与监督学习恰恰相反，算法对无标签的样本进行学习，其目的通常是发现数据样本的内在结构。无监督学习的典型任务是聚类和降维，其本质上是一种统计手段，难以量化评估学习效果。

k 均值聚类（k-means clustering）是一种经典聚类算法，其基本思想是确定 k 个聚类中心，使得每个样本点到距其最近聚类中心的距离之和最小。算法基于迭代的思想，首先随机选择 k 个初始聚类中心，将数据集中，每个样本分到距离最近的聚类中心对应的类中，针对每一类计算全部样本的中心作为新的聚类中心，反复迭代计算直至达到终止条件。该算法复杂度低，聚类效果往往不错，缺点在于 k 值的手动设置和初始聚类中心的随机选择都会对效果产生影响，不适合样本类别不平衡等情况下的分类。为了改进 k 均值聚类算法的不足，机器学习专家提出了 k-means++、ISODATA 等算法，取得了较好的效果。

正如数据预处理中介绍的那样，机器学习中的降维往往不是最终目的，而是一种剔除冗余信息，提高模型精度的辅助手段。主成分分析（PCA）作为最常用的无监督降维算法，前文已有介绍。需要注意的是，降维算法并不全是无监督的，如线性判别分析（LDA）利用了类别信息，是经典的有监督算法。

3. 半监督学习（semi-supervised learning）　在实际任务中，有标签和无标签的样本往往同时存在，无标签样本远多于有标签的情况十分常见。究其原因，一方面无标签样本大量存在且易于收集，另一方面标注样本数据成本高昂。我们知道，监督学习算法无法有效利用无标签样本，而无监督学习算法虽然能够使用无标签样本，但难以评估准确性，一般效果欠佳。半监督学习希望同时利用两种样本以达到甚至超过监督学习的效果。

一个容易想到的方法是利用监督学习模型进行自训练（self-training）。其思想是使用有标签数据训练监督分类器，再用这个监督分类器分类无标签数据，把这一分类结果作为无标签数据的伪标签，选取高置信度的伪标签样本作为新的有标签数据，再次训练，循环往复（图 6-12）。

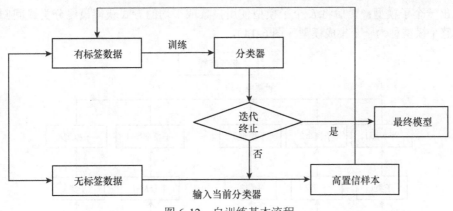

图 6-12　自训练基本流程

此外，基于图的半监督算法以及半监督支持向量机等模型同样在这一领域占有一席之地。需要注意的是，半监督算法的提出通常基于一些假设，而这些假设往往与实际有所偏离。也正因如此，半监督学习在实际应用中往往难以取得好的效果，还有待进一步研究改进。

4. 自监督学习（self-supervised learning）　处于监督学习与无监督学习的交界地带，它利用数据本身的信息而非数据标签进行自我监督训练学习。

自监督学习的具体方式是通过学习一个替代任务（pretext task）的目标函数来获得特征表示，而这种特征表示可以用来解决一系列下游任务。举例来说，可以将图片截取出一些小块并让模型预测每个块的正确位置，对每个块自动构建标签的过程就是特征表示的过程。而这样的模型就可以用来解决图片分类、分割等下游任务。替代任务可以是预测任务，也可以是生成式、对比式、对抗式的任务。

整个过程总结而言，就是"无监督预训练，有监督微调"。迄今为止，无数的自监督算法呈井喷的态势被不断提出，由于其无须标签、性能逼近监督学习、下游用途广泛的特性，可以说自监督学习就是人工智能的未来。

5. 强化学习（reinforcement learning）　参考了人类学习的过程，智能体（agent）通过不断"试错"与环境交互获得奖励反馈，并根据反馈进一步改进自身的行为和决策是强化学习的主要方式（图 6-13）。

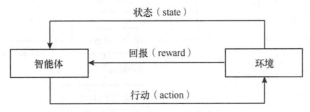

图 6-13　强化学习基本流程

强化学习的方法是直观且合理的，但由于强化学习面临任务的复杂性，如何行动，如何定义回报，如何根据回报和当前状态决定下一步行动，仍有比较大的困难。到目前为止，强化学习在具有特定规则的游戏或棋类运动的表现上足以令人感到惊艳，但要真正应用到实际生活中，如机器人控制等任务，仍需要进一步研究探索。

6. 集成学习（ensemble learning）　顾名思义，就是将多个模型加以组合，从而实现一个预测效果更好的集成模型。通常可以分为 Bagging（bootstrap aggregating）、Boosting、Stacking 三种集成策略。

Bagging 确定一种基础学习器（如决策树），使用随机有放回的抽样获得 *K* 个样本训练子集并分别训练出一个子模型；最后将 K 个子模型使用投票或平均的方式获得最终分类或回归的结果。将这样的整个模型称为一个集成模型（图 6-14）。

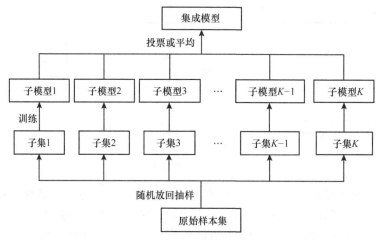

图 6-14　Bagging 基本流程

Boosting 同样使用同一种基础学习器参与训练，但在每次训练后重新测试训练集，提高预测不佳的样本对应权重，希望下一次训练能够更加重视该样本。重复多次后将全部子模型加权投票或平均后获得最终结果（图 6-15）。

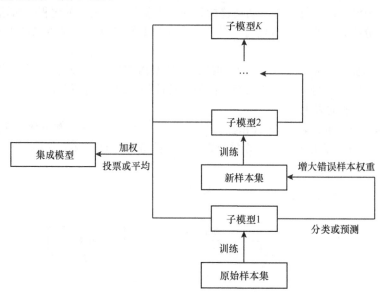

图 6-15　Boosting 基本流程

Stacking 首先使用不同的基础学习器训练样本集，称作初级学习器，将其学习结果作为新的样本集输入次级学习算法并得到最终输出。需要指出，图 6-16 中 n 通常在 1～3 的范围，一般远小于 K；每个次级学习器并不需要全部初级学习器提供的样本，需要根据具体情况作相应设计。

Bagging 算法的优点在于可并行，运行效率高，随机森林（random forest）就是典型的例子。Boosting 相对而言只能串行工作，因为每一个子模型都要在前一个的基础上对样本集进行适当的加权更新再进行训练，梯度提升树（gradient boosting decision tree，GBDT）和 Adaboost 算法就是典型的例子。Stacking 使用模型堆叠的方式，在基础模型提取高质量特征的基础上使用次级模型（可以是 Bagging 和 Boosting 算法的模型）再次训练，最终取得较好的效果。

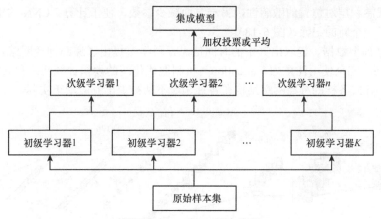

图 6-16　Stacking 基本流程

7. 深度学习模型简介　随着反向传播算法（back-propagation algorithm）的提出和计算机算力的大幅提升，以深度学习（deep learning）算法为典型代表的神经网络（neural network）模型在这个时代开始崭露头角，在多个分类或预测任务中取得远胜于经典机器学习算法模型的成绩。

计算机科学家模仿大脑的神经元结构，设计出了神经网络，每一个神经元节点都对应一个线性计算 $w^Tx + b$，节点伴随非线性函数 f 进行激活以拟合各种非线性目标：

$$output = f(w^Tx + b) \tag{6-9}$$

一层神经元网络由一组节点共同组成，当多层神经网络叠加组合，就形成了深度神经网络，将最后一层之外的网络称为隐藏层，因为它们的输出并不直接用于计算最终结果。1989 年，计算机专家用数学严格证明了通用近似定理（universal approximation theorem），说明前馈神经网络只要隐藏层数足够多就能以任意精度逼近任意可测函数，深度神经网络的理论基础由此建立。

多层感知机（multi-layer perceptron，MLP）是最基本的人工神经网络，每一层都全连接到下一层（即每个节点都需要上一层所有节点的输出作为输入），每个节点都是一个带有非线性激活函数的神经元（图 6-17）。

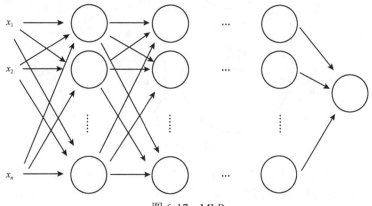

图 6-17　MLP

当需要处理图像信息时，一个三原色（RGB）图像有三个通道，每个通道有成千上万个像素，如果使用 MLP，就会有大量参数需要更新，这对计算机的计算能力是巨大的考验。科学家注意到图像的两个性质：一是局部性，每个像素和相邻像素的关联更为密切；二是平移不变性，检测对象在图像的任何位置其像素组合都是类似的，因而神经网络对同一个对象应该有相似的反应。

CNN 使用一系列局部检测器，可以有效捕捉图像的拓扑结构。其中每个神经元仅与上一层中一部分区域相连接，称为卷积层。特征经过卷积层后，使用汇聚（pooling）层进行空间上的降采样，一方面降低卷积层对位置的敏感性，另一方面减少参数，便于计算。CNN 的出现，为计算机视觉领域开创了一个新的纪元（图 6-18）。

为了解析序列型数据、提取出其中的时间信息，科学家提出了递归神经网络。谷歌团队提出 Transformer 网络，完全使用注意力（attention）机制取代传统的卷积神经网络和 RNN 等结构，取得了较好效果。各式各样的神经网络结构在各种领域不断被提出并应用于实际。

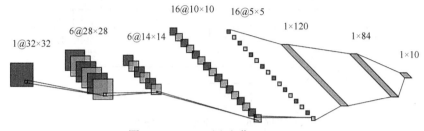

图 6-18　CNN 开山之作：LeNet-5

即便如此，神经网络由于其黑箱性质，其可解释性总是为人诟病，还有待计算机科学家更深入地研究探索。无论如何，深度学习的能力之强，应用范围之广是毋庸置疑的。

8. 模型训练常见问题　我们总是希望模型具有比较好的泛化性能，即对新的样本具有较好的适应能力。而泛化性能与偏差（bias）、方差（variance）以及噪声（noise）密切相关。简单来说，偏差度量了预测结果与真实情况的偏离程度，与算法的拟合能力相关；方差描述了数据集变动可能产生的影响；噪声表示数据本身的质量，决定了学习算法的上限（图 6-19）。

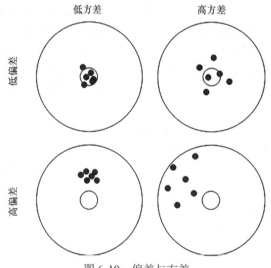

图 6-19　偏差与方差

模型完全拟合训练集的分布，以至于在测试集上数据分布稍有变化预测就不再准确，这种现象叫过拟合（overfitting），模型过拟合时，偏差小但方差大；模型训练次数和程度不够时，无法正确拟合训练集，从而无法在分布相似的测试集上取得准确的结果，这种现象叫欠拟合（underfitting），模型欠拟合时，方差小但偏差大。

可以想象，模型复杂度越高，对训练数据的拟合能力就越好，就越容易发生过拟合。为了避免过拟合，一方面可以使用更大的样本集进行训练，减少数据扰动的影响；另一方面可以选择复杂度合适的模型，或加入正则化方法对模型进行限制，减小模型复杂度。为了避免欠拟合，一方面可以选择更优质的特征，或加入更多的特征以扩大假设空间；另一方面可以选择更复杂的模型有效拟合样本。

（三）模型评价与性能度量

为了度量一个模型的性能，计算机科学家提出了一系列量化评价指标。

1. 回归任务　均方误差（mean square error，MSE）计算预测值与准确值的误差平方和的均值，是回归任务最常用的指标。设 $f(x)$ 为预测值，y 为对应真实值，则均方误差可以表示为

$$MSE = \frac{1}{n}\sum_{i=1}^{n}(f(x_i) - y_i)^2 \tag{6-10}$$

从式（6-10）中可以看出，MSE 对异常值敏感，一个偏离正确值较大的预测值会使得整个 MSE 指标变大。因为 MSE 的单位量级和实际误差量级不同，有时也使用均方根误差（root-mean-square error，RMSE）作为评价指标：

$$RMSE = \sqrt{\frac{1}{n}\sum_{i=1}^{n}(f(x_i) - y_i)^2} \tag{6-11}$$

还有其他一些常用指标，如表 6-5 所示。

表 6-5　回归任务常用指标

名称	公式	描述
平均绝对误差（mean absolute error，MAE）	$\frac{1}{n}\sum_{i=1}^{n}\lvert f(x_i) - y_i\rvert$	越小越好
平均绝对百分比误差（mean absolute percentage error，MAPE）	$\frac{1}{n}\sum_{i=1}^{n}\frac{\lvert f(x_i) - y_i\rvert}{\lvert y_i\rvert}$	越小越好
均方对数误差（mean-square-log-error，MSLE）	$\frac{1}{n}\sum_{i=1}^{n}\left[\log(1+y_i) - \log(1+f(x_i))\right]^2$	越小越好
R^2 分数	$1 - \dfrac{\sum_{i=1}^{n}(y_i - f(x_i))^2}{\sum_{i=1}^{n}(y_i - \bar{y})^2}$	越接近 1，模型拟合越好

2. 分类任务　考虑一个二分类任务，模型需要判别样本为两类之一，不妨记为正、负两类。首先明确以下几个概念：

我们称这样的计数矩阵为混淆矩阵（表 6-6）。如果是多分类问题，混淆矩阵将更大，但始终只有对角线上的部分是分类正确的。

表 6-6　混淆矩阵

	真实正例	真实负例
预测正例	真阳性（true positive, TP）	假阳性（false positive, FP）
预测负例	假阴性（false negative, FN）	真阴性（true negative, TN）

分类准确率（accuracy，ACC）指标表明了模型在所有样本中分类正确的比例，具体写为：

$$ACC = \frac{TP + TN}{TP + FP + FN + TN} \tag{6-12}$$

但在临床医学研究时，往往遇到正负样本极端不平衡的情况，这时准确率指标就失去了意义，因为如果将全部样本都预测为样本量更多的那一类，准确率也会很高，此时准确率更高的模型未必是更好的。为了更好地评价模型，提出以下度量指标：

$$False\ Positive\ Rate = \frac{FP}{FP + TN} \tag{6-13}$$

$$False\ Negative\ Rate = \frac{FN}{TP + FN} \tag{6-14}$$

$$Recall = True\ Positive\ Rate = \frac{TP}{TP + FN} \tag{6-15}$$

$$Precision = \frac{TP}{TP + FP} \tag{6-16}$$

$$F1 = \frac{2\ Precision \times Recall}{Precision + Recall} \tag{6-17}$$

上述指标分别称为假正率，假负率，召回率，精确率和 F1 值。召回率关注真实正例中模型错过了多少。精确率关注预测为正的样本中，有多少实际不为正例。F1 值结合召回率和精确率，是对算法性能优劣的综合评判，召回率和精确率越高，F1 值越高，说明算法得到的结果更可靠。对于分类器而言，假设最终输出预测为正例的概率值，可以设置不同的阈值来取正负例，对应可以获得不同的性能指标，可以说上述四个指标都是阈值的函数。对于不同的阈值，分别计算真正率（即召回率）和假正率，可以得到受试者操作特征曲线（receiver operator characteristic curve，ROC curve）。直观上看，希望模型的真正率越大，假正率越小越好，当模型完美预测时，可以得到如图 6-20 的曲线。

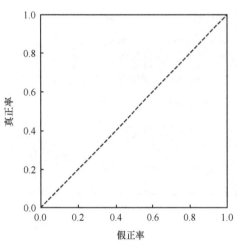

图 6-20　完美预测时的 ROC 曲线

将 ROC 曲线下方的面积称为曲线下面积（area under the curve，AUC），可见 AUC 越接近 1，模型预测性能越好。当 ROC 曲线为蓝色对角线，对应 AUC 为 0.5 时，模型等价于随机猜测。可以看出，任何在对角线下方的点都可以在反向预测后翻转到对角线上方，一个正常模型的 AUC 总是大于 0.5 小于 1 的。注意到，假正率和真正率指标都是类内评价指标，因而 ROC 曲线对正负类的比例变化并不敏感，可以在任何情况下较好地评价模型性能。

设置横坐标为召回率，纵坐标为精确率，可以得到 PR 曲线。同样地，模型对应 PR 曲线下方面积越接近 1，表明模型性能越好。但是，PR 曲线中的精确率指标与真实的正负例同时相关，因此会受正负类比例变化影响，当比例悬殊时该指标意义不大。

在多分类任务中，常用平均精度（average precision，AP）和平均精度均值（mean average precision，mAP）指标衡量模型性能。将所有样本按模型输出得分从大到小排序后，对于每个类别，可以看作一个二分类问题（属于该类和不属于该类）计算精确率。对每一个属于该类的样本，对包括该样本在内输出得分比它大的所有样本计算精确率，将这些精确率取平均，就是这一类别的 AP。得到各个类别的 AP 后，取平均可以得到 mAP。总结而言，AP 衡量模型在单个类别上的性能，mAP 衡量整个模型的分类性能。

第三节　图像处理

一、图像处理概述

人们的日常生活中充斥着影像信息，驾驶员通过观察路况行驶车辆，学生通过阅读书籍、观看在线课程获取知识，医生通过望闻问切判断病情；此外，随着互联网的流行，图像数据量呈几何级数不断增长。如何借助计算机高效处理图像、有效利用图像大数据，帮助人类更好地理解图像并快速做出决策是时代发展、改善人民生活的重要需求，也是广大学者一直以来奋斗的方向。

众所周知，医学影像是临床数据中最重要的诊断依据之一，是现代医疗的基础支撑。随着人工智能的研究与发展以及数字影像时代的到来，海量数据的生成为医学影像学的未来提供了更多可能。

传统影像科医师需要对患者的每张医学影像仔细甄别，耗费大量精力的同时，若发生重大失误，后果不堪设想。因此，计算机辅助诊断（computer aided diagnostic，CAD）作为医学与计算机视觉的交叉学科被寄予厚望。目前，已有不少 CAD 系统在协助医生，为病患提供优质诊断、治疗方案和预后指导。

二、成像技术

传统光学成像依靠线性光学信息传递理论，在工业时代发展到巅峰，在各个领域发挥重要作用。信息时代，传统成像技术难以满足更高分辨率、更远探测距离、更大视场的要求，计算成像技术应运而生。计算成像技术采集光场信息，将硬件设置与软件计算处理相结合，高效利用和解释光学信息，很好地满足了上述需求。

医学成像技术作为医学影像学的上游技术，如何搭建硬件和软件系统、如何存储是其关注的焦点。时至今日，计算机体层成像（CT）、超声波成像、磁共振成像（MRI）等各种成像技术在临床医疗中广为应用。

以眼功能成像为例，北京大学任秋实团队提出了一项无创检测视网膜动态氧代谢功能的多模态眼功能成像技术。团队将视网膜多光谱成像技术与激光散斑成像技术有机融合，使用集成的工作系统，简化临床工作流程，为更加全面地评估视网膜微循环特征提供了有力工具（图6-21）。

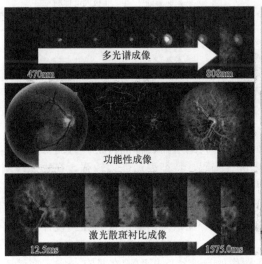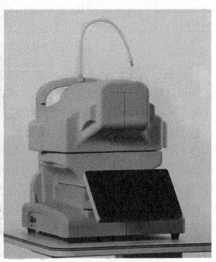

图 6-21　多模态眼功能成像分析系统（左：成像模态；右：工程样机）

除了硬件系统的创新型架构外，人工智能也能够协助搭建成像系统，减少成本、辅助决策。以 MRI 为例，其检查应用范围基本覆盖了包括器官病变在内的所有可检查病种，但人工工作流的慢成像速度始终是一个弊端。科学家使用人工智能技术优化影像采集流程，希望突破效率瓶颈，在减少放射剂量的同时使得成像速度更快，质量更高。

三、后处理技术

（一）图像去噪

图像在产生和传输过程中，总是不可避免地由于设备本身或传输信号的干扰导致图像数据含有或大或小的噪声。这些噪声有可能影响图片质量，导致下游任务效果不佳。因此，图像去噪技术一直是图像处理的重要研究方向。

传统去噪方法主要是一些基于特征的滤波方法。一种方法是使用一系列去噪模板进行卷积操作如中值滤波或自适应中值滤波，这样的操作往往会伴随边缘和细节信息的缺失；另一种方法称为小波阈值去噪算法，简单高效且可以较好地保持纹理等细节信息，对不同类型噪声都可以取得较好的效果。

目前，基于深度学习的图像去噪算法以其强大的特征提取能力和优越的性能成为研究和使用的主流方法。如 DnCNN 使用 ResNet 作为特征提取网络，使用多种神经网络优化技术，极大地提升了深度神经网络的去噪性能。

正如任何其他形式的成像技术，医学图像同样容易受到噪声的影响。噪声的存在可能使疾病的识别和分析变得混乱，从而导致严重的后果。因此，医学图像去噪是进一步处理的前提和基础。一系列深度学习去噪算法、模型被相继提出，广泛应用于 CT、MRI 等不同医学成像模式产出的图像。举例而言，贡达拉（Gondara）提出使用卷积层构建的去噪自动编码器，可以在小样本量场景下用于高效的医学图像去噪。

（二）图像检测与分类

对于人眼而言，在一幅图像中找到目标物体并不困难，但对于计算机，面对庞大的像素矩阵，如何从图像中定位目标并加以判断分类，确实并非易事。再加上物体形态变化、外界光照环境与背景的复杂多变，使得完成这一任务更是难上加难。

传统图像目标检测算法一般包括三个部分：检测窗口选择，特征设计和分类器设计（图 6-22）。

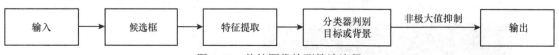

图 6-22　传统图像检测算法流程

在目标检测过程中，需要划定一系列包含目标物体的候选框。很多情况下，可以利用特定任务的先验知识，快速将不是所需物体的区域去除，以减少后续无用的特征提取和分类计算。2010年后，计算机科学家陆续提出了选择性搜索（selective search）等基于颜色聚类、边缘聚类的更通用方法，进一步提高了检测窗口选择的精度，提高了目标检测的效率。

第二步，需要对候选框内的图像进行特征提取，找到所需目标的特征。方向梯度直方图通过计算和统计图像局部区域的梯度方向直方图来进行编码，特征表达能力较强，在物体检测、识别等领域被广泛应用；局部二值模式特征可以提取图像局部纹理特征，具有旋转不变性和灰度不变性；哈尔特征（Haar-like features）利用积分图计算，能够描述多种边缘变化信息，提取速度快。上述传统特征提取算法需要研究人员对任务有较深的专业认知，更多依靠经验设计，难以快速开发更新。

以 SIFT 为例，首先使用高斯微分函数在图像的尺度空间提取潜在具有一定不变性质的兴趣点；然后在每个候选位置通过一个拟合模型来确定位置和尺度，保留较为稳定的关键点，并基于图像局部梯度方向分配给每个关键点一个或多个方向；最后使用邻域向量生成特征描述符，最终形成一个 128 维的特征向量。SIFT 算法提取的特征具有较好的稳定性，具有尺度、旋转、亮度不变性，一经提出就广受业界好评。即便如此，SIFT 算法实时性不高，对边缘光滑目标无法准确提取特征的缺点同样饱受诟病（图 6-23）。

当完成特征提取工作后，需要使用分类器对候选框的特征进行判断，Adaboost、支持向量机、随机森林都是常用的传统分类器。

近年来，随着深度学习的崛起，从最开始的 R-CNN，到如今的 YOLO 等算法框架，神经网络模型在图像检测领域以其超高的精度和端到端的便利特性在与传统方法的对垒中取得优胜。谷歌公司提出的 MobileNet 网络结构可以将高精度的图片分类算法部署到手机等移动或嵌入式设备上，使得深度学习的应用场景进一步拓宽。即便如此，传统算法中的统计与数学思想依然可以指导我们设计出更好的深度学习算法。

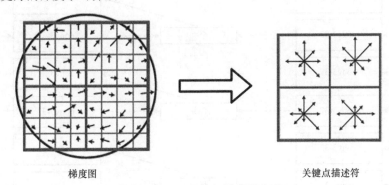

梯度图　　　　　　　　　　　　关键点描述符

图 6-23　SIFT：特征描述符生成

图像分类是深度学习人工智能进入医学影像领域的最早应用之一，可被分为整图分类和目标分类。整图分类学习整张影像的数据特征，目标分类对特定病变进行类别区分或程度分级。如今，深度学习图像检测已在医疗临床诊断中崭露头角。

（三）图像分割

图像分割（image segmentation）旨在根据图像区域间的异同，将图像分割为若干区域。传统分割算法主要有基于阈值、基于边缘、基于区域三种。

（1）基于阈值的分割方法的基本思路是基于图像灰度人工或自适应设置上下阈值，将每个像素的灰度值与阈值比较，根据比较结果分到前景或背景中去。这一方法需要图像的前景、背景的灰度范围存在较大差异，往往难以成功分割。

（2）边缘，即图像中不同区域的边界线，是图像局部特征不连续性的体现。边缘往往表现在颜色、纹理等特征的突变上，在数学上表现为梯度的跃变。找到边缘，也就找到了图像分割的边界。因此常使用 Roberts、Sobel、Laplace 等一阶、二阶微分算子在图像上滑动卷积实现边缘搜索。Canny 算子是公认的最有效的边缘检测算法之一，可以检测到真正的弱边缘，其效果不易受噪声影响，但计算效率较低。

（3）基于区域的分割方法将图像按照一定的相似性标准分成不同区域。区域生长法首先指定目标物体的一块作为种子区域，在此基础上不断将周围像素以一定的规则纳入其中，最终将代表该目标的所有像素点全部提取。区域分裂合并法定义一种区域相似性度量方法，将图像分成若干互不相交的区域，再按照相似性计算结果对区域进行分裂或合并，最终完成分割任务。分水岭法是基于区域分割的经典算法，它将相邻像素的相似性作为重要依据进行分割，但可能因噪声而导致过度分割。

如今，深度学习在图像分割领域同样独占鳌头。全卷积神经网络（FCN）作为图像分割领域的开山之作，解决了语义级别的图像分割问题；Mask R-CNN 将 R-CNN 检测框架加以改进，同时完成目标检测、目标分类、像素级分割三大任务，效果出色。

医学影像分割领域的一个突破性的研究是 2015 年罗森伯格（Ronneberger）提出的 U-Net 网络结构。该研究创新性地使用了一个对称的编解码结构，并通过跳层连接（skip connection）将上下采样层相连以融合高层语义信息和底层边缘信息，如图 6-24 所示每个"conv"方框表示一层卷积层。

需要指出的是，在医学领域，现有的任何一种单独的图像分割算法几乎都难以在实际应用中取得良好效果，往往需要多种分割算法的组合。各种分割算法如何真正应用于实际，还有待进一步探索。

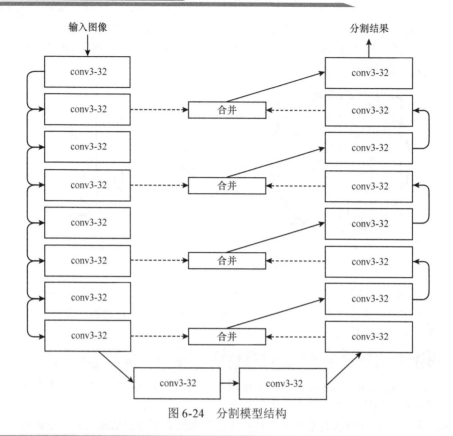

图 6-24 分割模型结构

（四）图像配准与融合

图像配准（image registration）是图像融合的基础和前提，是图像处理领域公认的技术难点。具体而言，就是将同一场景的不同图像转换到相同坐标系统的过程。配准可以是时间维度的、空间维度的，也可以是多模态的（如医学影像中的 MRI 和超声成像），高质量的配准可以为各种领域提供便利。

21 世纪以来，图像配准主要使用传统基于特征的方法，简而言之，就是找到对应关键点后进行坐标变换。一般使用 SIFT、SURF 等算法检测关键点，再使用 k 近邻（k-nearest neighbor，KNN）匹配等算法建立特征匹配关系，最后进行图像的变换配准。

深度学习开始兴起的一段时间内，常被用于增强传统方法的表现，即使用深度模型评估两幅图像的相似性，以协助传统算法迭代。为实现更快速准确配准，科学家开始使用有监督模型直接估计变换参数（图 6-25）；由于获取真实标注的专业性要求高，时间与金钱成本居高不下，最近的研究者希望利用非监督的方式估计变换参数。如何量化图像的相似性始终是图像配准的一大挑战。

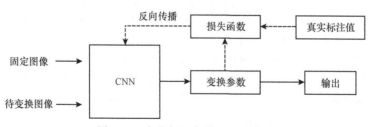

图 6-25 有监督深度学习配准模型

在临床诊断中，单一模态的图像往往不能提供医生所需的足够信息；此外，不同医学成像方式有明显的优缺点，得到图像的特性往往不同。医学图像融合技术希望在一幅图像上同时展示来自多种成像源的信息，以便医生了解病变组织或器官的综合情况，协助诊断与治疗。

在图像配准的基础上，可以提取同一部位不同成像源的各自关键信息综合成一幅图像，融合效果通常比较理想。2020 年，Fu 等人提出了一种基于拉普拉斯金字塔和 CNN 重建的医学图像融合算法，采用局部梯度能量策略，大大提高了融合后边缘质量。

第四节　自然语言处理

一、自然语言处理概述

自然语言处理是人工智能和语言学的交叉学科，主要探讨自然语言的处理与应用，一般可分为认知、理解、生成等部分。自然语言认知和理解，是让计算机把输入的语言变成有意义的符号和关系，然后再根据特定目的处理。自然语言生成系统，则是把计算机数据转化为人类易于理解的自然语言。

近年来，虽然医疗数据挖掘技术发展迅速，但医疗数据结构化进程才刚刚拉开帷幕。临床医学信息大量地以非结构化（或半结构化）文本形式，存储于信息系统中。为了给后续的文本挖掘任务提供标准和便利，学者们尝试通过自然语言处理，将这些非结构化的医疗文本转化为包含重要医学信息的结构化数据，提取其中有用的诊疗信息，最终形成知识本体（knowledge ontology）或者知识网络（knowledge network）。

自然语言处理在生物医学领域迅速发展，已经成为当前的研究热点。

二、自然语言处理的常用方法

（一）命名实体识别

命名实体识别（named entity recognition，NER）是指识别文本中具有特定意义的实体，主要包括人名、地名、机构名等可以用专有名词标识的事物，以及时间、数量、货币等包含特殊信息的文字。一般而言，一个命名实体对应唯一的事物个体。

生物命名实体识别，就是从生物医学文本中识别出指定类型的专有名词。由于生物医学文献的规模庞大，某一专有名词往往存在大量同义词与缩写形式，单靠人工识别需要深厚的专业知识，不仅耗费时间和精力，还可能出现纰漏；因此，生物命名实体识别意义重大。

命名实体识别有很多方法。比如，1998 年，Fukuda 等人利用基于启发式规则的方法，通过分析词的上下文、词的语法属性、词串自身的特点，判定文档中的蛋白质名称。同年，普鲁（Proux）等人利用基于字典的方法，来识别基因和蛋白质。

如今的命名实体识别，一般采用机器学习的手段完成。比如，将命名实体识别看作序列分析问题，每个词语作为序列中的一个词被打上标签，则可以用双向长短期记忆网络（bidirectional long short-term memory，BI-LSTM）结合条件随机场（conditional random field，CRF）完成（图 6-26）。

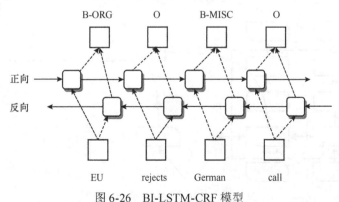

图 6-26　BI-LSTM-CRF 模型

其中，BI-LSTM 组件使得模型可以有效利用时序上有先后关系的输入特征；CRF 层的构建使模型同时能够使用句子级的标记信息。BI-LSTM-CRF 模型在词性标注、语义组块标注和命名实体识别数据集上都达到了令人满意的精确度。

（二）关系抽取

关系抽取（relationship extraction）是自然语言处理当中的一项重要任务，致力于从文本中抽取出实体之间的关系，并检测关系的类型。比如从"达·芬奇绘制了蒙娜丽莎"一句中，我们可以抽取出（达·芬奇，画家，蒙娜丽莎）这样一个（实体，关系，实体）或说是（主体，关系，客体）三元组。由于关系依赖于实体而存在，在抽取关系的同时也需识别出实体，因而关系抽取也常被称为实体关系抽取。

生物医学关系抽取，指对正文中不同生物医学概念之间提到的关系进行检测和分类。与生物医学实体的类型相比，实体关系的类型更加多样。根据具体类型，一般将生物医学关系提取分为 4 类：蛋白质-蛋白质相互作用（protein-protein interaction，PPI）、基因型-表型关系（genotype-phenotype association，GPA）、化学-蛋白质相互作用（chemical-protein interaction，CPI）和药物-药物相互作用（drug-drug interaction，DDI）。

早期的关系抽取方法与实体识别方法有交叉相似之处，如阿佩尔特（Appelt）等人提出的基于模式匹配的关系抽取方法，青根（Aone）等人提出的基于词典驱动的关系抽取方法，伊里亚（Iria）等人提出的基于本体的关系抽取方法等。

如今，基于深度学习模型的实体关系抽取已成为主流，按照模型结构可分为管道模型和联合抽取模型两大类。这里简单介绍基于参数共享的联合模型，它分多步完成抽取三元组的过程。在抽取主体、关系、客体的子过程中，会分别记录损失值；最终联合模型的损失值，是各个子过程的损失之和。

图 6-27 基于参数共享的模型中，有 2 个双向的 LSTM-RNN 模块，一个基于词序列，主要用于实体检测；一个基于树结构，主要用于关系抽取。尽管这 2 个 LSTM-RNN 是单独训练的，但损失值是累计求和，且同时进行反向传播和更新的。

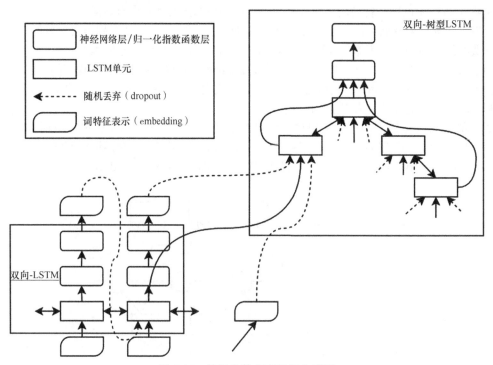

图 6-27　使用参数共享的经典模型

（三）文本分类

文本分类（text classification）是指在给定的分类体系中，自动判别文本内容对应类别的过程、技术和方法。被分类的对象可以是句子、标题、商品评论等短文本，也可以是论文、新闻等长文本。分类体系一般由人工划分，对应二分类或多分类任务。

生物医药文本分类，是从粗粒度级别挖掘生物医学文本信息。作为自然语言处理的基本任务之一，生物医药文本分类是文本信息挖掘流程的第一步，能够有效协助医疗工作者从大量文献中快速获取有价值的信息。

文本分类和一般的分类问题没有本质区别，核心方法为首先提取分类数据的特征，然后选择最优的匹配，从而分类。但是文本也有自己的特点，根据文本的特点，传统文本分类的一般流程为：文本预处理；文本表示及特征选择；构造分类器并进行分类。

传统文本分类方法存在一些弊端，其主要问题在于文本表示是高纬度高稀疏的，特征表达能力很弱；此外，人工特征工程的成本往往难以接受。应用深度学习解决大规模文本分类问题，最重要的是解决文本表示问题。计算机科学家希望利用 CNN、RNN 等网络自动获取特征表达以取代复杂的人工特征工程。截至今日，已经提出许多用于文本分类的深度学习模型，如 FastText、TextCNN、TextRNN 等，并在诸多数据集上取得了良好效果。

（四）文本聚类

分类和聚类都是文本挖掘中常用的方法，不同点在于分类采用监督学习，而聚类通常是无监督的。文本聚类是聚类在文本方向上的应用，把文档的自然语言转换成蕴含着数学信息的高维空间点，然后将距离相近的点聚成簇。

生物医学文本聚类，是指通过无监督的学习方法，寻找具有相似的生物医学文档，得到一组或多组相似的文本。由于生物医学文本卷帙浩繁，聚类分析已成为生物医学文本挖掘中一种必不可少的工具。

传统的聚类算法有很多种。基于划分的聚类算法，是聚类算法中最为简单的算法，目的是将数据集划分为不相交的多个子类簇。经典方法有 k 均值算法、single-pass 增量聚类算法等。

基于层次的聚类算法，可以自顶向下或自底向上，将样本集合通过分裂或凝聚的手段生成层次聚类树。与 k 均值算法不同，层次聚类算法不需要预先设定聚类数，往往在达到聚类条件或执行一定迭代次数后停止。经典方法有变色龙算法、AGNES 算法等。这两类算法的共同点是，处理高维数据的能力较强，但处理大规模数据的能力较弱。

基于密度的聚类算法将高密度核心点相连成簇并按照最近邻原则分配边界点。经典方法有DBSCAN 等。这类算法的特点与前述两类正相反，处理大规模数据的能力较强，但处理高维数据的能力较弱。

（五）知识图谱

知识图谱（knowledge graph）本质上是一种揭示实体之间关系的语义网络，可以看作是基于图的一种数据结构，由节点和边组成，分别对应实体及其对应关系。知识图谱通过一系列三元组形成网状知识结构，便于知识组织表示、检索与推理。

医学知识图谱围绕医学领域知识开展，旨在通过建立医学实体之间的关联关系，将文本中的知识系统地组织起来，使知识更易被机器理解和处理，并为数据搜索、挖掘、分析等提供便利，为人工智能的实现提供知识库基础。

构建知识图谱，不仅需要综合应用前述所提到的多种自然语言处理技术，还需要解决许多新问题。比如，在将非结构化文本转化为结构化文本前，我们需要进行文本分类与文本聚类；在知识提取的步骤中，需要进行实体命名识别、实体关系抽取、实体对齐等；在对学习得到的知识进行整合构建图谱时，需要进行知识推理，并借助第三方数据库存储。总之，知识图谱是一个既充满挑战又十分有趣的领域。

三、基于自然语言处理的医学人工智能系统构建

■（一）临床决策支持系统

在医学临床实践中，医务人员作为理智与情感的共存体难免犯错，但这极有可能导致患者病情的不利发展。为了降低出错概率、提高工作效率，临床决策支持系统（clinical decision support system，CDSS）应运而生。

CDSS 是一种交互式专家系统，是自然语言处理理论在医疗领域的主要实践。该系统希望将临床观测与相关知识相结合以支持医疗决策、改善治疗效果。

CDSS 的建立可分为三步：首先，建立医学语言处理知识库，其中包含医学专业术语及医疗文书词汇的常用组合、频率较高的谓词与量词等知识；然后，进行自然语言处理，包括分割单句与句群、将句分割为词汇与短语、语义分析形成摘要等步骤；最后，构建完整的临床决策支持系统，通过推理与分析找出潜在问题并加以解决。

■（二）医疗自动问答系统

自动问答系统是自然语言处理的重要应用。将自动问答系统应用于医疗领域，能通过知识图谱或语料库检索，最快速地解决使用者的疑惑，同时大大节约人力成本。系统计算的通常流程如图 6-28 所示。

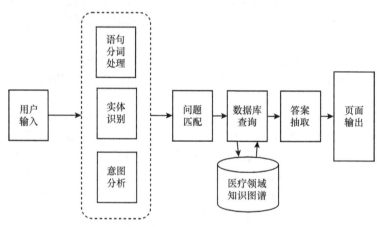

图 6-28　医疗自动问答系统

四、自然语言处理的前景与未来

自然语言处理在医学中应用广泛、作用巨大、成效颇丰，并已"飞入寻常百姓家"，走进了人类生活的方方面面。然而，医学自然语言处理也遇到许多棘手的问题与潜在的瓶颈，包括数据共享程度低、大量非结构化数据不可计算等。

所幸，仰赖于人工智能技术的长足发展，自然语言处理也正日益强大。2022 年 11 月，美国开放人工智能（OpenAI）实验室推出的基于监督学习和强化学习的人工智能聊天机器人（chat generative pre-trained transformer，ChatGPT）展现了优秀的自然语言生成和处理能力，并在临床医疗领域如报告解读、健康问答、问诊辅助和治疗推荐等各个方面的尝试中表现了一定的能力，当然也存在许多看似通顺但不合理甚至错误的回答。而 ChatGPT 在医学实体识别和关系抽取等经典任务中，回答的准确程度往往不够稳定，如何在医学领域建立类似具备通用自然语言能力的人工智能模型，有待进一步研究。总之，"前途是光明的，道路是曲折的"，我们坚信医学自然语言处理，终能"长风破浪会有时，直挂云帆济沧海"，在 21 世纪为人类谋得更多福祉。

【本章小结】

本章前两节从人工智能的基本定义和发展历程出发，阐述了人工智能机器学习技术的主要类型和步骤。数据预处理作为模型训练前的必要步骤，决定了模型训练的难易程度、效率和最终模型性能的上限。进一步地，以逻辑斯谛回归为例，讲解了如何利用数据构建模型，进行监督学习；同时对其他几种机器学习的常用技术进行了简单介绍。最后说明模型构建和训练过程中可能遇到的问题，介绍了常用的模型评价指标。后两节结合例子说明了人工智能图像处理和自然语言处理技术的发展及应用，并对所述技术在医疗领域的应用前景进行展望与分析，引导对人工智能技术与医学领域交叉综合应用的进一步思考。

【问题讨论】

1. 请简单陈述人工智能的发展历程。

2. 机器学习模型如何分类？每一类的概念和基本流程是怎样的？

3. 监督学习模型训练有哪几个步骤？请具体描述一下。

4. 请说出几个分类模型的性能评价方法，分别是从哪些方面进行评价的？有哪些优缺点？

5. 图像处理算法和自然语言处理在医学领域可以有哪些应用？请结合学习实际回答，并说明原因。

（黄正行 周 毅）

参 考 文 献

李伟, 朱学峰. 2005. 医学图像融合技术及其应用. 中国医学影像技术, 21(7): 1126-1129.

吴飞, 韩亚洪, 李玺, 等. 2018. 人工智能中的推理: 进展与挑战. 中国科学基金, 32(3): 262-265.

俞益洲, 马杰超, 石德君, 等. 2020. 深度学习在医学影像分析中的应用综述. 数据与计算发展前沿, 1(2): 37-52.

张钹, 朱军, 苏航. 2020. 迈向第三代人工智能. 中国科学: 信息科学, 50(9): 1281-1302.

Aone C, Ramos-Santacruz M. 2000. REES: a large-scale relation and event extraction system//Sixth Applied Natural Language Processing Conference. 76-83.

Appelt D, Hobbs J R, Bear J, et al. 1995. SRI International FASTUS systemMUC-6 test results and analysis//Sixth Message Understanding Conference (MUC-6): Proceedings of a Conference Held in Columbia, Maryland.

Arthur D, Vassilvitskii S. 2006. How slow is the k-means method?//Proceedings of the twenty-second annual symposium on Computational geometry. 144-153.

Bach N, Badaskar S. 2007. A survey on relation extraction. Language Technologies Institute, Carnegie Mellon University, 178: 15.

Balakrishnama S, Ganapathiraju A. 1998. Linear discriminant analysis-a brief tutorial. Institute for Signal and information Processing, 18(1998): 1-8.

Bay H, Tuytelaars T, Gool L V. 2006. Surf: speeded up robust features//European conference on computer vision. Berlin:Springer: 404-417.

Biran O, Cotton C. 2017. Explanation and justification in machine learning: a survey//IJCAI-17 workshop on explainable AI (XAI), 8(1): 8-13.

Blömer J, Lammersen C, Schmidt M, et al. 2016. Theoretical analysis of the k-means algorithm–a survey//Algorithm Engineering. Berlin:Springer: 81-116.

Cai J, Li J, Li W, et al. 2018. Deeplearning model used in text classification//2018 15th international computer conference on wavelet active media technology and information processing (ICCWAMTIP). IEEE: 123-126.

Campbell M, Hoane Jr A J, Hsu F. 2002. Deep blue. Artificial intelligence, 134(1-2): 57-83.

Castelvecchi D. 2016. Can we open the black box of AI?. Nature News, 538(7623): 20-23.

Chu X, Ilyas I F, Krishnan S, et al. 2016. Data cleaning: overview and emerging challenges//Proceedings of the 2016 international conference on management of data. 2201-2206.

Dong Y, Liao F, Pang T, et al. 2018. Boosting adversarial attacks with momentum//Proceedings of the IEEE conference on computer vision and pattern recognition. 9185-9193.

Donoho D L, Raimondo M E. 2004. A fast wavelet algorithm for image deblurring. ANZIAM Journal, 46: C29-C46.

Fawcett T. 2006. An introduction to ROC analysis. Pattern recognition letters, 27(8): 861-874.

Feng X, Yu Y, Zou D, et al. 2021. Functional imaging of human retina using integrated multispectral and laser speckle contrast imaging. J Biophotonics, 15(2): e202100285.

Fu J, Li W, Du J, et al. Multimodal medical image fusion via laplacian pyramid and convolutional neural network reconstruction with local gradient energy strategy. Comput Biol Med, 126: 104048.

Fukuda K, Tsunoda T, Tamura A, et al. 1998. Toward information extraction: identifying protein names from biological papers//Pac symp biocomput, 707(18): 707-718.

Fukushima K, Miyake S. 1982. Neocognitron: a self-organizing neural network model for a mechanism of visual pattern recognition//Competition and cooperation in neural nets. Berlin :Springer: 267-285.

Geman S, Bienenstock E, Doursat R. 1992. Neural networks and the bias/variance dilemma. Neural computation, 4(1): 1-58.

Gondara L. 2016. Medical image denoising using convolutional denoising autoencoders//2016 IEEE 16th international conference on data mining workshops (ICDMW). IEEE: 241-246.

Guidotti R, Monreale A, Ruggieri S, et al. 2018. A survey of methods for explaining black box models. ACM Comput Surv (CSUR), 51(5): 1-42.

Gulshan V, Peng L, Coram M, et al. 2016. Development and validation of a deep learning algorithm for detection of diabetic retinopathy in retinal fundus photographs. JAMA, 316(22): 2402-2410.

Hall M A, Smith L A. 1998. Practical feature subset selection for machine learning. Perth: Computer Science: 98.

Hartigan J A, Wong M A. 1979. Algorithm AS 136: a k-means clustering algorithm. Journal of the royal statistical society. series c (applied statistics), 28(1): 100-108.

Hastie T, Tibshirani R, Friedman J. 2009. Overview of supervised learning//The elements of statistical learning. Berlin :Springer: 9-41.

He K, Zhang X, Ren S, et al. 2016. Deep residual learning for image recognition//Proceedings of the IEEE conference on computer vision and pattern recognition. 770-778.

Higgins I, Matthey L, Pal A, et al. 2016. Beta-vae: learning basic visual concepts with a constrained variational framework.

Hochreiter S, Schmidhuber J. 1997. Long short-term memory. Neural Comput, 9(8): 1735-1780.

Hornik K, Stinchcombe M, White H. 1989. Multilayer feedforward networks are universal approximators. Neural networks, 2(5): 359-366.

Hosmer Jr D W, Lemeshow S, Sturdivant R X. 2013. Applied logistic regression. New Jersey: John Wiley & Sons.

Howard A G, Zhu M, Chen B, et al. 2017. Mobilenets: efficient convolutional neural networks for mobile vision applications. arXiv preprint arXiv: 1704.04861.

Huang M S, Lai P T, Lin P Y, et al. 2020. Biomedical named entity recognition and linking datasets: survey and our recent development. Brief Bioinform, 21(6): 2219-2238.

Iria J. 2005. T-rex: a flexible relation extraction framework//Proceedings of the 8th Annual Colloquium for the UK Special Interest Group for Computational Linguistics (CLUK' 05). 9.

Jabbar H, Khan R Z. 2015. Methods to avoid over-fitting and under-fitting in supervised machine learning (comparative study). Computer Science, Communication and Instrumentation Devices: 70.

Jaderberg M, Simonyan K, Zisserman A. 2015. Spatial transformer networks. Advances in neural information processing systems: 28.

Kaelbling L P, Littman M L, Moore A W. 1996. Reinforcement learning: a survey. Journal of artificial intelligence research, 4: 237-285.

Karypis G, Han E H, Kumar V. 1999. Chameleon: hierarchical clustering using dynamic modeling. Computer, 32(8): 68-75.

Kaufman L, Rousseeuw P J. 2008. Agglomerative nesting (program AGNES). Finding groups in data: 199-252.

Kawamoto K, Houlihan C A, Balas E A, et al. 2005. Improving clinical practice using clinical decision support systems: a systematic review of trials to identify features critical to success. BMJ, 330(7494): 765.

Kowsari K, Jafari Meimandi K, Heidarysafa M, et al. 2019. Text classification algorithms: a survey. Information, 10(4): 150.

LeCun Y, Bottou L, Bengio Y, et al. 1998. Gradient-based learning applied to document recognition. Proceedings of the IEEE, 86(11): 2278-2324.

LeCun Y. 1998. The MNIST database of handwritten digits. http://yann. lecun. com/exdb/mnist/, 1998.

Li J, Sun A, Han J, et al. 2020. A survey on deep learning for named entity recognition. IEEE Transactions on Knowledge and Data Engineering, 34(1): 50-70.

Li Y, Yang T. 2018. Word embedding for understanding natural language: a survey//Guide to big data applications. Berlin :Springe: 83-104.

Lindsay R K. 1980. Applications of artificial intelligence for organic chemistry: the DENDRAL project. New York :McGraw-Hill Companies.

Lipton Z C, Berkowitz J, Elkan C. 2015. A critical review of recurrent neural networks for sequence learning. arXiv preprint arXiv: 1506.00019.

Liu X, Zhang F, Hou Z, et al. 2021. Self-supervised learning: generative or contrastive. IEEE Transactions on Knowledge and Data Engineering, (99): 1.

Lowe D G. 2004. Distinctive image features from scale-invariant keypoints. International journal of computer vision, 60(2): 91-110.

Mallat S, Hwang W L. 1992. Singularity detection and processing with wavelets. IEEE transactions on information theory, 38(2): 617-643.

McCarthy J, Minsky M L, Rochester N, et al. 2006. A proposal for the dartmouth summer research project on artificial intelligence. AI magazine, 27(4): 12-14.

Miao S, Wang Z J, Liao R. 2016. A CNN regression approach for real-time 2D/3D registration. IEEE transactions on medical imaging, 35(5): 1352-1363.

Minsky M, Papert S. 1969. An introduction to computational geometry. Cambridge tiass., HIT: 479-480.

Nesterov Y E. 1983. A method for solving the convex programming problem with convergence rate O (1/k^ 2)//Dokl. akad. nauk Sssr. 269: 543-547.

Noble W S. 2006. What is a support vector machine?Nature biotechnology, 24(12): 1565-1567.

Papademetris X, DeLorenzo C, Flossmann S, et al. 2009. From medical image computing to computer‐aided intervention: development of a research interface for image‐guided navigation. Int J Med Robot, 5(2): 147-157.

Papka R, Allan J. 1998. On-line new event detection using single pass clustering. Amherst: University of Massachusetts.

Pham D T, Dimov S S, Nguyen C D. 2005. Selection of K in K-means clustering. Proceedings of the Institution of Mechanical Engineers, Part C: Journal of Mechanical Engineering Science, 219(c1): 103-119.

Proux D, Rechenmann F, Julliard L, et al. 1998. Detecting gene symbols and names in biological texts a first step toward pertinent information extraction. Genome Inform Ser Workshop Genome Inform, 9: 72-80.

Riedmiller M, Lernen A M. 2014. Multi layer perceptron Freiburg: University of Freiburg: 7-24.

Ronneberger O, Fischer P, Brox T. 2015. U-net: Convolutional networks for biomedical image segmentation//International Conference on Medical image computing and computer-assisted intervention. Berlin: Springer: 234-241.

Rosenblatt F. 1958. The perceptron: a probabilistic model for information storage and organization in the brain. Psychol Rev, 65(6): 386.

Rumelhart D E, Hinton G E, Williams R J. 1986. Learning representations by back-propagating errors. Nature, 323(6088): 533-536.

Safavian S R, Landgrebe D. 1991. A survey of decision tree classifier methodology. IEEE transactions on systems, man, and cybernetics, 21(3): 660-674.

Sagheer S V M, George S N. 2020. A review on medical image denoising algorithms. Biomedical signal processing and control, 61(Aug.): 102036.1-102036.19.

Sagi O, Rokach L. 2018. Ensemble learning: a survey. Wiley Interdisciplinary Reviews: Data Mining and Knowledge Discovery, 8(4): e1249.

Schubert E, Sander J, Ester M, et al. 2017. DBSCAN revisited, revisited: why and how you should (still) use DBSCAN. ACM Transactions on Database Systems (TODS), 42(3): 1-21.

Simonovsky M, Gutiérrez-Becker B, Mateus D, et al. 2016. A deep metric for multimodal registration//International conference on medical image computing and computer-assisted intervention. Berlin :Springer: 10-18.

Tomar D, Agarwal S. 2013. A survey on data mining approaches for healthcare. International Journal of Bio-Science and Bio-Technology, 5(5): 241-266.

Van Engelen J E, Hoos H H. 2020. A survey on semi-supervised learning. Machine Learning, 109(2): 373-440.

Willmott C J. 1981. On the validation of models. Physical geography, 2(2): 184-194.

Wold S, Esbensen K, Geladi P. 1987. Principal component analysis. Chemometrics and intelligent laboratory systems, 2(1-3): 37-52.

Yu K H, Beam A L, Kohane I S. 2018. Artificial intelligence in healthcare. Nat Biomed Eng, 2(10): 719-731.

Zhang K, Zuo W, Chen Y, et al. 2017. Beyond a gaussian denoiser: residual learning of deep cnn for image denoising. IEEE transactions on image processing, 26(7): 3142-3155.

Zhang T, You F. 2021. Research on short text classification based on textcnn. Journal of Physics: Conference Series. IOP Publishing, 1757(1): 012092.

Zhang Y, Jin R, Zhou Z H. 2010. Understanding bag-of-words model: a statistical framework. International Journal of Machine Learning and Cybernetics, 1(1-4): 43-52.

Zhao S, Su C, Lu Z, et al. 2021. Recent advances in biomedical literature mining. Briefings in Bioinformatics, 22(3): bbaa057.

第七章　医学数据的获取、存储与使用

　　人工智能的本质是技术。技术是实现人的目的的手段。人工智能技术是以计算机作为手段，实现人的意识活动，或者是赋能人的意识活动。目前医学人工智能技术主要依靠"算料"，"算力"和"算法"实现人工智能的功能。"算料"就是源于医学领域的数据。这些原始的医学数据，经过加工处理后，作为"算料"使用。

　　数据是基础，也是关键。人工智能领域著名学者吴恩达在"AI is the new electricity"演讲中阐述了数据对于人工智能的重要性：人工智能的崛起正改变着公司的竞争格局，"……公司的壁垒不再是算法，而是数据，让算法利用足够的数据，使得产品运行起来……"

　　医学数据是医学活动的记录，是人对客观事物认识的快照。医学数据可以通过人工录入方式，把所采集数据录入到计算机中去，这些通常是以文字、数字、编码等形式表达的数据，多是结构化或半结构化数据。现实中，医学数据的绝大多数是来源于医学设备或相关物联网设备。医学检查设备、检验设备、生命体征监测设备、手术操作设备以及可穿戴健康设备等，每天产生大量的数据，可当作"算料"的原始资源。这些数据资源通常是以图形图像、声音与视频，或者是连续性的模拟信号存在的，大部分是非结构化的数据。

　　医学领域中，人们为了特定的目的，收集数据，因而导致医学数据具有多源性、异构性、不一致性的特点。如把数据提供给人工智能模型使用，必须进行数据预处理加工。为此，对于医学人工智能相关者，无论是从事人工智能产品开发、人工智能技术测评还是医学临床应用，都必须理解医学数据基本情况，并掌握相关数据加工处理能力。

　　本章的内容包括医学数据相关集成知识以及技术工具情况。第一节，介绍医学人工智能的数据的范畴情况，帮助了解医学数据的来源和渠道。第二节，介绍医学数据处理相关知识，通过理解数据处理工具和数据预处理方法，从而掌握把医学原始数据加工成为人工智能使用的"算料"；第三节，介绍医学数据的存储，阐述了当前实现数据存储和使用的信息技术产品与工具。第四节，介绍医学数据规范性管理要求，实现按照法律要求、数据标准，对数据进行管理，确保规范化使用数据和数据的一致性。

第一节　医学数据范畴

　　医学是通过科学或技术的手段处理人体的各种疾病或病变的专业，它是一个从预防到治疗疾病的系统学科。医学数据则是处理"人体的各种疾病或病变"相关活动中产生并记录下的数据。这些数据可以划分为：遗传相关的生命科学数据、影响疾病发生的数据以及医疗服务与治疗数据三大类。本节将从医疗数据、健康影响因素数据和生命组学数据三个领域对医学数据范畴进行介绍。

一、数据与信息

　　日常情况下人们经常将"数据"和"信息"这两个术语互换使用。但是，这两个术语的概念是不同的。一般意义上讲，信息是人对客观对象的认识，而数据则是对客观事物的记录。

　　信息是人对世界认知的碎片化呈现。当患者去看病时，医生会尽量收集与患者疾病相关的信息，从传统医学的"望闻问切"和使用简单的听诊器，到现代医院中的各种检查和检验设备，都是为了收集患者健康体征信息。随着科学技术进步，医学信息获取渠道逐步拓宽，可以说医学信息是与医学模式同步发展的，经历了神灵医学、经验医学、循证医学和精准医学等发展阶段。

　　数据是事实的记录。医生将所收集的信息，以数据的形式存储下来，形成病历，用于诊断决策和后续治疗使用。过去人们使用笔和纸记录，计算机发明之后，使用电子病历记录。电子病历记录，来源于医务人员使用计算机采集、记录和传输患者的病历数据。这些病历数据，所承载的就是医生所收集的患者健康状况和医疗活动的信息。

数据作为信息的记录，必然涉及数据的载体、信息内容的表示、数据交换的标准等方面的问题。从数据载体看，传统上是通过书写、印刷、雕刻等方式记录在相应的介质之上；目前电子病历是以电子的方式记录在磁介质，光介质和半导体介质上。从信息内容的表示看，同样信息可有多种数据表示方式，例如，患者发热，可以用"高烧"或"体温 39.9℃"表示。这里可以看出，对于同一个事实，人们可以用定性或定量的多种数据类别进行表示。

电子计算机出现以后，无论是计算机内部还是计算机网络都仅用二进制来表示，因而产生了新的概念"数字化"。数字化的概念是，使用数字技术传输或存储的数据只用 0 和 1 表示。目前医学数据中的文字、图形和图像都是以数字化形式进行存储、交换和处理的。

二、医疗数据

医疗数据是医疗机构在医疗服务活动过程中产生和使用的数据，内容包括：电子病历数据、健康档案数据、医疗保险数据、生命统计数据、疾病登记和监测数据、医学研究数据和真实世界数据等。

（一）电子病历数据

电子病历（electronic medical record，EMR）是指医务人员在医疗活动过程中，使用信息系统生成的文字、符号、图表、图形、数字、影像等信息，并能实现存储、管理、传输和重现的医疗记录，是病历的一种记录形式。电子病历系统实现了医务人员对患者相关信息的采集、加工、传输、服务等，是患者在就医过程中所有的活动和原始记录，也是医院信息系统的重要数据来源。

电子病历系统与医疗机构内的其他业务系统进行了有效集成与融合，包括影像存储与传输系统（picture archiving and communication system，PACS）、实验室信息系统（laboratory information system，LIS）、医院信息系统（hospital information system，HIS）、远程医疗系统等诸多信息系统。电子病历数据内容包括：病史、诊断、治疗计划、免疫接种、过敏史、用药史记录、医学影像信息、实验室检测结果等。这些记录以计算机可处理的形式存在，并且能够安全地存储和传输，授权用户对其进行访问。

电子病历包括门（急）诊病历和住院病历。根据医疗行业管理部门要求，门（急）诊电子病历由医疗机构保管的，保存时间自患者最后一次就诊之日起不少于 15 年；住院电子病历保存时间自患者最后一次出院之日起不少于 30 年。

（二）健康档案数据

健康档案（health record）是人们在健康相关活动中直接形成的有价值的历史记录，通常以电子健康档案（electronic health record，EHR）的方式保存和查询。它以居民个人健康为核心，贯穿整个生命过程，涵盖各种健康相关因素，实现多渠道信息动态收集，满足居民自我保健、健康管理和健康决策需要的信息资源。

居民健康档案是我国医疗卫生机构为城乡居民提供国家基本公共卫生服务和医疗服务过程中的规范记录，由社区卫生服务中心、社区卫生服务站和乡镇卫生院、村卫生室等基层医疗卫生机构具体负责健康档案收集与管理工作。居民健康档案的服务对象是辖区内常住居民，包括居住半年以上的户籍及非户籍居民，以 0～6 岁儿童、孕产妇、老年人、慢性病患者和重度精神疾病患者等人群为重点。居民健康档案通过国家基本公共卫生服务、日常门诊、健康体检、医务人员入户服务等多种方式采集和建立，并根据《国家基本公共卫生服务规范》进行管理。城乡基层医疗卫生机构因故发生变更时，应当将所建立的居民健康档案完整移交给县级卫生行政部门或承接延续其职能的机构管理。

（三）医疗保险数据

基本医疗保险（basic medical insurance）是国家立法实施的，通过参保人、用人单位和政府等多方筹资形成基金，对参保人因患病而就医诊疗时提供资金支持，以保障其享有基本医疗服务的一项社会保险制度。根据面向的群体和筹资方式的差异，基本医疗保险制度分为职工基本医疗保险制度、新型农村合作医疗制度、城镇居民基本医疗保险制度。医疗保险数据通常包括参保人信息（如费用支付、保障范围、就医行为等）、医药服务信息（医疗机构、零售药店、服务协议等）、支付信息（支付制度、付费管理、结算管理等）、医疗保险管理服务组织信息等。挖掘医疗保险数据的价值，有助于实现更加精细化的监管，提升医疗服务的质量。

随着医疗支付制度改革，医疗保险机构要求医疗机构提供越来越详细的诊疗服务数据，内容包括患者诊断数据、医疗服务活动检查和治疗数据，以及相关费用等方面的信息。

（四）生命统计数据

联合国将民事登记和生命统计定义为"依法对人口生命事件的发生和特征进行连续、永久、强制性和普遍的记录"，其中生命统计数据包括居民出生登记、死亡登记和死因登记数据。这些数据用于了解一个国家或地区居民人口变化情况、主要死亡原因、生育率和居民预期寿命等指标信息，为政府制订健康干预政策提供循证依据。

（五）疾病登记和监测数据

国家建立疾病登记和监测信息系统是为了识别和记录健康相关因素与结果（包括人群健康状况和健康行为），探索风险因素与健康结果之间的潜在关联，以验证疾病决定因素的假设。我国的疾病登记和监测数据主要由国家疾病预防系统和相关机构连续进行收集，内容包括传染病监测信息系统、慢性病监测信息系统，以及重大疾病监测系统。例如，癌症登记信息系统、细菌耐药监测信息系统、药物不良事件报告信息系统等。

（六）医学研究数据

医学研究需要收集相应的数据进行分析，才能形成有效的医学研究证据。医学研究的方法不同，收集数据和使用数据的方法也不同。具体的数据分类在第五章中已进行介绍。

（七）真实世界数据

真实世界数据的常见来源包括但不限于：

1. 医院信息系统（HIS） 包括结构化和非结构化的患者记录，如患者的人口学特征、临床特征、诊断、治疗、实验室检查、安全性和临床结局等。

2. 医保系统 包含患者基本信息、医疗服务利用、诊断、处方、结算、医疗付费和计划保健等结构化字段的数据。

3. 疾病登记系统 特定疾病（通常是慢性病）患者的数据库，通常来源于医院的疾病人群队列登记。

4. 国家药品不良反应监测哨点联盟（China ADR Sentinel Surveillance Alliance，CASSA） 利用医疗机构电子数据建立药品及医疗器械安全性的主动监测与评价系统。

5. 自然人群队列和专病队列数据库 国内已经建立或正在建立的自然人群队列和专病队列数据库。

6. 组学相关数据库 采集患者的生理学、生物学、健康、行为和可能的环境相互作用的组学相关信息，如药物基因组学、代谢组学和蛋白质组学的数据库。

7. 死亡登记数据库 由医院、疾病预防控制中心和户籍部门联合确认的死亡登记所形成的数据库。

8. 患者报告结局数据　由患者自行填报的自我评估或测量的数据。

9. 来自移动设备端的数据　应用医用移动设备，如可穿戴设备，检测受试者获得的相关数据。

10. 其他特殊数据源　部分地区医疗机构根据相关政策、法规，因临床急需进口少量境外已上市药品等用于特定医疗目的而生成的有关数据；为特殊目的创建的数据库，如法定报告传染病数据库、国家免疫规划数据库等。

三、健康影响因素数据

健康影响因素的概念来源于 2000 年世界卫生组织提出的健康调整预期寿命（health-adjusted life expectancy，HALE）的健康指标。健康调整预期寿命是指个体在当前的死亡和疾患风险下，经过权重调整后的预期生存年数。HALE 通过考虑因受致残疾病或伤害而导致的健康状况不佳的生活时间，扩展了预期寿命的概念，提示人们不仅要关注期望寿命还要关注生命的质量。

健康影响因素可分为三类，社会经济因素、环境和社区条件因素以及个人行为因素等。社会经济条件会导致居民健康意识和能力上的差异，进而出现居民健康环境选择和良好健康行为意识上的差别，包括缺乏运动、酗酒、吸烟或不健康饮食，因而导致肥胖，引发高血压或高血脂等疾病危险，进而导致诱发缺血性心脏病等方面的问题。

健康影响因素的数据收集者包括：公共卫生部门、医疗服务提供者和居民自己。为了发现国家或地区人群严重影响居民健康的危险因素，从而采取干预措施，公共卫生和研究单位通过对人群调查和监测收集居民健康危险因素数据，开展包括传染病监测、慢性病监测、职业病监测、伤害监测等活动。医生在患者就诊时，会询问和记录其有关健康行为信息，作为判断依据或向患者提出行为改善建议。随着居民自我健康意识的提高和信息技术的发展，人们通过智能手机、智能手表、智能腕带和专业生命体征监测设备，连续收集自己的健康行为和生命体征数据，即患者产生型健康数据（patient-generated health data，PGHD）进行主动健康干预。

四、生命组学数据

生命组学是指随着新兴生物技术推动形成的新学科，如基因组学、转录组学、蛋白质组学、代谢组学等。组学研究的目的是探索和发现微观分子信息（核酸、蛋白质、小分子等）与宏观生命现象（个体的疾病、表型等）之间的关系。二代测序（next-generation sequencing，NGS）技术和新兴信息技术的发展，为生物医学研究带来了巨大的动力，同时显著增强了对人类生物学及其相关疾病的基本理解。目前在临床领域的实施一直比较缓慢，原因在于相关信息获取成本较高，并且缺少相关大规模数据分析和计算的工具。

今后，随着基因测序技术创新和成本的稳步降低，以及生物信息学工具的发展，将推动大规模并行基因组测序项目的启动和实施。组学数据的获取和应用，将超越传统的"从实验到临床"的方法，促进 4P 医学理念的实现，即预见性（predictive）、预防性（preventive）、个性化（personalized）以及参与性（participatory）。从生物-心理-社会医学模式到 4P 医学模式是医学的进步，将更强调以人为主体，强调人的主动性，从而进一步促进全面健康水平提高，同时也拓宽了医学数据的收集范围。

第二节　医学数据处理

医学数据获取和加工是医学人工智能开发和应用的基础。通常来说，医学人工智能开发和应用之前，需要经历数据采集、数据脱敏、数据清洗、数据集成、结构化处理和数据标准化等环节。

一、医学数据类型

医学数据分别以结构化、非结构化和半结构化形式存储和显示。不同类型的数据处理和数据存储的手段及方法各不相同。

（一）结构化数据

结构化数据是在数据采集之前预先定义好数据的模型格式，以便于使用计算机进行存储和分析。结构化数据的一般特点是：数据以行为单位，一行数据表示一个实体的信息。这里以调查居民肥胖与高血压的相关性分析为例。调查表中包括调查者姓名、年龄、居住地区、体重、血压值等变量，这些变量就是一个实体的信息。这些变量在数据收集之前，需要定义好其表示形式。例如，"居住地区"变量可用行政区划表示，体重可用千克表示。在数据库中，每一行数据是一个调查对象的信息。每一列的数据，是某一变量的数值。

（二）非结构化数据

非结构化数据是指所收集的信息没有一个预先定义好的数据模型，或者没有一个预先定义的格式，包括所有格式的办公文档、文本、图形、图像，以及音频和视频等信息。

过去计算机不能对非结构化数据进行分析，随着大数据和人工智能技术的出现，计算机开始能够对这些数据进行分析处理。例如，人工智能实现对人脸图像的识别，进行语音识别和翻译等。

（三）半结构化数据

半结构化数据是介于完全结构化数据和完全无结构化数据之间的数据。例如，入院病历的现病史相关数据，这些数据内容复杂，灵活性强，而且是在医生询问患者时产生和记录的数据，难以预先定义数据的内容和格式，一般用文字形式表述。例如，医生在询问患者疾病发生发展过程中的内容包括：起病情况，主要症状的发生、发展情况，伴随症状，诊疗经过，患者发病后的精神、食欲、睡眠等情况。对于文字描述的病历数据，传统情况下人工智能采用手工方式从中选出结构化信息。

随着人工智能发展，计算机具有对文本信息进行结构化处理的能力，生成结构化的数据，因而也被称为"后结构化"。后结构化是先有数据，后有结构，通过自然语言处理、认知计算等手段提取出结构化数据，并使用"图数据库"等工具对这类数据进行存储和分析。

二、数 据 采 集

数据采集方式包括同步采集、备份采集、数据镜像等。数据同步采集是直接从业务数据库进行采集的实时同步方式，优点在于时效性高，且可以支持异构数据库的数据采集，不过需要在业务数据库安装前置部件并配置数据同步的工具，对服务器资源消耗较大，可能会影响日常的数据业务运行。备份采集是从备份数据库进行数据采集的方式，技术简单操作方便，对日常业务影响很小，缺点在于时效性较差和对异构数据库缺乏支持。数据镜像是通过建立一个包括查询结果的数据库对象连接到业务系统进行数据访问和采集，它对日常业务影响也很小，但对网络和服务器资源要求较高。

抽取-转换-加载（extract-transform-load，ETL）是从数据源抽取数据的主流方法，经过数据脱敏、数据清洗、数据标准化等工作后，按照预先定义好的数据模型，将数据加载到数据仓库中的过程。ETL 大体上分为数据抽取、数据转换、数据加载三个步骤。ETL 可以在较短时间内快速采集多个数据源的大量数据，避免数据转换系统对数据源的直接操作，减少了数据采集过程对业务数据库的影响。与 ETL 不同，抽取-加载-转换（extract-load-transform，ELT）在抽取数据后先加载再转换，更适用于大数据场景，在 Hadoop、Apache Spark 等框架中广受欢迎。

增量抽取，也叫变化数据捕获（change data capture，CDC），监测并捕获源数据库的变动（包括数据或数据表的插入、更新以及删除等），将这些变更按发生的顺序完整记录下来，传播到其他数据库或应用程序。CDC 也是建立数据仓库的关键技术，识别并快速更新从上次提取之后发生变化的数据。常用的 CDC 方法有触发器、时间戳、快照、日志等。

三、数据脱敏

数据脱敏（data masking，DM）又称数据漂白，是数据去隐私化或数据去标识化，属于数据库安全技术，是在给定的规则、策略下对敏感数据进行变换、修改的技术机制，实现了对敏感隐私数据的可靠保护。数据脱敏一般是在保留数据原始特征的条件下，按需对敏感数据信息内容进行变换。同时，数据的过度脱敏会由于特征信息损失，导致一定程度上的数据分析或研究价值降低。只有授权的用户可以通过特定的应用程序或工具对真实数据进行访问，且必须对所看到的真实数据进行保密。数据控制者应当遵守相关法规要求，对数据进行脱敏处理后再交给数据处理者使用，以防止其对数据主体的合法权益造成损害。在不降低安全性的前提下，数据脱敏使原有数据的使用范围和共享对象得以拓展。

数据脱敏通常应遵循以下几条原则：

（1）保持原有数据特征。例如，姓名、地址、身份证号等字符型数据在脱敏后应符合基本的语法认知，而不是无意义的字符串；年龄等数值型数据也应符合现实条件下合理的频率分布和取值范围。

（2）保持数据之间的一致性。例如，出生年月和年龄之间的关系，地址和电话区号之间的一致性。

（3）保持业务规则的关联性。例如，医学信息系统中姓名、身份证号等信息会出现在不同子系统的数据表中，在数据脱敏时应确保关联的表结构都做一致的脱敏变换。

（4）脱敏流程的自动化与可重复性。在大数据体系下，相同的数据可能会经过多次脱敏，或者在不同的系统中进行脱敏。因此，应实现脱敏流程的自动化和可重复性，以确保广义业务的持续一致性和稳定性。

根据技术手段和使用场景的不同，数据脱敏包括两种类型：静态数据脱敏（static data masking，SDM）和动态数据脱敏（dynamic data masking，DDM）。

静态数据脱敏一般应用在非生产环境，是指将数据从生产环境抽取并存储到非生产环境中。脱敏后的数据与生产环境隔离，满足后续使用条件的同时保护敏感数据。在通过字段匹配或数据特性采样判断等技术捕捉到敏感数据后，通过特定的规则对敏感数据进行内容变换。例如，在判断患者姓名、身份证号码为敏感数据后，通过特定算法随机生产患者姓名和身份证号码替换原来的数据，生产一个新的无敏感数据的数据集存放在测试库中用于后续使用。静态脱敏可以看作是数据的"搬移并仿真替换"。

动态数据脱敏一般应用在生产环境，访问敏感数据时进行实时脱敏。系统授权用户不同的访问等级。不同访问等级的用户访问同一敏感数据时进行不同程度的脱敏，并根据策略执行相应的脱敏方法。高访问等级的用户可获得原始数据，低访问等级的用户获得数据的脱敏版本。动态数据脱敏可采用基于代理的实现机制，通过准确地查询语句或响应语句匹配脱敏条件。

常见的数据脱敏方法包括替换、无效化、随机化、偏移取整、灵活编码等。

（1）替换。用伪装数据替换敏感数据。

（2）无效化。通过截断、加密、隐藏、掩码屏蔽等方式使敏感数据不再具有价值。

（3）随机化。用随机数替换真实值，使脱敏数据具有类似真实数据的分布特征，适合数值型数据的脱敏处理。

（4）偏移取整。适合日期类数据的脱敏处理，保持了数据的大致真实性。

（5）灵活编码。采用自定义的规则对数据进行修改，增加了数据的安全性。

四、数据清洗

数据清洗（data cleaning）是利用信息化手段检测数据中存在的错误信息、重复数据和表述不一致等问题，删除或者改正它们，从而提高数据的质量。它是数据分析前必不可少的关键步骤，工作量通常是繁重的。如本章第一节所述，医学数据类型差异较大，每一类数据还可能来自不同的信息系统，不同系统间缺乏完善统一的数据标准，甚至同一医院不同系统的数据格式都不尽相同。这可能会导致数据准确性、规范性、完整性、一致性、时效性等各方面的数据质量问题。

常见的数据质量问题可以根据数据源的数量和数据质量问题层级分为四个层次——单数据源定义层、单数据源实例层、多数据源定义层和多数据源实例层。数据源的数量很好理解，即数据来自单一的信息系统或者多个信息系统；数据的定义层和实例层是数据模型的概念，前者指数据在信息系统中的定义方式，后者指实际数据的表示方式。常见的定义层数据质量问题包括违背字段约束条件（如日期出现 1 月 0 日）、字段属性依赖冲突（如两条记录描述同一个人的某一个属性，但数值不一致）、违反唯一性（如同一个主键 ID 出现了多次）等。常见的实例层数据质量问题包括数据保护非相关信息、拼写错误、空白值、噪声数据、数据重复、数据时效问题等。

基于医学原始数据广泛存在的数据不完整、不准确、不标准等问题，定义合适的清洗策略非常重要。传统的数据清洗方法着重在单维度进行数据清洗，而基于大数据的新兴数据清洗方法通过聚类、分类、关联规则、距离度量等多维算法，通过发掘数据间内在联系进行清洗。医学大数据产业发展很快，还会不断有新的数据质量问题产生，因而数据清洗还需结合实际情况。以下就一些常见的数据清洗方法做简要介绍。

（一）缺失值

缺失值在大多数医学数据中普遍存在，常用的处理方法包括删除法和插补法。缺失值处理通常需要综合考虑属性的缺失率和重要程度。对于缺失率较低的属性，可以不做处理或根据业务知识等简单填充；对于缺失率较高且重要程度较低的属性，删除法比较合适；而对于缺失率较高且重要程度较高的属性，直接删除往往造成不好的影响，需深入调研缺失的原因，采取合适的插补法处理。根据算法类型，插补法分为经验法、非参数统计法（如均值插补、中位数插补）、回归法、拉格朗日法、牛顿法、贝叶斯法、决策树法、随机森林法、神经网络法等。这些方法的本质是应用其他非缺失值进行数学建模来估计缺失值的大小，插补模型的选择根据具体问题而定。

（二）异常值

异常值也叫离群值或数据噪声，指的是数据集中明显偏移所属样本其余观测值的个别值。异常值处理的关键在于找到异常的原因，通常原因大致有以下三类：

（1）系统错误：主要指数据处理流程不完善而生成的异常值。这类异常值对数据质量的影响很大，影响范围很广，因而处理优先级较高，通过优化数据处理流程后可以规避这类错误。

（2）意外错误：主要指数据测量或数据录入错误。这类异常值通常对数据质量的影响较小，影响范围通常仅限于个别观察值，因而处理优先级较低，建议结合具体情况对异常值进行纠正，若该属性为非关键属性也可不做处理或直接删除。

（3）真实的异常值：从数据分析的角度来说真实的异常值具有很大价值，因其能很好地反映数据的不确定性。这类异常值通常建议不做处理。

常见的异常值的检测方法大致分为一维异常值检测和多维异常值检测两大类。一维数据的异常值只关注一个属性，包括箱线图法、最大标准残差检验法等。多维数据的异常值通过多维属性建模来寻找异常值，包括基于距离的方法（如马氏距离法）、基于密度的方法（如局部异常因子检测算法）、基于聚类的方法（如 DBSCAN 法）、孤立森林法、神经网络法等。异常值处理方法与缺失值处理方法有相似之处。对于不重要的个别异常值，如果确认是错误的，可以直接删除，也可以采用数学模型进行填充或插补。

（三）重复数据和不一致数据

重复数据通常是在多数据源场景下产生的，重复数据的检测算法包括基本的字段匹配算法、递归的字段匹配算法、史密斯-沃特曼（Smith-Waterman）算法、基于编辑距离的字段匹配算法、改进余弦相似度函数等。每种算法都有各自的优缺点，应根据实际情况进行选择。

不一致数据主要体现为数据不满足完整性约束，究其原因通常是缺乏数据标准或者数据标准不统一。处理不一致数据需要分析数据字典和元数据，还需要医学知识的帮助，必要时需要和临床医生、护士、药剂师、流调人员等医学工作者共同完成。

需要注意的是，从数据管理的角度来说，数据清洗包括数据质量保证和质量控制的全过程，绝非一蹴而就的。数据清洗应伴随医学数据库或数据平台的开发和运维生命全周期。此外，以上介绍的数据清洗方法主要是从数据角度出发，在实际应用时需要结合医学常识和医学场景，如医学术语标准的统一规范、医学记录习惯等。过分依赖数学模型而脱离医学应用场景的数据清洗往往是不彻底的。

五、非结构化数据的处理

相比结构化数据，非结构化数据往往容量很大，但难以直接进行分析，需要进行适当的预处理后，方能挖掘利用。由于非结构化数据处理的复杂性，这里专门就医学影像和电子病历两种最常见的非结构化数据的处理进行简要介绍。有兴趣的读者可以查阅计算机视觉和自然语言识别的相关书籍深入学习。

从成像原理上，可以将医学影像分为 X 线成像、CT 成像、超声成像、MR 成像、核素成像等类型。虽然原理不同，但各类医学影像数据的大致处理流程类似，主要包括图像去噪、图像分割、特征提取和图像识别。①图像去噪包括图像的增强操作（如锐化、平滑）、差值操作（变大、变小）、去噪和裁剪等。②图像分割是把图像当中的目标区标定出来或者分割出来之后，则输出有可能只是图像边缘的集合，而不是一整个图像。③特征提取是采用模式识别的方式，抽取和选择图像中的特异性特征。④图像识别则是通过选择和设计合适的算法提高图像的辨识度，实现对图像的评价和确认。

电子病历主要包括门诊电子病历和住院电子病历两大类。门诊电子病历中的文本数据包括患者主诉、病史、处理意见等。住院电子病历的内容更为丰富，还包括出入院及死亡记录、病程及查房记录、病重病危记录、手术麻醉记录、检查结果报告等。只有经过结构化处理后，计算机才能识别电子病历的内容并挖掘潜在价值。电子病历的结构化处理主要包括文本划分、句法分析、抽取、模板填充等。①文本划分是将文本病历进行分段，通过关键词识别划分文本。②句法分析是通过关键词匹配、语义分析等手段识别文本中的语法结构，完成症状、体征、诊断等各类实体的语义识别。③抽取是按照预先定义的抽取模式识别文本中实体间的关系，并获得相应信息。④模板填充是整合抽取到的信息，填充到结构化病历模板中，形成完整的信息文档描述。需要注意的是，自然语言处理的核心是语料库的建设。电子病历的处理除了需要主流语料支持外，还需要建设专业的医学语料库。

六、数 据 集 成

数据集成（data integration）是把不同来源、不同格式的数据在逻辑上或物理上有机地集中，为数据分析和管理决策服务。随着医学信息化的发展，医学信息系统的数量在不断增多，各大系统中包含了大量的子系统，子系统之间既独立又密切联系，构成了一个复杂的医疗信息体系。不同系统数据源具有异构性和分布性。异构性是指数据源的数据结构、形式和存储方式不同。分布性是指数据源异地分布，依赖网络传输数据。由于医疗数据多源异构的特点，不同系统之间容易导致"信息孤岛"的产生。实现对"信息孤岛"数据的利用，关键在于通过数据集成技术，实现系统互联互通和信息共享。下面围绕几种常见的大数据集成框架做简要介绍。

1. 批处理框架 批处理主要是对大规模数据进行批量处理，操作对象为大量的、静态的数据。批处理的结果在数据全部处理完成后才能进行分析处理。批处理单次处理的数据量大，处理速度相对于流处理较慢。典型的批处理框架有 Apache Hadoop、Spring Batch 等。

2. 流处理框架 流处理使数据以流的形式从数据源流向应用程序，并持续地在各个应用程序中流动。流处理框架的操作对象为不停止的流数据。如果说批处理框架处理的是大量已经存在的数据集，那么流处理框架处理的就是从数据源接入的源源不断的实时产生的数据。常见的流处理框架有 Storm、Samza、Trident 等。

3. 混合处理框架　混合处理框架可同时进行批处理和流处理工作。常见的混合处理框架包括 Spark、Flink 等。Spark 处理数据的主要模式是基于内存的批处理框架，还通过 Structured Streaming 实现部分流处理功能。可以将 Spark 看作融合了流处理的批处理框架。与 Spark 不同，Flink 更好地兼容了数据的批处理和流处理，是新一代数据处理框架的代表。

七、数据应用

医学人工智能的目标在于推动传统的"浅度"医疗迈向未来的"深度"医疗。正如埃里克·托普（Eric Topol）在《深度医疗》（*Deep Medicine*）一书中指出的，现实中很多医疗本质上只是"浅度医疗"，整个医疗过程中缺乏医学信息的深度沟通。"浅度"医疗通常只是基于浅度证据，即一次性、局部、片面的医学数据，依照过去的知识和经验做出诊断和治疗。"浅度"医疗是导致误诊和漏诊的重要原因，不仅耽误了病情的治疗，还可能导致非必要操作、药物滥用等行为，为患者增加了非必要的经济负担和精神负担。医学人工智能推崇的是"深度"医疗，即智慧医疗，通过连通分散的医疗信息平台，利用先进的物联网、大数据和人工智能技术，实现患者、医护人员、医疗服务提供者等之间的无缝、协同、智能的互连，让患者体验一站式的医疗和护理服务。与"浅度"医疗相比，在"深度"医疗场景下，患者所处的医疗环境将是数据完整、时间连续、诊断智能、医患互动的。深度医疗的核心是"以患者为中心"，给予患者全面、专业、个性化的医疗服务体验。深度医疗需要建立闭环的医学数据应用，需要医疗体系的全员参与，包括且不限于临床医务人员、卫生行政人员、公共卫生从业人员、健康产业从业人员和社会公众等。

根据医学的分支领域，可以将医学数据的应用作简单的分类。本书第十章至第十六章将医学数据的应用划分为临床应用、医学研究应用、药物研发应用、中医药应用、健康管理应用、公共卫生应用和医学教育应用，较为全面地概况了目前为止医学人工智能的应用场景。表 7-1 对每种类型应用的具体场景作了简要的罗列和总结，在后续章节会详细介绍各类数据应用，这里不再赘述。

表 7-1　医学数据的应用类型和应用场景

应用类型	具体应用场景
临床应用	辅助诊断、临床治疗、康复医学
医学研究应用	基础医学、临床医学、数字医学、真实世界研究
药物研发应用	靶点识别与确证、从头分子设计、虚拟筛选、药物重定位、合成路线规划
中医药应用	智能预警、智能诊断、智能治疗、智能传承、智能中药
健康管理应用	正常人群健康管理、特殊人群健康管理、疾病人群健康管理
公共卫生应用	公共卫生监测、突发公共卫生事件应对
医学教育应用	教学管理、智慧教学、事件技能培训与考核

第三节　医学数据存储

在采集到医学数据或数据处理完成后，需要对数据进行存储。数据的储存有多种方式，最传统的方式是采用以电子表格为代表的文件处理系统进行存储。文件处理系统的创建简单快速，然而缺点非常明显。第一是数据的冗余和不一致性，同类数据存放在不同位置且不同副本不一致，造成管理和使用的困难。第二是数据访问困难，缺乏多用户高效、并发访问数据的技术支持。第三是数据治理问题，难以保证数据的完整性、原子性和准确性。第四是数据安全问题，难以实现安全性约束和数据管理。医学数据量还在不断增加，数据类型越来越多样化，数据的获取、加工和利用都离不开稳定的存储环境。因此，数据存储需要借助专业的数据存储技术。

一、数　据　库

数据库（database）是以电子方式存储和访问的有组织的数据集合。小型数据库可以存储在文件系统中，而大型数据库则托管在计算机集群或云端。有时，数据库也被代指为数据库管理系统（database management system，DBMS）。DBMS 是一种操纵和管理数据库的大型软件，以保证数据库的安全性和完整性。DBMS 的主要目标是为人们提供方便、高效的环境来存储和检索数据。

使用数据库的人员包括数据库用户和数据库管理员。数据库用户包括了普通用户、应用程序员、数据分析师等。数据库管理员是 DBMS 的管理者，主导数据库的模式定义、存储结构和方法定义、数据访问授权和日常维护等工作。大部分 DBMS 提供数据操作语言（data manipulation language，DML）和数据定义语言（data definition language，DDL）。DML 是方便用户访问和操作数据的语言，而 DDL 是说明数据库模式和数据的其他特性的语言。实体-关系模型（entity-relationship model，E-R Model）是广泛用于数据库设计的数据模型，以实体-关系模型图将数据库的总体逻辑结构图形化地展现出来。

根据设计思路和应用场景的不同，数据库可以分为关系型数据库和非关系型数据库两种类型。

（一）关系型数据库

关系型数据库是基于数据关系模型来组织数据的数据库，是目前为止最为成熟的存储技术。关系模型一般为二维表格模型，表示实体与实体之间的联系。数据以表的形式呈现给用户，每个表有多个列，每个列有唯一的名字。关系指的是建立在这些表之间交互的基础上的不同表之间的逻辑连接。在关系型数据库中，如果两个表建立了某种联系，更改一个表中一个字段的某一个值时，另一个表中相同名称的字段的值也会发生变化。数据的一致性由这种关系得到体现。然而，在关系型数据库中，表与表之间还可以建立其他联系，使得数据之间得以交互。关系型数据库通过 SQL 语言实现存储、检索等操作。常见的关系型数据库产品包括 Oracle、MySQL、Microsoft SQL Server 等。

传统的关系型数据库是基于 ACID 原则的，ACID 原则包括原子性（atomicity）、一致性（consistency）、隔离性（isolation）、持久性（durability）。

关系型数据库一般用于保存和管理结构化数据。然而，在面对大量非结构化数据时，关系型数据库就不那么合适。同时，在面对大规模的数据时，使用关系型数据库的效率可能会很低。

（二）非关系型数据库

当处理非结构化或半结构化数据时，关系型数据库会遭遇瓶颈，这时非关系型数据库就有用武之地了。非关系型数据库一般指 NoSQL 数据库，其数据存储不需要固定的表结构，通常也不存在连接操作。相比于关系型数据库，非关系型数据库格式灵活，具有高拓展性，在大数据存取上拥有很大的性能优势。不过，非关系型数据库不易维护，使用起来也需要更多的专业知识。

不同于关系型数据库，非关系型数据库有许多数据存储模型，包括键值存储模型、文档型存储模型、列存储模型、图存储模型等。键值数据库采用键值数据模型，查找速度快，常用于处理大量数据的高访问负载；文档型数据库采用的也是键值数据模型，对数据结构要求不严格，常用于网页应用；列存储模型采用列簇式存储，广泛用于分布式的文件系统；图形数据库采用图结构为数据模型，常用于社交网络和推荐系统等。常见的非关系型数据库有 Redis、MongoDB、HBase、Neo4J 等。

非关系数据库满足 CAP 理论，即一致性（consistency）、可用性（availability）和分区容错性（partition tolerance）。CAP 理论使非关系数据库分成了满足 CA、满足 CP、满足 AP 三大类。关系型数据库和非关系型数据库并非对立的关系，而是互补的关系。选择哪种数据库应根据开发需求和使用场景来决定。表 7-2 罗列了一些实践中常用的关系型和非关系型数据库。

表 7-2 常见的关系型和非关系型数据库

数据库	类型	开发者	底层语言
Oracle	关系型	Oracle Corporation	Assembly language，C，C++
SQL Server	关系型	Microsoft Corporation	C，C++
DB2	关系型	IBM Corporation	Assembly language，C，C++，Java
MySQL	关系型	Oracle Corporation	C，C++
PostgreSQL	关系型	PostgreSQL Global Development Group	C
MongoDB	非关系型	MongoDB，Inc.	C++，JavaScript，Python
Redis	非关系型	Redis，Ltd.	C
HBase	非关系型	Apache Software Foundation	Java
Neo4J	非关系型	Neo4J，Inc.	Java

二、数据仓库

数据库的出现，解决了医学业务流程中数据的输入、输出、存储和管理功能，非常适合日常事务处理。然而，数据分析需要对多来源的分散的数据资源进行重新组织、集中治理、统一标准。如果直接在业务型数据库上进行数据分析工作，常常效率低下，还容易造成大量计算资源的浪费。数据仓库的出现，满足了核心数据的日常分析需求。

数据仓库的定义最早由数据仓库之父比尔·恩门（Bill Inmon）在 1991 年出版的《建立数据仓库》一书中提出："数据仓库是一个面向主题的、集成的、相对稳定的、反映历史变化的数据集合，用于支持管理决策。"数据仓库是从多个数据源中进行数据采集，并以一种共同的、统一的数据库模式进行存储和归档的数据仓储。数据仓库系统包括数据获取、数据存储和数据访问三个部分。数据仓库的功能需要与业务数据库相匹配，满足相应的复杂查询，使得其产生的结果可以被分析人员所使用。

一个常见的数据仓库架构大致由以下四个部分组成：

（1）数据源。它包括用于搭建数据仓库的原始数据库。通常采用 ETL 技术从数据源中抽取所需的数据，按照事先定义的数据模型，周期性地加载到数据仓库中。

（2）数据集市。数据仓库中通常包含多个数据集市，它们组成了数据仓库架构的核心，实现了数据的集中存储和管理。数据集市可以视作部门级别或者工作组级别的小型数据仓库，其内部数据通常针对指定的业务。有别于数据库中的数据模型，数据集市中的数据模型不是为业务流程服务的，而是为数据分析和基于数据的决策服务的。

（3）联机分析处理（on-line analytical processing，OLAP）。不同于联机事务处理（on-line transaction processing，OLTP），OLAP 处理在设计理念上支持复杂的分析操作和大量运算，侧重数据分析和决策支持。按照存储器的数据存储格式，OLAP 可以分为基于关系数据库的 OLAP 实现（relational OLAP，ROLAP）、基于多维数据组织的 OLAP 实现（multidimensional OLAP，MOLAP）和基于混合数据组织的 OLAP 实现（hybrid OLAP，HOLAP）。

（4）前端工具。数据仓库的前端工具包括但不限于各类查询工具、报表工具、数据挖掘工具和各类应用开发工具等。

与数据库类似，数据仓库架构采用的也是写时模式（schema on write），即数据在入库的时候需要预先设置数据模型，比较适合结构化数据的处理与存储，对于半结构化数据和非结构化数据兼容性较差。接下来将要介绍的数据湖架构，所采用的是读时模式（schema on read），即到了数据分析时才设置数据模型，与写时模式是两种截然不同的设计理念，能适应各种类型数据的处理和存储。

三、数 据 湖

（一）数据湖的概念

时任 Pentaho 首席技术官的詹姆斯·狄克逊（James Dixon）在博客中首创了"数据湖"这个概念："如果你把数据集市看作是一家售卖干净的、规整包装的、偏于消费的瓶装水商店，那么数据湖就是一个更自然状态的大片水域。数据湖的内容从源头不断地流入，填满了湖泊；而湖泊的各类用户可以来湖中检查、探索获取。"从数据湖的概念可以看出，数据湖是大数据技术的发展产物，响应了数据民主化的趋势。首先，数据湖中的数据是自然的原始数据，未经人为加工；其次，数据湖为数据的输入提供了多种通道；再次，数据湖中的数据能供数据分析师访问和使用；最后，数据治理和数据安全技术保证了数据湖的管理者和使用者各司其职。

（二）数据湖的核心能力

数据湖是一种支持多种数据格式，保留原始数据内容，并支持海量数据分析的大规模数据存储架构。数据湖不是一种特殊的数据库，也不是一种技术框架，而是一种架构理念，一种解决问题的思路，一种数据治理、存储和利用的方案。数据湖成功的关键在于其创新性地提供了迎合大数据时代的四种能力。

（1）高性价比、可扩展性的存储能力。数据湖应支持多种格式的原始数据存储，并实现数据格式间的转换。

（2）面向海量数据分析的计算能力。数据湖应支持大量数据分析和挖掘工作，且不至于引入过高的计算开销。

（3）经济高效的数据获取框架和治理框架。数据湖应支持多种格式的原始数据获取和输入，并能够有条理地管理各种数据。

（4）分层的、受管理的访问模式。数据湖应根据不同的用户需求、技术水平和使用权限等，通过数据分类、分级等方式供不同用户使用。

数据库和数据仓库都采用事前定义的写时模式，优点在于数据架构清晰，开发和维护成本低，但也带来了数据载量低、基础模型改动成本高、数据迁移困难等问题。数据湖采用事后定义的读时模式，让数据尽可能保持原始形态，以较高的设计和维护成本，换来了更高效的分析能力和更灵活的适应场景。

（三）数据湖的基本架构

数据湖的成功实施，首先需要建设好基础设施，然后需要组织好数据湖的各个区域，设置好数据湖的自助服务，最后将数据湖开放给用户。数据湖建设过程中需要避免数据沼泽的出现。数据沼泽虽然体量已经达到了数据湖的规模，但缺乏自助服务和治理设施，从而无法完整地实现数据驱动的分析和决策。理想状态下，数据沼泽尚未被当作数据池使用；而较为糟糕的情形下，数据沼泽鲜有人问津；通常情况下，多数使用人员往往只使用了数据沼泽中的小部分数据，而大多数数据被埋藏在黑暗的沼泽中。

一个常见的数据湖架构通常包括四个区域——原始区、产品区、工作区和敏感区。

（1）原始区。原始区也称作临时区，用于存储采集的原始数据，通常按其来源来命名。通常，只有训练有素的开发人员、数据工程师和数据科学家才有权限访问原始区。

（2）产品区。产品区的数据通常是原始区的镜像，数据脱敏、数据清洗等过程通常在产品区完成。数据通常直接从产品区读取，但如果需要更改，则需先将其复制到工作区进行处理后再复制回产品区以确保数据的更新。产品区是访问和使用最多的区，大多数非开发人员只能访问这个区。

（3）工作区。工作区也叫开发区或项目区，通常是数据科学家和数据分析师进行数据分析的区域。工作区的组织形式通常是项目和工作文件夹，保存了大量分析工作的中间结果和最终结果。

工作区通常是数据湖中最大的区，数据科学项目所需的大量实验都在工作区完成。

（4）敏感区。敏感区可以包含显式加密的数据或脱敏后的数据。敏感区是为数据监管服务的，只有数据管理人员和其他授权人员才能访问的区域。

（四）数据湖的实施方案

实际应用中的数据湖的实施方案可以分为三种。

第一类是基于开源生态体系的数据湖实施方案。以 Hadoop 生态体系为例，它使用 Hadoop 分布式文件系统（Hadoop distributed file system，HDFS）作为存储层，以 Spark、SparkSQL、MR 等计算框架作为分析引擎，通过 Flume、Kafka 等持续不断地输送新数据到 HDFS，采用 Flink、Storm 等实时分析 HDFS 上的数据。基于 Hadoop 生态体系的数据湖是一套开源的完善架构，当具备较多信息技术人才和资源时，这是较为廉价和便捷的解决方案。

第二类是基于云平台的数据湖实施方案。以 AWS 数据湖解决方案为例，它以 S3 对象存储服务为核心提供数据湖的集中存储，以 DynamoDB、Amazon ES 等服务提供元数据存储和查询，以 Firehose、Snowball 等服务提供数据输入，以 Athena、EMR、Redshift 等服务提供数据的处理和分析功能，以 STS、Cloudwatch、IAM、API Gatewa 等服务保证数据安全。基于云平台的数据湖也是一种较为廉价的方案，有利于数据资源的合理利用。

第三类是采用商业公司提供的数据湖实施方案。商业公司的数据湖产品多为闭源实现，且价格较昂贵。当缺乏足够的数据开发团队支撑但又有较高的医学大数据管理和分析需求时，采用这种花钱买服务的方案能弥补技术层面的不足。

（五）数据库、数据仓库、数据湖的比较

需要注意的是，数据库、数据仓库、数据湖的架构概念虽然是随着数据产业的发展不断提出的，但它们并非替代关系，而是相互补充和共存关系。数据库解决了本地数据的存储和查询功能，被广泛用于医学信息系统的建设；数据仓库是为特定需求的数据分析服务的，可以用于医学结构化数据的汇总和分析；数据湖则旨在解决医学信息技术发展后产生的医学数据孤岛问题，将结构化数据、半结构化数据、非结构化数据等大量未被充分利用的数据整合和存储起来，充分挖掘医学大数据的价值。由于数据库和数据仓库存储的都是经过定义后的数据，数据质量较高，但数据量较小；数据湖存储的是未经定义和处理的原始数据，数据量较大，但质量密度较低，其数据价值依赖于数据工程师和数据科学家的特定技能加以发掘和利用。数据架构并非越大越好，也不是越复杂越好，而要综合考虑需求、成本、资源、技术等各方因素，在合适的应用场景下选择合适的架构。数据存储架构需要充分考虑用户的习惯，用户的需求才是技术的试金石。

四、分布式存储

分布式存储指的是一种数据存储技术，通过网络将分布存储在多台独立设备上的数据连接起来，形成虚拟的统一整体。相较于传统网络存储，分布式存储具有高可靠性、高扩展性、数据一致性、高性能与支持分级存储等优势。然而，分布式存储拓扑结构的复杂性增加了故障风险，因此要通过存储系统的在线扩容、冗余备份、单点故障处理等，确保在出现异常状况下存储系统的可用性和可靠性。

（一）数据分布

每台独立的设备可以被看作是一个节点，将数据分布在多个节点中的方式主要有哈希分布和顺序分布。哈希分布是指根据数据的某一特征进行计算得到哈希值后，按照哈希值决定数据将分布到哪个节点上。常见的数据特征有数据的主键（key）、数据的属性（attribute）等。顺序分布是按照数据的某一特征对数据先进行顺序排列，然后将数据按照这一特征切分为多个连续的部分，再按照一定规则分布在不同的节点上。与哈希分布不同，顺序分布保留了数据的有序性。

（二）分布式存储架构的组成

主流的分布式存储架构包括三个部分：主控服务器、存储服务器和客户端。主控服务器（master server）也叫元数据服务器（metadata server）。它是分布式架构的核心，控制整个系统，将任务分配给多个数据服务器，平衡它们之间的负载，总领元数据的管理，并处理客户端的请求。存储服务器（storage server）也叫存储节点（storage node），负责存放文件数据，保证数据的可用性和完整性。存储节点在集群中是可动态添加或删除的，以适应工作负载的变化。客户端（client）也叫应用端，负责发送读写请求，缓存文件元数据和文件数据。

（三）常见的分布式存储架构简介

1. 中间控制节点架构（典型代表为 HDFS） 在这种架构中，存在两种节点——NameNode 与 DataNode。NameNode 存放管理数据（元数据），DataNode 存放业务数据，此架构类似于公司的层次组织架构，NameNode 就如同老板，只管理下属的经理（DataNode），而下属的经理管理节点下本地盘上的数据。

2. 完全无中心架构——计算模式（典型代表为 Ceph） 在该架构中，与 HDFS 不同之处在于该架构中没有中心节点。客户端通过一个设备映射关系计算出其写入数据的位置，因此客户端可以直接与存储节点通信，从而避免中心节点的性能瓶颈。

3. 完全无中心架构——一致性哈希（典型代表为 Swift） 与 Ceph 通过计算方式获得数据位置的方式不同，另外一种方式是通过一致性哈希的方式获得数据位置。一致性哈希的方式就是将设备做成一个哈希环，然后根据数据名称计算出的哈希值映射到哈希环的某个位置，从而实现数据的定位。

五、云 存 储

根据美国国家标准与技术研究所 NIST 的定义，云计算是一种模型，可以无处不在、方便、按需地访问一个可配置的共享资源池（包括网络、服务器、存储、应用程序和服务），这些资源能通过最小的管理工作或最少的服务提供商交互快速地调配和发布。通过云计算平台，网络上配置为共享的软件资源、计算资源、存储资源和信息资源可以按需求提供给终端设备和用户。这里的"云"是一种抽象的比喻，表示整合了大量资源的网络，用户可以通过"云"获取互联网资源，实现数据资源的融合共享。

云存储是一个基于云计算的概念，其数据存储在多台远程服务器上并通过网络进行连接向授权用户提供访问。云存储是一基于并高度依赖于互联网，用户与实际服务提供的存储资源相分离，集合了大量存储资源，并向用户屏蔽底层差异的分布式存储架构。它是一种以虚拟化技术为核心、以低成本为目标、动态可扩展的网络应用基础设施。

云存储由云端和终端构成。云端指服务器端，数据等资源都被存放在云端。部署在云端的虚拟化数据库叫作云数据库。终端指的是用户使用的电脑、手机等终端设备，用户提供终端可访问或操作云端中的数据。与云计算相似，云存储可分为公共云存储、内部云存储和混合云存储。公共云存储面向所有用户提供服务，如百度云盘、阿里云盘等。内部云存储只为特定用户提供服务，安全性更有保障。考虑到保护医护人员和患者隐私，医疗数据的云存储一般为内部云存储。混合云存储综合了以上两种云存储的特点，可以看作以上两种云存储的搭配使用。

云存储具有以下特点：

（1）大规模。云存储的规模巨大，由此也可以满足大数据的需求。

（2）可扩展性。云存储的存储容量可根据医疗机构的需求进行动态增加或减少。

（3）高可靠性和可用性。云存储能够自动处理节点故障，即自动容错技术，保证高可靠性和高可用性。

（4）可访问性。云存储使用户不分工作地点，都能访问和共享任何设备上的数据。

（5）低成本。医疗机构可向云存储提供商购买云存储服务，省去购买硬件和软件等的高额成本及维护费用。

常见的提供云存储服务的云平台有：Amazon 云平台（amazon web services，AWS）、Google 云平台（google cloud platform，GCP）、Microsoft 云平台（windows azure）、阿里云、百度云、腾讯云等。

六、数据存储方式总结

医药卫生领域原有的数据存储架构多为本地集中化存储，以数据库和数据仓库为典型代表。然而，医学人工智能领域的数据体量逐年增长，数据类型不仅包括传统的结构化数据，也包括了医疗影像、医学电子病历、医学语音等形式多样的非结构化数据，不同数据源之间也需要更好的数据组织方式。本地集中化存储非常适合处理轻量的结构化数据，但随着数据体量的增大和数据类型的增多，自行购置存储空间和本地扩容的方式往往难以满足数据存储需求。数据湖架构为多类型的数据存储和组织提供了解决方案，通过原始区、产品区、工作区、敏感区的划分，将数据处理、数据存储和数据使用更好地协调起来。分布式存储和云存储技术突破了本地存储的容量限制，通过集群应用、网络技术和分布式文件系统等功能，将大量异构存储设备有序组织起来协同工作，为人工智能技术在医学上的应用提供了容量保障。

第四节 医学数据管理规范

无规矩不成方圆，医学数据的获取、存储和使用都需要依照相应的法律法规、数据标准和治理策略进行。本节分别从数据合规性要求、数据标准和数据治理方面对医学数据的使用规范作简要阐述。

一、数据合规性要求

医学数据中包括大量"个人信息和个人敏感信息"。为了防止医学数据获取和使用中，侵害自然人的个人信息权益和保护数据安全，我国制订和发布了《中华人民共和国数据安全法》和《中华人民共和国个人信息保护法》。在医学数据的获取、存储、加工、使用、传输等工作中，应注意按照我国相关法规要求，对数据分级分类地进行保护和使用。数据控制者和数据使用者要遵循相关法律制订的标准和要求，做好数据脱敏、数据加密和数据访问授权管理等方面的工作。

（一）我国个人信息保护法规

《中华人民共和国个人信息保护法》（以下简称《个保法》）于十三届全国人大常委会第三十次会议表决通过，于 2021 年 11 月 1 日起正式施行。《个保法》全文共计七十四条，分为八章，分别是总则、个人信息处理规划（一般规定、敏感个人信息的处理规则、国家机关处理个人信息的特别规定）、个人信息跨境提供的规则、个人在个人信息处理活动中的权利、个人信息处理者的义务、履行个人信息保护职责的部门、法律责任和附则。《个保法》围绕个人信息的处理，从处理规则、跨境提供、个人权利、处理者义务、保护职责部门以及法律责任等不同角度确立了相应规则，并且针对敏感个人信息和国家机关处理强调了特别规则。《个保法》界定了个人信息的定义和范畴，规定个人信息处理需要遵守合法原则、正当原则、必要原则和告知同意原则，强化了个人信息处理者义务，健全了个人信息保护工作机制。《个保法》对于医学数据的处理有很大的启示意义，如何健全公共数据安全管理体系，如何完善医学数据资产运营管理，如何鼓励科研机构和企业合法的数据技术研发，如何强化社会个人医学信息保护意识等，尚有不少具体工作需要落实。

（二）国外相关法规

世界各国个人信息保护规定在逐渐形成中，这里仅介绍欧盟和美国的相关法规条例。

欧盟现行法规——《通用数据保护条例》（*General Data Protection Regulation*，*GDPR*）。该法

规于 2016 年 4 月在欧盟议会通过，于 2018 年 5 月在欧盟成员国内正式生效实施。该法规是针对个人信息保护的适用法律规定，医学数据处理按相应要求做好保护工作。*GDPR* 取代了自 1995 年生效的欧盟现行数据保护法律框架，对所有欧盟成员国具有直接法律影响，无须转换成欧盟成员国国家法律即具有约束力，加强欧盟法律的一致性和协调实施。*GDPR* 的主要目的是让数据主体对个人数据拥有访问请求权、拒绝权、修正权、限制权、删除权等各项权利，对数据控制者和数据处理者施加更严格的规定并确保其采用新技术来处理大数据。不符合 *GDPR* 规定最典型的后果就是对不符合规定的公司处以高额罚款。

美国现行法规——《健康保险可携性和责任法案》（*Health Insurance Portability and Accountability Act*，*HIPAA*）。该法规是于 1996 年制定的联邦法律，其主要目的是让人们更容易地延续他们的医疗保险，保障医疗信息的保密性和安全性，并帮助医疗行业控制行政成本。*HIPAA* 法案共分为五个部分，其中第二部分最值得关注。第二部分的主题是简化管理，重点是医疗相关的信息安全问题，其核心是对受保护的个人信息（protected health information，PHI）的隐私和安全保护。*HIPAA* 法案强调了隐私规则和实施要求，并包含了个人了解和控制其健康信息使用方式的权利标准。*HIPAA* 隐私规制实现了以下两个方面的平衡，既确保个人的健康信息得到适当的保护，又允许健康信息的流动，以提供和促进高质量的医疗服务，并保护公众的健康和福祉。

另外，国际上已发布一些关于个人可识别信息（personally identifiable information，PII）安全保护的强制性标准协议，如 ISO/IEC 29151: 2017《信息技术-安全技术-个人身份信息保护实践守则》规定了普遍接受的控制目标、控制以及相关的风险处理指南；NIST SP 800-100《个人可识别信息机密性保护指南》为保护 PII 数据的机密性提出技术要求及实施指南。

（三）数据分级保护

2020 年 12 月 14 日，国家市场监督管理总局与国家标准化管理委员会正式发布了《信息安全技术　健康医疗数据安全指南》（GB/T 39725—2020）（以下简称《安全指南》），自 2021 年 7 月 1 日起实施。《安全指南》根据数据重要程度、风险等级以及对个人医疗健康主题可能造成的损害和影响的程度，将医疗数据划分为 5 个等级，分别是可完全公开使用的数据、可在较大范围内供访问使用的数据、可在中等范围内供访问使用的数据、可在较小范围内供访问使用的数据、仅在极小范围内且在严格限制条件下供访问使用的数据。数据级别越高则涉及越完整的个人健康医疗信息，数据泄露的风险等级越高，从而需要越严格的管控措施。而数据脱敏、数据清洗和数据集成工作都应该建立在数据分级的基础上。《安全指南》为各医疗机构提供了数据分级的参考方案，在施行实际工作时可根据自身的目标和数据范围确定具体的分级策略。

二、数据标准

数据标准是数据采集、分析和处理工作的基础。在数据采集阶段，数据采集者要依据标准获取和录入数据；在数据交换阶段，数据交换双方使用共同认可的标准发送和接收数据；在数据处理阶段，数据处理者使用统一的标准，对数据进行转换和整合后才能进行分析。

数据标准的基本作用是，为了保证数据内容和含义理解的一致性，数据处理工作需要共同遵守一致性的规则，实现信息互联互通。为此，人们创造了一个新的概念，叫"互操作性（interoperability）"。互操作性的含义是信息系统之间进行数据交换时，信息一致性理解的能力，分为技术互操作、语法互操作和语义互操作三个层级。技术互操作性是指系统之间可以传输数据；语法互操作性是指系统之间所传输的数据格式是一致的；语义互操作性是指双方对所交换数据的含义理解是一致的。

为此，需要制订和共同遵循以上三个层级的信息标准，包括术语标准、数据元标准、数据集标准和文档标准。本部分将介绍有关数据标准管理、医学数据标准体系以及国际常用的数据标准等三部分内容。

（一）数据标准管理

数据标准管理是指数据标准制订、开发、使用以及维护管理等内容。标准的本质是标准的使用者，对共同使用和经常使用的事物的共识。当然共识是有范围的，范围越广，共识越难。根据《中华人民共和国标准化法》，标准划分为国家标准、行业标准、地方标准、团体标准和企业标准。①国家标准还分为强制性标准和推荐性标准。例如，国家发布的疾病与分类代码标准，无论是医疗管理部门、医疗保险部门还是医药管理部门都应当遵循。②行业标准由政府行业机构公开发布。如为了收集法定传染病数据，国家卫生管理部门发布的传染病报告标准，国内各医疗机构必须按标准填写。③地方标准由省、自治区、直辖市制定，在本行政区域内推荐执行。④团体标准是为满足市场、科技快速变化及多样性需求，由专业领域内具有影响力并具备相应能力的学会、协会、商会、联合会等社会组织制定。⑤企业标准，是由企业自行制定和通过的，供企业使用的标准，属市场自主制定标准。

国际标准和地区标准由国际组织和区域国际组织制订及使用。在数据标准中，WHO为了开展全球居民健康状况评价，应对传染性疾病威胁和开展健康促进活动，制订国际疾病分类标准（ICD），要求各成员国报送数据时共同遵循和使用，以保证在全球范围内数据的可比性要求。

（二）医学数据标准体系

卫生信息标准是实现医疗卫生信息化规范建设的重要基础，通过标准化手段，能够使不同医疗卫生机构之间、不同医疗卫生信息系统之间互联互通，推动信息共享与业务协同，避免重复建设和解决信息孤岛、信息烟囱等问题，从而提升医疗卫生服务质量与服务效率。

2009年卫生部信息标准专业委员会提出了卫生信息标准体系架构，将卫生信息标准大致划分为基础类标准、数据类标准、技术类标准和管理类标准四大类。其中，数据类标准是指卫生健康信息采集、表达、处理与传输交换过程共同遵守的一致性规范，以保证大家对数据含义无歧义的要求。数据类标准包括术语标准、数据元标准、数据集标准，以及文档标准等方面内容。

1. 术语标准 术语属于信息最细颗粒度的标准。犹如不同的职业有不同的语言，汽车修理工使用诸如"主缸"、"垫圈"和"大修"等术语来描述汽车行业的应用情况。医学专业术语范围包括人体解剖结构、诊断测试和治疗程序、患者状况、治疗方法等内容。医学是一个交叉性学科，还要包括其他学科中的数据。例如，花粉过敏、化学物质过敏、生命遗传等信息，必然涉及植物学、化学、生命科学等领域中的术语。

医学术语的历史可以追溯到古希腊，这就是医学仍持续存在许多希腊语单词的原因。随着医学发展，其他语言也进入了词典，中世纪添加了阿拉伯语，以后更多医学术语用英语标识。我国传统医学有自己的理论体系，因此有自己的传统中医术语。

医学术语的作用是描述复杂的医学概念。为此，医学术语都遵循前缀、词根和后缀的固定结构。这些单词组件像构件块一样组装在一起，以描述出复杂的医学概念。医学术语一般由前缀、词根和后缀三个单词组成。

（1）前缀：通常表示位置、方向、类型、质量或数量。

（2）词根：赋予术语其基本含义。几乎所有医学术语都至少包含一个词根。当前缀不存在时，该术语以根开头。

（3）后缀：出现在术语的末尾，可能表示专业、测试、程序、功能、紊乱或状态。否则，它可能只是定义该词是名词、动词还是形容词。

例如，hyperglycemia（高血糖症）可分解为：前缀hyper（过度的）、词根glyc（葡萄糖）、后缀emia（血症）。又如，periodontitis（牙周炎）可分解为：前缀peri（周围）、词根odont（牙齿）、后缀itis（炎症）。

为了实现医学数据的准确交换和共享，数据交换双方或多方对数据所承载的术语理解上必须一致，而不因语言不同导致对疾病的认识不同。医学术语标准用以保持不同机构间、系统间数据交换及信息交流中语义的一致性。医学术语标准广义上是指在卫生信息生产、采集、传输、交换、处理和利用时所采用的统一、规范的术语、概念、名词等相关标准；狭义上则特指卫生信息表达标准中采用的规范术语集合。

我国目前常用的医学术语标准有：疾病分类与代码国家临床版 2.0、手术操作分类与代码国家临床版 2.0、全国科学技术名词审定委员会审定公布的《医学名词》等。

医学术语标准规范建设与医学知识组织系统紧密相关，需要各种标准化医学知识组织系统作为基础支撑。在现有的数百个医学知识组织系统中，有相当一部分已经成为卫生信息领域的国际、区域、国家或行业术语标准，涉及临床、基础医学、健康指标、电子处方、实验室检查、医疗设备、医疗保险、收费系统等方面。医学知识组织相关的内容将在第八章中具体介绍。

2. 数据元标准　"数据元"是信息学中的一个基本概念，可理解为数据基本元素，或理解为数据的基本单元，是数据的最小单位。在统计学领域称之为"变量"，在计算机数据库领域称其为"字段"。例如，某医院的医务人员基本工资、医务人员绩效工资、患者就诊挂号费用、患者预约就诊时间、患者血型、设备采购日期等，都是数据元。

我们也可以把数据元理解为一个数据的"容器"。例如，这个容器中，存储的是具体数据，如张医生的基本工资 8000 元，李医生的基本工资 9000 元。

数据元的内容是对这个基本数据元素的描述，包括三个部分的内容：所描述数据的"对象"，所描述数据对象的"属性"，所描述数据对象属性的"表示"方法。

一是，所描述数据的对象。"对象"用"对象类术语"表示，上面例子中，"医务人员""患者""设备"都是对象类术语，就是这一类数据用什么名词表示。例如，"医务人员"是一个对象类术语。为了实现数据标准的一致性，这个医院的工资表中，什么是"医务人员"？事先要对其概念给出明确的定义。"医务人员"中包括不包括"实习医生"？包括不包括医院中的行政管理人员？包括不包括借调人员等。数据采集者要知道"医务人员"这个对象类术语的含义，数据的使用者也必须知道其含义，否则不同医院之间的数据就不能进行对比分析了。

二是，所描述数据对象的"属性"。"属性"是指从什么维度去提取这个对象类的信息。例如，医务人员可以有多种维度的信息属性。这些信息属性可以是他的技术职称、行政职务、政治面貌、考核分数等。但是，当前我们定义的这个数据项容器，仅仅是为了存放"基本工资"这个信息属性。

三是，所描述数据对象属性的"表示"方法。例如，基本工资用人民币"元"作为计量单位表示。但是，如果与国外医院医务人员的薪酬做对比分析，数据对象属性就应用特定时间国际货币兑换标准进行转换后存储。

综上所述可以看出，数据元由三部分组成，包括对象、属性、表示。对象是指现实世界或抽象概念中某种事物的集合。属性所表示的是对象的某类特征。表示是这个数据元表示方式，它可以是数值、值域、代码，有时还包括计量单位等信息。

2011 年，卫生部制定发布了《卫生信息数据元目录》（WS 363—2011）标准。该标准规定了电子健康档案和电子病历数据元的描述规范，对常用数据元的定义、数据元值域代码及约束条件分 17 个部分进行了描述，内容包含卫生服务对象信息（人口学及社会经济学特征、健康史）、健康危险因素（职业危险因素、行为危险因素、环境及其他危险因素）、医学观察信息（主诉与症状、体格检查、临床辅助检查、实验室检查）、诊断与评估信息（医学诊断、医学评估）、计划与干预信息（计划与干预），卫生经济信息（卫生费用），卫生资源信息（卫生机构、卫生人员、药品、设备与材料），卫生管理信息（卫生管理）。与数据元目录对应，原卫生部同时制定颁布了《卫生信息数据元值域代码》（WS 364—2011）标准。该标准根据当时电子健康档案和电子病历领域数据元的描述习惯和规范，对数据元值域代码的描述格式及 WS 363—2011 中涉及的编码型数据元的值域做了规定。为了与数据元目录中数据元的分类保持一致，数据元值域代码也分为 17 个部分。2023 年，国家卫生健康委员会发布了《卫生健康信息数据元目录》（WS/T 363—2023）和《卫生健康信息数据元值域代码》（WS/T 364—2023），代替上述 2011 年版的标准。

3. 数据集标准　是对业务表单中数据元（项）的集合。数据集标准规定了各领域的数据集元数据、数据元公用属性及专用属性的描述格式。其中，数据元名称、定义、数据元值的数据类型、数据元允许值、可编码的数据元值域应与相关的数据元标准保持一致。

我国发布了《城乡居民健康档案基本数据集》（WS 365—2011）和《电子病历基本数据集》（WS 445—2014）等 80 多个卫生信息基本数据集标准。数据集是若干数据元的集合，一般情况下来源于业务表单。

数据集标准作用是表示数据表单中收集哪些数据项，并对每个数据元进行描述。但是数据集标准中，不能描述数据元素之间的关系，也即不能表述数据的结构，也难以保证不同数据集中相同数据元表示方法的一致性，为此不能对数据标准符合情况进行检验。数据集标准仅仅实现语法互操作的要求，而对于语义互操作是无能为力的。

类似如上问题不仅存在于医疗卫生领域，其他领域也存在相同的问题，直到互联网标准体系的完善，特别是超级标识文本语言（extensible markup language，XML）的出现，才找到了实现语义互操作性的方法论。在医疗领域，HL7 标准化组织根据 XML 规则，开发出医学临床文档架构（clinical document architecture，CDA），成为临床医学文档互操作的方法和工具。

4. 文档标准　医学相关活动中使用着各种各样的文档交换信息，例如，传染病报告、出生医学证明书、死亡医学证明书、检查申请报告、检查结果报告、药品处方和病案首页等文档。

对于临床文档有特定的管理要求，需要制订对文档架构进行约束的标准，以保证对文档内容理解上的一致性、数据的完整性和长久保持性、可授权访问控制管理、可事实身份验证、人机可读性和应用场景说明等要求。为此，HL7 标准组织开发了"临床文档架构"标准，以满足上述文档规范化的要求。医学文档中的信息内容可包括文本、图像、声音及其他多媒体内容，并有相应的元数据对这些半结构化和非结构化数据进行描述，以实现对此类数据的查询、分类和加工处理功能。

CDA 是一种基于 XML 的标准。XML 的含义是可扩展标记语言，是一种用于标记电子文件使其具有结构性的标记语言。XML 与 HTML 的不同之处是，HTML 描述数据的表现，XML 描述数据的内容。CDA 的作用是为电子临床文档创建提供一个通用的体系结构，统一的编码和语义框架。

CDA 采用面向对象的方法，对类、类关联和类继承进行定义，建立相应的标准模板库，包括文档头标准、章节标准和数据项目标准。当需要对一个临床文档进行统一定义时，可选用标准模板库中的模块，组合成临床文档结构，用于存储所要收集的数据，从而实现标准选用的通用性和文档设计的灵活性。

（三）国际常用的数据标准

1. ICD　国际疾病分类（international classification of diseases，ICD）是世界卫生组织牵头制定的国际疾病分类和代码标准，已经有一百多年的历史。ICD 的初衷是死因统计，从第 6 次修订后加入了对医院疾病的分类，以后每次修订更加注意疾病分类的完善和临床检索及管理的需求。目前，国际疾病分类在全球范围内具有广泛的用途，包括利用 ICD 分类编码，获取世界各国疾病、死亡、死因等相关卫生统计指标信息，从而实现各国相关指标的可比性。ICD 也广泛地用于医疗质量评估、医疗保险报销和医疗服务管理应用。ICD 编码临床术语是疾病的健康记录、统计数据以及死亡原因证明的主要依据。目前发布的国际疾病分类第十一次修订版（ICD-11）分类的颗粒度更细，编码容量也显著扩大，例如，CA40 表示肺炎，CA40.0 表示细菌性肺炎，CA40.00 表示衣原体肺炎。最新版本的 ICD-11 于 2019 年开始起草，2022 年 1 月 1 日生效。

我国根据国内卫生信息化需求，在国际疾病分类第十次修订版（ICD-10）基础上进行了相应修订后，作为国家标准发布（GB/T 14396—2016 疾病分类与代码）。ICD-10 分类为树状层次结构，编码包括三位数类目码（疾病的种类，如 J15 表示细菌性肺炎）和四位数细目码（如 J15.1 表示衣原体肺炎）。

2. ICD-9-CM-3　是美国对国际疾病分类第九次修订版临床修改版的第三卷——"手术及医疗操作分类"的标准。这是一个广义的手术操作分类，指对患者直接实施的诊断性、治疗性和预防性的操作，包括传统意义上的外科手术、内科非手术诊断和治疗性操作、实验性检查以及少量对标本诊断性操作的分类。

"手术及医疗操作分类"是对患者提供手术等操作的分类信息，这个编码主要用于医疗保险报销以及对医院医疗服务工作的评估。我国医院的病历首页中除了记录疾病诊断分类编码之外，同时要求记录手术及医疗操作分类编码，前者使用国标 ICD-10 编码（GB/T 14396—2016 疾病分类与代码），后者使用 ICD-9-CM-3 手术及医疗操作分类代码。新的医疗设备出现和新的手术操作方式不断增加，其内容应不断地更新和升级。以泌尿系统手术中的泌尿系统排石操作为例，泌尿系统结石的治疗分手术与非手术两类，包括药物排石、腔镜取石、体外震波碎石等类别。

3. HL7 系列标准　健康信息交换第七层协议（health level seven international，HL7）早期是一个医疗信息交换标准，随着医疗信息标准化需求逐步拓展，现有内容包括卫生信息开发框架、临床文档架构、临床文档开发指南等。HL7 成立于 1987 年，从 1994 年起被美国标准协会（American National Standards Institute）授权成为正式的标准开发组织，致力于为电子健康信息的交换、集成、共享和检索提供全面的框架和相关标准，以支持临床实践以及卫生服务的供给、管理和评估。常用的 HL7 标准包括，HL7 2.X 消息传输标准、HL7 V3 标准、HL7 CDA 临床文档架构、HL7 FHIR（fast health interoperable resources）。FHIR 作为新一代卫生信息标准框架，整合了 HL7 V2、V3 和 CDA 的优点，同时利用了最新的 Web 标准，利用互联网和移动互联网标准体系，降低了标准开发的复杂性，提升了标准使用灵活性。

4. ISO/TC 215 系列标准　国际标准化组织（International Organization for Standardization，ISO）在 1998 年设立了健康信息学技术委员会（Technical Committee 215，TC 215），其工作范围是健康信息学标准化，促进相关健康信息系统、设施和健康信息共享技术手段的互操作，实现不同系统中健康信息或数据的兼容性及互用性，减少重复建设和冗余，促进与健康相关的数据、信息和知识的获取、交换和使用，以推动健康信息的数字化、网络化和全球范围内的共享。ISO/TC 215 研制的健康信息标准类别包括数据结构类、数据交换类、语义内容类、信息安全类、电子健康档案业务需求类等。

5. LOINC　观测指标标识符逻辑命名与编码（logical observation identifiers names and codes，LOINC）为实验室和临床检查提供了一套统一的名称和标识码，从语义和逻辑上支持医学检验、检查结果的交换。LOINC 由美国 Regenstrief 医疗卫生研究院（Regenstrief Institute，Inc.）发起和创建。LOINC 内容包括患者检验、测量和观察的信息。例如，实验室检验代码包括检验名称、检验方法、计量单位等；临床观察包括生命体征、摄入量及排出量、调查工具等。目前 LOINC 数据库已收录观测指标术语 46 000 条以上，在美国及全世界得到广泛应用，用户可通过注册从 LOINC 官方网站（http://loinc.org）免费获取 LOINC 数据库。

6. DICOM　医学数字影像和通信（digital imaging and communication in medicine，DICOM）是一个国际医学影像信息技术标准，用来生成、存储、展示、提取、查询和打印医学影像数据以保障医学影像的一致性处理，以及其派生的结构化文档的一致性。例如，各国医学影像设备厂商利用此标准，以实现影像数据的一致性以及相应影像检查报告的一致性。DICOM 标准同时管理相关影像加工处理的工作流程。DICOM 标准的用户包括影像设备厂商、相关信息系统厂商，以及影像外围设备提供商（阅片机、打印机、计算机监视器和工作台、图像归档服务等）。DICOM 的作用是满足上述各种设备影像数据传输交换的一致性，目前已成为全世界医院影像系统（picture archiving and communication system，PACS）普遍遵循的标准，世界医学影像设备的主要供应商都宣布支持 DICOM 标准。

DICOM 由美国放射医学会（American College of Radiology，ACR）和国家电子制造商协会（National Electronic Manufacturers Association，NEMA）为主发起制定，产生于 1985 年，当前已

修订为第三版。目前 DICOM 标准委员会的成员已经接近 50 个，包括产品供应商、用户及其他卫生信息化组织。1993 年到 2002 年，DICOM 3.0 标准文件内容已经由 9 个部分发展到了 16 个部分，当前版本的标准文件有 20 个部分，每部分都不断得到更新和补充。

其他国外卫生信息标准还包括：医学主题词表（medical subject headings，MeSH）、统一医学语言系统（unified medical language system，UMLS）、临床药品标准命名术语表（recipe norm，RxNorm）、通用医疗操作术语集（current procedural terminology，CPT）、系统化临床医学术语集（systematized nomenclature of medicine—clinical terms，SNOMED CT）等。其中，涉及较为复杂知识组织的医学术语集将在第八章典型医学知识体系中再展开介绍。

三、数据治理

在医疗机构，患者病历数据是在医疗服务过程中，在不同地点和不同时间产生的，要实现病历数据在使用上所需要的完整性、可靠性、一致性、安全性等方面的要求，需要人们使用特定的工具，对其进行管理，包括主数据管理、元数据管理、数据安全管理、数据模型管理、数据授权访问控制与服务管理等。然后这些数据管理活动，又是由"谁"来负责，按照什么规范和标准进行管理的呢？为此需要医院制订相应的数据管理与使用的战略、相应的组织模式、职责分工和行为规范等方面的标准，这就是数据治理。

数据治理是数据管理活动的战略设计和功能指导，指明管理工作需要遵循的制度和规范，工作流程和行为标准，指导数据管理者按照制度和流程执行数据管理工作，从而实现数据的完整性、标准化、安全性和可用性。数据治理是一种自顶向下的策略或活动安排，是数据管理的顶层设计和战略规划。

（一）主数据管理

主数据（master data）是医学信息系统中跨业务重复使用的数据，例如患者基本信息、疾病主要诊断都属于主数据。主数据管理（master data management，MDM）是一整套用于生成和维护主数据的规范、技术和方案，实现对数据全生命周期的管理，以保证跨系统、跨应用程序的数据完整性、一致性和准确性。主数据管理包括主数据初始化、主数据录入、主数据采集归类、有效性检验、规范性描述、查重、转换、调整等工作。

（二）元数据管理

元数据是关于对数据描述的数据，对于一本书，元数据就是这本书在图书馆的图书卡上的内容，通过这个卡片，可以了解到这本书的基本情况。元数据的作用是，它能提供有效使用数据所需的相关上下文信息，可帮助发现想找和想使用的数据，了解数据的信息含义，了解不同数据项之间的关系。通过对元数据的管理，实现多种用户搜索、理解和安全地访问所需要的数据。最关键的是，它使数据使用者能够了解哪些数据可用，并回答他们可能对其数据历史性相关的问题，包括更新的记录，记录数据的来源，数据在组织中的移动方式、转换方式、存储位置，访问数据的人员以及数据在整个组织中流动时的可用性、安全性、所有权和数据质量等信息。

（三）数据安全管理

数据安全管理，包括隐私数据字段及数据加密、数据脱敏、数据导出保护及控制。支持应用权限与数据操作管理、安全服务管理、数据交换与接口管理等。数据安全管理还包括：数据授权与访问控制管理，对用户的维护和用户角色的维护，对用户权限的界定，包括功能权限、数据权限、查询权限、审批权限、授权权限等。

（四）数据模型管理

数据模型是人工智能的要素之一，为此需要对其相关工作进行注册管理。数据模型的元数据包括数据模型基本信息、数据模型属性信息、数据模型版本号的管理。

【本章小结】

本章简要介绍了医学数据的范畴，并论述了医学数据是如何获取、处理和存储的。医学数据是处理"人体的各种疾病或病变"相关活动中产生并记录下的数据，可以分为医疗数据、健康影响因素数据和组学数据三大类。医学数据从获取到使用需要经历数据采集、数据脱敏、数据清洗、数据集成等过程，方能应用到医学人工智能领域。结构化数据和非结构化数据性质上的区别，决定它们的数据处理方式有所差异。医学数据还需要合适的存储架构来存放，数据库满足了业务数据的采集和存储要求，数据仓库满足了不同数据源的数据分析要求，数据湖支持多种格式的海量数据的存储、管理和分析，分布式存储和云存储架构通过资源共享的模式突破了医学数据本地存储和处理的容量局限。医学数据处理需要依法合规进行，数据标准提供了医学数据通信和交互的参考，而数据治理提供了数据管理的顶层设计和战略规划。

【问题讨论】

1. 请举例说明在学习和生活中遇到的医学数据。它们属于医学数据中的哪一类？

2. 请比较结构化数据、半结构化数据和非结构化数据的区别。

3. 医学数据标准化正在加速建设中，请调研一种书中未介绍的数据标准。

4. 请举例说明医学数据脱敏的原因和常用的脱敏方法。

5. 什么是批处理？什么是流处理？请比较二者的区别。

6. 试述数据库、数据仓库和数据湖的异同点。

7. 请调研一个云存储技术在医学数据中的应用实例。

【拓展阅读】

（一）开源大数据架构 Hadoop 简介

Hadoop 是 Apache 软件基金会研发的一款开源大数据框架，其命名源自创始人 Doug Cutting 儿子的棕黄色大象玩具，自 2006 年开始发行以来，至 2022 年已经历经三代，成为大数据时代最具影响力的大数据处理主流技术和开源分布式开发平台。

Hadoop 生态系统的核心是 HDFS 和 MapReduce。HDFS 全称为 Hadoop Distributed File System（Hadoop 分布式文件系统），为系统提供了海量数据的存储能力。MapReduce 用于大规模数据的并行运算，它将大规模并行计算抽象为映射（Map）和化简（Reduce）两个函数，把大数据集划分成若干独立的数据块，交由主节点管理下的各个分节点完成，然后再将各个分节点的中间结果整合得到最终结果。Map 把函数应用于各个数据块，并将处理结果返回；Reduce 通过并行执行把多个 Map 处理后的结果集进行分类和归纳。HDFS 和 MapReduce 分别实现了分布式存储和分布式计算，易于工程师开发和部署，是实现 Hadoop 其他组件功能的基础。Hadoop 生态系统还包括 HBase、Hive、Pig、Yarn、ZooKeeper、Mahout、Flume、Sqoop、Ambari、Chukwa 等功能组件。这些组件提供了数据高效处理、列存储、数据仓库、数据交换、数据监控、机器学习等功能，极大地丰富了 Hadoop 生态。

（二）云数据库架构 Amazon Web Service 简介

Amazon Web Service（AWS）是 Amazon 公司推出的云数据存储和计算解决方案。AWS 架构是市面上最为成熟的云上数据湖之一，面向用户提供包括弹性计算、存储、数据库、应用程序在内的一整套云计算服务。AWS 通过互联网提供按需交费的个性化技术服务，有助于减少初期的硬件投资和维护软硬件的人员费用，是一种前期投入少、后期免维护的创新型数据服务体系。截至 2021 年，AWS 已经有 200 多种产品和服务，包括计算、存储、网络、数据库、分析等。

AWS 的核心部件是 S3 存储服务和 EC2 计算服务。S3 全称为简单存储服务（simple storage service），可为用户提供持久性、高可用性的网络存储。通过 S3 经济高效且易于使用的存储功能,用户可以优化成本、组织数据并配置精细调整过的访问控制,从而满足特定的数据业务和合规性要求。EC2 全称为 elastic compute cloud(弹性云计算),可以根据业务需求提供弹性可变的计算容量。除了这两个核心部件外,AWS 生态体系中还有很多优秀的数据产品,包括 SimpleDB、DynamoDB、GLUE、Athena、EMR、Redshift 等,帮助用户处理、存储和分析海量云上数据。

(王才有　方　斌　闫海荣)

参 考 文 献

陈天莹, 陈剑锋. 2016. 大数据环境下的智能数据脱敏系统. 通信技术, 49(7): 915-922.

董建成. 2010. 医学信息学概论. 北京: 人民卫生出版社.

谷成明, 李一, 王斌辉. 2022. 真实世界数据与证据: 引领研究规范, 赋能临床实践. 北京: 科学技术文献出版社.

国家卫生健康委统计信息中心. 2019. 医院数据治理: 框架, 技术与实现. 北京: 电子工业出版社.

衡反修, 王力华. 2019. 医疗机构医疗大数据平台建设指南. 北京: 电子工业出版社.

李泉, 兰蓝. 2021. 医疗健康大数据治理. 北京: 经济管理出版社.

李小华. 2020. 医疗卫生信息标准化技术与应用. 北京: 人民卫生出版社.

林子雨. 2016. 大数据技术原理与应用: 概念, 存储, 处理, 分析与应用. 北京: 人民邮电出版社.

刘爱民. 2009. 病案信息学. 北京: 人民卫生出版社.

刘云. 2017. 医院信息互联互通: 标准化成熟度测评解读与案例分析. 南京: 东南大学出版社.

娄岩. 2017. 大数据技术概论. 北京: 清华大学出版社.

Silberschatz A, Korth H F, Sudarshan S. 2019. Database system concepts. 7th Edition. New York: McGraw-Hill.

Singh T P, Singh T P, Yadav H. 2020. Overview of Amazon Web Services. International Journal of Progressive Research in Science and Engineering, 1(3): 80-81.

Topol E. 2019. Deep medicine: how artificial intelligence can make healthcare human again. Paris: Hachette.

第八章 医学知识的获取、组织与表示

知识是人类智能的象征，知识对人工智能而言有着同样重要的意义，知识表示、获取和应用也一直是人工智能的重要研究方向。早期的人工智能发展中有很多持有不同观点的学派，其中对现在影响较大的有两个学派，即连接主义（connectionism）和符号主义（symbolism）。连接主义主张通过计算机模拟人脑的神经网络结构来实现智能化，这个流派如今代表性的方向就是深度神经网络技术。符号主义则主张利用计算机符号来表示人脑中的知识来实现智能化，这个流派至今代表性的方向就是知识工程和专家系统。历史上，符号主义一直都是人工智能研究的核心方向，但近年来，随着数据大量积累和算力的提升，连接主义逐渐占据了上风，成为了人工智能研究的核心。连接主义相关技术在视觉、听觉等感知任务中取得了巨大的成功，本质上可以将其理解为一种聪明的人工智能，但这类人工智能的普遍问题是可解释性较差。要从感知智能迈向认知智能，除了需要聪明的人工智能之外，还需要有知识的人工智能，来模拟人的思考、推理和处理常识问题的知识，所以符号主义主张的知识的表示和处理等技术在这一过程中也必不可少。知识的表示和处理可以作为人工智能判断和决策的可解释性基础，可解释性在医学人工智能的落地应用中显得尤为关键。

本章将介绍知识及医学知识的基本内涵、知识抽取、知识组织、知识表示等方法与技术。通过本章学习，可以较为全面地了解医学人工智能中的知识工程。

第一节 知识和医学知识

一、知识概述

毋庸置疑，知识是一个内涵十分丰富、外延非常广泛的概念，不同的人、不同领域的学者，对知识的定义和理解也不同。

在社会学领域，柏拉图将知识定义为"经过实证的正确认识"，这一基本定义一直保持到20世纪。

在图书馆学和情报学领域，波普尔的"三个世界"理论对于图书馆学、情报学、档案学界关于"知识"概念认识影响最大。波普尔将世界一分为三：即物质世界、主观精神世界以及客观意义上观念的世界。

在人工智能领域，知识被认为是对事实的合理推理的结果。普遍认为信息是回答"何时/何处/何人/何事"类问题，而知识是回答"如何/为何"类问题。

除上述定义之外，从不同的角度，知识也被描述为：

"由概念之间的关系联结起来的概念结构"，是人类在实践的基础上产生，又经过实践检验的对客观实际的可靠的反应，即知识的增长是通过情报（信息）的获取来完成的。

"知识是认识论范畴的概念，是关于事物运动状态和状态变化规律的描述"。

"知识是人类社会实践经验的总结，是人的主观世界对客观世界的反映与认识的结晶"。

"知识＝客观事实＋主观信念＋主观信念与客观事实之间的一致性关系"。

由上述这些对知识的描述和定义可以看出知识到目前为止还没有统一的定义，在社会学、图书馆学和情报学、人工智能等不同的领域和学科都有各自不同的解释。但是，无论从哪个角度给知识下定义，现在我们所指的知识主要是指系统的科学理论，而不仅是传统的经验知识。知识作为一种资源存在于个人和组织之中，这对于把握知识经济时代知识的本质具有重要意义。

二、知识的分类

知识的分类是从不同的研究视角、研究目的及其对知识的不同认识程度，对知识进行分类的方法。了解关于知识的分类，有利于把握知识类型和知识资源分布状况，从而有利于实施有针对性的知识组织与管理。以下是对知识的经典分类，有助于加深我们对知识的认识。

1. 事实知识、原理知识、技能知识和人力知识 经济合作与发展组织（Organization for Economic Co-operation and Development，OECD）对于知识的划分是目前最具权威性和流行性的一种知识分类，OECD 将知识划分为四种类型：事实知识（know-what）、原理知识（know-why）、技能知识（know-how）和人力知识（know-who）。事实知识是最基础的知识，即知道是什么；原理知识多表现在自然规律发现，技术发展或工艺进步等方面，即知道为什么。技能知识就是在技术、技能等方面的知识，即知道怎么做；人力知识是指了解哪些人拥有哪些能力的知识，即知道是谁。

2. 显性知识和隐性知识 显性知识通常是指我们所熟知的正式的或者可编码的知识，即能写出来或者能说出来的知识。在 OECD 对知识的划分中，关于 know-what 和 know-why 的知识属于显性知识。作为可以借助于言语表达的明确性知识，显性知识是从隐性知识中分离出来的系统性知识，其构造极具系统性和体系性，具有明确的方法和步骤，有助于人们更好地理解各类信息，它也是客观性的，社会性、组织化的知识，不以个人意志为转移，具有理性和逻辑性。显性知识也是数据知识，推动认识的知识，通过信息系统的不断完善，可以实现显性知识的转移、转换和再利用，还可以通过语言媒介实现共享和编辑。这种知识随时都可在个人之间正式而有系统地相互传送。

隐性知识是相对显性知识而言的，是指我们知道但难以言述的知识，也称为意会知识、不可编码知识，具有高度个体化、难以形式化、难以与他人沟通或共享等特点。个人主观的洞察力、直觉与预感等皆属隐性知识。在 OECD 对知识的划分中，关于 know-how 和 know-who 的知识属于隐性知识，其特点是不易被认识到，不易衡量其价值，不易被其他人所理解和掌握。

3. 陈述性知识、过程性知识和控制性知识 按照问题求解的一般步骤，知识一般可以分为陈述性知识、过程性知识和控制性知识。陈述性知识又称描述性知识，提供客观事物的概念和事实，一般有三种表现：符号、概念和命题。数据库中陈述具体事实的内容就是描述性知识。过程性知识也称操作性知识，顾名思义，就是讲述问题求解过程的一系列操作步骤，知识检索系统对于描述性知识的处理过程就利用了操作性知识。控制性知识，又称为元知识，是知识体系的构建基础，一般指在问题处理过程中的控制策略和结构算法，也就是用控制策略表示问题的知识，包含有关各种处理过程、策略和结构的知识，常用来协调整个问题求解的过程。

4. 主观知识和客观知识 根据知识的存在状态将知识分为两种类型：①主观知识，又称为个体知识，即存在人类的意识或大脑中的知识；②客观知识，又称为公共知识或社会知识，是指被记录在光盘、纸张、磁带等各类型介质或载体上的知识。这种知识分类方式隐性知识与显性知识的分类应该说原则上是相同的，只是对知识种类的称谓不同。

三、医学知识的特点

与其他领域不同，由于医学学科发展的特殊性，医学知识通常具有一些独特的特点，主要如下：

（1）时序性。几乎所有临床数据都有时序性，比如疾病的发生发展以及在临床治疗过程中对病情的监控。

（2）表达多样性。一个医学概念可以有很多种名称来表达，比如艾滋病和获得性免疫缺陷综合征，再比如肺癌或肺肿瘤既可以表达为 lung cancer、pulmonary cancer，又可以表示为 lung neoplasms、pulmonary neoplasms。

（3）一致性要求高。医学是关乎生命健康的科学，每一条临床知识或实验知识都可能关乎到生命的安全，因此要求知识的错误程度低，这对医学知识组织提出了较高的要求。

（4）半衰期短。科学技术的迅速发展，促使知识的半衰期逐渐缩短。医学知识的半衰期现在已经缩短为 5 年。因此及时对医学知识库进行更新和维护显得尤为重要。

（5）复杂性。医学知识占整个科学技术知识的大约 1/4，美国一体化医学语言系统（Unified Medical Language System，UMLS）中的医学概念多达 80 万个，整个医学学科分支很细，同时产生了许多的边缘交叉学科，导致概念之间的关系复杂化，知识表示复杂化。

（6）知识多样性。医学知识不仅仅有文本知识还有图形图像知识、表格知识以及专家经验等，这些要求有一种灵活而又统一的知识表示方式。

（7）模糊性。医学知识存在极大的不确定性，比如肺炎患者可能同时具有发热、咳嗽、呼吸困难等多种症状。

医学知识的这些特点，导致了在医学知识获取、分析和表示上都面临着更大的阻碍。因此，在构建医学知识库时，必须考虑到这些特点以提高医学知识的可操作性；对医学知识进行表示时，只有充分考虑了这些医学知识的特征，才能实现更便捷的医学知识分析。

第二节　知识抽取和发现

知识是人类认识客观世界的结晶，也是改造世界的重要工具。知识是无限的，但人的认识是有限的。浩如烟海的医学知识只有通过有机整合，形成新的更加有利于疾病防治和健康维护的医学知识体系，才能指导正确的医学实践。这就是医学知识论要研究和解决的问题。

知识的获取，在人工智能发展过程中一直被认为是一个瓶颈问题。以传统的专家系统的知识库为例，其中的知识获取方式是不断地与不同领域专家交流，将得到的知识通过人工的方式转换为预先定义好的结构和格式存储下来。这一过程需要熟悉人工智能和计算机知识的知识工程师与领域专家不断沟通确认，才能保证知识的准确度。由于知识工程师大多缺乏领域专业知识，且思维方式往往与领域专家有较大的差异，同时不同领域专家之间有时对相同知识的认知也难以完全统一，所以传统的知识获取方式往往成本高而效率低。随着计算机技术的发展，研究如何通过自动化或半自动化技术从相关的文本数据中获取知识成为了热点。这也相应地诞生了两个重要的领域：知识抽取和数据挖掘。

一、知识抽取

知识抽取最早出现于 20 世纪 70 年代后期的自然语言处理领域，是指自动化地从文本中发现和抽取相关知识，并将多个文本中的知识进行合并的过程。知识抽取本质上是一个对知识源阐述知识的搜寻和提取的过程，其主要任务是发现文本中的知识，并且以相应的形式表示成计算机可理解的形式。

具体到医学领域来说，可以作为知识抽取的文本知识源有很多，例如教材、临床指南、文献、网络知识库、电子病历和个人健康档案等。文本知识源的质量决定了抽取出来知识的质量，由于医学领域的特殊性，医学知识的抽取需要对文本知识源的质量严格把关，同时最好对不同知识源进行分级管理。医学知识的分级不仅可以更好地辅助医学知识抽取的过程，同时也可以为后续的知识应用提供更高的空间和可信度。

医学知识抽取的知识来源可以分为结构化、半结构化和非结构化三种形式。从结构化和半结构化的知识源中抽取知识是传统工业界常用的技术手段，由于这类数据源结构较简单、噪声较少，经过较为简单的技术加工和人工过滤后就能够得到高质量的知识。但结构化和半结构化医学知识源不论在规模还是知识类型上都有局限性，抽取非结构化知识源中的知识仍然显得非常必要和关键。随着自然语言分析和处理技术的发展，越来越多面向非结构化知识源知识抽取的相关研究取得了较大的进展，常见的包括概念抽取、实体识别、关系抽取、事件抽取和规则抽取等。由于医学领域对知识质量的要求远高于其他领域，想要完全自动化地抽取高质量的医学知识依然尚无法做到，"机器抽取 + 人工优化"依然是当前医学知识抽取的主流技术模式。

二、数据挖掘

数据挖掘又称为数据库知识发现（knowledge discovery in database，KDD），通常是指从数据源（如数据库、文本、图片、万维网等）中探寻有用的模式（pattern）或知识的过程。相较于知识抽取，数据挖掘本质上是一个针对数据中潜在知识的深层分析和提取的过程，其主要任务是准确地发现有潜在应用价值的知识。数据质量将直接影响数据挖掘的效果，所以数据本身的质量控制和预处理在数据挖掘过程中非常关键。

数据挖掘是多个步骤相互连接，反复进行人机交互的过程。包括：①学习某个应用领域：包括应用中的预先知识和目标；②建立目标数据集：选择一个数据集或在多个数据集的子集上聚焦；③数据预处理：一般包括消除噪声、推导计算确值数据、消除重复记录、去除无关数据、考虑时间顺序和数据变化、完成数据类型转换等；④数据转换：削减数据维数或降维，从初始特征中找出真正有用的特征以减少数据开采时要考虑的特征或变量个数；通过维变换或转换方法减少有效变量的数目或找到数据的不变式；⑤选定数据挖掘功能：决定数据挖掘目的；⑥选定数据挖掘算法：选择某个特定数据挖掘算法（如汇总、分类、回归、聚类等）用于搜索数据中的模式；⑦数据挖掘：搜索或产生一个特定的感兴趣的模式或一个特定的数据集；⑧解释/评价：数据挖掘阶段发现出来的模式，经过用户或机器的评价，可能存在冗余或无关的模式需要剔除；也有可能模式不满足用户的要求，需要退回到整个发现阶段之前重新进行；⑨发现知识：把这些知识结合到运行系统中，获得这些知识的作用或证明这些知识。

第三节 医学知识组织

一、知识组织的概念及发展历程

知识是对客观世界事物本质的认识，以绝对的、客观的、相互联系的状态存在，但是作为认知主体的人却不能直观、准确地发现知识，不能准确地把握住知识之间的关联，于是对知识进行有序化操作就显得尤为重要，知识组织的概念应运而生。知识组织是指对知识进行整理、加工和表示等一系列有序化的过程和方法，知识组织基于数据集成和信息集成，是对信息的优化，侧重于概念和关系的重组。知识组织一直是信息管理与图书情报领域的一个研究重点，目前已积累大量研究成果。

国外对知识组织的认识比较早，开展了较多研究项目并进行深入实践，对这一领域带来了较大的影响：一是以万维网联盟（World Wide Web Consortium，W3C）、国际知识组织协会（International Society for Knowledge Organization，ISKO）为代表的国际性组织，制定了一系列的技术标准和规范，并且通过会议研讨与科研项目等方式将这些标准推向全世界；二是一些信息机构，例如一些大型图书馆、博物馆或档案馆，他们在实践过程中认识到了知识组织的重要性，积极地在自己的领域进行试验，并取得了一定成果；三是一些大学与研究所，凭借自身雄厚的科研力量和强大的技术实力，开展了大量的研究课题与项目；四是商业公司，他们不仅具有超强的技术研发实力，而且还掌控着市场上主流的计算机软件工具和产品，因此对于知识组织的研究也具有较大的影响。

21世纪以来，我国对知识组织的探索逐渐深入，研究重点主要是基础理论、关键技术和方法以及知识表示等方面。面向学科数字信息群的知识组织研究，这不仅是国内外图书、情报与档案信息机构的迫切需要，而且能够有力拓展各学科领域的研究范围，推进学科交叉发展，提高理论创新的应用水平。运用国际上领先的信息技术和知识技术来设计与开发功能完善的知识组织系统，既能够促进领域数字信息资源快速发展，又能够提升学科信息利用的质量和效率。

二、医学知识组织系统

医学知识与日俱增，经过提炼的整序的数字信息资源对于医学人工智能发展至关重要。知识组织工具通过对数据间关系的建立，将原本无关联的数据连接起来。在大数据的环境背景下，系统化构建知识框架变得更为复杂，数据、信息、知识间的关系更为多样，通过关系来标识知识既能够充分体现多元关系，又可以提高机器理解与推理的效率。

（一）知识组织系统的概念

随着信息的爆炸式增长，传统的文献或信息组织方法已不能有效解决人们对信息极度渴望的问题。基于此，如何进行知识表示、知识组织与知识挖掘逐渐成为研究热点。广义而言，知识组织系统（knowledge organization system，KOS）是指包括所有组织信息和促进知识管理的模式及方法。有研究认为知识组织系统是"对资源内容概念及其相互关系进行描述与组织的机制"，也有研究认为知识组织系统是"用来定义和组织表述真实世界物体的术语和符号的系统"。在具体应用中，知识组织系统一般是指各类语义工具，例如主题词表、分类法、本体或语义网络等。随着互联网技术的快速发展和网络时代的到来，网络知识系统得到了广泛应用，并持续向着更加智能化和语义化的方向发展。

（二）知识组织系统分类

知识组织系统一直在随着时代的进步而发展，关于知识组织系统的分类研究也在不断更新，当前学界较为认可的划分方式是曾蕾（Marcia Lei Zeng）于 2008 年提出的，她按照功能和结构将知识组织系统分为四类，分别为：词单（term list）、元数据式模式（metadata-like model）、分类模式（classification & categorization）与关系模式（relationship model），其结构与功能详见图 8-1。

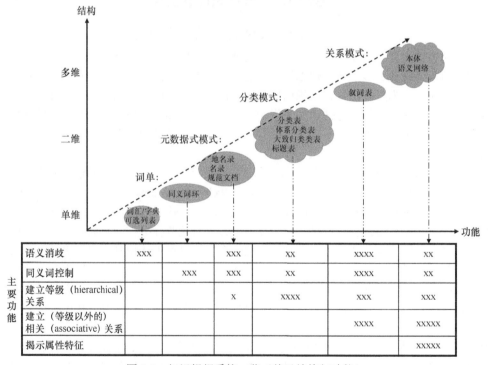

图 8-1 知识组织系统一览（基于结构与功能）

1. 词单 词单结构为最简单的知识组织方式，可以理解为是词汇的汇总。有时也包含术语的相关定义，有些术语列表会包含简单的同义词，并不包含术语的任何关系。常见的术语列表类知识组织系统包括可选列表（pick list）、字典（dictionary）、词汇（glossary）和同义词环（synonymous ring）等。

2. 元数据式模式 元数据式模式相较于词单模式加入了词汇间的层级关系，但由于其定位于元数据，层级一般都十分简单，所以其本质上也是词汇汇总列表。常见的元数据式模式类的知识组织系统包括规范文档（authority file，也称权威档）、名录（directory）和地名录（gazetteer）等。

3. 分类模式 与前面两类重点关注于词汇的列举和汇总不同，分类模式的知识组织系统设计时更加关注层级关系的组织，所以丰富的层级关系是区别于前两类的主要特征。分类法规定了分类的依据和原则，制定了分类的体系，从而将事物按照体系分门别类地组织起来，使知识间的内在联系和等级结构得到了清晰的揭示。分类模式在很大程度上从用户的使用角度考虑，但通常缺乏对专业资料和学术资源的完整描述。常见的分类模式的知识组织系统包括标题表（subject heading scheme）、大致归类①表（categorization scheme）、体系分类②表（taxonomy scheme）和分类③表（classification scheme）等模式。

4. 关系模式 相较于前三类增加了除层级关系之外的其他类型的属性和关系，所以关系模式类的知识组织系统呈更加复杂的网状结构。常见的关系模式类知识组织系统包括叙词表（thesaurus）、语义网络（semantic network）和本体（ontology）等。

其中，本体是近年来知识组织方面的研究热点。通常认为本体是某个领域内概念及概念关系的规范化描述，通过规范化实现在不同系统、不同模型之间的共享与重用。本体的基本要素包括类（概念）、关系、实例、公理、函数。其中，基本关系有 part-of、kind-of、instance-of 和 attribute-of，这在某些方面与语义网络及知识库等知识组织工具有相似之处。本体可大致分为领域本体和通用本体两大类。领域本体是某个特定领域的专业性规则集合，而通用本体则更多地表示普遍意义的概念。对于本体的研究，成果较多集中于本体的理论和构建方面。在本体理论研究方面，已有很多学者通过将知识框架体系（如叙词表）进行转化完成本体构建。这种转化，在原有术语概念基础上，对术语间的关系进行了提取与区分。在知识组织方面，本体利用现有的信息技术及标准（如 RDF、XML），并通过知识处理类工具（如本体构建软件工具）完成了概念、概念间关系的知识表示。在本体构建基础上，可以提供智能化检索服务。最为常用的本体构建工具包括：Protégé、Jena 等。

（三）医学知识组织原则

事物的发展须遵循一定的原则，医学知识组织也需要依赖于一定的原则，才能保障它科学有序进行。

1. 科学性原则 科学性是医学知识组织的首要原则，是构建医学知识库的基础和前提。医学知识组织的科学性原则，最重要的是强调它的发展性、适应性。医学知识组织应该遵循这一原则，在解决实际医学问题的过程中不断地发展与完善。

2. 目的性原则 医学知识组织是一项有目的的活动，针对不同的目的与需求，应当选择不同的知识组织方法。目的性渗透在医学知识组织的各个环节，医学知识组织不仅要对医学知识进行获取、知识关联、有序化，进而进行知识表示，还应与实际医学工作的需要相适应，这同时也是其科学性的体现。

3. 有序性原则 实现医学知识的有序化是医学知识组织的重要目标之一，也是应当遵循的重要原则。以分类法或主题法为例，虽然二者对知识进行组织的方式不同，但都能够使得医学知识整体处于层次分明的状态，均体现了医学知识组织的有序性原则。

4. 实用性原则 实用性是知识组织的重要原则，这就要求医学知识组织要以满足用户需求、

---

① 归类（categorization）：指用以大致分组归类的粗略分类体系，结构十分松散，可以是任何分组归类用的大纲，例如一些门户网站上的频道栏和分类目录。

② 体系分类（taxonomy）：指基于某种特征，将事物分成有序的类别的知识分类体系，例如，生物分类学中的界、门、纲、目、科、属、种所构成的分类体系。

③ 分类（classification）：指更加详细的层级知识分类体系，将各种对象或概念划分到该体系的各层次类别中，一般使用数字或字母来标记分类类别，以学科分类为主。例如，杜威十进分类法（Dewey Decimal Classification，DDC）、国际十进分类法（Universal Decimal Classification，UDC）、美国国会图书馆分类法（Library of Congress Classification，LCC）和中国图书馆分类法等。

便于用户检索为依据，使用户能够快速高效地获取到所需医学知识。这些依赖于科学合理的医学知识库结构设计，多来源、多样化的知识关联，以及标准化的知识展示方式等。缺少了实用性，医学知识组织也就丧失了其存在的价值和意义。

5. 共享性原则 医学知识来源纷繁复杂，任何知识库都不可能将全部医学知识收纳其中，因此，医学知识组织应该遵循开放共享的原则。一方面，需要对医学知识进行标准化表示，方便用户理解和检索；另一方面，对知识组织结构进行标准化，便于不同知识服务系统间进行知识交换。

（四）典型基于关系模型的医学知识组织系统

随着医学的进步和计算机技术的发展，越来越多有影响力的医学组织系统被建立起来。由于术语列表、元数据模型及分类医学知识组织系统较简单，且一些医学知识相关的数据标准在前一章节中已经介绍过，在此不赘述；而关系模型这类医学知识组织系统对医学人工智能研发起到的作用更为丰富，因此以下选取一些典型的系统进行介绍。

1. 医学主题词表（MeSH） 是美国国立医学图书馆（National Library of Medicine，NLM）编制的医学综合性叙词表，这是一部规范化的可扩充的动态性叙词表，已被翻译成包括中文在内的20多种语言。MeSH 具有一套完整的体系结构，包括主题词表（即"标题表"）、树形结构表、副主题词表和增补概念词表。主题词表是 MeSH 的主体；树形结构表将所有 MeSH 主题词按学科属性从分类角度进行划分；副主题词表用于对主题词的某些方面进行限定；增补概念词表是对主题词表的扩充，每个增补概念均与主题词建立有映射关系。MeSH 术语采用二级词结构和三级概念结构模式共同组织，能较好地与多种外部知识组织系统建立关联。MeSH 的体系结构在不同程度上体现着受控语言与自然语言、先组式语言与后组式语言、主题聚类与学科聚类相融合的多维、一体化构建模式，以及叙词表与语义网、本体相融合的网状发展模式。MeSH Browser 是 MeSH 的在线发布系统，每周更新，实时补充生物医学领域的新概念，及时修正错误，保证概念的科学性、准确性和唯一性。

2. 中文医学主题词表（CMeSH） 在我国，中国医学科学院医学信息研究所早在 1979 年开始翻译出版《医学主题词-注释字顺表》，2002 年出版了最后一次印刷本的《医学主题词-注释字顺表》。1987 年，中国中医研究院中医药信息研究所基于 MeSH 的体系结构和规范，编制了《中医药学主题词表》。1996 年，中国医学科学院医学信息研究所在上述基础上，推出了《中文医学主题词表》，CMeSH 每年更新，其发布系统与 MeSH Browser 具有良好的兼容性。目前已被广泛应用于中文生物医学文献索引编制、图书编目、检索导航、智能检索、自动标注、主题监测、数据挖掘、趋势预测等领域。

CMeSH 由中英文双语主题词表、树形结构表、中文副主题词表，以及医学专业分类表组成。MeSH 中文版和《中医药学主题词表》是 CMeSH 主题词表的基本组成部分，CMeSH 涵盖了两部词表的完整信息，并对中义和英义术语进行了形式化汇总及规范化处理，对有冲突主题词进行了检测和标识，采用统一元数据框架结构存储术语及属性信息。同时，CMeSH 还构建了上述两部词表所有主题词与《中国图书馆分类法·医学专业分类表》类目之间等同关系或等级关系的映射关联。树形结构表是基于主题词学科属性和词义范畴进行构建的，每个主题词都分配有一个或多个树形结构号。

3. 中国中医药学主题词表（TCMeSH） 是我国第一部中医药专业词表，由中国中医科学院中医药信息所研制，具有科学性、适用性以及与 MeSH 词表兼容性的特点，被国内外医学及中医药学信息界广泛采用。该词表编制研究起步于 20 世纪 70 年代，发展于 80 年代。1987 年，《中医药学主题词表》问世。1996 年，以机读版和印刷版的形式出版了词表的修订版，更名为中国中医药学主题词表。2004 年 12 月，中国中医科学院中医药信息研究所启动对词表的再修订工作，最终出版了《中国中医药学主题词表》（2008 版）。2013 年，中国中医科学院中医药信息研究所启动了"中国中医药学主题词表网络版研制与修订"项目，构建中医药学主题词表管理系统，实现网络发布。目前，中国中医药学主题词表网络版已正式发布并投入使用，在中医药文献主题标引、图书编目、期刊索引、数据规范等方面发挥了重要作用。随着国际上对传统医学及天然药物的日益关注，国际上对传统医学相关信息的需求迅速增长，中国中医药学主题词表对推进中医药走向世界将起到不可替代的作用。

4. 统一医学语言系统（UMLS） 是美国国立医学图书馆自 1986 年起研究和开发的一体化医学语言系统，旨在建立一个计算机化的可持续发展的生物医学检索语言集成系统，使信息系统能够理解生物医学领域同一概念的不同表达形式，实现计算机系统间的互操作。一体化语言系统，又称一体化情报检索语言，是指在一个知识组织系统中将若干情报检索语言进行统一控制，从而实现知识组织内容的有机关联与融合，更好地发挥优势互补效应，是知识组织系统从单一类型向多类型整合发展的重要形式和成果。UMLS 知识库包括超级叙词表（metathesaurus）、语义网络（semantic network）、专业词典和词汇处理工具（SPECIALIST lexicon and lexical tools）三个部分，三者可以单独或一起使用。超级叙词表是一个大型的生物医学词汇库，集成了生物医学和健康方面的本体、叙词表、分类表、疾病编码集、专家系统、词汇表中的术语及相关信息，如 MeSH、RxNorm、SNOMED CT 和 LOINC。

UMLS 每年发布两次，最新发布的 2023AA 版本包含有 27 种语言、约 331 万概念和约 1572 万概念名称。超级叙词表以概念为核心进行组织，所有来源词表具有同样含义的词和短语组成概念或同义词类，每个概念与其他概念之间以语义邻居方式形成不同词表概念间的语义关联。语义网络由语义类型和语义关系构成。语义类型为超级叙词表的概念提供统一的分类，目前共有 127 种，每个超级叙词表概念至少被分配一个语义类型。语义关系是一组存在于语义类型之间的关系，目前共有 54 种，包括等级关系链 Is a 关系和非等级关系链的相关关系。其中相关关系分为物理上相关、空间上相关、时间上相关、概念上相关和功能上相关五大类。

5. 中文一体化医学语言系统（CUMLS） 是中国医学科学院医学信息研究所基于 UMLS 开发的中文一体化医学语言系统，其包含医学词表、语义网、构建工具与平台。医学词表收录了医学、药学和牙科学等 10 余个生物医学领域内的主题词表、分类表、术语表和医学语料库，包括有 MeSH 中文版、中国中医药学主题词表和来自医学文本术语的医学语料库等。医学词表共收录了医学主题词 3 万多条、入口词 3 万多条、医学术语 10 万多条和医学词汇素材 30 万多条。

CUMLS 语义网络基于美国 UMLS 的语义网络建立，由语义类型和语义关系两部分构成。语义类型按实体和事件分类并进行相应层级关系排列。通过语义关系建立语义类型间的关联性，实现对概念之间的语义关系的多角度描述。构建工具与平台是为医学词表的构建、维护和发布提供保障。构建工具包括同义识别工具、语义相似度计算工具和主题分类一体化检索维护平台等。词表发布平台则是 CUMLS 系统最终面向用户的可查询检索平台，为医学信息专业人员和普通用户提供服务。

6. 中医药学语言系统（TCMLS） 是由中国中医科学院中医药信息研究所主持研究和创建的基于本体的中医药学术语系统。它在借鉴 UMLS 的框架基础上根据中医药学特有的语言特点和学科体系特色进行构建，目前已收录了约 12 万概念、30 万术语和 127 万语义关系。TCMLS 主要包括有语义网络和基础词库两部分。语义网络通过其定义的语义类型和语义关系构成了 TCMLS 的顶层架构。语义类型是中医药学领域的概念分类体系，包括有中医特色的概念和通用概念，共 128 种，如"脏腑"、"经络"和"药用物质"等；语义关系则用于表示概念间的关联关系，共 58 种，分为层级关系（is a）和相关关系（associated with）两大类。其中，相关关系分为"物理上相关""空间上相关""影响""时间上相关""概念上相关"五大类，如"相表里"和"开窍于"。基础词库是将收集的各个标准来源的中医药术语以概念为核心进行系统的梳理和准确描述，并建立了概念间的语义关系。

7. 系统化临床医学术语集（SNOMED CT） 2002 年 1 月，SNOMED CT 首次发布，它由两大医学术语 SNOMED RT（Systematized Nomenclature of Medicine，Reference Terminology）与 CTV3

（Clinical Terms Version 3）合并而来。最初由美国病理学家学会（College of American Pathologists，CAP）提出，2007 年，由若干成员国组成的国际卫生术语标准研发组织（International Health Terminology Standards Development Organization，IHTSDO）成立，共同拥有并管理、维护和向成员国提供服务。

SNOMED CT 基于本体进行构建，因其强大的概念体系成为世界最完整的临床术语集，目前已被各国或地区广泛使用。SNOMED CT 的三大核心分别是概念（concept）、描述（description）和关系（relationship）。SNOMED CT 于 2022 年 6 月发布的版本中共包含 35 万概念、128 万描述和 120 万关系。概念分为 19 个顶层类概念，包括临床所见（clinical finding）、操作（procedure）、药物和生物制品（pharmaceutical/biologic product）、物质（substance）、人体结构（body structure）等。描述（即术语）为概念提供了人类可读的形式，一个概念可以由多个术语进行描述。如英文中，"myocardial infarction"（心肌梗死）这个概念可以用 "myocardial infarction"、"infarction of heart"、"cardiac infarction" 和 "heart attack" 等多个术语进行描述。其中，"myocardial infarction" 为首选术语，其他术语则称为同义词（synonym）。关系用于表达概念之间的语义关联，包括有 is a 关系和属性关系。is a 关系表示层级关系或上下位关系，表示概念是其上位概念的一种类型，一个概念可能有多个上位概念。属性关系是对概念的内涵进行揭示，如 "myocardial infarction" 的 "发生部位"（finding site）是 "heart structure"，"形态学异常"（morphological abnormality）是 "abscess"。SNOMED CT 目前有 50 多种属性关系用于表达不同类下概念之间的语义关系，如 "finding site"、"morphological abnormality" 和 "has focus" 等。

第四节　医学知识表示与医学知识图谱

一、知识表示

知识库的概念来自两个不同的领域，一个是人工智能及其分支——知识工程领域，另一个是传统的数据库领域。人工智能和数据库两项计算机技术的有机结合，促成了知识库系统的产生和发展。知识库是基于知识且具有智能性的系统（或专家系统），可以视为一个系统中所有知识的集合。并不是所有具有智能的程序都拥有知识库，只有基于知识的系统才需要知识库。一般的应用程序与基于知识的系统之间的区别在于：一般的应用程序是把问题求解的知识隐含地编码在程序中，而基于知识的系统则将应用领域的问题求解知识显式地表达，并单独组成一个相对独立的程序实体建立存储。知识库中的知识到底用何种形式表示，一直是人工智能和知识库发展过程中的一个重要研究方向。

（一）知识表示的概念

知识表示（knowledge representation，KR）简而言之就是利用易于计算机处理的方式来描述人脑知识的方法。最初知识表示是来源于符号主义的知识工程中的一个概念，所以早期的知识表示主要研究基于离散符号的表示。而随着表示学习的发展，词向量等嵌入（embedding）技术的出现，使得人们越来越关注基于连续向量的知识表示，由于其拥有可以进行数值运算这一特征，通常也被当作先验知识输入深度神经网络模型中。由此可见，知识表示是人工智能的一个重要领域，符号主义更关注基于离散符号的表示方法，而连接主义则更关注基于连续向量的知识表示方法。

（二）知识表示的方法

1. 基于离散符号的知识表示法　传统的知识表示方法都基于离散符号，其适用于表示显性知识，可解释性强，缺点则是很难表达隐性知识，同时由于推理过度依赖知识的精确性，而使推理的实用性大大降低。

（1）谓词逻辑表示法：是指以谓词的形式表示动作的主体、客体，并利用逻辑公式来描述对象、性质、状况和关系。例如"公共汽车在马路上"可以描述成：In（bus，road）。

在人工智能领域，谓词逻辑表示法是使用最早和最广泛的知识表示方法之一。谓词逻辑表示法的根本目的在于符号化逻辑论证，其采用属性演绎的方法来证明"如果一个新的语句是从某个已知正确的语句中推导出来的，那么就能断定这个新语句也是正确的"。谓词逻辑表示法具有结构清晰，可以保证知识库中的新知识和旧知识在逻辑上的一致性和演绎所得结论的正确性，不依赖于具体领域等优点。其缺点则是难以表示过程和启发式知识、难以管理、组合爆炸、效率低下等。

（2）产生式规则表示法：是常用的知识表示方式之一，是依据人类大脑记忆模式中的各种知识之间存在的因果关系所提出的。产生式规则通常用于表示具有因果关系的知识，其基本形式是 $P \rightarrow Q$，或者 IF P THEN Q，其中，P 是产生式的前提，是用于指出该产生式是否可用的条件；Q 是一组结论或操作，用于指出当前提 P 所指示的条件被满足时，应该得出的结论或应该执行的操作。产生式规则表示法的优点包括直观自然、格式固定、模块性好等，其缺点是推理效率低下，对于人而言便于理解的规则对于机器而言则难以理解，这导致其使用受限。

（3）语义网络表示法：语义网络是一种知识组织方式，但在知识工程的视角，语义网络也可以理解为是一种知识表示方法。语义网络是由一些最基本的语义单元（节点1，弧，节点2）根据相应的语义关系关联在一起构成的。基本的语义关系包括以下几种：①实例关系：一个事物是另外一个事物的具体例子，语义标志是 ISA（is-a）。②分类关系：一个事物是另外一个事物的成员，语义标志是 AKO（a-kind-of）。③成员关系：一个事物是另外一个事物的一个成员，语义标志是 AMO（a-member-of）。此外还有属性关系、聚类关系、时间关系、位置关系、相近关系等。

把自然语言转换成语义网络较为容易，原因在于语义网络表示法着重强调事物间的语义联系，反映人类思维的联想过程，符合人们表达事物间的关系。该表示法的表示范围广泛，表示能力也很强大，用其他形式的表示方法能表达的知识几乎都可以用语义网络来表示。但是，语义网络表示对于推理规则并不明确，因此不能完全保证基于语义网络操作所得到的推理的严谨性和有效性，而且如果节点数量很大，网络结构复杂，则很难做出推论。此外，该表示法也不便于表达判断性知识与深层知识。

（4）其他：除了以上介绍的表示法以外，还有面向对象的知识表示方法、框架知识表示方法等。

2. 基于连续向量的知识表示法　随着深度学习和表示学习的兴起，利用参数化的向量来表示知识成为一个重要的发展方向。例如，通过对大量的语料进行统计学习之后，计算出词的向量，可以发现在空间中"2型糖尿病"与"二甲双胍"的距离较为接近，而"青霉素"与"细菌感染"的距离较为接近，从而可以发现这些词之间的潜在联系。基于连续向量的知识表示适用于表示隐性知识，同时向量计算可以应用在推理过程中，使得知识推理效率更高。但由于此种知识表示丢失了符号表示的精准性，所以其最大的缺点是可解释性差。因为不同模态的数据（例如文本、图片、音频等）都可以转换为向量，所以向量化的知识表示方式也为融合多模态的数据带来了更多的便利，也是当下人工智能研究和应用的一个重要领域。

二、知识图谱概述

"知识图谱"一词最早由谷歌提出，是用于增强其搜索引擎功能的知识库，主要描述真实世界中存在的各种实体或概念。本质上，知识图谱是一种揭示实体之间关系的语义网络，可以对现实世界的事物及其相互关系进行形式化的描述。随着智能信息服务应用的不断发展，知识图谱已经成为人工智能的一个重要的分支，其在包括医学在内的众多领域都有广泛的应用，典型的应用场景包括智能搜索、智能问答和个性化推荐等。近年来，随着知识表示和机器学习等技术的发展，知识图谱相关技术取得了突破性的进展，知识图谱也被认为是实现认知层面的人工智能不可或缺的重要技术之一，对可解释人工智能具有重要作用，所以下面对知识图谱进行较为详细的介绍。

（一）知识图谱的概念和定义

按照普遍认同的说法，知识图谱是一种知识库，其目的是从语义角度进行数据组织，从而支持智能化搜索服务。它用节点表示语义符号，用边表示语义符号之间的关系，形成一种形式化描述框架，用以描述语义知识。知识图谱由模式（schema）和实例数据组成，其中，schema 刻画了人们认知一个领域知识的基本框架。在框架下，对实例数据进行结构化，并关联到已有的结构化数据，就形成了知识图谱。知识图谱就是在数据库系统上，利用图谱这种抽象载体表示知识这种认知内容。

知识图谱用统一的形式描述知识的定义和具体数据，其中的知识基本构成单元是事实，每个事实是一个三元组（S，P，O）。其中 S 是主语（subject），其取值可以是实体、事件或概念中的任何一个；P 是谓语（predicate），其取值可以是关系或属性；O 是宾语（object），其取值可以是实体、事件、概念或普通的值（例如：数字、字符串等）。例如在 < 小明，国籍，中国 > 这个三元组中，"小明"是头实体，"中国"是尾实体，"国籍"是关系名称，这个三元组表示了"小明的国籍是中国"这个信息。从图结构看，实体是知识图谱中的节点，关系是连接两个节点的有向边。其中，有些关系也称为属性，相应地，尾实体被称为属性值（图 8-2）。

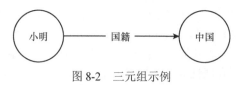

图 8-2　三元组示例

知识图谱以丰富的语义表达能力和灵活的结构组成了表示信息和知识的有效载体，成为众多应用的关键基础设施。

（二）知识图谱的发展历史

知识图谱的概念是 2012 年由谷歌提出的，但是实际上，知识图谱的发展可以追溯到 20 世纪 60 年代的语义网络。几十年来，经过了一系列的演变，才形成了今天的知识图谱（图 8-3）。

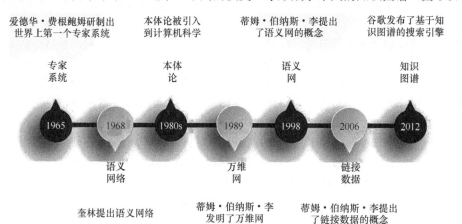

图 8-3　知识图谱的发展历程

语义网络（Semantic Network）是由奎林于 1968 年提出的，是一种将人类知识构造以网络格式表达的形式。它由节点和节点之间的弧组成，节点表示概念，弧表示它们之间的关系。语义网络的一个重要特性是属性继承。属性继承是指，上位概念具有的属性均可由下位概念继承。用有向弧联结起来的两个节点有上位和下位关系。例如"鱼"是"金鱼"的上位概念，又是"动物"的下位概念。语义网络的优点之一就是在属性继承的基础上可以方便地进行推理。

1965 年，爱德华·费根鲍姆等人为了进行化学分子结构的推断，创造了世界上首个专家系统 DENDRAL。自此，有了蓬勃发展的技术和理论的支撑，专家系统在各个领域都有了广泛的应用。迄今为止，专家系统已有上千个，其中的许多系统的性能已经能与该方面的人类专家媲美，甚至更胜一筹，具有极高的研究价值和经济价值。

本体一词本是探究世界的本原或基质的哲学理论，被引入计算机科学领域后，用来描述事物的本质。本体是概念化的详细说明，为了在某一研究方向内定义专业词汇以及专业词汇之间的关系，是领域内部不同的主体之间进行交流的一种语义基础，即提供一种共识。知识的搜索、存储和共享有了本体的概念，其性能显著提升，让人们看到了知识共享和重用能够实现的可能性。

1989 年蒂姆·伯纳斯·李发明了万维网，实现了以链接为中心的信息系统。万维网是一个通过互联网访问的由许多互相链接的超文本组成的系统。万维网上使用单项连接而不是双向连接，这使得任何人可以在资源拥有者不做任何行动的情况下链接该资源。万维网可以让使用者联系到世界上的任何一个人，其人数远远超过通过具体接触或其他所有已经存在的通信媒介所能达到的数目的总和，是人类历史上使用最广泛、影响最深远的传播媒介。

在万维网的基础上，1998 年蒂姆·伯纳斯·李又提出了语义网（Semantic Web）的概念。除了概念和词语本身，语义网还能理解概念和词语之间的逻辑关系，是一种提高交流的价值和效率的智能网络。为了使得互联网成为一个更加通用的信息交换媒介，语义网将能够被计算机理解的语义"元数据"添加到了万维网上。语义网的目标就是给现有网页内容加上语义支持，使得计算机在一定程度上能够理解网页上信息的含义，并通过分析用户查询的语义信息，提供快速和准确的信息服务。

此后，蒂姆·伯纳斯·李在 2006 年提出了链接数据的概念。链接数据起初是用于定义如何利用语义网技术在网上发布数据，强调在不同的数据集间创建链接。在计算机科学领域中，它是一种使数据间彼此相互链接的发布"结构化数据"的方法。数据链接技术以万维网标准为主，例如 HTTP、资源描述架构（RDF）以及统一资源标识符（URIs）。链接数据也被当作是语义网技术一个更简单，简洁的描述。

2012 年，谷歌正式提出了知识图谱的概念。其推出的全新知识搜索引擎，可以根据关键词所指向的概念或实体提供关联的事件、地点、人物等信息。自此，"知识图谱"开始走入人们的视线。为了让计算机真正意义上理解内容，知识图谱将从非结构化文本，特别是事实性文本中提取出的实体和关系构建成相互关联的图结构。知识图谱极大地推动了语义网、自然语言处理、数据库等相关技术的发展，受到工业界、学术界的极大关注，被看作是下一代人工智能技术的基础设施之一。

（三）知识图谱与人工智能

从知识图谱的发展历史可以看到，知识图谱有着深厚的符号主义学派的基因，但随着人工智能技术的发展，表示学习、神经网络和大语言模型等概念逐渐兴起，人们发现向量化的知识更易于机器处理，连接主义又成为了现阶段的研究热点。如何将知识图谱中的实体和关系映射到连续的向量空间，并保留语义层面的信息是当下知识图谱研究者关注的一个重要方向，此类研究一般被称为知识图谱的向量表示（也称知识图谱嵌入或知识图谱表示学习）。知识图谱的向量表示可以提高知识图谱推理计算时的效率，同时增加下游应用的多样性。未来真正人工智能的实现需要连接主义带来的强感知能力，同时也离不开符号主义带来的强认知能力。知识图谱和其表示学习技术的发展使得同时拥抱二者成为一种可能，在未来，大规模、高质量的知识图谱可以作为人工智能技术的底层保障。

三、医学知识图谱构建

（一）医学知识图谱的发展

早期的医学知识库主要依赖于人工编写的规则，由相关的领域专家对知识库的内容进行填充。

但是该方式往往受限于人力资源，而无法形成大规模的知识库，且由人工设计的规则也缺乏结构性，无法与计算机中的数据存储形式交互。基于这种发展现状，更多的研究尝试通过知识图谱的方式完成医学知识库的构建。知识图谱技术本身即为通过知识的转化完成从人类理解的表示形式到计算机存储形式的变迁，具体到医学相关领域，随着目前深度学习技术的不断发展，知识图谱技术也为医学知识库构建的速度和质量带来了提升。

原先医学知识图谱的研究主要是人工通过一定的规则进行提取，构建对应的实体—关系和实体—属性三元组等形式。受限于人工提取的代价过大，利用机器学习、数据挖掘等自动化信息抽取技术进行知识图谱构建是目前重要的研究方向，如近年来提出的中文医疗知识图谱利用实体识别、关系抽取、关系预测等方式，将传统的人工数据编码至图谱结构中，并应用于知识库的查询。

然而，受限于数据的精准度与人工标注的工作难度，目前的大规模医学知识图谱还主要集中于万级与百万级之间，并没有达到囊括大部分的医学相关知识内容的程度。

（二）医学知识图谱构建概述

随着医疗信息系统化，产生了海量的电子化医疗数据。医学知识图谱正是用以从中提取高效信息，管理并应用，从而推进医学智能化的有效途径。医学是知识图谱应用最广的垂直领域之一，由于医学数据种类繁多、存储类型复杂、涵盖领域广泛，医学知识图谱的构建过程较之其他垂直领域具有更强的挑战性。

医学知识图谱的构建主要是从大量的结构化或非结构化的医学数据中提取出实体、关系、属性等知识图谱的元素，将其组成如图 8-4 所示结构的过程。本节将介绍如何通过自动提取的方式从医学数据中获取包括实体、关系和属性在内的知识图谱知识。

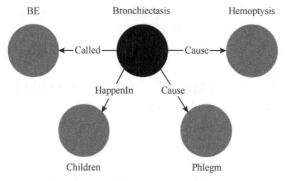

图 8-4   支气管扩张症的知识图谱表示

（三）医学知识建模

知识建模一般指构建知识图谱的本体及其形式化表达的活动，这一过程一般也被认为是构建知识图谱的 schema。schema 定义了知识图谱的类集、属性集、关系集和词汇集，是知识图谱的形式和结构规范。知识图谱的构建一般可以分为自下而上（bottom-up）和自上而下（top-down）两种方式。前者是先从真实数据中抽取实体和关系，而后归纳总结出知识图谱的 schema；后者则是先归纳总结出知识图谱的 schema，然后再依据 schema 进行实体和关系的抽取。

医学领域的知识专业性极强，且知识类型特殊，所以医学领域的知识图谱一般采用自上而下的方式进行构建。医学知识图谱 schema 的构建应当首先确定知识的领域范畴与可复用的本体模型，然后构建领域内实体类别层级体系，定义类别的属性和关系，最后再定义医学知识图谱应用所需的规则和公理等。一个好的医学知识图谱 schema 应该既能满足应用的需求，又能指导知识更方便和容易地抽取，同时也能与其他成熟的医学知识图谱 schema 映射或融合。

（四）医学实体识别

实体是知识图谱的基础元素，例如疾病、症状、药物、辅助检查、手术、部位、实验等。目前主要的医学实体识别技术有以下几种：

1. 基于规则模板的方法　需要专家设计医学词典和规则，例如医学规则模板"用于治疗＊＊＊"中，可与模板相匹配的实体有较大概率是疾病类实体。这类方法在准确率上具有优势，适用于标注数量较少，精度要求比较高，人工能够胜任的情况。在医学领域，一词多义和一义多词的情况十分普遍，且囊括所有类型的医学实体的字典目前并不存在，这导致这一提取方式很难适应医学领域词汇不断涌现的现实情况。

2. 基于统计模型的方法　该方法利用统计学和机器学习方法，从人工标注好的样本中学习如何提取实体。常用的机器学习方法包括隐马尔可夫模型（HMM）、支持向量机模型（SVM）、条件随机场模型（CRF）等。该类方法首先需要一些标注好的数据以供机器学习，常见的标注方法有 IOB 标注体系和 IO 标注体系。以 IOB 标注体系为例，如表 8-1 所示，对于数据中的每一个字，若该字不为实体，则标注为"O"，否则，实体的第一个字标注为"B- 实体类型"，除第一个字外其余字标注为"I- 实体类型"。机器学习通过对标注数据的学习，可以对未标注数据进行标注，从而抽取出其中的实体。在医学领域，可对电子病历中的命名实体进行识别，用于自动化构建基于电子病历的医学知识图谱中的实体节点。该类方法较之基于医学规则模板的方法虽然降低了对人工的依赖程度，但是严重依赖于数据质量和特征工程。

表 8-1　IOB 标注体系示例表

	IOB 标注体系			IOB 标注体系
用	O		气	I-DISEASE
于	O		管	I-DISEASE
治	O		扩	I-DISEASE
疗	O		张	I-DISEASE
支	B-DISEASE		症	I-DISEASE

3. 基于深度学习的方法　随着深度学习技术不断发展，基于 CNN、长短期记忆神经网络（LSTM）等深度学习模型的实体提取技术被应用于医学领域。基于深度学习的抽取方法将句子中的字转化为向量，称之为表示，通过对表示的处理提取句子中的实体。基于深度学习的方式降低了对特征工程和词性标注等预处理模块的依赖，取得了目前最好的效果，成为当前医学实体抽取的主流技术路线。此外，将深度学习与传统机器学习相结合的方式，也被广泛应用于现实任务中，如 LSTM+CRF。尽管如此，基于深度学习的方法对标注数据的依赖要大于传统方法，也极易受到数据标注质量的影响。

（五）医学关系抽取

医学关系抽取是知识图谱最重要的任务类型之一，主要是从文本中抽取两个实体或多个实体之间的语义关系。关系抽取的方法可以分为以下两大类：

1. 基于模板的关系抽取　主要是通过领域专家，总结出相应的关系规则和模板，采用模板匹配的方式进行实体关系的抽取。例如基于下面的模板即可以提取药品"X"与疾病"Y"之间的适应证关系：

模板 1："X"可用于治疗"Y"；模板 2："Y"可用"X"治疗；模板 3："X"的适应证有"Y"；模板 4："X"可以治疗"Y"。

基于模板的关系抽取在一些特殊的场景可以取得不错的准确率，如药品说明书中的知识抽取。

但是此方法也存在很多问题，例如召回率低，规则的总结依赖大量的人力，模板规则会出现例外和重叠，模板泛化性差等。

2. 基于机器学习的关系抽取 与实体识别类似，基于机器学习的关系抽取也是近些年关注的重点。按实现方法，基于机器学习的关系抽取可以分为两种：流水线法和联合法。流水线法可分为两步，即先进行实体识别然后再进行关系抽取，两步之间独立，但是关系抽取的结果准确度依赖于实体识别的结果的准确度；联合法则将实体识别和关系抽取整合为一步，直接完成实体＋关系的输出。

常见的基于机器学习的关系抽取技术和实体识别相似，包括 CRF、CNN、RNN 和 LSTM 等。由于关系识别的技术更加复杂，而且标注数据相较于实体识别而言更加难获取，一些只需要利用少量标注的半监督学习（semi-supervised learning，SSL）的方法也逐渐引起越来越多学者的关注，例如远程监督（distant supervision）和自展法（bootstrapping）等。

四、医学知识图谱存储

知识图谱是一种结构化的语义知识库，以符号形式描述物理世界中的概念及其相互关系。知识图谱的存储按照存储方式的不同，可分为基于表结构的存储和基于图结构的存储。

（一）基于表结构的存储

基于表结构的存储利用二维数据表对知识图谱中的数据进行存储，一般存储于关系型数据库中，常见的设计方法有：三元组表、类型表、水平表等。

1. 三元组表 知识图谱中的事实是三元组的形式，所以一种简单直接的存储方式是设计一张表用于存储知识图谱中所有的事实，该表具有三列：＜主语，谓语，宾语＞。将知识图谱中的每条三元组存储为三元组表中的一行，称为一条记录。表 8-2 是三元组表的一个简单示例，其中包含 2 条记录，每条记录都包含＜主语，谓语，宾语＞。这种存储方式的优点在于简单直接且易于理解；缺点在于将整个知识图谱都存储在一张表中，会导致单表的规模太大，在复杂查询或者增删改查时开销很大。

表 8-2　三元组表

主语	谓语	宾语
中国	首都	北京
李白	是	诗人

2. 类型表 又称属性表，顾名思义，即为每种类型构建一张表，同一类型的实例放在相同的表中。表的每一列表示该类实体的一个属性，每一行存储该类实体的一个实例。这种存储方式的优点在于克服了三元组表的不足，规模缩减；缺点在于导致了大量重复的数据字段，此外，部分数据的属性值存在空值，这些都可能会造成冗余存储。

3. 水平表 每一行记录知识图谱中一个主语的所有谓语和宾语。实际上，水平表相当于知识图谱的邻接表，其列数是知识图谱中不同谓语的数量，行数是知识图谱中不同主语的数量。但由于一个真实的知识图谱可以有成千上万个不同谓语，这种存储方式可能会超出关系型数据库的上限。

（二）面向 RDF 三元组数据库存储

资源描述框架（resource description framework，RDF）是万维网联盟提出的一组标记语言的技术标准，以便更好地描述和表达网络资源的语义关系。它是语义万维网实现的关键技术之一，也是语义信息描述的有效手段，基本数据模型包含资源、属性和陈述三部分。RDF 是知识图谱开放和发布的最主要的格式之一，面向 RDF 的三元组数据库在存储知识图谱三元组时有格式上的优势，其可以支持 RDF 的标准查询语言 SPARQL（SPARQL protocol and RDF query language）。常见的 RDF 三元组数据库包括：开源系统 Jena、RDF4J、RDF-3X 和 gStore 等；商业系统 Virtuoso、AllegroGraph、GraphDB 和 BlazeGraph 等。

（三）基于图结构的存储

为了解决现有关系型数据库的局限性，图数据库的概念被提出。图数据库是一种非关系型数据库，图模型明确列出了数据节点之间的依赖关系，而关系模型和其他 NoSQL 数据库模型则通过隐式连接来链接数据。从设计上，图数据库可以简单快速地检索难以在关系型数据库中建模的复杂的层次结构。Neo4j 是目前常用的图数据库，其数据存储形式主要是节点（node）和边（edge）。其中节点可以代表知识图谱中的实体，也可以用来代表实体间的关系，关系可以是具有方向的（两端分别对应开始节点和结束节点）。另外，可以在节点上加一个或多个标签表示对实体的分类，以及一个键值对集合来表示该实体除了关系属性之外的一些额外属性，此外，关系也可以附带额外的属性。Neo4j 的存储方式相当于通过实体节点与边来构建复杂的知识内容，并通过属性信息进一步丰富图结构的语义内容。

五、医学知识图谱应用

随着人工智能的高速发展和智慧医疗的提出，医学知识图谱为海量、动态、异构的医疗数据提供了一种更为有效的表达和管理手段，因而被广泛应用于医学信息搜索、医疗问答，临床决策支持系统等应用中。医学知识图谱与人工智能的结合为人们带来更加高效、准确、低成本的医疗建议和信息。

（一）医疗信息搜索引擎

基于医学知识图谱的搜索，可以为用户提供网页级别和文本级别的丰富关系。一方面，知识图谱通过查询扩展，优化了传统信息搜索工具。另一方面，许多专业的医疗搜索引擎基于医学知识图谱实现其功能。

基于知识图谱的医学搜索引擎可以从知识图谱中抽取与查询相关的实体、关系和属性，并利用这些信息进行扩展查询，从而为用户提供搜索内容相关的高质量医学信息，如图 8-5 所示，当用户在谷歌搜索疾病时，搜索引擎会提供疾病的症状、就医建议等详细的信息。此外，利用知识图谱将元搜索和知识库索引相结合，以知识图谱的形式将权威医疗学术网站内容进行整合可以为用户提供更为综合的搜索结果。

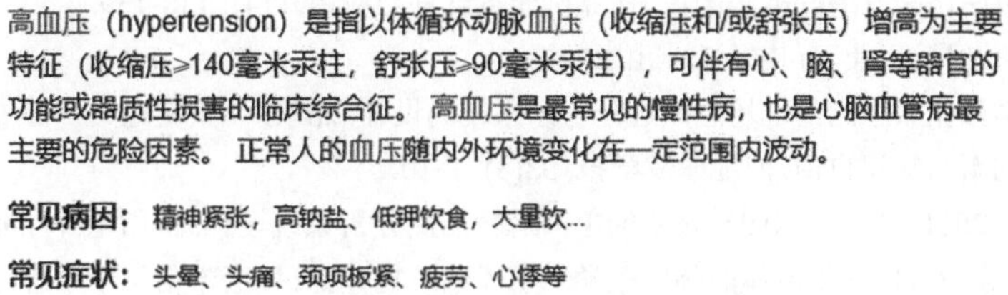

高血压（hypertension）是指以体循环动脉血压（收缩压和/或舒张压）增高为主要特征（收缩压≥140毫米汞柱，舒张压≥90毫米汞柱），可伴有心、脑、肾等器官的功能或器质性损害的临床综合征。高血压是最常见的慢性病，也是心脑血管病最主要的危险因素。正常人的血压随内外环境变化在一定范围内波动。

常见病因： 精神紧张，高钠盐、低钾饮食，大量饮…

常见症状： 头晕、头痛、颈项板紧、疲劳、心悸等

图 8-5　谷歌搜索"高血压"的结果界面

（二）医疗问答系统

医疗问答系统能够以准确简洁的自然语言形式为用户提供问题的解答，是最接近于用户实际需求的医疗应用之一。医疗问答系统通常会对用户的问题进行拆分，在理解用户的意图后，逐一去知识库抽取匹配的答案，最后将答案进行合并，以直观的方式返回给用户。

基于知识图谱的医疗问答系统主要分为基于模板的意图匹配方法和基于深度学习的方法。基于模板的意图匹配方法基于模板将问题拆分，与知识图谱进行匹配，并根据推理规则，从知识图谱中相关的实体、关系、属性信息中生成回答。基于深度学习的方法则将问题和知识图谱转化为向量，通过向量进行意图匹配和答案生成。利用医学知识图谱引入的背景知识可以用来丰富问答

的特征学习，并通过深度学习的注意力机制对问题和答案中的各个部分进行有效的相互关联。受限于现有医学知识图谱的推理能力，目前尚未有比较成熟的医疗问答系统。

中国科学院软件所刘焕勇以垂直网站为数据来源，构建起以疾病为中心的，实体规模 4.4 万，关系规模 30 万的医疗知识图谱，以该知识图谱为驱动，构建了一个可以回答 18 类问题的医疗问答小系统。其中包括疾病症状、已知症状找可能疾病、疾病病因等日常中常见的问题。

（三）临床决策支持系统

临床决策支持系统可以利用知识图谱进行大数据分析与决策，根据患者症状、检验结果等数据，自动生成诊断、治疗方案。此外，临床决策支持系统还可以与医生进行配合，分析医生的方案，降低误诊的风险。考虑到医疗领域对专业知识的要求极高，临床决策支持系统通常为子领域服务。例如基于知识图谱中的本体驱动，包括传染病、细菌、药物等相关本体，可以设计传染病和抗生素相关的临床决策系统。出于对系统稳定性的要求，通常将知识图谱与专家规则相结合。

【本章小结】

本章简要介绍了医学知识工程的主要内容，包括医学知识发现、医学知识组织、医学知识表示等技术与方法，同时对医学知识库和知识图谱的基础内容进行了描述。医学知识的表示和存储是医学人工智能研发的前提和基础，知识图谱的迭代发展则帮助人工智能技术更“聪明”地应用于医学领域，也是实现可解释人工智能的一条路径。

【问题讨论】

1. 在人工智能领域，医学知识有哪些常见的组织方式以及其特点是什么？

2. 请简单描述知识图谱的发展历程。

3. 请简述构建医学知识图谱的过程，以及有哪些具体的技术方法？

（池　慧　高东平　刘　晖　张玉志　胡　冉　牛振东）

参考文献

奥德玛, 杨云飞, 穗志方, 等. 2019. 中文医学知识图谱 CMe KG 构建初探. 中文信息学报, 33(10): 1-9.
陈东玉. 2003. 个体知识结构与社会知识结构——兼谈主观知识与客观知识 [J]. 现代情报, 23(2): 156-157, 145.
陈宏. 2006. 基于本体的知识表示研究. 长沙: 长沙理工大学.
陈升权. 2012. 计算机网络的发展趋势和困境. 计算机光盘软件与应用, (14): 138-139.
陈华钧. 2021. 知识图谱导论, 北京: 电子工业出版社.
褚伟. 2009. 基于科学数据共享网的现场总线选择专家系统的设计. 北京: 北京交通大学.
董光璧. 2013. 知识创新与知识自由. 河池学院学报, 33(3): 1-10.
付鑫, 郭阳, 聂玲, 等. 2021. 基于知识图谱技术的电网运营监测分析系统设计. 供用电, (7): 45-50.
侯丽, 钱庆, 黄利辉, 等. 2011. 基于本体的临床医学知识库系统构建探讨. 医学信息学杂志, 32(4): 42-47.
贾李蓉, 于彤, 崔蒙, 等. 2014. 中医药学语言系统研究进展. 中国数字医学, (10): 57-59.
贾同兴. 1996. 知识组织的进步. 国外情报科学, (2): 36-38, 42.
蒋永福. 2000. 论知识组织. 图书情报工作, (6): 5-10.
金海, 袁平鹏. 2010. 语义网数据管理技术及应用. 2 版. 北京: 科学出版社.
李丹亚, 胡铁军, 诸文雁, 等. 2001. 中文医学主题词表检索系统. 中华医学图书馆杂志, (4): 1-2, 9.
李丹亚, 李军莲. 2019. 医学知识组织系统——术语与编码. 北京: 科学出版社.
李蕾, 高铁曼. 2006. 产生式规则专家系统的原理与实现. 微计算机应用, 27(5): 631-634.
李晓瑛, 李丹亚, 李军莲, 等. 2012. 医学领域知识组织体系评价与分析研究. //北京: 2012 年全国知识组织与知识链接学术交流会论文集: 520-527.
李志刚. 2010. 知识管理原理、技术与应用. 北京: 电子工业出版社.

马文峰, 杜小勇. 2007. 关于知识组织体系的若干理论问题. 中国图书馆学报, 33(2): 13-17, 46.

漆桂林, 高桓, 吴天星. 2017. 知识图谱研究进展. 情报工程, 3(1): 4-25.

阮彤, 王梦婕, 王昊奋, 等. 2016. 垂直知识图谱的构建与应用研究. 知识管理论坛, (3): 226-234.

尚武. 2012. 医学数字资源发展与知识组织. //成都: 中华医学会第十八次全国医学信息学术会议论文集: 1-3.

申云凤. 2021. 多源异构数据情境下公安知识图谱模型构建与智能应用. 警学研究, (5): 79-89.

王兰成. 2010. 知识集成方法与技术: 知识组织与知识检索. 北京: 国防工业出版社.

王庭槐. 2013. 医学电子资源获取与利用. 北京: 高等教育出版社.

许志强, 刘军. 2006. 布鲁克斯情报学思想研究. 科技情报开发与经济, 16(22): 106-107, 110.

肖仰华, 等. 2020. 知识图谱: 概念与技术. 北京: 电子工业出版社.

尧新瑜, 刘融斌. 2006. 解读波普尔客观知识理论的本质与特性. 江南大学学报 (人文社会科学版), 25(1): 55-59.

姚伟, 张翠娟, 杨志磊, 等. 2020. 知识管理. 北京: 清华大学出版社.

俞思伟, 范昊, 王菲. 2016. 多维度临床知识组织方法及其知识库构建与平台开发. 医学信息学杂志, 37(4): 2-7.

袁毓林, 曹宏. 2021. "语义网—本体知识—知识图谱" 和语言研究. 汉语学报, (1): 8-19.

佚名, 1998. 以知识为基础的经济——经济合作与发展组织 1996 年年度报告. 中国工商管理研究, (7): 59-63.

张佩云, 吴江, 贾晖. 2005. RDF 标准与主题图标准之比较分析. 微机发展, 15(5): 91-93, 96.

张晓林. 2014. 机构知识库的发展趋势与挑战. 数据分析与知识发现, 30(2): 1-7.

赵超, 谢松县, 曾道建, 等. 2022. 融合预训练语言模型和标签依赖知识的关系抽取方法. 中文信息学报, 36(1): 75-82.

赵军, 刘康, 何世柱, 等. 2018. 知识图谱. 北京: 高等教育出版社.

钟义信. 2000. 知识论框架通向信息-知识-智能统一的理论. 中国工程科学, 2(9): 50-64.

周彦每. 2013. 概念本体论下代体宾语的语义搭配与生成机制. 西华大学学报 (哲学社会科学版), 32(3): 57-61.

曾蕾. 2004. 网络环境下的知识组织系统——编者的话. 现代图书情报技术, (1): 2-3.

Bing liu. 2013. Web 数据挖掘. 2 版. 北京: 清华大学出版社.

Berners-Lee T, Hendler J, Lassila O, et al. 2001. The semantic web. Scientific american, 284(5): 34-43.

Berners-Lee T. 1999. Weaving the web: the original design and ultimate destiny of the World Wide Web by its inventor. IEEE Transactions on Professional Communication, 43(2): 217-218.

Biagetti M T. 2020. Ontologies (as knowledge organization systems). Knowledge Organization, 48(2): 152-176.

Bizer C, Heath T, Berners-Lee T. 2011. Linked data: the story so far. *In* Semantic services, interoperability and web applications: emerging concepts. 205-227

Donnelly K. 2006. SNOMED-CT: the advanced terminology and coding system for health. Stud Health Technol Inform, 121: 279-290.

García-Crespo Á, Rodríguez A, Mencke M, et al. 2010. ODDIN: ontology-driven differential diagnosis based on logical inference and probabilistic refinements. Expert Systems with Applications, 37(3): 2621-2628.

Kim H G. 2003. Semantic web. Recuperado de http://semanticweb. org/wiki/Main_Page. Html.

Li Y X, Hong Z X. 2013. Research of semantic network knowledge representation and query algorithm based on relational model. TELKOMNIKA Indonesian Journal of Electrical Engineering, 11(11): 6591-6599.

Lindsay R K, Buchanan B G, Feigenbaum E A, et al. 1993. DENDRAL: a case study of the first expert system for scientific hypothesis formation. Artificial intelligence, 61(2): 209-261.

Markman A B. 2013. Knowledge representation. London :Psychology Press.

Martínez-Romero M, Vázquez-Naya J M, Pereira J, et al. 2013. The iOSC3 system: using ontologies and SWRL rules for intelligent supervision and care of patients with acute cardiac disorders. Comput Math Methods Med, 2013: 650671.

Nadkarni P, Chen R, Brandt C. 2001. UMLS concept indexing for production databases. J Am Med Inform Assoc, 8(1): 80-91.

Organization W H. 1992. The ICD-10 classification of mental and behavioural disorders: clinical descriptions and diagnostic guidelines. Geneva World Health Organization, 10 (2): 86-92.

Shen Y, Deng Y, Yang M, et al. 2018. Knowledge-aware attentive neural network for ranking question answer pairs//The 41st International ACM SIGIR Conference on Research & Development in Information Retrieval. 901-904.

Steiner T, Verborgh R, Troncy R, et al. 2012. Adding realtime coverage to the google knowledge graph. *In* 11th International Semantic Web Conference (ISWC 2012). 914: 65-68.

Webber J. 2012. A programmatic introduction to neo4j//Proceedings of the 3rd annual conference on Systems, programming, and applications: software for humanity. 217-218.

Zeng M L. 2008. Knowledge Organization Systems (KOS). Knowledge Organization, 35(2-3): 160-182.

第九章 医学人工智能应用的规范与监管

随着人工智能技术在医学领域的广泛应用，为保证其安全、有效地持续发展，需要对医学人工智能应用过程进行规范与监管，明确行业准则。在本章中，主要对医学人工智能的数据安全与隐私保护、合规共享、伦理挑战和应用标准、准入与监管进行阐述。

第一节　数据安全与隐私保护

一、数据安全与隐私保护概述

医学人工智能的应用核心是基于大量历史的数据、专家的知识，开发出规范而成熟的产品，辅助基层医院提升医疗服务水平。在此过程中，应用到健康医疗数据的主体涉及：个人健康医疗数据主体（个人/患者）、健康医疗数据控制者（医疗机构、医保机构、政府机构、科研机构等）、健康医疗数据处理者（系统供应商、数据分析公司、诊疗方案供应商等）、健康医疗数据使用者。由于医学领域特殊性，健康医疗数据不仅承载医疗对象健康状态及医学处理过程信息，还涉及大量医疗对象的个体敏感信息，若管理不当，将引发与个人隐私泄漏和保护相关的社会问题，因此，应对健康医疗数据采集、处理、存储和利用等全生命周期形成系统的数据安全法规要求。此外，还需不断建立并完善医疗数据归属权、使用权、隐私标准等规范。

二、维护数据安全与隐私保护的必要性

医学人工智能是通信技术、信息技术等与健康医疗行业相结合的代表性产物。在医学人工智能应用过程中，对个人数据和隐私保护不当会限制医学人工智能的快速发展，同时也会造成国家维护公民权益的执行力受到质疑，数据安全与隐私保护的监管、保障个人隐私权利是促进医学人工智能产业健康发展的关键因素。

隐私泄露会对个人工作生活造成负面影响，导致精神和财产等损失。在个人生命健康方面，通过穿戴设备与互联网记录的个人健康医疗数据被恶意删除或修改后，会对后续治疗产生影响，危害个人生命健康，医疗信息泄露也会加重患者心理负担而影响治疗；在个人财产损失方面，当个人的电话、姓名等信息泄露后，不法分子可能会诱导患者购买无效药物，耽误患者治疗进程，加重患者的经济负担；在个人形象危害方面，健康医疗大数据中存有患者既往病史、用药记录等信息，泄露后可能引发他人对患者歧视，侵犯患者人格尊严，如艾滋病、乙肝患者病情泄露后，患者一般会受到歧视，影响其正常生活。

医学人工智能开发或应用中所需的数据要进行多源整合，数据内容来源相较于传统医疗模式的范围更广，如疾病预警、运动行为等信息，数据安全、数据权属、隐私保护、伦理要求等新问题日益显现，需要对医学人工智能隐私数据范围界定清晰，由权威机构制定对应的数据安全与隐私保护标准，监管机构执行数据和隐私保护监管工作，避免用户个人隐私被非法利用或泄露，隐私权受到侵犯。

开展医学人工智能的数据安全与隐私保护工作在一定程度上能够保障数据合理化共享，明确用户个人隐私数据的使用界限，减少数据泄露的隐患，降低医疗纠纷发生概率，建立和谐医患关系，安全可靠地为用户提供多场景的全面性健康医疗服务，增加医患良性互动。同时，为健康医疗决策提供合规的数据支持，促进卫生健康事业的有序发展。

三、数据安全与隐私保护的联系与区别

2002 年 5 月 28 日，卫生部颁布的《医院信息系统基本功能规范》中明确指出了医院信息系统建设标准，推动医疗信息化快速向前迈进。自此，健康医疗数据开始依托于电子系统进行存储、处理、传输，伴随少量纸质文档流转。健康医疗数据安全是指承载人们疾病防治、健康管理等过程中产生的与健康医疗相关的数据的安全，承载形式包含结构化与非结构化数据、电子与纸质数据。

医疗机构所产生的数据与业务规模呈正相关：业务规模范围越广，产生数据越多，积累数据量越大；应用场景越多，数据交互需求越多，数据流动风险也随之增加。数据安全和数据使用呈伴生关系：有数据使用的场景就有数据安全。按照深化医改要求，健康医疗数据在院内、区域内与国内的互联互通，有助于优化资源配置，保障人民健康。便捷高效的医事服务、数字医疗的科技发展将越来越依赖于数据使用，数据使用产生数据风险，数据风险治理需要数据安全保障，数据安全的关注程度在卫生健康领域日益加强。

（一）数据安全

根据《中华人民共和国数据安全法》，数据安全是指通过采取必要措施，确保数据处于有效保护和合法利用的状态，以及具备保障持续安全状态的能力。

数据安全是信息安全中的一部分。信息安全包括网络安全、主机安全、应用安全、数据安全等。数据安全是卫生健康服务的伴生属性。

数据安全综合统筹的工作，需要从数据全生命周期开展数据保护，不是单一的技术手段和管理手段能解决的，需要建立自上而下的数据保护体系，采用适合的数据安全保护技术，并结合相关法律法规，进一步完善数据安全保护能力。

（二）隐私保护

隐私保护是对个人隐私权的保护，隐私权是人格权的一种。根据《中华人民共和国民法典》，人格权是民事主体享有的生命权、身体权、健康权、姓名权、名称权、肖像权、名誉权、荣誉权、隐私权等权利。而隐私的定义是，自然人的私人生活安宁和不愿为他人知晓的私密空间、私密活动、私密信息。

隐私信息保护是隐私保护的其中一部分，而隐私信息是个人信息中的一部分。个人信息是以电子或者其他方式记录的能够单独或者与其他信息结合识别特定自然人的各种信息，包括自然人的姓名、出生日期、身份证件号码、生物识别信息、住址、电话号码、电子邮箱、健康信息、行踪信息等。根据法律规定，个人信息中的私密信息，适用有关隐私权的规定；没有规定的，适用有关个人信息保护的规定。

美国关于隐私安全的立法较早，1974 年即通过了保护公民个人信息隐私权的《隐私权法》（*The Privacy Act*）。1996 年，美国通过《健康保险携带与责任法》（*HIPAA*），2003 年 *HIPAA* 中的隐私规则（*Privacy Rule*）和安全规则（*Security Rule*）生效。在随后几年，*HIPAA* 相关补充法案进一步发布，形成了一整套针对个人健康信息的隐私安全法律保护体系。

我国借鉴国外经验，结合国内实际情况，加快推进了个人信息保护的立法流程，2021 年 8 月 20 日第十三届全国人民代表大会常务委员会第三十次会议通过了《中华人民共和国个人信息保护法》（简称《个保法》）。《个保法》是我国首部针对个人信息保护方面的专门法律，阐明个人信息保护的规范目的和法律定位，细化和完善个人信息保护应遵循的原则，明确了个人信息处理规则和个人信息处理活动中各方的权利义务边界，健全个人信息保护工作体制机制。该法与《中华人民共和国民法典》《中华人民共和国网络安全法》《中华人民共和国数据安全法》等法律一起构成规范性、系统性、完整性的保护体系，共同为数据安全和隐私保护提供切实有力的法律保障。

（三）联系与区别

综上可以看出，数据安全保护和隐私保护是两个不同的概念，但也存在很大联系。在信息层面，隐私信息保护更关注某些特定的数据元素，如手机号、证件号、住址等，为个人的私密信息。这些信息是数据安全的一部分，也是重中之重，在实现此部分数据安全的基础上，隐私保护大概率就已经完成。然而不同国家对于隐私信息的立法不同，合规缺乏一致性，想要实现完全统一较为繁琐困难。

隐私保护是合规驱动，数据安全是业务驱动，但是随着社会对数据安全和隐私保护的重视，结合现实应用情况指引，数据安全和隐私保护会逐渐变成以医疗服务业务场景为主驱动，并且能够涵盖数据、法务、信息、安全等主责部门，成为各医疗机构间的核心竞争力。

四、数据安全与隐私保护的内容

通过对医学人工智能采集的数据内容总结，绘制医学人工智能的数据流通路径，剖析医学人工智能的数据及隐私泄露的可能途径。医学人工智数据流通路径能基本划分为数据采集、上传、集成交互和信息反馈四个阶段，每个环节都存在数据及隐私泄露的风险。

（一）医学人工智能涉及的数据内容

医学人工智能应用过程中，会不同程度地利用到指标监测、疾病预警等数据项，用户间接相关、可能间接影响用户健康的数据内容，增加了数据维度与交互性。主要包括个人识别信息、健康诊疗数据、运动行为数据和环境等不同维度的数据内容。除此之外，还可以通过采集用户头像、音视频等数据，运用后台智能计算功能向用户提供疾病治疗、预防保健、行为指导等方面数据。为形成精准的用户健康画像，可以运用医学人工智能对用户多维度的健康相关数据进行采集，并在健康云平台进行深度融合，以便实时性地、阶段性地采集数据，为医院、政府健康部门等多方提供数据源。但是在此过程中，可能会造成更为复杂且难以划定边界的隐私数据保护问题。因而需要对医学人工智能的隐私数据范围进行界定，并针对不同的数据内容设置相应数据安全保护级别，在合理保障用户隐私情况下实现医疗健康服务提升。

医学人工智能的数据内容主要由健康医疗数据构成。《信息安全技术 健康医疗数据安全指南》将健康医疗数据分为 7 个类别，即个人属性数据、健康状况数据、医疗应用数据、医疗支付数据、卫生资源数据以及公共卫生数据，见表 9-1。随着新技术的发展，医学人工智能的数据内容得以进一步丰富，包括基因测序、物联网、智能设备监测健康数据等常在医疗卫生机构以外产生的数据成为健康医疗大数据体系的另一重要组成。

表 9-1　健康医疗数据

数据类别	范围
个人属性数据	1）人口统计信息，包括姓名、出生日期、性别、民族、国籍、职业、住址、工作单位、家庭成员信息、联系人信息、收入、婚姻状态等； 2）个人身份信息，包括姓名、身份证、工作证、居住证、社保卡、可识别个人的影像图像、健康卡号、住院号、各类检查检验相关单号等； 3）个人通信信息，包括个人电话号码、邮箱、账号及关联信息等； 4）个人生物识别信息，包括基因、指纹、声纹、掌纹、耳廓、虹膜、面部特征等； 5）个人健康监测传感设备 ID 等。
健康状况数据	主诉、现病史、既往病史、体格检查（体征）、家族史、症状、检验检查数据、遗传咨询数据、可穿戴设备采集的健康相关数据、生活方式、基因测序、转录产物测序、蛋白质分析测定、代谢小分子检测、人体微生物检测等。
医疗应用数据	门（急）诊病历、住院医嘱、检查检验报告、用药信息、病程记录、手术记录、麻醉记录、输血记录、护理记录、入院记录、出院小结、转诊（院）记录、知情告知信息等。

续表

数据类别	范围
医疗支付数据	1）医疗交易信息，包括医保支付信息、交易金额、交易记录等； 2）保险信息，包括保险状态、保险金额等。
卫生资源数据	医院基本数据、医院运营数据等。
公共卫生数据	环境卫生数据、传染病疫情数据、疾病监测数据、疾病预防数据、出生死亡数据等。

在对医学人工智能数据安全与隐私保护的数据不同级别控制排序方面，从强到弱保护级别的排序建议为：

（1）可直接识别个体的个人信息、生命体征数据、易泄露个人健康状况的监测预警数据。

（2）与用户健康直接相关但相对不容易识别个人健康状况的设备治疗、健康提醒与运动行为数据。

（3）对用户健康或行为有一定间接影响的周围环境数据和社交数据。

（二）医学人工智能涉及的数据流通路径

通过数据的不断流动，用户自我量化的数据才得以呈现给多方，最终达到提高用户个体或群体健康水平的目标。这些包含诸多隐私信息的医学数据将会被多次地采集、加工、集成、融合，形成属于医学人工智能的数据生命周期链路。因此，除总结、分析医学人工智能所采集的数据内容以外，分析医学人工智能研发和应用过程中完整的数据流动路径也是探索数据安全与隐私保护对策的关键内容。

用户是医学人工智能数据流动的起点，以各种医学人工智能应用采集的数据内容为对象，将数据通过多种通信形式分发给健康医疗服务机构来为用户提供治疗方案，并将数据进行整合、上传至由政府等权威部门共建的健康医疗大数据云平台，最终用于形成决策和完善科研健康医疗大数据。结合医学人工智能数据的流动情况，可以将数据流动环节主要划分为采集、上传、集成交互、信息反馈四个部分：

（1）数据采集过程：主要指医学人工智能通过传感器或检验检查设备来采集患者个人可识别信息、生命体征、运动行为、情绪变化以及周围环境等数据的过程。

（2）数据上传过程：主要涉及医学人工智能将采集的数据定期传送给医院、保险及其他提供健康服务（如体检中心、养老中心等）的机构信息系统中，在设备生产商自身拥有强大的云平台支撑时，数据也可能会经过云平台留存后再二次上传至健康医疗服务信息系统中，政府健康医疗大数据云平台也会存储整合前的原始数据。

（3）集成交互过程：主要是指将设备采集的原始数据与其他健康医疗数据根据数据统一标准规范进行集成、融合，并上传到医学人工智能辅助诊疗设备或政府健康医疗大数据云平台进行大规模关联计算、预测工作。

（4）信息反馈过程：主要是将采集到的数据通过平台处理、计算再传递给用户，包括软件直接将经过计算的预测健康的数据信息呈献给患者，以及把经过医疗服务机构或政府健康医疗大数据云平台整合后的数据，共享给用户所在公司的健康信息系统和健康医疗科学实验信息系统、政府的健康决策支持系统，最终为提升用户个体或群体的生命健康质量作出有效的解决方案。

整个数据流动的过程较传统医疗在空间范围以及时间长度上都有延伸的现象，各部分中都存在着较大的数据安全保障问题与隐私泄露隐患（表9-2），这成为了数据安全与隐私保护的核心内容。

表 9-2　医疗数据在人工智能应用场景下安全隐患

数据流转环节	存在问题	基本描述
数据采集过程	缺少数据保护防控能力	数据权限控制对数据安全与隐私保护至关重要，授权查看、授权使用、可查看的数据、可使用的数据等都是对数据权限控制的体现。由于缺乏市场准入机制与监管体制，且对隐私数据范围的界定不清晰，目前医学人工智能很少能够为用户提供灵活的数据存取控制权限，导致用户很难自由地分享数据和控制数据的授权。将数据上传至健康医疗服务机构或云端后，用户难以获得健康医疗等相关服务中或政府相关工作中的数据权限控制能力，与保护个人隐私权利相违背。 对承载设备自身控制。包括数据采集控制与远程控制。医学人工智能缺少为用户提供数据采集控制的功能，使用户无法选择开启或关闭某个传感器取消数据采集工作，造成非法获取个人数据或隐私问题。此外，设备缺少远程控制能力，一旦设备被窃或丢失，设备中存储的信息将很有可能被其他人捕获和利用，特别是具有独立操作系统的可穿戴设备。如果个人存储在设备的数据无法删除，其隐私将会被他人获取并有可能被恶意公开、传播。
	缺乏使用情境识别能力	可穿戴设备为满足用户的舒适度而将外形尽可能最小化、隐蔽化，故而用户在使用一段时间后很可能忘记关闭设备，但设备缺乏在情景切换时为用户发送相应通知告诉用户。目前许多可穿戴设备都具有同步更新功能，将个人的数据随时传递到云端，特别当用户进入新环境或公共场合中时，医学人工智能采集及同步数据有可能是在未提醒用户情况下就已开始，用户不易发现且无法取消或撤回，想要保护的隐私数据却被迫上传或公布，且有可能向用户发出健康提醒，使用户在公共场合中较为尴尬。另一种情况是用户将设备带入公共场合或办公环境中，由于用户对于他人隐私尊重伦理问题了解得不够了解，很少会在进入公共场合或办公环境中告知他人，易导致间接泄露他人或所在单位的数据。
数据上传过程	缺少统一行业标准	医学人工智能发展迅速，加之政策、法律、标准等制定的周期较长，导致医学人工智能及其数据行业缺乏监管，医学人工智能产生的数据的传输格式、安全级别设置、加密保密、集成平台接口、数据传输协议等都缺少统一的标准，各生产商希望能够进行行业垄断，独立建设自己的标准，出现信息孤岛和隐私保护的程度不同的问题。同时，医学人工智能包含较多数据类型，如个人可识别数据、体征数据、环境数据、位置数据或是经过交互分析后的数据等，对于何种数据应该成为隐私保护的数据类型，行业目前并未给出统一的标准，数据保护方案无法统一，隐私泄露的责任难以追溯。
	使用高风险数据协议	医学人工智能的数据主要通过威发（WiFi）、蓝牙、红外上传，少数有蜂舞协议（ZigBee）、蜂窝网络和通用串行总线（USB）等方式，其中无线局域网、蓝牙和红外方式是安全性极低的网络连接方式，ZigBee、USB 和蜂窝网络的安全程度虽高，但网络稳定性和应用度较低。同时，有研究指出可穿戴设备媒体访问控制（MAC）地址基本都是固定的，他人很容易与设备连接获取隐私数据，设备使用高风险的数据协议也会造成数据安全问题发生。
	缺乏信息匿名处理	由于健康医疗行业的特殊性，用户在注册设备账户时，往往需要填写实名制的真实信息，且涉及的个人隐私数据也较多，某些情况下还需要上传用户真实头像等，导致用户将许多隐私数据都暴露无遗。但医学人工智能往往不能将这些信息匿名化或模糊处理，多采用一些易识别的编码代替数据字段，缺少使用匿名化 ID 进行保密设置。
	容易遭受黑客攻击	现在的可穿戴设备大多都具备对应的手机应用（APP）或者少数具有独立的操作系统，但各厂商设备的操作系统和手机大多都是基于安卓系统（Android）和苹果手机操作系统（iOS），黑客非常容易破解操作系统其中的运行机制和 APP 的设计算法，对设备进行攻击。同时，健康医疗可穿戴设备现有数据的格式编码复杂度较低，设备使用不安全的网络连接协议，黑客容易破译并进行攻击、篡改。
集成交互过程	缺少数据加密措施	数据加密主要包括加密算法和加密密钥，医学人工智能在数据集成交互过程中，缺少对于数据的加密处理和密钥使用。医学人工智能多使用较为简单的数据格式，如 JSON 等，将采集的数据值或图片直接进行交互传递，数据编码一般选取数据项的缩写形式，缺少多重加密的数据模糊处理措施，同时由于各方标准不统一，为方便数据调用、集成、关联等，对加密解密密钥的控制不够严格，系统身份识别、验证能力薄弱，易导致医学人工智能数据易被获取破解。
	数据互操作困难	缺少统一行业标准造成各平台间的数据进行互联互通的能力较低，形成信息孤岛，医学人工智能所产生的数据在不同平台上需要整合、集成、交互多次，增加了数据处理与流动的环节，导致与医院、相关政府部门之间的数据沟通不畅，更增加了数据安全与隐私泄露的风险。此外，不同厂商的设备、数据平台间对隐私保护的标准和数据安全保护策略不尽相同，难以划分医学人工智能所采集的数据安全和隐私保护级别。

续表

数据流转环节	存在问题	基本描述
	过度数据整合	某些第三方机构或组织，如政府、保险公司或者其他决策咨询机构等在未经过用户同意的情况下，将不同厂商生产的可穿戴设备的数据或者将同一厂商的不同使用目的设备产生的数据进行融合、集成，分析预测大规模人群队列信息和个体适用的保险类型进行推荐等，导致用户的生活习惯、健康水平以及运动行为等所有具体情况更容易被判断出，使用户赤裸地面对外界，容易遭到歧视、不公平待遇。
信息反馈过程	信息不对称	健康服务与诊疗行为属于一种信息不对称的现象，医护人员在健康服务与诊疗过程中需要对患者的身体、心理各方面进行了解，用户作为需求方处于弱势地位，不得不将个人隐私暴露。在医学人工智能应用中，其成为整个健康医疗生态系统中参与患者诊疗工作的重要载体工具，却不能将从用户获取的所有数据与进行集成交互后的数据全部反馈给用户。同时，医学人工智能数据采集的内容、应用的目的、共享的对象很少做到完全向用户说明，使用户在健康医疗信息不对称的条件下上传全部数据，缺少对用户隐私尊重保护的行为执行。

五、数据安全与隐私保护的技术措施

由于医学人工智能的数据涉及领域广泛，数据流动的环节复杂以及设备的移动性、多样性，因而建议围绕以下维度开展医学人工智能中的数据安全与隐私保护技术措施：建立包含数据内容保护级别和数据流动环节多级保障的分级分类数据管控模式，并要积极采用多重数据加密技术和身份认证技术对数据进行存取控制，此外还应优化设备对场景切换的识别能力和数据远程清空、丢失提醒等远程控制功能。

1. 建立分级数据管控模式　在我国信息安全保障领域，等级保护制度是信息安全的基本制度，对于提高我国信息安全保障能力和水平，保障和促进信息化建设健康发展，维护国家安全、社会稳定和公共利益有着重要的现实意义。医学人工智能的数据也应根据数据的社会价值、商业价值和对国家个人数据安全与隐私威胁的严重程度建立分级分类的数据管控模式，结合 HIPAA 法案对个人可识别信息保护的内容，《信息安全等级保护管理办法》和《信息安全技术信息系统安全等级保护定级指南》等相关要求，将医学人工智能数据分级分类保护分为数据内容保护级别和数据流动环节多级保障两种方式。

（1）设置数据内容保护级别。设置数据保护级别是保障医学人工智能数据安全性的一种行之有效的方法，提高了操作权限的灵活性，合理地利用数据保护成本。综合医学人工智能数据对国家和个人数据及隐私保护的重要程度、数据可利用的商业价值，并结合医学人工智能采集的数据内容的应用、共享情况，对医学人工智能的数据隐私保护进行了初步的级别划分。

（2）设计数据流动环节多级保障。除设置医学人工智能数据隐私保护级别外，医学人工智能的数据流动也容易造成数据安全崩溃和隐私泄露，因此设计数据流动环节多级保障是另一种有效的方式。医学人工智能数据在采集、上传、集成交互、信息反馈等环节的流动方式不同，其所承载的隐私内容也各不相同。

2. 应用多重数据加密技术　由于缺乏强制性保护措施和统一标准规范，数据易被拦截和攻击，为此应在设备终端及云端账户应用多重数据加密功能，目前学术界探讨的互联网环境下健康医疗数据加密技术有 SSL（secure sockets layer，安全套接层）数据加密传输技术、Hash 函数加密、RSA 公钥加密算法及 ECC 椭圆曲线加密算法等利用密钥方式进行数据加密，医学人工智能应结合自身的移动性、传感器采集数据的动态性以及数据交互的多方性等特点选择或改善现有加密算法与加密传输技术。同时，数据加密操作应由设备和用户双方进行操作，当需要用户开启数据加密功能时须提前向用户发送通知并说明理由。此外，在用户自己不关闭加密功能的状态下，设备会默认开启数据加密功能，以免设备直接泄露受保护的个人信息。

3. 采取用户身份认证机制　身份认证的内容包括用户身份认证和授权对象的身份认证。用户身份认证的主要作用是防止设备被盗用或误用和出于恶意目的终端攻击，在生物识别技术飞速发展的今天，应该在医学人工智能各类设备上结合多种生物识别技术与安全登录密码机制，用于实现用户身份识别。目前已知的生物识别技术主要有虹膜识别、声音识别、体态识别、动作识别、指纹识别等，医学人工智能应在工作前以及用户访问医学人工智能数据日志前开展身份认证工作，实行多重安全保障。授权对象的身份认证，主要是面向提供健康医疗服务的医务人员、第三方数据管理者及家人等，提供医学人工智能采集的用户数据进行查看、调阅和使用等权限。医务人员和数据管理者的身份认证应在用户授权以后，由相应的主体单位开展信息系统内认证，可以采用方便可靠的验证技术，如令牌登录、USB-key、数字签名等进行认证和访问数据，并对登录的账户日志进行记录和行为监测，防止抵赖。

4. 优化设备场景识别能力

（1）增加数据隐匿显示控制。医学人工智能终端能对数据进行隐匿显示，在一定程度上降低了用户在无意中遭受他人偷窥与数据泄露的情况发生。医学人工智能应增加数据隐匿显示功能选项，为用户提供开启或关闭选项，并且根据用户的个人需求进行隐匿数据的显示，特别是一些受保护的个人信息，如账户名、治疗记录以及敏感性的生命体征数据等。当用户进入到新的陌生环境中，医学人工智能应及时提醒用户开启数据隐匿显示模式，但如用户出现心率过快等突发疾病预警，也应按照"生命安全优先"原则进行信息的选择性展示。此外，还可以提供用户唯一性隐匿显示编码提醒机制，将编码对应至相应编号进行提示，方便用户自身读取数据。

（2）设计友好交互界面。友好的 UI 显示与信息提示是确保用户数据合理获取以及隐私保护的先决条件。医学人工智能相关设备一般都是通过辅助 APP 端以及 PC 端显示，且 UI 设计较为简洁，展示内容主要为用户最为关注的健康及行为数据，将隐私政策以及数据安全使用的技术等放在较不显眼的位置甚至省略这些内容，使用户难以获悉此类信息，无法确定隐私保护情况。医学人工智能 UI 应设计或增加用户隐私尊重和保护的政策协议条款说明，在切换到陌生网络时提示用户是否进行连接，在各传感器采集数据前向用户发送通知告知用户采集数据项及使用目的。此外，还需要为用户设置一个选项，让用户自己选择是否在陌生场景中开启传感器采集相应数据、是否连接到未知网络，并应在默认情况下为最高安全级别选项，告知用户更改选项可能存在的风险。

5. 增加设备远程控制能力　医学人工智能应能提供远程数据擦除和丢失提醒功能。远程数据擦除应分为部分擦除与全部清空两种选择，并应设置包含个人健康医疗可穿戴设备数据的个人健康档案（PHR），它可以与经过认证的新设备进行同步，避免数据二次丢失。设备丢失提醒应具备距离传感器，当超出一定的范围时，会向用户发出警报，提示用户关闭连接，执行远程数据擦除和采取报警等指令，或自动切换单机或关闭状态，防止数据及隐私的非法窃取和泄露。远程数据擦除、丢失提醒功能应在默认情况下开启，并为用户提供选择何时断开设备连接的权利。

第二节　数据共享合规

一、健康医疗数据共享概述

医学人工智能的研发离不开健康医疗数据共享。随着数据科学研究的不断深入、数据驱动的医学人工智能发展不断加快，临床上电子病历和居民健康档案数据步入常态化共享趋势，科研上多团队合作下的多中心研究模式成为主流，催生了对健康医疗大数据共享的迫切需求。政府、医疗机构以及科研院校等机构组织随着长期健康医疗数据资源的积累成为了各类数据的拥有者，也是数据共享的主要参与者。当前，健康医疗数据的共享大都依托医疗信息系统、互操作平台等数字化基础设施。随着基础设施建设、基本业务交互增多，政府、医疗卫生机构、科研院校、个体间的健康医疗数据共享活动不断涌现。

由于健康医疗数据对个体而言涉及隐私，对国家而言是基础性战略资源，数据共享合规的重要性和必要性也就毋庸置疑。所有的数据共享活动都需要保证对健康医疗数据进行全生命周期的合规处理。数据共享合规可认为是医学人工智能规范化、可持续发展的重要前提。

二、数据共享原则及其作用方式

数据共享原则是指导建立健康医疗数据共享活动开展的整体性框架和指南的基础。其思想一般包括两种作用方式：一是，通过制度机制即基于伦理道德或法律制定的数据共享原则，对个体行为和集体行为进行约束；二是，通过技术应用及内嵌数据共享原则开发和建设符合相关伦理道德或法律的数据系统，对系统用户行为进行约束。

国际上已发布多项医药卫生领域以"道德伦理"为基本指导的数据共享原则规范和道德准则。例如，2017 年 5 月，英国皇家国际事务研究所（Chatham House）在开展全球卫生安全项目中为推动公共卫生数据共享发布了《共享公共卫生监测数据和利益指南》（*A Guide to Sharing the Data and Benefits of Public Health Surveillance*），将社会价值、尊重、正义和透明度 4 个关键的道德伦理原则作为开展数据共享活动前签署的数据共享协议（Data Sharing Agreements，DSA）的基础，以确保公平、公正和协议约定事项的实现。2019 年 7 月，英国数据保护机构英国信息专员办公室（Information Commissioner's Office，ICO）基于欧盟《通用数据保护条例》（*General Data Protection Regulation*，GDPR）与英国《数据保护法 2018》（*Data Protection Act*，DPA）编制了《数据共享行为守则（征求意见稿）》（*Data Sharing Code of Practice*），用于敦促企业、组织"负责任、守法律"地开展数据处理与共享活动，指导参与共享活动的组织机构和个体，保证其数据共享行为在全周期过程中合法合规。在我国，《国家健康医疗大数据标准、安全和服务管理办法》《个人信息保护法》《信息安全技术 健康医疗信息安全指南》等相关法律法规和指南标准为健康医疗数据共享活动的合规开展提供指导和监管依据。《人类遗传资源管理条例》对生命科学数据共享的合法性做了规范，该条例第三章分别就境内机构、外方单位利用人类遗传资源开展研究开发活动作了原则性规定，具体实施细则还有待行政规章、规范性文件进行细化。

通过信息技术可将数据共享的原则、要求和目标，对数据共享的对象、形式和边界进行严格的定义，为健康医疗数据共享的信息系统提供尽可能完备的保障。全球基因组学与健康联盟（Global Alliance for Genomics & Health，GA4GH）基于开发的共享实施信息系统制定了《负责任地共享基因组和健康相关数据原则核心要素》。该共享框架基于共享实施系统开发建立，又被嵌入联盟健康医疗数据共享系统用于保障数据流的共享合规。同样地，依据《个人信息去标识化指南》《个人信息保护法》《国家突发公共卫生事件应急预案》等，我国医疗人工智能、医疗互联网企事业单位在系统权限、知情同意和隐私安全设置等方面进行了健康医疗数据共享合规探索，技术上采用加密技术保证数据在收集、提取、传输和存储过程中的完整性、保密性、可追溯性，并对使用介质传输数据的进行介质管控。

三、数据共享合规的监管与展望

2016 年，国务院办公厅在《关于促进和规范健康医疗大数据应用发展的指导意见》中提出，要开展大数据平台及服务商的可靠性、可控性和安全性评测以及应用的安全性评测和风险评估，建立安全防护、系统互联共享、公民隐私保护等软件评价和安全审查制度。除个人信息保护方面的考量外，健康医疗数据共享利用还需考量网络安全和数据安全问题，尤其是参与共享利用各方的网络环境等级保护水平、关键信息基础设施认定和重要数据保护水平，以及网络安全审查必要性等。我国健康医疗数据共享的合规评测目前主要通过数据安全等级保护评测中的数据传输安全来评估，信息系统运营单位定期或不定期进行自我测评或监管评测。随着新兴技术的发展，国家标准《信息安全技术 网络安全等级保护测评要求》《信息安全技术 网络安全安全等级保护基本要求》《信息安全技术 网络安全等级保护安全设计要求》（即等保 2.0 系列标准），将云计算、大数据、物联网、工业控制系统、移动互联等新技术产业也纳入了监管行列。

对于医学人工智能数据共享合规的监测技术开发与应用是未来的重要内容。北美放射学会（RSNA）于 2016 年合作开发了 RSNA 图像共享验证程序。程序组件包括测试文档、测试脚本和工具，用于测试健康医疗信息系统是否符合医学图像交换标准。IHE 开发了配置文件测试工具"Gazelle"，用于 DICOM、IHE XDS-I 和 XCA-I 等配置文件的 IHE 国际一致性合格评估，用来测试供应商系统的合规性。这两个程序有效保障了医学图像在信息系统间的合规共享和准确高效交换。成功通过一致性测试的供应商产品将收到 RSNA 图像共享验证印章，以便向当前和未来的客户传达其图像共享功能。世界各国对于数据共享的合规监管方式、方法仍在不断摸索完善，希望在智能化时代到来之际，新技术和方法的出现可以消弭医学人工智能发展要求下的数据共享与安全之间的矛盾，让卫生健康数据"健康"流通、合规流转，发挥最大价值。

第三节　医学人工智能的伦理挑战

一、医学人工智能的伦理概述

随着医学人工智能在公共卫生的影响逐渐提升，智能诊断、手术机器人以及其他智能设备的应用极大地增强了治疗效果，大数据支持着个体日常的健康管理。同时，在人工智能辅助下的人性化医疗也会缓解医院管理中十分突出的医患矛盾。但与此同时，人工智能也会对医疗行业造成一定的冲击，面临人员配置、社会规则、习惯乃至伦理上的问题。

2019 年国家卫生健康委员会一项针对医学人工智能伦理问题的调研显示，六成受访者对个人隐私及知情权表示担忧；超过一半的受访者对大数据及算法的不可控性表示担忧；超过三成的受访者对于诊疗道德方面表示担忧。未来发展中，随着对医学人工智能伦理监管、医师主体地位伦理规约的不断加强，人工智能技术应用于医学领域必将更加安全可靠，逐步构建起以人为本、用户友好的医学人工智能生态体系。

医学领域及人工智能领域的一些伦理原则包括：

（一）医学伦理原则

医学伦理基本规范沿袭《希波克拉底宣言》直至现代的《日内瓦宣言》，其基本原则包括对患者的不伤害原则、有利原则、公正原则和尊重原则。任何医疗新技术在医疗中应用都基于医疗伦理道德，在伦理范围内规范医疗实践的准则和秩序，新技术最终目的是为人类健康福祉服务，而非对人类的伤害。

（二）人工智能伦理原则

众多产业组织在人工智能伦理上制定了规范原则。目前，两个影响较为广泛的人工智能伦理共识：《阿西洛马人工智能原则》（Asilomar AI Principles）和电气电子工程师学会（Institute of Electrical and Electronics Engineers，IEEE）组织倡议的《人工智能伦理标准》，鼓励技术人员优先考虑道德规范自主和智能技术创造中的影响因素。很多国际巨头如：IBM、Google、Microsoft、Intel 等都制定了人工智能的产品原则和伦理规定。这些原则大部分都涉及安全、透明、保护隐私、防止滥用等内容，核心都是充分维护人类根本利益。可以看出，这些都是以人为核心的理念。

（三）医学人工智能的伦理原则

目前，美国医学会（American Medical Association，AMA）对医学人工智能明确提出了规范，特别强调促进精心设计、高质量、经临床验证的医疗保健人工智能的发展，即：①根据以用户为中心的，特别是针对医师和其他医务成员，进行最佳实践的设计和评估；②透明；③符合引线标准的再现性；④识别并采取措施解决偏见，避免引入或加剧医疗保健差异，包括对弱势人群测试或部署新的人工智能工具时；⑤保护患者和其他个人的隐私利益，并保存信息。

中国的一些医疗行业协会也成立了人工智能分会，在医学人工智能伦理规范上也做了一定探索。然而，仅有中国医师协会超声医师分会发布了《中国超声医学人工智能行为准则：北京宣言》，并从"制定规范、科学管理；实现医工结合、促进转化；以临床为中心，使患者利益最大化"3个方面13条细则阐述了准则。目前，对跨学科领域的医学人工智能还少有伦理上的研究与探索，推测其可能的原因在于医学人工智能尚未在临床得到广泛的应用，临床的需求不够强烈。综合来看，医学人工智能的伦理规范仍是以人为核心，强化患者安全，保护患者隐私，人工智能技术要透明，防止滥用的最终目的是促进疾病恢复，维护人类健康，实现健康民主。

二、医学人工智能的伦理思考

（一）隐私和保密问题

人工智能的基础是获取大量健康数据，而大部分数据属于患者的个人隐私，若管理、处置和使用不当必然产生隐私侵权的行为风险，包括：①患者数据被二次使用；②患者数据的部分性流失；③患者数据的访问权限；④数据匿名化的有效性和完整性；⑤数据是否可能被不正当使用；⑥数据是否被他人用于牟取利益。对患者数据的使用必须遵从知情同意的要求，若没有经过患者授权，任何组织或个人不得将患者数据挪为他用，更不得利用患者数据牟取个人私利，这是对患者数据保护最基本的道德要求。另外，患者数据还涉及个体或群体的安全风险，人工智能通过对个体看似不相关片段数据的分析，可识别出个体的智力水平、性格特征等，从而将个体的健康弱项暴露于他者之前；人工智能通过对某一民族、国家的群体性基因信息的分析与挖掘，可能会诱发基因或种族歧视，甚至基因攻击。对此，现有的政策法规对于人工智能数据隐私的保护缺乏明确的限定和操作性规范，且难以灵活适用。而对于必须在现有监管制度下进行操作的临床医生而言也造成了一定的挑战，这可能会导致如何合理处置健康数据的不确定性，并引起对潜在法律后果的恐惧。

（二）医疗损害中的责任认定问题

医学人工智能涉及责任划分、责任追究等方面的问题，包括辅助诊断系统发生诊断失误、手术机器人在为患者进行手术时操作错误等。医疗服务机器人是服务类机器人的一种，主要包括救援机器人、转运机器人、医院办公机器人、护理机器人、导诊机器人、分药机器人、手术机器人等。如果人工智能医疗服务机器人在使用过程中出现机器断电、机器故障、错误操作等严重问题，可能导致人类受伤或死亡，造成的后果不堪设想。因此，应该根据手术的实际情况，明确利益相关方的责任，对其进行适当的问责和处罚。

当前阶段，医学人工智能诊疗的最后结果仍需要人工校验审核，由此医生应承担患者诊疗结果的部分责任。未来临床广泛引入医学人工智能后，如何实现精准问责尚不明确。当人工智能应用导致医疗纠纷、抑或是关于人的伦理或法律冲突时，能否从技术层面对人工智能技术开发人员或设计部门问责，并在人工智能应用层面建立合理的责任和赔偿体系，以保障医学人工智能在临床发挥其应有的价值。

在制度层面，为应对医学人工智能可能带来的伦理和法律等挑战，应尽快建立伦理管理规范和法律问责机制。例如，政策制定者、科学共同体可确定应该委托给人工智能决策和操作的类型，并采用规则和标准，确保人们有效控制这些决策，以及如何为它们造成的损害分配法律责任。我国医学人工智能应用越来越多，但是在侵权责任法中尚无对医学人工智能的侵权责任的明确界定。决策者应该紧跟医学人工智能的发展步伐，建立医学人工智能的问责机制，明确有关利益相关者的责任。

（三）医学人工智能滥用导致过度医疗与潜在风险

医学人工智能在特定领域特别是影像识别上已经高于人类识别平均水平，而且具有较高的效率，但作为工具在临床上也有滥用的风险，从而导致过度医疗。根据某城市某三级医院网站公开报道，自医院引入肺结节影像识别人工智能技术后，肺结节筛查人次三年中增长73%，筛查直接带来的收益增长 81%，加上手术治疗，医院总收益增长 100%。随着效率的提升，医院业务水平得到极大的提高。从公开的数字看，人工智能给医院带来丰厚的经济回报。但从所在地区的卫生统计年鉴来看，所在地区的非传染性疾病的疾病谱分布情况未发生明显改变，而根据该院肺部结节患者和手术量短期大幅增加可以怀疑其利用人工智能工具进行了过度医疗。这种过度医疗无疑对患者身体上和经济上都带来伤害。2019 年有科研人员提出，在美国国家肺癌筛查试验（national lung screening trial，NLST）中，CT 筛查组中 96.4% 的阳性结节为良性。我国农村肺癌早诊早治项目的假阳性率也较高。过高的假阳性可能导致过度诊断、过度治疗、医疗资源的浪费及增加受检者焦虑心理。

（四）偏见和公平受益问题

在医疗保健中与使用人工智能相关的另一个伦理问题是存在偏见的风险。尤其是，偏见会渗透机器学习的设计、数据和实现中。例如，如果系统的训练数据中包含的部分群体数量不足，无法纳入统计，那么该算法可能从一开始就存在偏差，从而造成或加剧不平等现象。例如，对于少数受过外部创伤或者残障人士来说，智能识别可能并不能给他们带来正确、高效的诊疗体验。这也会让医生和患者失去对于人工智能的信任，导致临床医生不愿意信任并将其实施到他们的临床决策中，患者也不愿意接受人工智能诊疗的结果。如果是在处于或更有可能处于不利地位或处于边缘地位的患者群体中使用，应特别关注道德规范实践。

（五）可及性和可负担性问题

医学人工智能的可及性和可负担性挑战主要包括数字鸿沟和资源分配两方面：

第一，数字鸿沟。数字鸿沟是不同社会经济水平的个人、家庭、企业和地区接触信息通信技术及利用因特网进行各种活动的机会不同而产生的差距。数字鸿沟涉及全球或各国贫富个体间、不同性别之间、不同受教育程度之间信息技术可及的不平等和不公平。数字鸿沟与医学人工智能关系密切。掌握医学人工智能的国家和企业的垄断，使得医疗领域的资源分配更加不均衡，造成新的数字鸿沟，限制了医学人工智能的广泛应用。在我国，由于不同区域经济发展不均衡，经济落后地区享受到人工智能医学应用服务的机会相对较少，也没有机会享受到人工智能的技术红利。

第二，医疗卫生资源分配不公平。由于医疗卫生资源配置不公平，导致医学人工智能的可及性和可负担性出现问题。医疗卫生资源宏观分配是指在国家能得到的全部资源中应该把多少分配给医疗卫生领域，以及分配给医疗卫生领域的资源在医疗卫生领域内部应如何分配。医疗资源少的地区的基层医疗卫生机构的医疗仪器少、医务从业人员数量少、专业技能低，百姓无法获得高质量的医疗健康服务。目前，我国医学人工智能主要集中于大型三甲医院，偏远地区的患者很难有机会使用这些技术。此外，高昂的价格是制约医学人工智能可及的重要因素。例如，达·芬奇手术机器人能够进行微创、更精细化、更复杂的手术，但是由于国家配额不足，以及机器人购买和维护也需要巨大花销，除此之外还存在着企业垄断的问题，机器人做手术的费用远远高于传统手术。或许人工智能技术在医学领域应用在其发展的初始阶段难以让大多数人获益，确保医学人工智能应用的可及和可负担尚需时间，但决策者应该考虑如何让更多有需要的人从技术的进步中受益，如何进行成本收益分析，比较医学人工智能和传统医疗技术的成本收益比，以什么标准进行资源分配？如何权衡患者健康需求和技术成本？这些都涉及我国人工智能发展中面临的公正性和可及性的伦理挑战。

（六）医患关系异化问题

常规的就诊流程在于患者与医生面对面的交流，通过问询、检测、触诊等方式多角度考量，给予患者一个合适的诊疗方案。而将人工智能技术应用于诊断，目的在于提高诊断治疗的效率和准确率，提高医疗服务的质量。但是对于机器的依赖，会使医疗人员忽略对于诸如流行病学史或多并发症疾病的敏感性。问诊和医生主体的功能被弱化，而辅助检查手段被过于强调，无益于医患之间的正常交流，甚至会让患者对人类医生的作用产生疑虑。在治疗过程中，尤其是手术治疗过程中，人工智能医疗机器人与患者之间能否构成和谐医患关系尚不能完全确定。

医学人工智能对医疗健康体系也存在影响。尽管医学人工智能无法替代医生，但是有许多重复性、规律性的诊疗工作理论上是可以被医学人工智能所代替的。长远来看，医学人工智能将带来巨大的医学变革，彻底改变医学实践，改变患者体验和医生的日常生活，医务人员的职业形态也必将发生改变，这就对医生的临床技能提出了更高的要求，应更加注重对患者的人文关怀。医学人工智能应用逐渐向消费者端渗透，主要表现为个人、组织更加便捷地获取各专业领域及生活行为方式的最适宜决策建议，带来开放、可及、民主式的医疗，给公众和医生更多机遇，也弥补之前医患之间"信息不对称"的鸿沟，患者可以更加积极主动地参与自身的诊疗过程，实现了"健康民主"，从而对整个医疗健康体系产生重大的变革。

三、世界卫生组织《卫生健康领域人工智能伦理与治理指南》

2021 年 6 月 28 日，世界卫生组织（WHO）正式发布了《世界卫生组织卫生健康领域人工智能伦理与治理指南》（*Ethics and Governance of Artificial Intelligence for Health: WHO Guidance*）。这项指南依托世界卫生组织任命的卫生健康领域人工智能伦理与治理专家组编写，历时 18 个月。

世界卫生组织总干事谭德塞在指南发布声明中指出："就像所有其他的新技术一样，人工智能对于提升世界上数以亿计民众的健康潜力巨大。但也正如其他技术一样，也能够被误用和带来危害。这份重要的新报告为不同的国家最大化人工智能的益处和最小化其风险并避免危害提供了一份有价值的指南。"

报告概述了人工智能在医疗与卫生中的广泛用途，指出人工智能在相对富裕的国家已经被用于提升治疗的速度、精准度、诊断、临床护理，加强卫生研究与药物研发，支持疾病监控，疫情应对和卫生系统管理等多种公共卫生干预措施。

报告还指出人工智能可以使患者能够更好地掌控自身的健康情况，并对自身不断变化的需求有更好的了解。这也有助于在资源贫乏的国家和农村社区中弥合获得保健服务方面的差距，因为那里的患者接触到保健工作者或医疗专业人员的机会都是非常有限的。

世界卫生组织提出，不能高估人工智能对健康的益处。机会与挑战和风险密切相关，其中包括不遵守伦理道德规范地收集和使用健康数据，算法中的偏见，人工智能对患者安全的风险、网络安全以及对环境产生的不利影响。

报告提出了确保人工智能符合所有国家公共利益的六项原则：

（1）保护人类自主性。在卫生健康方面，这意味着人类自身应确保继续掌控医疗决策过程和对医疗系统的控制；隐私和保密应受到保护，患者必须通过适当的数据保护法律框架给予有效的知情同意。

（2）促进人类福祉、安全以及公共利益。人工智能技术的设计者应确保满足对明确定义的使用案例或指示的安全性、准确性和有效性的监管要求。必须提供实践中的质量控制措施并对使用人工智能改进质量提供有效测度。

（3）确保透明度、可解释性和可理解性。透明度要求在设计或部署人工智能技术之前发布或记录足够的信息。这些信息必须很容易获得，并对就技术的设计方式以及应如何使用或不应使用技术进行有意义的公众咨询和辩论提供便利。

（4）促进责任和问责。虽然现有人工智能技术仍是执行特定的任务，但利益相关者有责任确保在恰当的条件下使用，并由受过恰当培训的人员使用。应提供有效的机制支持问询，并为受到基于算法决策不利影响的个人和团体提供补救措施。

（5）确保包容性和公平性。包容性要求人工智能在健康领域的应用应鼓励尽可能广泛地公平使用和获取，而不论年龄、性别、收入、种族、性取向、能力或受人权法保护的其他特征如何。

（6）促进负责任和可持续的人工智能。设计人员、研发人员和用户应在实际使用期间持续、透明地评估人工智能应用，以确定人工智能是否对应用期望和需求做出充分和适当的响应。还应设计人工智能系统，以尽量减少其环境负面影响并提高能源效率。政府和公司应积极应对工作场所中可预期的问题，包括培训卫生与健康领域工作者以适应人工智能系统的使用，以及由于使用自动化系统而可能产生的失业问题。

第四节　医学人工智能应用的标准、准入与监管

一、医学人工智能应用的标准、准入与监管概述

根据世界银行（World Bank）数据显示，2018 年医疗卫生费用 GDP 占比，我国为 6.57%，美国为 16.89%，德国为 11.43%，中国明显落后于一些国家。随着我国 GDP 稳步增长，居民对医疗卫生的需求和消费能力逐年上升，2020 年中国医疗卫生支出达到了 7.2 万亿元人民币，GDP 指数也随之增加。同时为解决人口老龄化、资源配置不合理等问题，我国不断健全与完善医疗卫生体系与医疗保障制度，在医疗卫生总投入上与其他发达国家相比，仍有很大的提升空间。

自 2016 年以来，人工智能在国家发展中的战略地位重要，我国各相关政府部门在技术创新、行业融合、产品落地、监管等方面出台多项政策，指导人工智能健康稳步发展。其中，传统医疗行业与大数据、人工智能、云计算等数字技术融合日益加深，医疗健康服务新模式、新手段不断涌现，卫生健康领域进入数字化转型升级的加速阶段，现代化智能医疗体系建立形成。

医学人工智能的规范应用，需要政、产、学、研、用领域协同创新，全方位多角度完善标准规范、准入政策与监管要求。

二、医学人工智能应用标准体系

（一）医疗服务方面

医疗机构是医学人工智能产品的主要应用场所，重点关注医疗安全、医疗服务质量、医疗资源利用率以及医学伦理，涉及人员、资源、技术和过程等四个要素，每个要素通过关键指标来反映应具备的条件和能力。

2017 年，国家围绕人工智能辅助诊断技术临床应用质量与人工智能辅助治疗技术临床应用两个方面，分别形成了一套评价指标（表 9-3、表 9-4），为基于医学人工智能开展服务提供基本评价参考。

传统医疗行业的需求与痛点是医学人工智能服务发展和技术产品创新的依据，医学人工智能的医事服务内容与传统业务存在重合，界定医学人工智能最佳使用的范畴，寻找合理的兼容模式是卫生健康领域学者重点考虑的标准制定方向。

（二）药械研发方面

医学人工智能的主要场景之一是辅助诊断或辅助治疗，相关产品应用于临床的前提条件是经过国家药品监督管理局的审批。国家药品监督管理局在 2015 年颁布的《医疗器械分类规则》中规定，涉及决策支持、辅助诊断的医用软件为Ⅲ类医疗器械。因辅助诊断或治疗的辅助软件具有专科特色，有时更细化到专病层面，国家药品监督管理局针对医学人工智能产品的审批，逐渐由广泛的软件评审向专科方向细化，且更关注用于医学人工智能算法训练及验证的专科数据库。

医学人工智能企业在申报产品时，需要同时提交用于训练及验证的专病数据集，金标准数据构建工作耗时耗力，且缺乏标准统一的数据集建设规范，一定程度上限制了辅助诊疗产品的快速迭代。

表 9-3　人工智能辅助诊断技术临床应用质量控制指标（2017 年版）

序号	指标名称	定义	计算方式	含义
1	诊断准确率	诊断准确是指实施人工智能辅助诊断技术所得的诊断与患者病理诊断相符合。诊断准确率是指诊断准确的例数占同期人工智能辅助诊断技术总例数的比例	诊断准确率＝（诊断准确的例数/同期人工智能辅助诊断技术总例数）×100%	反映人工智能辅助诊断技术的准确性
2	信息采集准确率	信息采集准确是指采集的信息是指人工智能辅助诊断技术需要。信息采集准确率是指信息采集准确的样本数占同期人工智能采集的样本总数的比例	信息采集准确率＝（信息采集准确的样本数/同期人工智能采集的样本总数）×100%	反映人工智能辅助诊断系统的客观性
3	人工智能辅助诊断平均时间	从下达人工智能辅助诊断医嘱到发出诊断报告的平均时间（以分钟为单位）	人工智能辅助诊断平均时间＝人工智能辅助诊断时总时间/同期采用人工智能辅助诊断技术总例数	反映人工智能辅助诊断的及时性和管理效率
4	人工智能辅助诊断增益率　诊断准确率增益率	单位时间、单位人员条件下，人工智能辅助诊断准确率与日人工智能辅助诊断准确率和日人均人工智能辅助诊断准确率中高值的比例	诊断准确率增益率＝（单位时间、单位人员条件下，人工智能辅助诊断准确率与人工智能辅助诊断准确率中的高值）×100%	反映人工智能辅助诊断技术的效率
5	日人均诊断增益率	单位时间、单位人员条件下，日人均人工智能辅助诊断量和日人均人工智能辅助诊断量中高值的比例	日人均诊断量增益率＝（单位时间、单位人员条件下，日人均人工智能辅助诊断量和日人均人工智能辅助诊断量中的高值）×100%	反映人工智能辅助诊断技术的效率
6	诊断平均时间增益率	单位时间、单位人员条件下，人工智能辅助诊断平均时间和人工智能辅助诊断平均时间中高值的比例	诊断平均时间增益率＝（单位时间和人工智能辅助诊断平均时间和人工智能辅助诊断平均时间中的高值）×100%	反映人工智能辅助诊断技术的效率

表 9-4　人工智能辅助治疗技术临床应用质量控制指标（2017 年版）

序号	指标名称	定义	计算方式	含义
1	平均术前准备时间	从开始麻醉至手术医师开始实施人工智能辅助治疗技术的平均时间（以分钟为单位）	平均术前准备时间＝人工智能辅助治疗技术前准备时间总和/同期人工智能辅助治疗技术患者总数	反映人工智能辅助治疗技术术前准备的熟练程度
2	平均手术时间	同一术种从手术医师开始实施人工智能辅助治疗技术到手术完成的平均时间（以分钟为单位）	平均手术时间＝同一术种人工智能辅助治疗技术时间总和/同一术种同期人工智能辅助治疗技术患者总数	反映手术操作者人工智能辅助治疗技术熟练程度
3	重大并发症发生率	同一术种实施人工智能辅助治疗技术的患者，术中、术后（住院期间内）发生重大并发症（包括胃有创处理的重要脏器损伤及功能不全、重症感染、吻合口瘘、麻醉意外等）的例数占同期人工智能辅助治疗技术总例数的比例	重大并发症发生率＝（同一术种、术后发生重大并发症的例数/同一术种同期人工智能辅助治疗技术总例数）×100%	反映医疗机构人工智能辅助治疗技术水平及安全性
4	手术中转率	同一术种实施人工智能辅助治疗技术的患者，术中因各种原因转为其他手术方式的例数占同期人工智能辅助治疗技术总例数的比例	手术中转率＝（同一术种术中因各种原因转为其他治疗方式的例数/同一术种同期人工智能辅助治疗技术总例数）×100%	反映医疗机构人工智能辅助治疗技术水平及规范性
5	术中设备不良事件发生率	实施人工智能辅助治疗技术的患者，术中发生设备不良事件（是指实施人工智能辅助治疗技术过程中，机器人手术系统发生影响手术操作的人工智能辅助治疗设备故障，手术器械意外损坏等）的例数占同期人工智能辅助治疗技术总例数的比例	术中设备不良事件发生率＝（术中发生设备不良事件的例数/同期人工智能辅助治疗技术总例数）×100%	反映医疗机构人工智能辅助治疗技术手术系统设备管理和维护能力，以及患者安全保障能力
6	术中及术后死亡率	术中及术后死亡是指实施人工智能辅助治疗技术的患者，术中及术后（住院期间内）死亡。包括因不可逆转疾病而自动出院的患者。术中及术后死亡率是指术中及术后患者死亡人数占同期人工智能辅助治疗技术患者总数的比例	术中及术后死亡率＝（同一术种术中及术后各死亡人数/同一术种同期实施人工智能辅助治疗技术患者总数）×100%	反映医疗机构人工智能辅助治疗技术水平的重要结果指标之一
7	各专业月手术量和人工智能辅助治疗技术比例	各专业月手术量是指各专业（普通外科、泌尿外科、妇科、骨科、胸外科、心血管外科、以下同）每月开展人工智能辅助治疗系统辅助实施手术。人工智能辅助治疗技术比例是指同一类型疾病，实施人工智能辅助治疗技术的例次数占同期该类疾病手术治疗总例次数的比例	人工智能辅助治疗技术比例＝（实施人工智能辅助治疗技术的例次数/同期实施该类疾病治疗总例次数）×100%	反映医疗机构相关专业选择人工智能辅助治疗技术的适宜性和科学性
8	平均住院日（2022 年修订）	同一病种实施人工智能辅助治疗技术的患者术后住院时间总和与同期实施人工智能辅助治疗技术的患者出院人数的比例	平均住院日＝实施人工智能辅助治疗技术患者术后总床日数/同期实施该类疾病人工智能辅助治疗技术的患者出院人数	体现人工智能辅助治疗技术的效率，是反映医疗机构人工智能治疗技术医疗质量的重要结果指标之一

（三）医疗信息化方面

医学人工智能的应用价值释放依赖于医学中的具体工作场景，因此，医学人工智能在研发环节，就应尽可能遵循传统医疗信息化的标准体系，才能确保应用环节能与原有的工作流顺利衔接，包括业务流程层面的集成以及信息软件层面的适配。

医疗信息化标准体系通常参考 2009 年卫生部信息标准专业委员会提出的我国卫生信息标准体系架构，卫生信息标准可划分为：基础类标准、数据类标准、技术类标准和管理类标准四大类。充分了解这些医疗信息化标准，是开展医学人工智能相关工作的基础保障。

（四）新一代信息技术方面

在人工智能、大数据、区块链等新一代信息技术发展基础稳固后，与医疗、金融、教育等垂直行业的结合是标准体系建设的发展方向。

2019 年，中国信息通信研究院、医疗机构、医疗信息化企业等多方合作，起草发布了基于健康医疗大数据、医疗云计算等系列团体标准，从信息技术服务角度，对涉及医学人工智能部分场景应用产品的基础环境、硬件、软件及安全等应具备的技术支持和管理服务提出了初步要求。如在《健康医疗大数据应用服务能力 第一部分 临床辅助决策大数据平台》标准中，为确保医学人工智能采用数据信息的精确性、完整性、可靠性、及时性、经济性、可验证性、安全性，从数据采集、处理、挖掘、存储及应用等全生命周期在产品功能、人员技能及安全保障等方面进行规范，提出涉及智能问诊、辅助诊断、医生诊断质控、结构化病历、相似病历推荐、医学知识查询、疾病图谱展示、智能监督、风险预警等 12 项功能，满足临床辅助诊断等医学人工智能产品的应用需求。

此外，对于软件服务系统也要在安全性、可靠性、易用性、可维护性、可移植性等方面提出要求。

三、人工智能产品准入模式探索

人工智能逐渐融入医学网状生态体系，逐步覆盖至全医疗流程，全需求场景，且具有医疗健康与通信信息技术双重性，在产品有效性、应用规范性、信息安全性等方面涉及的主管部门各不相同，包括药监局、卫健委、工信部、公安部等，依赖于系统全面的管理机制将各个环节衔接起。

（一）注册准入方面

需要注册准入的应用于临床诊断或治疗的人工智能产品，以产品处理的数据为分类依据，来界定是否需要参考医疗器械管理。

1. 若软件产品的处理对象为医疗器械数据，且核心功能是对医疗器械数据的处理、测量、模型计算、分析等，并用于医疗用途的，作为医疗器械管理。

2. 若软件产品的处理对象为非医疗器械数据（如患者主诉等信息、检验检查报告结论），或者其核心功能不是对医疗器械数据进行处理、测量、模型计算、分析，或者不用于医疗用途的，不作为医疗器械管理。

作为医疗器械管理的医学人工智能产品，其审批和监管规则在实践中逐渐完善，在此过程中，我国也积累了丰富的经验。

一是行业标准先行。在产业发展前期，通过将医院、软件生产商、研究机构等多方聚集，从实际应用需求、技术实现能力以及社会效益评估等角度讨论形成基本标准框架，在发展实践中不断调整，逐渐将经验标准化，进一步延续形成审评监管的基本遵循。

二是搭建支撑环境。对照新药审批的关键步骤，需要建立临床试验基地，评估药品上市前后的有效性，完善药品适用性、禁忌证等信息。医学人工智能产品的效果检验同样需要相应临床试验中心予以支持。

三是建立标准数据库。建立标准统一的金标准健康医疗数据服务平台，促进健康医疗数据安全共享。从临床操作看，共享大数据的运用可以提高医学科学研究的有效性和针对性，创造出更加符合临床需要、成本效益更高的技术和产品。从医疗科技创新看，共享大数据的应用有利于建立更精简、更快速、更有针对性的研发和转化落地体系。

（二）定价准入方面

医学人工智能产品关键的成本主要有以下三个：①数据和标注成本，标注医生的劳务费和数据的购买费。②人力成本，算法团队、销售团队和研发团队等。③销售和运营成本。

医学人工智能产品根据服务场景不同，消费对象差别较大。参考信息技术服务的对象进行分类，如表9-5所示。

表9-5　医学人工智能产品分类

序号	场景分类	细分场景	服务对象	付费对象
1	公共卫生服务	智能健康管理	B2B，B2C	医疗机构，体检机构，保险机构，个人
2		疾病智能筛查预测	B2B，B2C	医疗机构，体检机构，保险机构，个人
3		传染病智能防控	B2B	监管部门
4		免疫智能管理	B2B	监管部门，医药企业
5	临床辅助诊疗	医学影像辅助诊断	B2B，B2C	医疗机构，体检机构，个人
6		临床辅助决策支持	B2B，B2C	医疗机构，个人
7		医疗机器人应用	B2B，B2C	医疗机构，个人
8		基层智能诊疗	B2B，B2C	医疗机构，体检机构，个人
9	医院管理	医疗设备智能管理	B2B	医疗机构，体检机构，医疗设备生产商
10		医院智能管理	B2B	医疗机构
11	教学与科研	智能药物研发	B2B	医疗机构，科研院所，医药企业
12		医学科研智能辅助	B2B，B2C	医疗机构，科研院所，医药企业，个人
13		智能医学教育培训	B2B，B2C	医疗机构，科研院所，医药企业，个人

按照B2B模式提供的服务，按照常规信息化技术服务商议价格。

按照B2C模式提供的服务，涉及人工与机器诊疗的成本效益再分配。医学人工智能应用初期，辅助诊疗服务不是医院的刚需，从个人角度，更相信医师人工诊疗结果。短期内，多数企业难以单纯依靠人工智能产品盈利，基本免费或低价提供给医疗机构系统和服务，换取优质数据资源。经过技术发展，提升产品准确率，是突破商业模式的基础。在医学人工智能技术成熟后，基层医疗机构作为付费方，采用医学人工智能产品提升本机构的诊疗水平及工作效率，发挥好基层首诊作用；综合实力好的医疗机构作为付费方，采用医学人工智能产品来促进新技术迭代，引领医疗技术不断创新；患者作为付费方，通过医学人工智能产品定制个性化健康管理或更精细的诊疗方案。

由于医疗服务属于公共产品的范畴，医疗服务不同于一般的商品，具有福利和商品的双重性，国家不向其征收税金，同时给予一定形式的财政补贴。采用医学人工智能技术的医疗服务，其价格不是通过市场供求的调节自发形成的，而是采用不完全市场生产价格模式，即由政府有关部门通过理论价格，再根据国民经济的发展水平和居民的承受能力等来确定价格的水平。医疗服务价格是医疗机构组织收入的主要渠道，是医疗机构弥补医疗支出的主要方式。高技术、新开发的医疗服务项目，物价主管部门由于信息不对称而无法控制其价格，该类服务制定的收费价格比较高。

在医疗机构开展的基于人工智能等高技术医疗服务项目，其定价需要根据医疗机构经营性质进行分类管理。此外，应同时符合以下基本条件：

（1）属于卫生行业主管部门准许以医学人工智能方式开展、临床路径清晰、技术规范明确的服务。

（2）面向患者提供直接服务。仅发生于医疗机构与医疗机构之间、医疗机构与其他机构之间，不直接面向患者的服务；医疗机构向患者提供不属于诊疗活动的服务；以及非医务人员提供的服务，包括但不限于远程手术指导、远程查房、医学咨询、教育培训、科研随访、数据处理、医学鉴定、健康咨询、健康管理、便民服务等。这些服务不直接面向患者，不应作为医疗服务价格项目。

（3）服务过程以人工智能技术为主要技术完成。

（4）服务对诊断、治疗疾病具有实质性效果。不应以变换表达方式、拆分服务内涵、增加非医疗步骤等方式或名义增设项目。

（三）医保准入方面

医学人工智能作为高技术医疗服务项目之一，在成本高、供给少的初期阶段，推广应用需要医保支持。2016 年 4 月，上海市医保部门将"达·芬奇手术机器人"等 28 个医疗新技术、新项目纳入了本市医保支付范围，率先推动新技术落地，并陆续根据患者临床需求、医保基金的承受能力等因素，逐步扩大可报销的手术范围。

"达·芬奇手术机器人"是一种内镜手术器械控制系统，广泛应用于泌尿外科、普通外科、妇科、心胸外科等临床科室。相较于传统微创手术，手术机器人更加精准、精细，在手术和住院时间、减少失血量、并发症发生率、术后恢复等方面具备一定的优势，能明显提高患者术后生活质量。上海首次纳入医保报销范围的"达·芬奇手术机器人"服务项目为前列腺癌根治术、肾部分切除术、子宫全切术和直肠癌根治术 4 种手术。参考上海经验，基于人工智能的医疗服务项目会根据国民健康需求情况，逐步扩大进入医保报销范围。

医保最关注价格费用和技术性能两大要素，综合考虑临床价值、价格水平、医保支付能力等因素，确定是否纳入医保支付范围。

【本章小结】

本章就医学人工智能应用的规范与监管分层展开研究，在医学人工智能的数据安全与隐私保护方面，对于两者定义、范围及相关性进行分析；在医学人工智能的伦理方面，针对隐私保密、医疗责任认定、过度医疗、偏见与公平、可及性与可负担性、医患关系异化等六个方面提出思考；在医学人工智能应用的标准、准入与监管方面，对于医疗、药械及信息技术相关领域标准，注册、定价、医保等准入模式进行了探讨。医学人工智能的良性发展应以增进人类共同福祉为目标，符合人类的价值观和伦理道德。

【问题讨论】

1. 在发展医学人工智能时，为什么需要对数据安全与隐私保护分别进行监管？

2. 如何设计人工智能产品准入规则能够辅助缓解医学人工智能伦理问题？

3. 思考医学人工智能与传统医疗服务在工作流程中的差别，寻求医学人工智能效益最大化。

（闵　栋　武雅文　任九选　张建楠）

参 考 文 献

卜文娟. 2021. 互联网医疗: 医保支付环节打通行业竞争愈加激烈. 中国战略新兴产业, (3): 97-100.

蔡宗泰. 2015. 医疗服务价格调整对医院财务管理的影响. 中国乡镇企业会计, (12): 103-105.

曹妮, 陈婷婷, 周敏. 2021. 医疗人工智能机器人存在伦理问题探讨. 健康必读, (4): 284.

陈卉. 2019. 医院信息互联互通标准化成熟度测评工作实践及成效. 中国数字医学, 14(9): 10-12.

杜治政. 2009. 当代医学人文理念与实践论纲. 医学与哲学, 30(1): 2-7, 80.

高奇琦, 吕俊延. 2017. 智能医疗: 人工智能时代对公共卫生的机遇与挑战. 电子政务, (11): 11-19.

国家卫生计生委办公厅. 2017. 国家卫生计生委印发造血干细胞移植技术管理规范 (2017 年版) 等 15 个 "限制临床应用" 医疗技术管理规范和质量控制指标的通知.

何晓琳, 钱庆, 吴思竹, 等. 2017. 健康医疗可穿戴设备数据隐私相关问题研究. 中国医院管理, 37(10): 68-70.

何晓琳, 钱庆, 吴思竹, 等. 2018. 健康医疗可穿戴设备数据安全与隐私保护意识实证分析研究. 医学信息学杂志, 39(6): 13-17.

何晓琳. 2017. 健康医疗可穿戴设备数据安全与隐私保护问题研究. 北京: 北京协和医学院.

李红. 2020. 人工智能在医疗行业的发展与应用研究. 数码设计, 9(15): 46.

廖芯, 刘丽杭. 2020. 医药价格改革对某三甲公立医院住院费用结构的影响. 中国现代医学杂志, 30(2): 124-128.

刘伯炎, 王群, 徐俐颖, 等. 2020. 人工智能技术在医药研发中的应用. 中国新药杂志, 29(17): 1979-1986.

刘晓征, 田晓晓. 2011. 人工智能辅助诊疗技术 (手术机器人) 临床应用调研报告. 中国医学装备, 8(8): 20-24.

山东省医疗保障局. 2019. 山东省医疗保障局关于完善 "互联网 +" 医疗服务价格和医保支付政策的实施意见.

田丰. 2021. 算法决策: 应用、风险与治理. 财经智库, 6(5): 126-152.

王程韡. 2020. 人工智能医疗的三个逻辑. 医学与哲学, 41(5): 5-9, 24.

新华. 2019. "互联网 +" 医疗服务将进医保. 现代养生, (18): 5-6.

易江南. 2013. 网上购物中的消费者权益保护问题研究. 南昌: 南昌大学.

周清华, 范亚光, 王颖, 等. 2016. 中国肺部结节分类, 诊断与治疗指南 (2016 年版). 中国肺癌杂志, 19(12): 793-798.

周忠良, 苏延芳, 周志英, 等. 2013. 基本药物 "零差率" 政策对住院费用的影响——基于陕西省县级公立医院的研究. 中国卫生政策研究, 6(12): 25-32.

《世界人工智能法治蓝皮书》专家组评估团队. 2020. 世界人工智能法治蓝皮书 (2020)2019 中国人工智能法治发展评估报告. 40-46.

第三篇　医学人工智能应用

第十章　人工智能在临床中的应用

第一节　人工智能在辅助诊断中的应用

一、人工智能辅助诊断概述

（一）定义

临床诊断是临床医学的核心部分之一，是治疗疾病的先决条件。临床常用的辅助诊断手段包括实验室检查、影像检查、病理学检查、电生理检查等。随着人工智能技术的不断发展进步，人工智能在医疗健康领域的应用涉及了医学研究、疾病预防、诊断及治疗等领域。其中，人工智能与临床辅助诊断的结合是人工智能在医学领域中最为常用且成熟的应用场景之一。

人工智能临床辅助诊断是指利用机器学习、知识图谱等人工智能技术，通过学习海量数据样本并汲取经验，辅助医生完成病灶区域定位、疾病筛查等诊断工作。人工智能临床辅助诊断的核心用途是可在短时间内提供稳定、精准的诊断建议，为医生的诊断决策提供支持，降低医生的工作强度、误诊率与漏诊率，有效提升服务效率和服务质量。

人工智能临床辅助诊断的技术前提是需要深入理解医生在实际的临床疾病诊断时的思路，进而利用人工智能技术对医学影像、数字病理与生理信号等医学数据进行处理、学习，最后完成辅助医生进行疾病的临床诊断工作。

（二）发展背景

居高不下的误诊率是我国乃至全世界急需解决的医疗健康行业的痛点问题。经四川华西医科大学的专家调查研究发现，在国内医生临床疾病诊断的平均误诊率为30%，对于部分恶性肿瘤的总体误诊率达到40%左右。有期刊数据表明，美国每年有1200万成年患者被误诊，相当于每二十个成年患者在临床疾病诊断中就会有一例患者被误诊，并且在这些误诊的案例中，有很多造成了严重的后果。提升临床诊断能力是医疗发展重要方向之一。

我国政府高度重视人工智能在临床辅助诊断中的发展。2017年5月，科技部发布了《"十三五"卫生与健康科技创新专项规划》，明确指出应重点支持基于人工智能辅助的个性化诊断及辅助决策系统等研究；同年的12月，工业和信息化部发布了《促进新一代人工智能产业发展三年行动计划（2018—2020年）》，提出须加快医疗影像辅助诊疗系统的研究与临床应用。2021年，在由国家卫生健康委医院管理研究所、《中国数字医学》杂志、国内知名科研院所及三甲医院联合发布的《人工智能蓝皮书：中国医疗人工智能发展报告（2020）》中，提出了提升基层诊疗能力将是智能临床辅助诊疗产品的新战场。

（三）应用场景概述

为了构建临床智能辅助诊断系统，需以图像处理、计算机视觉、机器学习、机器人、电子、通信等基础理论技术做支撑，结合医学专业知识使人工智能技术协助医生进行临床诊断工作。以此目的发展形成了众多与智能辅助诊断相关的"医-工"结合应用技术，主要有医学影像分析、医学影像三维重建、病理数字图像处理、医学自然语言处理、医疗大数据技术、数字决策支持系统、可穿戴设备、医用机器人、智能中医综合诊断等。特别是围绕医学影像辅助诊断、数字病理辅助诊断、生理信号辅助诊断、临床决策支持等关键应用领域，研发人工智能辅助诊疗产品，将成为今后发展的重点方向（图10-1）。

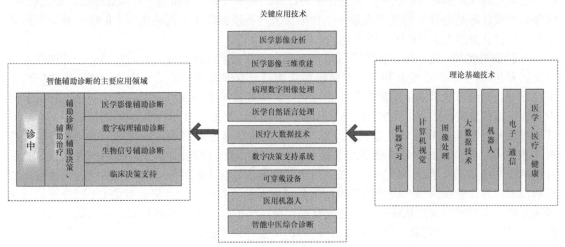

图 10-1 人工智能临床辅助诊断的关键技术与主要应用领域

二、人工智能在辅助诊断中的应用案例

（一）医学影像辅助诊断

在当前的临床诊断中，90%都需要依靠医学影像来进行辅助诊断，但是在传统的医生诊断环节中，需要用肉眼观察X线（X-ray）、磁共振成像（MRI）、超声等医学影像，并且，阅片工作也是对医生的阅片经验的一项考验，如果没有长时间的培养及专业经验，很难做到精确地解读阅片。这样繁杂的阅片工作也导致了居高不下的误诊率，因此，越来越多的医生和学者开始研究人工智能在医学影像辅助方向的应用。

医学影像辅助诊断的应用在医学人工智能领域占有举足轻重的地位，特别是在智能影像识别、智能辅助个性化诊断、人机交互辅助诊断、精准治疗辅助决策等方面起到支撑作用。

人工智能医学影像诊断的一般性流程示意图如图10-2所示。将X线、MRI、超声、CT等医

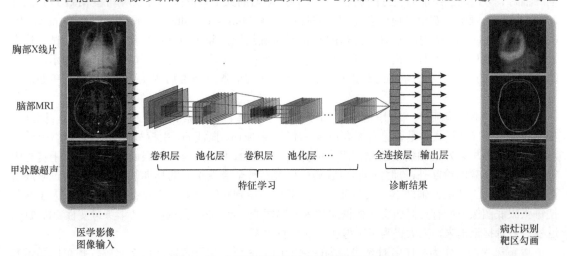

图 10-2 人工智能医学影像诊断流程示意图

学影像图像作为深度学习模型的输入，通过模型的特征学习和计算，实现如病灶识别、靶区勾画等辅助诊断功能。实现病灶识别，即发现异常，是人工智能医学影像诊断的一个典型应用，机器的主要任务是通过分析某张或某个序列影像来识别该影像中所有存在目标病灶的具体位置。此外，人工智能医学影像诊断还可实现量化测量和鉴别诊断。量化测量是指可计算出病灶的尺寸和平均密度，机器的主要任务是通过分析某张或某个序列影像来分割出影像中所有属于某种病灶的像素点，把病灶的区域精确勾勒出来，并进行相关计算。鉴别诊断任务相当于对病灶图像的分类任务，机器的主要任务是通过分析某张或某个序列影像来判断该影像属于几种疾病中的哪一种。下面具体介绍几种典型的人工智能医学影像辅助诊断的应用案例。

1. 肿瘤类疾病 近年来，肺癌在国内外发病率和致死率逐年上升，其发病率在全球癌症发病中位居首位。CT 的广泛普及和应用对肺癌早期的筛查有非常重要的临床价值，使肺癌的病死率明显下降。肺结节是肺癌早期的影像学表现之一，早期肺结节的性质和病因都很复杂，肺结节分为实性结节和亚实性结节，亚实性结节又称磨玻璃结节。目前国内外的相关指南建议年龄 ≥ 40 岁且有吸烟史、环境或高危职业暴露史、肺部基础疾病等高危人群进行胸部低剂量 CT 肺结节筛查。基于人工智能深度学习的模型能够显示出在胸部影像上检测出的结节/肿块图像前景，其中卷积神经网络是深度学习中最新应用在放射学并取得了显著成就的一个模型。随着医疗大数据的不断积累，卷积神经网络在医疗应用中的优势越发明显，有研究学者将患者的 CT 影像资料导入到深度卷积神经网络算法系统中，系统能将疑似肺结节的部位进行准确标记，并可显示结节的直径、CT 值、性质（磨玻璃结节、实性结节等）、征象（分页征、毛刺征、血管集束征等）及恶性概率等。

甲状腺癌是头颈部常见的恶性肿瘤，发病率已跃居内分泌系统恶性肿瘤的首位，其中中年女性的发病率增长最为显著。甲状腺癌早期常表现为颈部肿块或结节。因此，早期筛查甲状腺结节显得尤为重要。当前，作为筛查及检查甲状腺结节的第一选择，超声从二维超声逐渐发展到联合弹性成像、超声造影等新技术的多模态超声，各种检查技术互相补充，共同致力于准确诊断甲状腺结节的性质。随着科技发展与进步，人工智能被大范围应用于甲状腺结节临床诊疗中，利用 CNN 构建预测模型，为甲状腺结节术前决策提供重要信息。最新发布的研究结果表明，人工智能辅助诊断甲状腺结节的应用在超声图像中的准确度达到了 85%～90%。

乳腺癌在全球女性癌症中的发病率最高，同时每年都在上升。如果在癌细胞转移前的早期阶段进行有效治疗，就可以提高生存率。乳房 X 线是广泛使用于筛查和早期发现乳腺癌的一项成像技术，但是它的敏感性不高。对于一些乳房组织致密的女性来说，使用乳房 X 线技术的漏诊风险率较高。乳腺磁共振成像是检查乳腺的一个重要的方式，它具有多个参数、多个功能成像、没有电离辐射、分辨软组织能力更好的优点。基于深度学习的人工智能技术可以对乳腺 MRI 进行病灶分割、诊断及预测。有学者使用全卷积残差神经网络（fully-convolutional residual neural network，FC-RNN）的 U-Net 架构，分割乳腺 MRI 中的纤维腺组织，并在独立的数据集中进行测试，这个方法分割精度良好，并且不需要后期的处理校对。放射科医师通过人工智能辅助诊断提示，对乳腺 MRI 病变的形态、动力学等特征进行分析，提高了对乳腺良恶性病变及恶性肿瘤分型诊断的准确性。

2. 眼底疾病 眼底为"健康窗口"，是人体唯一能够直接观察到血管和神经的部位，因此观察眼底病变可以知道人体是否患有如高血压、肾病、糖尿病、血液病、中枢神经系统疾病等慢性病。对于慢性病的早期发现和病情监测，眼底的异常改变起着重要的作用。眼底筛查除了用于青光眼等常见眼底疾病的诊断外，部分心脑血管病，以及多种全身性疾病的早期筛查都可以通过眼底检查进行。在人工智能的辅助下，只需要数秒，即可初步判断被检者是否存在眼底病变。人工智能把每张眼底图像中所有疑似病变（如糖尿病视网膜病变、青光眼、白内障、老年黄斑变性、高血压、近视等）都标记出来，大大提高了影像医生的检查效率。

以黄斑为例，作为眼球中对光线最为敏感的凹形区域，如果黄斑区域有水肿，那可能预示着一些视网膜疾病的发生。因此，非常有必要从眼底图像中检测黄斑是否水肿。利用光学相干断层扫描（optical coherence tomography，OCT）获取眼底图像，并使其应用于科研和临床诊断视网膜方面的疾病已经非常普遍，它具有图像获取高效性、安全性、无创性、无辐射、非侵入、高分辨率、高探测灵敏度等优点。基于深度学习的 OCT 辅助诊断眼底疾病包括了 OCT 预处理、OCT 分割和 OCT 分类各个环节。OCT 的深度学习模型能够做到分割多种病变区域及对眼底病变进行分类，主要包括糖尿病视网膜病变、年龄相关性黄斑病变及青光眼等。如果能够及时筛查和治疗就可以减少由于这些并发症而导致的失明，OCT 的深度学习模型具有很高的准确性和可靠性，可辅助临床医生更有效率地完成诊断。

3. 精神类疾病　MRI 是用于研究行为和认知神经科学的主要技术，因为该技术可以探测明显的精神异常，而这些精神异常是 CT 技术所无法检测到的。精神影像智能分析一般采用机器学习或深度学习技术，通过对精神疾病患者的核磁共振影像的识别和分析，并且结合其他病历记录与精神疾病评估量表做出诊断。

目前，脑成像常用的人工智能技术包括多任务/多模式学习、分类和深度学习方法，这些方法有助于分析现有疾病数据、探索关键生物标志物和提高大脑疾病的临床治疗能力。例如，一种新的自适应三维深度监督 CNN，该网络可以自动提取和识别阿尔茨海默病的特征、捕捉由阿尔茨海默病引起的变化，以及利用这些网络对 MRI 图像进行分析和识别。

抑郁症是对当今社会造成重要危害且病因和病理机制最为复杂的精神疾病之一，寻找抑郁症的客观生物学标志物一直是精神医学研究和临床实践的重点及难点，而大概率先取得进展的客观生物学标志物就是结合人工智能的 MRI 技术。深度学习可以客观准确地处理海量多维的精神影像数据，对这类数据进行建模，从而对神经精神疾病引起的脑解剖与功能异常的程度进行量化，有助于识别精神疾病诊断和预后生物学标志物。例如三维密集连接深度学习网络能够有效提高抑郁症与健康对照者的 MRI 数据分类准确率和召回率，对医生的临床诊断进行有效辅助。

精神分裂症目前的诊断主要依据精神科医生对患者临床症状的诊断，诊断标准为《精神障碍诊断与统计手册》（第 5 版）（DSM-5）。目前，对精神病患者的诊断和评估主要依赖行为症状进行主观评价。但是随着核磁共振影像技术的不断发展，精神疾病尤其是精神分裂症的研究中，MRI 已经被广泛应用。海马脑区是精神分裂症影像学研究的一个重要区域，它的功能连接性下降就会导致记忆障碍。通过将精神分裂症患者和正常人的对比统计分析，学者发现了精神分裂症的特异性影像生物学标志物，并且精神分裂症患者与正常人的静息态功能连接、静息态脑网络、丘脑、海马和皮层特征均具有显著差异。影像组学智能分析应用于精神分裂症生物标志物的研究当中，将极大地推动精神疾病客观诊断及治疗选择，有利于 MRI 对精神分裂症的辅助诊断。

除了 MRI 图像，脑电图（electroencephalogram，EEG）对于理解人类大脑如何处理信息和诊断精神疾病非常重要，检测和记录人类的 EEG 信号可以完成神经系统疾病的诊断和治疗。有研究学者采用支持向量机（SVM）对患者额头上的 8 导联中点的静息状态 EEG 数据进行分类或采用逻辑回归（logistic regression，LR）对患者的 EEG 数据进行分类。

4. 脊柱及骨科疾病　影像学在骨科诊断中起着重要的作用，随着人工智能技术不断在骨科领域中应用及实践，骨科人工智能诊断方法应运而生。人工智能在医学影像骨科诊断的相关研究和探索将有助于推动骨科疾病大数据平台的建立、深化对骨科疾病的全面认识，通过"人机"结合推导并完善骨科疾病的诊断标准，使其趋于完整与标准化。

骨质疏松症导致骨密度和骨质量下降，骨脆性增加，其中最严重的并发症是骨折。对于这种可能导致残疾遗留的病症，通过机器学习或深度学习技术，可以建立风险预测模型，并且还可以对骨质疏松患者的影像学图像进行自动分割来进行早期预防。

在骨折的几种类型中，桡骨远端骨折是上肢骨折中最常见的，通过训练 CNN 来分析数据进行辅助诊断，与骨科专家和放射科医师相比，有着更强的图片识别能力，可提供准确率高的诊断方案供经验不足的医师参考，从而为患者高效准确地提供治疗方案。

随着中国逐步进入老龄化社会，老年人髋骨骨折愈发常见，给家庭和社会带来了巨大负担。对于髋部骨折的患者，X线检查的漏诊、误诊会导致不良后果，有研究学者将深度卷积神经网络（deep convolutional neural network，DCNN）算法用于识别髋部骨折，其算法诊断的准确性达到了90%以上，病变识别率达到了95%以上。

脊柱骨折的发生率占骨折的5%～6%，以胸腰段骨折发生率最高，其次为颈、腰椎，严重的会并发脊髓或马尾神经损伤。通过监督学习及无监督学习进行训练，对骨折患者的CT影像进行辅助诊断，可以为医师提示骨折病因，降低临床诊断的误诊率。

作为较为常见的骨科退行性疾病之一，腰椎间盘突出症的临床诊断依赖腰椎MRI检查，利用感知器分类器、最小均方分类器、支持向量机分类器和K均值分类器对椎体、椎间盘和脊髓的特征集合进行训练，这种辅助诊断准确率高达99%。

骨关节炎也是中老年人常见的一种骨退行性疾病，其严重性和普遍性给家庭和社会带来了巨大负担。因此，对于骨关节炎的及时诊断、评估以及干预尤为重要，通常利用X线图像来诊断骨关节炎。深度学习可应用于自动诊断，算法具有比较高的敏感度和特异度，一些模型的诊断表现可达到拥有10年经验的主治医师水平。

5. 口腔疾病　随着口内数字化X线片、曲面体层摄影、锥形束CT等专业影像设备的普及和应用，口腔影像数据呈指数级增长。人工智能结合口腔颌面影像，对口腔影像进行自动分割，病灶检测，智能辅助临床医生进行诊断，具有很高的临床价值和广阔的医学诊断前景。

卷积神经网络应用在牙髓病学影像中，通过对病变周围区域进行分割，实现近红外透射光谱法图像中龋病检测和定位，提高了诊断的效率和准确率。

在口腔颌面外科手术中，基于CNN算法，可以对面部骨骼和软组织进行精密测量，实现自动一体化的标点与分析。

在口腔修复中，一种能够对口腔牙齿特征进行识别、测量牙齿表面空腔直径的智能系统，通过扫描成像、模糊逻辑特征提取和单层感知器（single layer perceptron，SLP）神经网络对反射信号的分类这3步得到牙齿表面空腔直径，能精确地测量直径在0.6mm以下的空腔。系统可简便地集成到现有的口腔修复支持系统中，帮助提高牙齿修复的成功率。

综上典型案例，人工智能在医学影像辅助诊断中的应用不仅能够帮助患者方便快捷完成X线、超声、磁共振成像等检查，而且还能够辅助医生更加准确高效地完成临床诊断，提高阅片的速度和准确率，减少误判。随着人工智能和医学影像大数据在医学影像领域的普及和应用，医学影像所面临的诊断准确性和医生缺口等问题便可有所缓解，两者的融合将成为医学影像发展的重要方向。在医学影像领域，人工智能技术结合大数据挖掘的应用，使大数据经人工智能筛选、梳理和提取之后转换成为有效准确的临床决策有了可能。

（二）数字病理辅助诊断

病理诊断在癌症诊断中被称为"金标准"，其在诊断学中有举足轻重的作用，并且病理切片的显微检查是病理诊断中的重要环节。传统的病理切片在固定染色后由医师在显微镜下观察组织切片标本，进而为疾病诊断提出较为直观的帮助。但由于病理图像结构复杂，常规的病理切片中不只是有如恶性肿瘤之类的病变区域，也存在与病变区域形态类似的炎症组织。因此病理诊断更多的是需要病理医师的临床诊断经验，存在不能发现组织异常部位的情况，导致了一定的误诊产生。根据我国卫生健康委员会的官方数据显示，国内病理医师资源方面比较匮乏，但培养一名专业的病理医生需要很长时间。

数字病理是一种将传统显微镜与数字采集装置结合并对玻璃切片进行扫描得到数字图像的技术，实现该技术的装置被称为"数字化切片扫描仪"。经数字切片扫描仪扫描后的病理切片图像类型一般是全片数字化图像（whole slide images，WSI）。一幅完整的全片数字化图像的分辨率都较高（分辨率一般在100 000×100 000dpi左右）且其数字图像的平均大小为5GB，为方便后期数字图像的储存及远程共享等需求，往往需要计算机配合相关数字图像处理算法将病理组织切片的多层扫描图像进行无缝拼接与图像压缩。

数字切片扫描仪在成像速度与病理图像保存方面也有很大的优势，大型高通量数字切片扫描仪每日可完成 1000 片的病理切片扫描，病理切片的储存介质可由传统的实物保存的方式转为以数字图像的形式保存。经国内外有关数据表明，经由扫描仪完成的数字切片与传统的载玻片切片在诊断效果方面大致相同，数字切片对于传统切片的可替代性较高。数字病理的出现与发展将传统的玻璃切片转变为数字图像，改变了传统的阅片方式，减轻了病理医师的诊断负担。

随着数字病理学、人工智能及图像处理技术的发展，数字图像的可用性使得人工智能在医学数字病理辅助诊断方面成为可能。人工智能可以辅助病理定量分析并将复杂的病理数据转变为可深度挖掘的图像特征进而对特征进行分类以得出相关预测。加入人工智能的数字病理分析，可对数字病理图像进行较快地检测及分类，从而辅助病理医师提高诊断效率，降低误诊率。

现今学者通过深度学习和机器学习等人工智能算法与图像处理技术可实现对 WSI 的感兴趣区域（ROI）识别、特征提取与分割、根据图像特征诊断等处理工作。图 10-3 为人工智能在数字病理应用的一般框架。

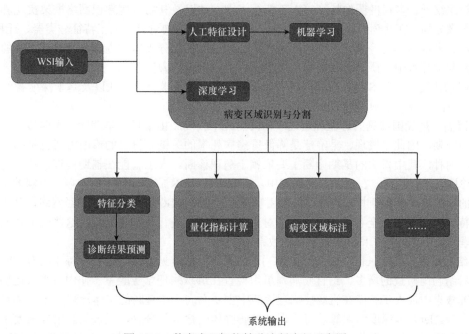

图 10-3　数字病理智能辅助诊断流程示意图

人工智能在整个诊断流程的工作可概述为图像识别、检测、分割、特征分类及诊断预测。诊断模型的数据输入是 WSI，输出的是辅助医师进行病理诊断的信息，如诊断结果预测、量化指标计算及癌变区域标注等。所谓量化数据是指在人工智能的加持下，依据统计数据得出病理组织细胞有丝分裂次数、腺体大小、细胞核数量等指标，这些数据指标对疾病的诊断具有直接的指导作用，但其数据的统计在传统病理学研究中是比较难的。

与病理医师的临床诊断步骤相符合，人工智能病理诊断在输入的数字病理图像上所做的首要工作便是通过计算机提取图像中的病变感兴趣区域即 ROI，而后对 ROI 进行有效识别与分割。在完成 ROI 识别与分割后，可通过对病变区域特征进行分类以得出诊断结果，也可对病变组织或细胞进行标注、计算病变区域的量化数据。在 ROI 区域识别与分割方面，现有的研究大都集中于两个方向：一个方向是面向于组织基本单元层面的特征（如细胞核形状、大小、纹理、有丝分裂等），其通过人工特征设计提取并在特征提取完成后由机器学习算法提取各类特征信息对应的特征向量并结合分类器得出分割结果。另一个方向则是面向于病理组织层面的特征，病理图像经少量标注或无标注，采用以 CNN 为代表的深度学习算法对图像的 ROI 进行特征识别与分割。

在图像特征分类方面，研究学者采用了基于随机森林、支持向量机等机器学习的方法或基于卷积神经网络的深度学习方法实现对病变区域的二分类、四分类及八分类诊断（如人工智能在乳腺癌数字病理诊断中，可对肿瘤细胞的良恶性二分类，乳腺亚型八分类诊断）。

目前，人工智能已经广泛应用在基于数字病理图像的细胞学筛查、组织学诊断、免疫表型预测、基因分析及测序等方面。人工智能在临床数字病理辅助诊断的应用案例也集中在癌症诊断中。下面列举一些具体的应用案例：

1. 乳腺癌　常见的乳腺癌诊断采用影像学与病理学诊断，但由于影像诊断只能初步判断是否有乳腺组织异常，乳腺癌诊断的最终依据依然是基于细胞学筛查与活体组织检查的病理诊断。随着国民生活水平的提高，越来越多的女性群体会去医院进行乳腺检查，导致了大量的乳腺病理数据产生，加剧了人工诊断识别的负担。

人工智能在乳腺癌病理诊断大都基于活体组织检查与细胞学筛查两个方面。在活体组织检查中，人工智能进行对病理组织的癌症区域分割、肿瘤类型分类等工作。研究学者使用基于形态学特征、组织纹理、多尺度图像特征等人工特征识别方法以及利用深度卷积网络框架实现乳腺病理组织的图像分割。在病理组织图像分类方面，使用基于支持向量机、人工特征分类器、迁移学习、稀疏表示、多示例学习等方法实现乳腺病理图像如良恶型二分类以及乳腺亚型八分类等的图像分类。在细胞学筛查中，研究者们使用区域生长、斑点检测、阈值分割、最大似然估计等方法识别细胞核信息并结合基于 SVM、蚁群算法、AdaBoost 等的机器学习算法以及基于深度神经网络的深度学习算法实现对细胞类型的分类。

2. 胃癌　是我国常见的恶性肿瘤之一，其病死率较高。由于胃癌早期症状不明显，一旦发现便已是中晚期，因此早发现、早治疗是降低胃癌病死率的关键。胃癌的诊断方式包括临床诊断与病理诊断两种，其中胃癌的早期诊断主要依赖于病理诊断。人工智能在辅助病理诊断的优势对胃癌病理诊断也同样适用。在近些年的研究中，有学者将 CNN 应用于印戒细胞癌（胃癌的常见类型之一）的浅层组织来预测其浸润深度；采用基于 ResNet、VGG 模型的卷积神经网络，基于多尺度输入及特征融合算法与全卷积神经网络等对胃癌癌变区域进行识别与分割，这些人工智能算法在胃癌病理诊断中都取得了良好的辅助诊断效果。

3. 结直肠癌（colorectal cancer，CRC）　是世界上最常见的癌症之一，每年约有 180 万例病例。随着结肠镜检查的增多，结直肠病理组织检查在组织病理学实验室工作中占很大比例。在现有的研究成果中，人工智能在直肠癌病理诊断中主要面向于结直肠的腺体检测，通过 ResNet、语义分割（SegNet）等深度学习算法可实现结直肠腺体的检测与分割，通过勾画出异常增生和恶性腺体来帮助病理医师。在分子病理学的研究中，人们发现结直肠肿瘤可通过特征性分子亚型分类，有研究学者将卷积神经网络结合相关数据集训练使之应用于结直肠癌共识分子亚型的分类，得出的结果有助于结直肠癌的筛查。

此外，除了以上三类人工智能在数字病理应用场景外，国内外研究学者及机构也在基底细胞癌、口腔癌、前列腺癌、肝癌等方面进行了大量的人工智能数字病理方面的应用研究，取得了一定的辅助诊断效果。

（三）生理信号辅助诊断

生理信号是由人体各类复杂的生命活动所产生的信号，其信号产生的机制非常复杂。目前研究较为广泛的是心电信号、脑电信号、肌电信号、胃电信号、眼电信号等人体电生理信号，以及如脉搏、血压、体温等人体非电生理信号。

生理信号的种类繁多，各自具有的特点不一，部分人体生理信号非常微弱，很容易被环境中的各类噪声信号所干扰。比如心电信号只有毫伏（mV）级别，此类信号在采集过程中非常容易被其他干扰信号所埋没，使得在辅助诊断的过程中产生分析偏差。生理信号由于其自身的独特性、复杂性和信号的随机性，且都是非线性信号，信号的有效识别及去噪要求使用非常精准的技术。生理信号的识别技术经过长期的积累，已经成为现阶段疾病预防和诊断的重要途径。

人体生理信号研究领域有望在认识人体生命规律、探寻个体差异、预防及治疗疾病和先进医疗仪器研发等方面有所突破，生理医学信号处理的主要环节为信号采集、信号去噪、信号特征提取、应用等。生理信号辅助诊断技术是指根据采集到的人体生理信号，对其进行预处理、解析和分类，进而将获得的信息进行现实应用。

现有的研究成果不仅在解决静态生理信号的采集与处理方面卓有成效，还在动态生理信号的识别和建模方面取得了重大突破。生理信号处理对生命科学、保健、疾病的预防、辅助检测、治疗以及医疗仪器产业具有重要意义。图 10-4 为生理信号辅助诊断的一般性流程，通过对人体信号的识别和应用，建立相应疾病的诊治系统要经过特征提取、模式建模、模式识别等过程，在人工智能技术对信号进行分析、处理、分类等工作后完成预测病症、辅助电刺激诊疗等协助医师工作的功能。

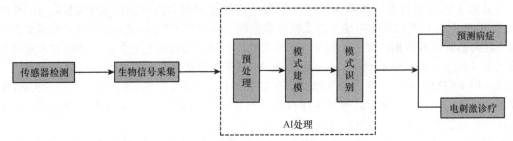

图 10-4　生理信号辅助诊断流程示意图

下面列举了利用生理信号经过人工智能算法和建模处理后辅助诊断案例，应用较为广泛的是针对如心电信号、胃电信号、脑电信号、肌电信号、脉搏信号等生物电信号相关的疾病。

1. 冠心病　心电信号在当前人工智能辅助诊断领域的应用成果以心电图机最为广泛，从最初的模拟出图到现在能够测量和初步诊断，实现了智能测量和诊断。心电信号衍生出的有心电床旁中心监护仪、心电 Holter 等心电类仪器，此外还有心电工作站、运动心电图、远程医疗及监护等一系列人工智能辅助诊断设备。

比如冠脉造影检测这类有创的检测方法，相比于无创检测来说具有性价比低、并发症风险大等劣势。对于高危的冠心病患者来说，早期检测能够很大程度上降低患者的医疗费用并加速诊治过程。目前在针对心电信号辅助检测的无创检测方法中，最基本的就是心电图检查。心电图（electrocardiogram，ECG）检测具有省时、便捷的优势，无论是在大城市的中心医院，还是基层医疗机构都有广泛应用。同时，心电图检测也是每个心内科患者身体检查的首选项目。但是，稳定型、无症状的冠心病患者在接受心电图检测的时候，能够被心电图直接检测出来的并不多。超过一半的慢性稳定心绞痛患者的心电图在早期并无异样，因此患者容易错过最佳治疗时机。

人工智能在此领域的应用中，基于确定学习理论的方法可对心电信号的逐拍变化快慢规律（即动力学特性）进行准确地建模，并将建模结果作为其动态特征的提取，三维可视化心电动力学图（cardiodynamicsgram，CDG）。通过心电图对心脏电信号活动进行非常复杂的非线性动态系统建模，从 ECG 中提取各种静态特征（如形态、幅值、间期等），利用径向基函数（radial basis function，RBF）神经网络对心电非线性系统进行准确的局部动态辨识。在得到心电动力学信息的近似准确 RBF 神经网络建模结果后，沿空间故障树（space fault tree，SFT）特征轨迹进行三维可视化显示，即心电动力学三维信息。以临床数据为基础，分析心肌缺血与心电动力学图形态间的定性关系，用于临床冠心病患者的检测。

心电动力学图以一个全新形象化的形式展现了冠状动脉狭窄状态，仅通过体表心电图就能够实现对心肌缺血的早期诊断。对比目前诊断最为准确的冠状脉造影技术，心电动力学图在单凭心电图无法检测的情况下实现了对心肌缺血患者的识别，其特异度为83.7%，敏感度为84.7%，准确度为84.6%。

2. 癫痫　脑电信号可分布在大脑皮层表面和颅内，因此脑电图（electroencephalogram，EEG）可分为两类：头皮脑电图（scalp electroencephalogram，SEEG）和颅内脑电图（intracranial electro-encephalogram，IEEG）。目前应用最广的是头皮脑电，虽然微弱的大脑皮层信号会被颅骨衰减，还容易被其他生理电信号干扰，但因其无创伤、成本低、易获得的优势，被广泛使用于神经系统的诊断和治疗中。

癫痫（epilepsy）属于神经科范畴的疾病，突发性强且不易察觉。数据显示，全球有大约7000多万癫痫病患者，很多患者的病情可以通过药物治疗或手术治疗得到平稳控制，但有三分之一的顽固性癫痫患者未能得到有效治疗。通过对癫痫患者脑电信号的研究发现，患者的脑电活动分为发作间期、发作前期、发作期和发作后期，通过捕捉癫痫患者的脑电信号可实现癫痫发作的提前预测，抓准时机对患者进行药物干预和电刺激治疗。

目前基于深度学习方法的癫痫发作预测模型构建技术可分为三类：基于CNN、RNN以及CNN与RNN结合的模型构建方法。波士顿儿童医院和麻省理工学院（CHB-MIT）癫痫数据集是该领域经典的开放数据集，可用于模型准确性实验。例如，采用深度卷积神经网络和深度卷积自动编码器（deep convolutional auto encoder，DCAE）作为特征提取器，分别与双向长短期记忆神经网络（Bi-LSTM）相结合构建预测模型，在CHB-MIT癫痫数据集上的实验获得了99.6%的最高准确率。总的来说，深度学习模型能够有效地处理海量脑电图数据，从数据中学习更深入的时空特征，从而在癫痫预测任务中取得更好的效果。

3. 帕金森病（Parkinson disease，PD）　是一种常见的由神经系统退行性病变所引起的疾病，其中震颤是其最主要的运动症状之一。震颤是身体某部位不自主的节律性颤动，是最常见的运动障碍，对于震颤信号的识别一般需要提取肌电信号，肌电信号产生于人体内或者人体表面的肌电震颤。此外，在临床上帕金森震颤和原发性震颤（essential tremor，ET）同属于病理性震颤，而且这两者在临床特征方面具有较大相似性，对于两者的正确区分一直是临床诊断方面的问题。为解决此类问题，研究者对患者所穿戴的传感器中获得的震颤信号进行提取并设计特定的算法，进而对疾病进行诊断。

这两类震颤的类型判断实际上是一个模式识别的过程，模式识别应用在该方向的过程一般分为：信号采集、预处理、特征提取、分类器训练以及分类决策，其中特征提取与分类器的性能决定了震颤分类的效果。对于震颤类型的分类，现有的研究大致分为三类：分别是基于深度学习的划分、通过阈值进行划分和通过浅层机器学习进行划分。

（四）数字检验辅助诊断

在检验医学领域，智能接口、专家决策、大数据智能科研、智能管理等是人工智能技术最重要的应用场景。例如，检验医学中的检测智能化。检验医学实验室对多种有形颗粒成分形态学进行定性与定量分析，需要对图形和图谱进行目标检测。基于图形的分析包括血细胞、骨髓细胞、粪便、精液、阴道分泌物等。应用人工智能检测技术，可实现对标本的数字扫描图像进行形态学特征提取，定量与定性分析数据计算的流程。基于图谱的智能化检验如基质辅助激光解吸飞行时间质谱技术等。该技术可实现分析鉴定核酸、蛋白质等有机物，在特定的细菌、真菌鉴定中发挥重要的作用，具有较高的灵敏度与特异度。基于深度学习的算法模型对于微生物的鉴定发挥重要的作用。不断改进的深度学习算法，为蛋白质组学的发展提供了契机。

在实验室医学检验系统运行时，专家系统可利用临床大数据信息对医生进行建议，包括当前实验室选择建议、检验项目审查等，减少因选择不当而对患者造成的不利影响。

（五）临床决策支持

传统的临床诊疗决策是把临床指南、各类药品的使用说明等记录输入后提供给医生查阅浏览，很容易造成误诊、漏诊。随着人工智能技术的快速发展和各种医疗大数据的不断积累，人工智能被广泛应用于医疗领域。人工智能在医疗领域的一项重要实践应用就是临床决策支持系统（CDSS）。CDSS 就是通过计算机辅助医师做出临床决策，将患者的临床信息与医院建立的知识库相匹配，协助医师对疾病诊断，给出优化的诊疗方案，并可以通过相关的诊疗流程，减少医疗差错，提高医疗质量，有效地减少误诊、漏诊。

近年来人工智能的飞跃性进展使 CDSS 对大量历史患者数据的信息挖掘更便利。通过这些大数据构建并训练分类模型或预测模型，然后进行疾病的识别诊断和风险预测并利用各类机器学习方法进行数据挖掘。利用贝叶斯网络、支持向量机和函数树（function tree，FT）算法辅助决策，在临床结果预测上会更加准确和更具有针对性。利用机器学习算法处理更多复杂疾病是未来 CDSS 发展的方向。

图 10-5 为临床决策支持系统的架构图，CDSS 由知识库、推理机和人机交流接口组成，可以向医生及相关医护人员提供医学专业知识、患者个性化信息及对患者的诊疗建议，从而为医务工作者提供专业的医学知识和依据帮助其判断分析病情。

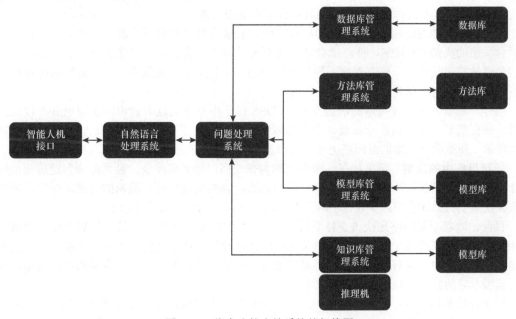

图 10-5　临床决策支持系统的架构图

基于知识的临床决策支持系统源于早期对专家系统的研究。然而，这类系统存在稳健性及灵活性缺乏的问题。对于此类系统而言，它的知识来源为临床医生归纳总结的知识、临床经验、专业教科书以及权威文献。基于数据的临床决策支持系统以结构化数据为基础建立相关的统计模型，其模型的参数来源是通过机器学习的一些方法得到的。此类方法可以弥补基于知识临床决策支持系统运行机制的局限性。下面从 CDSS 的应用领域和功能特点等方面对部分典型系统和较成熟应用进行了分析总结。

临床决策支持系统通常嵌入到电子病历系统进行应用。电子病历系统的整体架构主要分为表现层、数据交互层、业务逻辑层、存储数据层及基础平台五个模块。电子病历系统在医疗的各个部门几乎都有相关的应用，如急诊、手术、检查、检验、住院、放射等各个环节，医嘱、临床路径、病历及护理等功能数据能够在该系统的整体架构中进行无缝传递。电子病历是患者就医过程中所有的活动的原始数据载体。临床决策支持系统一方面通过电子病历系统中的电子病历数据输入实现对患者疾病的智能分析与预测，另一方面将诊疗决策建议输出至相应的诊疗环节，实现了在临床服务流程中为医疗服务人员提供疾病临床决策支持。下面对部分典型系统和较成熟应用进行分析总结。

1. 脑血管疾病中的应用　近年来，我国的卒中发病率呈上升趋势，是我国居民死亡和残疾的第一位病因。年龄标准化后的卒中发病率最高，现患者人数高居世界首位，卒中防治工作正面临严峻挑战。积极推进卒中的防治，包括危险因素干预、急性期救治以及规范化卒中二级预防，可以提升卒中的医疗质量，改善患者结局。

随着科学技术的发展，人工智能应用于脑血管医疗领域将有助于减轻我国不断加剧的脑血管病负担。在脑血管疾病的临床诊疗领域中，辅助高危人群识别、制定自动化病因分型以及二级预防策略等都可以由 CDSS 来实现。下面列举几个早期高危人群识别应用的例子。

短暂性脑缺血发作（transient ischemic attack，TIA）是发生卒中的相关风险因素，早期对其干预可能减少卒中发生的概率。开发相关 CDSS 可帮助全科医师在没有专科医师指导的情况下快速准确识别 TIA/卒中患者。一项前瞻性研究显示，实施决策支持系统后，专科医师评估的延迟从 10 天下降到 3 天（HR 1.45；95%CI 1.13～1.86；$P = 0.001$），24 小时内获得最佳治疗的患者从 43% 上升到 57%（RR 1.33；95%CI 1.02～1.71；$P = 0.04$）。该研究结果表明对 TIA/卒中实施决策支持系统后，降低了专科医师诊治延迟的同时提升了患者安全性。

深度学习算法可运用到头部 CT 的检查方面，能够有效地帮助医生准确、快速识别和诊断需要紧急关注的头部 CT 异常，使急诊自动分诊不再局限于理论方面。研究者开发了一个可以快速识别急性神经系统疾病（脑血管病、脑积水等）的人工智能临床决策平台，放射科医师在相同条件下识别此类疾病所花费的时间为其 150 倍。

当今，随着人工智能技术的快速发展，CDSS 在卒中早期高危人群识别领域也有着较成熟的应用，在提高脑血管病的医疗质量、改善患者结局方面发挥重要作用。CDSS 能够极大地提高临床医师的工作效率并且帮助医师更快地掌握患者个体差异化的信息。

2. 罕见病中的应用　罕见病在临床中也称为孤儿病，种类多而杂，且大部分为遗传病，很多医疗工作者对其接触较少，缺乏特定罕见病的知识，容易出现误诊、漏诊的情况。医院应用罕见病临床决策支持系统有望减少误诊、漏诊的情况，进而提高罕见病诊疗水平。

目前，随着罕见病临床决策支持系统快速发展，CDSS 有望将沉淀的罕见病诊疗经验落地于临床一线的诊疗工作流中，为医师提供罕见病的诊断建议。在出现的一大批基于临床病例挖掘的机器学习 CDSS 中，现有模型虽然有很高的准确率和敏感性，但由于缺乏更多的训练数据，使其适用范围非常的狭窄，难以应用到临床中去。

由于训练数据过少，很多研究者在拥有大量数据的电子病历方面进行研究。利用比较成熟的自然语言处理技术，从包含 40 余万个病例的临床数据仓库中提取相关数据，并映射到统一医学语言系统中，最后使用建立向量空间模型的方法计算相似度用来检索相似疾病患者。通过建立大的数据库，结合罕见病领域权威的 Orphanet 知识库实现了雷特综合征（Rett syndrome，RTT）等 6 种指定罕见病的临床决策支持系统的开发。该研究显示，此系统平均诊断准确率可达 79%。

三、人工智能辅助诊断的前景与展望

目前，人工智能已经广泛应用在影像筛查、病灶检测、遗传诊断、电子病历、基因型预测、药物副作用预测等多个临床辅助诊断环节。人工智能在辅助诊断方面具有强大的处理复杂数据的能力，帮助临床医师实现更加高效和精确的临床诊断。人工智能在临床辅助诊断应用方面虽然具有很大优势，但多数研究领域处在初期阶段。

（1）在医学影像方面，人工智能研究的重大进展已被应用于医学影像分析的眼科、骨科、肿瘤科、精神科等多个领域。对临床医生的采访结果显示，更多人愿意采用患者的临床图像先进行人工智能分析，医生随后审查图像和人工智能信息的临床工作方案。人工智能应用于医学影像不仅提高了诊断的可信度，而且减少医生花在单调任务上的时间。在未来，通过不断增加的病例来前瞻性地扩展影像学上的模型测试，改进算法提高性能，将是一项重要的进展。

（2）在数字病理智能辅助诊断方面，病理图像的数字化使计算机辅助人类完成更快速、可重复、更精确的病理诊断，简化病理临床诊断的流程。利用人工智能技术对数字病理图像进行分析和处理，使我们能够发现并提取人类视觉感知之外的信息。随着网络环境基础设施的改进、计算机计算能力的增强、不断增长的医学数据，数字病理学已广泛地涉及肺、肾、肠等多个医学研究领域。

但是，人工智能在数字病理方面的应用仍有较多缺陷，现有的辅助诊断方法大多是从特定的诊断任务开始，具有局限性，如特定癌症的诊断与组织类型分类。此外，人工智能数字病理辅助诊断的研究在算法模型可解释性、实验设备可靠性、可重复性等方面都有欠缺。由于算法会存在一定程度的误差，将计算机算法与人工手动验证相结合进行临床诊断，可能会成为未来人工智能数字病理的主流。相信随着人工智能数字病理研究的不断深入，其在临床辅助诊断应用将会更加广泛与全面。

（3）在生理信号方面，人体生理信号检测设备已达到集成化、数字化和模块化的高效辅助诊断水平，但仍存在一些问题：第一，受装置材料的限制，微传感器对人体生理信号的获取并不精确，且伴有噪声干扰；第二，现有人体生理信号辅助检测技术并未做到结合实际人体内组织结构差异进行人体生理信号传输通道建模；第三，医疗辅助诊断中提取的人体生理信号缺少明确的生理信号样本特征提取和分析的方法。未来借助人体生理信号辅助诊断的设备在抗干扰性和诊断质量方面具有较高的提升空间。

（4）在临床决策支持方面，CDSS 是医院信息化发展的必然趋势，对全面提升临床医师的诊疗能力、提高医疗质量和安全性具有重要意义。未来，CDSS 将成为临床的一个重要辅助工具不断优化。在医生使用角度中，临床医师将参与系统设计开发，提高 CDSS 的实用性和医生对系统决策的信任度；系统设计将会更加人性化，为临床医师提供决策方案的同时附有其对应的专业知识解释；在医生使用系统前进行专业的培训。在技术角度上，实现知识来源"双引擎化"，研究成本低、计算快的回归算法，能够更准确、更可靠地决策各种疾病。在数据使用中，CDSS 将融入医院信息系统并加大包括各类罕见病和特殊病例的历史数据量，能够提高决策的成功率。CDSS 优化后，使其在帮助医生决策中更加地实用，更好地辅助医师提高判断能力，实现高质量和安全的诊疗。

将人工智能引入医学的叙事才刚刚开始。对于机器可以用来帮助临床医生或预测对卫生系统有用的临床结果的任务，很少有前瞻性验证，对于以患者为中心的算法更是如此。虽然错误算法的风险比单一医患互动的风险要高出一倍，但减少错误、效率低下和成本的回报是巨大的。因此，人工智能在医学上不可能有例外——它需要进行严格的研究，在同行评议的期刊上发表结果，并在现实环境中进行临床验证，然后才能在患者护理中推广和实施。在今天，医生将被机器取代的广泛宣传中，有一个类比是用于现实测试的自动驾驶汽车模型。大多数人会同意，自动驾驶汽车代表了迄今为止人工智能的巅峰技术成就，但"自动驾驶"一词具有误导性。我国《汽车驾驶自动化分级》（GB/T 40429-2021）将驾驶自动化分为 6 个等级，分别为 0 级驾驶自动化（应急辅助，emergency assistance）、1 级驾驶自动化（部分驾驶辅助，partial driver assistance）、2 级驾驶自动化（组合驾驶辅助，combined driver assistance）、3 级驾驶自动化（有条件自动驾驶，conditionally automated driving）、4 级驾驶自动化（高度自动驾驶，highly automated driving）、5 级驾驶自动化（完全自动驾驶，fully automated driving）。现在人们普遍认为，完全自动的定义可能永远无法实现，因为某些环境或道路条件将禁止此类车辆的安全使用。出于同样的原因，医学不太可能超过 3 级，即有条件的自动化，在 3 级自动化中，人类确实需要对图像和数据的算法解释进行监督。

（刘　斌　赵　星　宋咏梅　曹雪涛）

第二节　人工智能在临床治疗中的应用

一、人工智能在临床治疗的应用概述

人工智能技术可赋能于临床治疗的全过程中，包括病情分析、治疗方案制定与调整、手术治疗规划与实施、治疗监测与预后预测评估等。在治疗初期，利用人工智能技术构建的疾病治疗模型，模拟医生的临床思维及诊断推理模式，收集患者的多维临床诊疗数据并输入模型，进而提出患者现阶段有效的临床决策或建议，结合医生临床经验，决定最后治疗方案。在治疗过程中，根据患者当前状况、治疗效果及客观数据，持续调整治疗方案，对患者下一步用药、操作进行指导。在临床实际工作中，治疗手段非常多样，包括了药物治疗、手术治疗、内镜治疗、放射治疗、介入治疗、干细胞移植治疗、基因治疗、血液净化疗法、心理治疗和饮食治疗等。在手术治疗方面，智能系统术前协助创建三维图像，进行图像分析和处理，根据疾病类型及解剖结构设计手术方式，术中协助实施手术基本操作。机器人辅助手术实施在降低并发症的发生率上发挥重要作用。在放疗方面，根据患者个性化特征，自动划界、自动预测目标剂量等保证了放疗的个体化、安全性、有效性。在化疗方面，人工智能能预测肿瘤药物的有效性。总体而言，人工智能在临床治疗中的应用促进精准化治疗、个性化治疗，使治疗过程更加安全有效。

二、人工智能在术前规划中的应用

人工智能发展非常迅速，目前被视为人类外科医生技能的补充，而不是替代。人工智能已经深刻地改变了外科临床实践的面貌。然而，它在手术中的使用比在其他医学领域中如影像诊断、病理诊断中花费的时间更长，实施难度更大，主要原因是在实际手术中缺少通过算法实现手术操作的相关信息。虽然"外科医生-患者-计算机-手术刀"之间的四角关系要完全理顺还有很长的路要走，人工智能在手术中的使用已经为医生和患者带来了重大变化。例如，通过 CT、MRI 不断改进手术规划和导航，将微创手术与机器人辅助相结合，减少了手术创伤并改善了患者康复。

所谓术前规划有广义和狭义区分，广义的术前规划就是研究手术方案，一般指的是手术前获得患者病灶处的图像，然后结合医生的解剖学和病理学知识，进行手术规划（包括手术方法、手术流程、手术切口与路径等）并得到手术方案。医生遇到一些复杂手术之前都需要做手术规划，通过制定适合患者的手术方案，进行多次手术模拟演练，来提早应对手术中可能出现的状况，缩短手术时间，从而提高手术成功率。数字医疗应运而生，不仅极大地丰富了临床医学内涵，而且使临床诊断和治疗更加精确化、微创化。而狭义的术前规划就是指数字医学中，特别专指口腔颌面外科、骨科、肝胆科、整形外科等手术，利用三维重建技术、3D 打印技术、计算机辅助设计数字化技术进行科学规划，设计出最优的手术方案，能够有效提高手术的预见性，让医生在术前便心中有数，从而极大提高手术的精准度和手术效率。

术前规划是外科医生根据患者的病历和影像来计划手术干预的阶段，这个阶段通常使用通用图像分析技术和传统机器学习进行分类。深度学习正在赋能术前规划，被用于解剖分类、检测分割和图像配准。深度学习算法能够从 CT 扫描中识别出异常，如颅骨骨折、颅内出血和中线移位。深度学习使这些异常情况的紧急护理成为可能，并代表了未来患者鉴别分类自动化的潜在关键技术。在传统的术前规划中，外科医生通过对计算机断层扫描图像、磁共振图像进行观察，利用医生自己的手术知识，结合患者的影像学数据构建出病灶的基本三维空间结构，判断病变的位置以及病变与周围器官，血管和其他组织之间的关系。传统的手术计划方法存在以下问题：过分依赖临床医生的个人经验，无法保证准确性，根据 CT 和 MRI 二维图像在脑海中想象器官和病变的三维模型非常费力且容易遗漏有效信息，受到手术医生知识习惯和个人经历的影响，缺乏客观的对比与分析。人工智能能够帮助他们进行医学影像可视化、模拟手术切割、手术仿真教学，让他们对手术效果进行优化并且为医学科研提供有力的技术支持。

计算机手术规划系统（computer surgery planning system，CSPS），能在软件中实现模拟手术与穿刺。通过术前检查，获得二维扫描图像，配合医生的影像学、解剖学、病理学知识，对手术方法、手术程序、手术切口和路径等方面进行术前优化。该系统能够有效规避风险，提升医生的手术经验和手术精准度。伴随计算机科学与医学影像学的发展，计算机手术规划技术日渐成熟，能够将二维平面的断层扫描影像进行再构筑，重建出三维空间模型，立体展示病变及其周围脉管系统的空间关系，建立三维立体解剖构象。医生可根据系统生成的三维可视化模型，对其进行术前虚拟规划、手术模拟切割、手术风险判断。近年来，计算机手术规划系统在神经外科、肝胆外科、泌尿外科，心胸外科、整形外科等科室都得到了广泛的应用。现在医学影像可视化仍然存在技术不足，优化和创新不同的医学三维可视化算法，最大程度保留原始的二维扫描影像信息，提升三维重建模型的精度，改进模型显示技术，是目前医学影像可视化发展正在攻关的重要研究目标。

三、人工智能在微创精准治疗中的应用

数字化手术规划克服了外科医生的视觉局限，使数据测量更加精准，诊断更为精确，手术更加精准和高效。符合精准微创外科的发展方向——精确诊断、精准分型、个性化治疗。

20 世纪 80 年代以来，微创手术成为现代手术技术的重要发展。在较传统治疗效果相当的前提下尽可能减少患者的近期和远期痛苦。微创手术与常见的开放手术相比具有许多优点，包括切口小、疼痛轻、出血减少、恢复时间缩短、并发症少以及免疫功能干扰少、应激反应轻。微创手术广泛应用于普外科、妇科、胸外科、骨科等。微创技术的缺点是触觉反馈、自然手眼协调和灵活性的丧失。由于使用插入器械，医生不再与组织直接接触。腹腔镜器械并不完全具有与人手相同的功能，组织特性相关的触觉信息会在很大程度上丢失。另外，由于手在腹腔外，相机视线方向不同于外科医生的视线方向，都会干扰手眼协调，这些局限性使得更精细的解剖和缝合变得困难甚至难以实现。开发人工智能的目的是克服当前腹腔镜技术局限性和扩大微创手术益处。

20 世纪 90 年代早期，美国国家航空航天局开始研究灵巧地用于手部手术的遥控操纵器。Computer Motion 公司的 ZEUS 机器人手术系统和 Intuitive Surgical 公司的达·芬奇手术系统上市，外科机器人领域进入一个开创性时期。两者都使用远程手术控制台操纵其铰接式机器人手臂，完成了机器人辅助心脏搭桥手术，机器人辅助根治性前列腺切除术。FDA 于 2000 年 7 月批准达·芬奇机器人进行普通腹腔镜手术（胆囊切除术和胃食管反流手术）；于 2001 年批准其进行前列腺手术；于 2002 年 11 月批准其进行二尖瓣修复手术；于 2005 年批准其进行妇科手术。商业化的腹腔镜机器人已在腹腔镜手术中广泛应用，如最负盛名的达·芬奇手术机器人。手术机器人还用于克服外科医生动作中的颤抖，确保人工智能驱动的设备正确地进行手术，使得腹腔镜机器人手术相比传统腹腔镜手术更加灵活、稳定、精准。

人与机器人交互是让外科医生能够通过非接触式的方法操作手术机器人的领域。这种操作可以通过头部或手部运动、语音识别、外科医生的凝视来实现。外科医生已经可以通过头部运动来远程控制腹腔镜机器人。例如，FAce MOUSe 是一种人机界面，可以实时监控外科医生的面部运动，而无须任何身体接触设备。腹腔镜的运动由外科医生的面部"手势"简单而准确地控制，从而为各种手术操作提供人与机器人之间无创、不需要语言的合作。

植发手术机器人使机器人能够在人工智能算法的帮助下采集毛囊并将其移植到头皮的精确区域。该机器人无须手术切除供体区域即可进行微创手术，并且无须毛发移植。而外科医师如果自己手动植发，一次只能提取一个毛囊。

四、人工智能在神经外科的应用

神经科学是医学中最为复杂的学科之一。近年来，神经外科的发展与人工智能的发展相辅相成，神经外科医生可以零距离接触人类大脑，依据患者的临床症状学、影像学数据、病损切除和神经调控术后脑功能的变化等数据，结合人工智能的方法，更系统地探究神经科学。人工智能在

神经外科领域应用也由影像诊断，逐步向其他领域延伸：如神经外科疾病治疗决策、预后评估、医生评价和教学等。

人工智能准确地判断神经外科疑难疾病性质，如利用人工智能判别垂体瘤、胶质瘤和脑膜瘤等神经系统肿瘤分级，这在以往只能通过术后病理结果获得。

疾病的早期诊断使神经外科筛查成为可能，对早期治疗和改善预后意义重大。人工智能在影像识别上，除了高准确度的优点，还远超人类识别速度，这也是筛查最需要的。计算机辅助诊断系统阅读头颅 CT 的诊断速度为医生的 150 倍，这可以大大减少阅读影像资料所需要的人力。斯坦福大学的研究者开发了一个人工智能工具——HeadXNet，用于颅内动脉瘤诊断。使用这一基于 CTA 影像的人工智能工具，可以更加准确地发现并诊断颅内动脉瘤。有学者通过对人脸图像特征识别，成功诊断出肢端肥大症患者，特异性和敏感性均高达 96%。

人工智能可以利用影像数据，来推测病灶的病理亚型，且可根据每位患者的特点，为个体化治疗提供依据。基于计算机的算法（包括人工智能和机器学习方法）的引入不仅改进了语义特征的评估，而且还允许提取不可知的特征（直方图，纹理，微波和分形维度），这些特征的提取通常超出了人脑能力范围。

个性化和精确医疗是神经系统肿瘤治疗方向，基于表型特征对患者进行分组，利用影像学、基因组学、蛋白质组学和表观遗传学信息，确定个性化治疗方案，并且改进预后。从这些资源中提取的多个数据点，结合电子健康记录数据构成了大数据。利用机器学习和人工智能对这些大数据进行诊断、预测，实施个性化治疗，对神经系统肿瘤都可以根据经典的组织病理学、癌基因事件和信号通路进行分组与分类。个体化治疗可以通过靶向这些途径中受影响的特定基因或分子来实现。

神经外科疾病往往复杂多样，加上神经外科手术风险高，术前权衡手术干预给患者带来的获益和不良后果，并做出治疗决策，对患者尤为重要。在临床工作中，治疗决策通常取决于已有的指南，指南多来源于一系列的临床研究，而这些临床研究，通常会受统计学方法选取等的影响。人工智能可以减少人为选择所造成的误差，更充分地利用已有的研究数据，从而更理性地分析出最适合的治疗方案。

五、人工智能在介入放射学的应用

人工智能并不是介入放射学领域的新概念，它的应用可以追溯到 20 世纪 90 年代初。人工智能在放射学中的激增是由深度学习算法的进步驱动的。人工智能可用于预测肿瘤对动脉化疗栓塞的反应。在适当的数据支持下，最终有可能取代目前的治疗推荐和分期系统。由算法驱动的临床决策支持工具可以通过提供治疗方案选择来帮助介入医生。目前可用于指导肝细胞癌管理的分期系统，用于以患者为中心的临床决策支持和识别患者预后的关键决定因素。开发以介入放射为中心的临床决策支持工具面临着巨大挑战，主要是可用于算法训练的数据有限。尽管传统机器学习算法可以在相当小的数据集上使用，提供治疗计划和预测分析，但是利用深度学习算法的分析和预测能力将需要使用大量的、筛选过的数据。由于快速变化的临床实践模式，有价值的临床数据的半衰期变短，这也可能限制回顾性数据在机器学习中的有用性。人工智能可通过配准算法进行图像融合，将高分辨率术前磁共振成像与实时全程荧光透视叠加。此外，通过开发能够分析导管位置、治疗效果和患者预后之间关系的模型，可以开发出导管导航辅助系统，智能地将术中操作与改进的患者护理联系起来。这种方法可以应用于消融治疗，估算消融边缘，指导探针的最佳放置位置和消融能量的选择设置。同样可以应用于不可逆的电穿孔，其中高级模型可以预测治疗效果，并尽可能减少对邻近结构的影响。机器学习模型可以在毫秒级运行，保证模型计算不会减慢术中决策。

当前的肿瘤分期系统仅根据几个临床特征，将患者分为有限的几个组，并提供治疗建议。基于人工智能的方法可以将患者的所有临床数据整合到治疗决策中，从而改善患者分组。由于影像学和疾病程度是每个分期系统的关键方面，诊断和介入放射科医师可以帮助设计更加个性化的未来分期系统。只有通过行业开发人员和医生之间的协作努力，才能在介入放射学中探索人工智能的各种可能应用，不断改进医学实践的工具，最终为患者提供卓越的个性化治疗。

六、人工智能在急诊救援的应用

急诊科疾病复杂多样，病情紧急亟待处理，快速准确诊断并给予合适的治疗可有效地降低死亡率及改善预后。近来，已有很多报道证实人工智能可以参与急诊科相关疾病的辅助诊疗。

例如，人工智能应用于急诊患者的手术预测，通过对疑似急性阑尾炎的单中心回顾性研究，建立多参数决策模型，采用人工智能算法对阑尾炎患者进行回顾性分析，开发可以鉴别单纯性和复杂性阑尾炎的选择性生物标志物，提高儿童急性阑尾炎的诊断准确率，发现可以避免非阑尾炎的患者接受错误的手术，避免无并发症的阑尾炎患者接受不必要的手术。急性冠状动脉综合征是急诊科常见的急危重症，患者受益于早期血运重建。目前，大多数急诊科还没有建立筛选需要紧急血运重建患者的检查方法。建立人工智能模型，通过学习急诊科胸部不适患者的心电图来选择鉴别需要紧急血运重建的患者，结果表明人工智能模型可以快速准确筛选 48 小时内需要紧急血运重建的患者。

人工智能可应用于急危重症的诊断预测，例如，晕厥是急诊科常见的症状，可因多种疾病所致，从良性的（如血管迷走神经性晕厥）到危及生命的疾病（如恶性心律失常、急性心肌梗死、肺栓塞、主动脉夹层等），其诊断通常是一个极具挑战性的排除性诊断过程。应用 ICD 编码从急诊病历数据库中自动提取晕厥患者的特征性数据，往往敏感性不佳，导致大量晕厥患者的数据被遗漏。利用人工智能算法，进行自动数据挖掘和获取，从而有效识别急诊病历系统中的晕厥发作患者，理论上可以克服这个不足之处。人工智能还可以采用不同的 ML 算法（如逻辑回归、贝叶斯网络、DL 等）对急诊科常见的急性肾损伤、脓毒症、肺炎和流感等高危疾病进行早期预测和诊断，从而更早地进行干预，有效地防止疾病的进展和并发症发生，其准确率一般在 70%～90%。

人工智能可应用于急诊预检分诊，传统做法是急诊科医护人员针对患者的病情，进行快速、简洁的临床评估，然后根据患者病情严重程度决定患者的就诊区域、等待时间，甚至是否需要紧急抢救和复苏。然而急诊科的患者疾病种类较多，涉及各个科室的疾病，有时候往往因难以第一时间鉴别而延误治疗。除此之外，还有部分轻症及非急症患者被误判，而占用急诊资源。研究表明，虽然急诊科就诊的人数逐年增多，但真正需要急诊处理的患者仅占其中的 20%～30%。因此，如果可以借助人工智能实现早期精确、快速的预检分诊，不仅可以使有需要的急诊患者及时得到救治，也可以使急诊科有限的救治资源得到合理使用，保证急诊科的有效运作。应用人工智能对小儿哮喘患者进行急性预检分诊，判断其是否需要进行紧急治疗。人工智能通过学习患者的年龄、性别、疾病严重程度、地域、社区病毒载量，甚至天气等特征，利用决策树、逻辑回归、随机森林和梯度增强机等四个不同模型等进行分析。最后发现，除决策树外，其他三种模型均有较好的预测作用。

除了急诊的常规预检分诊外，人工智能还可运用于各种群体伤亡事件的分拣之中。近年来，各种急性群体伤亡事件不断发生，给应急救援工作造成了极大的挑战。其中，如何快速完成分诊，提供有效的治疗方式，很大程度上影响伤员的存活率。目前，传统的分诊方法主要依靠临床医生简单评估进行分诊，需要很长时间才能直接确定受伤患者的病情。在发生大型伤亡事件的时候，快速评估所有伤者的状态及确定治疗的优先顺序对提高整体的生存率是十分重要的。提高分级诊疗的效率，首先需要减少分诊的时间，最简单的方法便是增加现场的医务人员。然而，我国急诊医生远不能满足需求，部分基层医院急诊科医生缺口更为明显。因此，如果可以开发一种算法，不依赖医务人员，可以基于患者情况对现场受伤患者进行快速且准确分类，则能够大大提高分诊效率。例如，设计一种可穿戴的设备，当患者穿戴该设备后，同时对伤患的言语反应和运动反应进行检测，最后通过简化损伤量表和简化意识评分，用统计学方法对损伤的严重程度和估计的存活率进行评分，可在短时间内完成伤患的分类和治疗决策。

人工智能还可用于危重症患者的救治。人工智能可以与人类交互，具有嵌入式、适应性、个性化、环境感知和预见性，已经从实验室转移到急诊重症监护病房的实际临床环境中。

七、人工智能在麻醉监护临床中的应用

麻醉学科的人工智能时代其实早已开启，20 世纪 80 年代随着麻醉监测技术及计算机技术的发展，静脉麻醉药靶控输注系统（TCI）和自动输液系统应用于临床，闭环麻醉机器人、自动镇静系统具备了临床应用能力。应用达·芬奇等辅助机器人手术系统的机械臂完成自动化气管插管、支气管插管、外周神经阻滞和椎管内穿刺等操作。相较于传统的人工操作，人工智能麻醉操作的成功率更高，不良反应更少。当然，目前还有更多的人工智能麻醉系统尚在研发与完善阶段，比如麻醉评估和诊断机器人自动化系统等，它们的成功会进一步将麻醉学科推向更加智能的麻醉人工智能时代。

美国每年在医疗差错方面死亡的人数最高可以达到 98 000 人，医护人员出现分心、遗忘、不关心或者是鲁莽、疏忽等是导致这些医疗差错出现的主要原因。麻醉科的医生和护理人员需要时刻面临人脑固有弱点可能带来的问题，还要积极采取措施克服和勇敢面对这些弱点。患者在接受麻醉和手术的过程中需要监测的指标很多，甚至超过 100 个，而人类大脑同时可以处理的信息和数据多为 4～5 个。与人类相比，机器人占据显著优势，它们可以同时处理很多的信息。这也就决定了引入人工智能及机器人参与麻醉，可以帮助麻醉医生更好地完成临床工作，确保和提升手术中麻醉的质量，切实保障患者安全。大力发展人工智能，在确保临床质量的情况下，把人工智能机器人应用到麻醉学科当中，帮助麻醉科医生处理一部分工作，可以在一定程度上解决麻醉科相关专业人员短缺的问题，同时也可以保障医疗的安全和质量。

麻醉临床信息管理系统是人工智能麻醉的组成部分。麻醉临床信息管理系统的功能主要包括两方面，第一是围手术期患者信息的采集、监测和管理，尤其是对手术中的患者，采取实时监测并对一些数据进行标注，当患者数据偏离了标注的数据，系统会通过报警来提示医生及时关注和处理；第二基于围手术期的大量信息，通过数据分析工具对麻醉质量、经济效益比等进行评估和监控。麻醉临床信息管理系统的使用不仅大幅度地降低了麻醉医生的工作量，为临床工作提供了可靠真实的依据，而且也为临床麻醉实施的进一步智能化打下了基础。围手术期监测是麻醉工作内容中最重要的一环，其目的是对患者围手术期的各项生命体征、生理指标、麻醉深度、麻醉恢复情况等进行连续监测并及时进行调控，最大程度保证患者的安全与舒适。传统的监测方法完全依赖于监护仪与麻醉医生的经验，无线可移动监测设备的出现可以说是一个重大的突破。其摆脱了导线的束缚，患者可以通过 24 小时佩戴监护仪，实时监测并实时发送到中央监护终端，这些连续的数据有助于患者的疾病诊断和治疗。

麻醉评估以及诊断机器人有迫切的临床需求，医疗机构开始建立麻醉智能数据库对患者数据进行存储和管理。麻醉评估和诊断机器人的核心内容就是数据收集和数据分析，通过对数据进行抽取、清理并有效集成，从而实现精准分析和决策等功能，对医疗质量进行把控，不断完善标准流程。目前，无论是数据收集还是数据分析都存在着瓶颈，这促使我们进行更加密切的跨学科、跨医院合作，分享数据，获取更完整的有效数据源，使用各种前端工具对数据进行挖掘，为临床分析和决策提供支持。一旦突破了这些障碍，麻醉评估和诊断机器人将在临床工作中起到重要的作用。借助这个自动系统，帮助麻醉医生对围手术期的患者进行管理，对术中不良事件的风险程度进行评估拟定相应的对策，对术后转归，尤其是远期转归进行精准预测，解放麻醉医生劳动力的同时，提升医疗质量，保障患者安全。

（周　琳　陈新华　蒋建文　罗卫庆　巫彤宁）

第三节　人工智能在康复医学中的应用

一、人工智能在康复医学中的应用概述

（一）康复医学人工智能的概念、分类

在康复领域，机器学习被用于共生神经修复和肌电控制、脑机接口技术、围手术期康复等。临床常见的人工智能康复评估与训练机器人大致有两类：一类是辅助康复机器人系统，包括应用物理因子传感器和监控器进行脑功能监测和运动功能的评估，根据已经建立的正常人大数据，来对患者功能障碍进行对比分析，获得患者精准功能障碍水平；训练和干预方面，则应用物理因子中的生物电、光谱和力反馈感应器等强调人与系统的结合度和自动控制，使用人工认知应用程序根据机器的指示进行判断和干预。第二类作为人体功能补充，如外骨骼机器人，人工耳蜗等。

（二）康复医学人工智能的应用现状和前景

康复医学是世界卫生组织推荐的卫生保健四个组成部分之一，其主要目的是帮助功能障碍患者恢复或补偿功能，进而利于其后期生活质量的提高，以使其快速回归家庭和社会。随着物理和康复医学的进步，世界卫生组织于 2001 年发布了《国际功能、残疾和健康分类》（*International Classification of Functioning, Disability and Health, ICF*），并建议所有成员在日常临床服务中使用 ICF。在这一分类下，康复比医疗领域的任何其他分支都更注重功能的实施。

众所周知，老龄化和慢性病带来更多的医疗需求，社会将产生更多医疗费用，也意味着医疗机构将承担比以往更多的医务工作，医疗差错的风险也会随之提高。此外，我国医疗资源分布不均衡，各级别医院医生水平、设备资源差距大，造成大医院人满为患，基层医疗机构出现床位闲置的现象。目前医疗行业存在的诸多问题亟待解决，智慧医疗的发展为此找到了很好的出路。处于康复期的患者需要持续长时间的治疗，而势必导致康复成本明显增加，但在人工智能技术的基础上，通过信息技术、数据挖掘等多方面相结合，并进行深度学习，能够有效对康复过程进行智能化、数字化的实时监控，最大效率提高康复治疗效果，节约康复成本。

边缘计算和智能传感技术，如运动的力反馈、肌电信号反馈和视觉反馈等可以通过分析患者的运动等来评估和监测脑损伤患者的康复进度。它为脑损伤幸存者和临床医生、治疗师提供实时输入，以进行评估、干预和管理。这一定量结果将有助于指导临床医生和治疗师进行个性化的康复干预。

康复机器人涉及人工智能、康复医学、自动控制技术、传感技术和信息科学等多个学科的交叉。随着计算架构和传感器技术的进步，人工智能和边缘计算具有应用于临床和家庭康复以及医疗评估、干预和管理方面的巨大潜力。科学技术的进步，特别是在人工智能和机器人技术方面，正在彻底改变康复研究和实践的方法与能力。

二、康复医学常见功能障碍评估和治疗

作为一门独立的专业，康复医学是研究残疾和功能障碍的预防、诊断评估、治疗处理的临床学科，主要针对各种功能障碍，采用综合措施，以各种训练治疗为主，辅以支具、环境改造、适应等。临床康复常见功能障碍包括：运动功能障碍、认知功能障碍、言语吞咽功能障碍、二便功能障碍以及心理功能障碍等。

近年来，智能化康复设备已经发展成为现代医学的一个重要组成部分。这些设备有多种应用，包括康复医学的评估与治疗，体现在智能化脑功能检测和重建干预上；上下肢运动功能评估和训练等，比如运动捕捉与三维建模在运动康复中的应用研究；结合上肢康复机器人和下肢外骨骼机器人对患者上肢功能和步态进行精准训练，外骨骼机器人允许下肢瘫痪患者立即恢复站立和行走的功能；大脑损伤后运用脑机接口、经颅磁刺激等对脑损伤区域进行干预，以实现脑功能的重建

和恢复，而且脑机接口-手部康复机器人在临床的研究与应用也日益成熟；或者带有传感器让患者感觉力量反馈的假肢，而使残疾不再意味着痛苦。随着技术的发展和进步，人工智能和物联网（internet of things，IoT）将在这一领域发挥越来越突出的作用。

三、人工智能在康复评定中的应用

（一）脑功能检测

脑功能检测的目的在于更好地制定治疗方案，在神经调控方面，最有效的治疗是基于大脑实时状态所制定的调控方案，但是目前存在的最大挑战之一是我们无法实时监测和调节神经活动，并且仍无法确定如何通过神经调控来最大程度地改善所存在的各种功能障碍。人工智能的发展或能帮助我们解决上述问题，可解释人工智能是一组相对较新的技术，它将复杂的人工智能和机器学习算法与有效的解释技术相结合，从而开发可解释的解决方案。目前，在脑功能实时监测方面，存在一些监测手段，将这些技术和人工智能相结合，通过深度学习的方式，可以优化脑功能监测的结果，或能帮助实现精准康复方案的制定。在康复医学领域，常用的脑功能监测手段包括功能核磁共振、脑电图、同步经颅磁刺激和近红外脑功能成像技术等。此处我们将以近红外脑功能成像技术为例，具体阐述其在脑功能检测中的原理，以及人工智能技术在近红外脑功能成像技术中的应用情况。

近红外脑功能成像技术（functional near-infrared spectroscopy，fNIRS）作为一种新兴的无创性脑功能监测技术，通过光学探头贴附于组织表面，以发射和接收近红外光的方式测量含氧血红蛋白（oxyhemoglobin，HbO）和脱氧血红蛋白（deoxyhemoglobin，HbR）的浓度变化，从而反映组织的血流动力学变化并推断大脑潜在的神经活动。其中，光学成像是基于近红外光传播到组织中，并被大脑组织中的两个主要发色基团——HbO和HbR吸收，这两个发色基团根据光子的波长显示特定的吸收光谱。

相比于传统的脑功能成像技术，fNIRS具有以下几个潜在的优势：①抗运动干扰；②高度的安全性、非侵入性；③便携性强，可以在真实世界行走中进行评估；④允许长时间监测；⑤不产生任何噪声；⑥时间分辨率较好。但需要指出的是，近红外光的有效探测深度是近红外光源及探头距离的一半，因此只能检测大脑浅皮层2～3cm处的血氧浓度的相对变化情况。但是考虑到fNIRS的时间分辨率优于功能磁共振技术，空间分辨率优于脑电图技术，因此fNIRS仍是对现有脑功能成像技术的一个非常有力的补充，尤其对评估动态任务下的脑功能更具有优势。

在康复领域中，fNIRS有着广泛的应用，包括脑功能评估和引导康复治疗的进行。在评估上，fNIRS可用于认知障碍的评估，如观察认知障碍患者在静息态或进行执行功能、记忆功能、言语功能、视空间能力等任务时，大脑的血流动力学研究及局部血氧变化和脑区激活情况，可以为认知障碍的早期评估与诊断提供一种更为客观、敏感的神经影像学检查方式；fNIRS也可用于抑郁患者的评估，如通过监测前额叶背外侧皮层和前额叶腹外侧皮层，能快速和准确地诊断抑郁，因此，这种技术也能用于脑卒中后和脊髓损伤后患者情绪变化的监测，从而更好地指导康复治疗的开展。

在此过程中，评估结果的即时可得性非常重要，有助于即时制定干预方案。将fNIRS作为脑功能的评估工具，需要解决的问题是如何实时得到评估结果。一般而言，需要对fNIRS采集得到的原始数据进行分析，才能得到相应的、对临床有指导意义的结果。过去的分析需要手动进行，对原始数据进行预处理、特征提取和分析，才能得到评估结果，因此具有一定的延时性。而近几年来，随着深度学习和机器学习等方法的发展，其在fNIRS的研究应用领域的使用也在增加，可用于fNIRS相关的特征提取或数据增强，有助于即时得到fNIRS的评估结果。例如，在fNIRS认知评估范式中，应用言语流畅性任务，将深度学习用于近红外脑成像图谱的分类，可以实现在预设的多项认知任务的刺激呈现下，对连续获取的受试者脑部对应的fNIRS图谱，进行后期处理并按照波形进行分类，从而可以即时对患者的认知水平进行评估。

（二）上肢及手运动功能障碍评估

上肢及手是人类创造世界的重要工具，也是进行日常生活，完成信息沟通，情感交流的重要载体。对照美国永久性功能障碍分级标准，人的上肢功能占全身功能的60%，手指功能则占上肢功能的90%。所以完好的上肢及手功能在人们的工作及日常生活中起着非常重要的作用。

各类疾病和伤害所致的上肢及手功能障碍给患者、家庭和社会造成巨大负担。其中脑卒中后上肢及手功能障碍最为常见，有60%～80%的脑卒中病患会留有手功能和上肢运动功能障碍，发病率高于下肢，且其康复难度高于下肢。

在评估患者的康复训练效果时，手功能的临床评估是一项重要的检测项目。传统临床评估方法常采用功能量表，在定量化分析和有效性方面仍有缺陷，评估过程容易受人为因素影响，且评估需要占用一定的康复治疗时间，患者反复评估易疲劳，一定程度上限制了其在临床上的应用，患者康复效果难以得到有效反馈，使部分患者得不到有效准确的评价，影响康复信心和积极性，进一步影响康复效果。因此，有效、客观、高效、准确地评估患者手功能康复情况非常必要。

上肢运动功能评定包含手臂、手部及功能活动能力三部分，近年来，穿戴传感器、计算机视觉等技术的发展为上肢及手功能康复精细评定提供了一种新的途径，通过使用基于计算机深度学习的方法，通过分析上肢及手运动特征，更准确地判断上肢及手的运动功能。

目前，为了得到患者手指、手掌、手腕等部位的定量运动数据，主要采取的方案分为穿戴式传感器方案与非接触式视觉方案。基于各类穿戴式模块的传感器方案主要借助加速度传感器、电子陀螺仪等电子测量芯片，得到肢体的速度、位移、加速度等运动参数，进一步借助各类算法模拟出肢体的运动过程和空间位置。具有计算相对简单、得到运动信息精度较高等优点，然而目前大部分穿戴式传感器方案仍然处于实验室阶段，将传感器与服装"机械"地结合起来，限制了患者运动的自由性，尤其是针对手部精细的动作评估，容易产生较大的误差。

非接触式计算机视觉方案是基于摄像机所采集的视频及图像数据，根据其特征进行分析，可以做到患者的待测部位没有任何差异性需求，只需要摆放在可识别的指定位置即可，但是由于目前计算视觉和模式识别算法的发展还远没有达到可识别任意人手动作的程度，即使一些复杂的算法在经过多重深度学习，对人手动作有较高的识别率，但是由于脑卒中患者患手在运动方面功能较弱，针对特定动作的运动过程不具有统一的规范性，同时实际测试中还存在手部关节遮挡、重叠、动作多义性等无法解决的难题。

现阶段基于可穿戴传感器和计算机视觉的上肢运动功能自动评定研究虽然相比传统的主观评分已经取得了一定的进步，但还存在以下局限性：例如，加速度计（或惯性测量单元）和柔性传感器等设备的连接需要花费大量时间，并且容易引起受试者不适；计算机视觉对环境要求较高，需要多角度摄像头成像，抗干扰能力尚不足；此外，如脑卒中患者的协同模式和肌肉挛缩，传感器采集的数据也极易受到这些个体差异的影响。

已有的研究中机器学习算法（如随机森林、极限机器学习、支持向量机等）常用于根据获取的数据基于临床量表对受试者运动功能进行分类。但是，这些算法需要大量可靠的数据（传感器数据和临床评分），并且需要基于数据的学习过程才能得出从传感器数据中提取的特征与临床评分之间的关系，并且需要人为的经验对原始数据的特征进行选择并提取，存在特征提取不充分的情况。

（三）步行能力评估

步行是人类基本的活动方式之一，正是由于步行依赖于整个人体结构，任何身体部位神经、肌肉及骨骼和关节疾患均可能导致步行功能障碍。正常步行不需要思考，步行的控制却极其复杂，包括中枢命令、身体平衡和协调控制，涉及足、踝、膝、髋、躯干、颈、肩、臂的肌肉和关节等多部位的协同运动。任何环节的失调都会引起异常步态。步态分析旨在通过生物力学和运动学手段，对人体行走活动进行运动学观察和动力学分析，提供一系列时间、几何、力学等参数值和曲线，评估步态是否异常及异常程度，揭示异常步态的影响因素，从而协助康复评估和治疗，也有助于协助临床诊断、疗效评估、机制研究等。步态分析常被用于对足踝类疾病的日常分析、诊断，康复器械使用效果的量化验证、专业运动损伤风险评估、定量训练与指导，以及协助骨关节或神经肌肉疾病的康复评估和治疗，包括中枢神经系统损伤（脑卒中、脊髓损伤等），骨关节疾病和外伤（髋关节或膝关节术后、关节炎、韧带损伤、下肢不等长等），下肢肌力损伤（脊髓灰质炎、股神经损伤、腓总神经损伤等），其他如疼痛等引发的步态异常。在患者开始康复治疗之前或者手术前进行步态分析，通过检测行走的步态时空参数、关节运动、足底地面支反力，确定步态异常的原因；通过患者步态参数与正常值的偏差比对，为患者术前、术后疾患程度和治疗效果提供定量评价指标；通过重复步态试验对康复疗效进行评估，并及时调整治疗方案。步态分析也被研究作为一种疾病预测系统，通过观察一个人步伐变化的趋势，预测身体的健康状况，包括大脑、心脏方面疾病的潜在风险。

在客观条件不允许的情况下，通过目测观察患者行走过程，按照一定的观察项目逐项评价得出结果，能对患者做出定性的步态分析，但是定性分析得到的结果人为主观性较强，无法客观做出判断，如患者多个关节部位出现异常，检查者也很难在短时间内对多关节部位进行全方位分析，患者的主观身体条件使其无法承受反复地行走直至检查者完成对步态的分析。传统的红外高速摄像机三维步态分析系统的优点是准确度高，但是价格昂贵，需要将摄像机安装在专门的实验室中，对使用者的操作技术和分析技术有相当高的要求，反光点的放置和后续数据处理都耗时较长，适合在科研领域使用，而不容易在临床中推广。

穿戴式全身三维步态与运动分析系统主要是通过可穿戴无线运动传感器捕捉人体在步行过程中各个关节点在空间中的运动轨迹，通过模型分析的方式对人体进行三维重建和模型分析，还原整个步行过程，从而获得人体步行时的各种运动学参数，如站立时间、摆动时间、步长、步频、步速、步宽、跨步均匀度、左右均匀度，以及全身关节的内收外展、内旋外旋、屈曲伸展角度等，搭配足底压力测量鞋垫或足底压力测力板可获得行走过程中的地面反作用力变化，搭配表面肌电系统可获得肌电活动参数等重要指标，实现对步态的定量分析和评价；相较于传统的步态分析方法和设备具有安全、无创、可靠、高效、性价比高等优点。穿戴式全身三维步态与运动分析系统软件集数据实时采集、存储、分析比较、显示、回放、数据输出和数据库管理于一身，还能迅速将技术性数据编译成简单易读的图表和表格显示、打印。

穿戴式全身三维步态与运动分析系统包括台车工作站和 17 个无线运动传感器及选配件。每个无线运动传感器内置锂电池和一个三轴加速度计、一个三轴陀螺仪和一个三轴磁力计，采用 2.4GHz 私有协议通信方式与工作站电脑进行通信，通信距离为室内 50 米，室外 100 米（视电磁环境），帧率 60Hz；传感器使用特定的可穿戴载具固定在受试者身上指定各部位，工作站内置的动作捕捉软件，可以将穿戴者的动作实时显示在电脑窗口中，便于观察；穿戴者的各关节角度可通过步态运动分析软件的数据处理功能以曲线的方式实时显示在窗口。

无线运动传感器可用于测量物体的三维姿态，以欧拉角表示，包括俯仰（pitch）角、航向（yaw）、翻滚（roll）角，如图 10-6 所示：

将角速度在时域上积分，就可以得到角度值。积分时间间隔（采样间隔）越小，角速度在采样间隔内的变化越小，因此输出的角度越精确。因此，要采用惯性传感器准确测量运动姿态，必须融合加速度计、陀螺仪、磁力计数据，各取所长，得到既没有噪声干扰又没有累积误差的测量结果。卡尔曼（Kalman）滤波就是这样的一种融合算法。把人体简化为刚体连接，把惯性传感器附着在四肢和躯干、头部等部位，检测每个部位的三维姿态，并以髋关节为根节点，依次以父子关系描述每个节点相对于父节点的运动，即形成一种描述人体特征动画的文件，称为 BVH 文件。根节点还含有三维空间位置参数（通过加速度与时间的积分得到速度，再将速度与时间积分得到距离），可以推测出其他节点的三维空间位置参数，进而计算出时空参数。一个步态周期指在行走时一侧足跟着地到该侧足跟再次着地的时间，期间分为支撑相与摆动相。通过足着地时足部传感

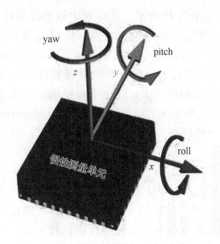
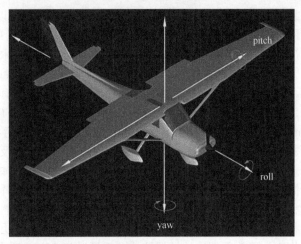

图 10-6　运动传感器测量物体三维姿态示意图

器加速度在 x 和 y 轴趋于 0 这一特征，可以识别出支撑相与摆动相。

　　与传统的光学三维步态分析系统相比，穿戴式全身三维步态与运动分析系统具有如下特点：①检测和分析所需时间短（从小时级别缩短到分钟级别），大大提高步态分析的效率；②对场地无特定要求，可以在室内或室外任何地面平坦的日常生活场所；③穿戴式全身三维步态数据采集和分析同步进行，自动化程度高，系统只需简单的操作即可工作，测试时自动记录无线传感器采集的数据，自动计算多种步态参数（如足背屈角、足内外翻角、步伐大小、速度、频率、支撑和摆动相数据、步伐均匀度和左右脚均匀度等），并提供标准数据和波形，便于比较，更直观地呈现异常数据和角度曲线；测试完成即可自动生成报告，做到所见即所得；④步行全程数据采用 WiFi 传输，步态测试时允许受试者在步态分析工作站（或路由器）直径 100 米圆圈内随意走动，不受环境、距离、角度影响。

　　穿戴式全身三维步态与运动分析系统组成：步态分析工作站和独立无线传感器（图 10-7），可检测中枢神经损伤、周围神经损伤、骨关节疾病与外伤等患者行走时肢体和躯干的运动特征，可评估步行是否存在异常步态以及步态异常的性质和程度，为诊断异常步态原因和制订训练方案提供依据；还可评定康复分析和辅助器具使用的效果；也广泛用于体育训练、教学和科研。

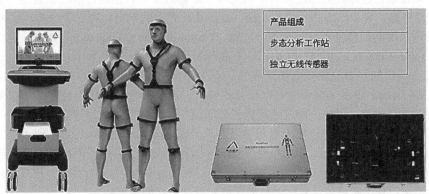

图 10-7　穿戴式全身三维步态与运动分析系统组成

四、人工智能在康复治疗中的应用

（一）智能脑功能重建训练

　　世界神经调控学会对神经调控的定义如下，在神经科学层面，利用植入性和非植入性技术，依靠电或化学手段来提高人类生命质量的科学、医学以及生物工程技术，其可对中枢神经系统、周围神经系统和自主神经系统邻近或远隔部位神经元或神经信号转导发挥兴奋、抑制或调节作用，从而达到提高患者生活质量、提高神经功能的技术。神经调控是一门新兴学科，相对于原先的毁损和切除而言，它重点强调的是调控，也就是该过程是可逆的，治疗参数是可被体外调整的。根据是否进行有创性操作，神经调控技术可分为有创和无创两大类，无创性神经调控技术主要包括经颅磁刺激（transcranial magnetic stimulation，TMS）和经颅电刺激（transcranial electrical stimulation，TES）。在无创性神经治疗调控法方面仍存在一些问题，首先是治疗的有效性，目前有关于无创性神经调控治疗的疗效国内外不同的研究反映出了不同的研究结果，可能与研究存在较大的异质性有关，一方面是与受试者相关的异质性如入排标准、病程、病情严重程度等，另一方面是治疗的异质性，包括所选择的刺激方案和所选择的刺激靶点等。因此，如能根据大脑的实时状态来选择刺激靶点，或能从一定程度上增加无创性神经调控治疗的有效性。fNIRS 可以在静息状态和多种任务状态下对脑功能进行评估和监测，更好地指导精准康复的进行。一般而言，目前临床常用的无创性神经调控技术都可以与 fNIRS 联合应用。此处我们简要介绍了 TMS 和 TES 的神经调控原理，并给出了人工智能技术在改善神经调控治疗中的应用。

1. 经颅磁刺激（transcranial magnetic stimulation，TMS） 磁刺激是一种非侵入性工具，用于刺激神经组织，包括大脑皮层、脊髓神经根以及脑神经和周围神经。TMS 可产生短暂的时变磁场，该磁场通过法拉第电磁感应原理在附近导体（即人脑）中感应出电场。皮层中产生的电场可以使神经元去极化，因此，TMS 线圈下方的区域会出现短暂的同步神经放电。当刺激施加在运动皮层时，TMS 脉冲的阈上刺激可直接或经突触使皮层神经元去极化，从而导致受刺激的皮层区域所支配的外周肌肉的激活。

TMS 可以作为单个刺激脉冲，以可变间隔分隔的或者成对的刺激应用于相同或不同的大脑区域，也可以不同频率重复刺激序列应用。单个刺激脉冲或配对磁刺激可用于神经兴奋性、皮层内或半球间的抑制或兴奋等神经电生理指标的测定，一系列刺激（重复性 TMS）可以改变大脑皮层在受刺激部位以及沿功能解剖学连接的远隔区域的兴奋性。当重复施加 TMS 脉冲，则可以根据调节刺激参数上调或下调皮层兴奋性。这些变化可能超过刺激的持续时间，甚至长期持续存在。

后效应的持续时间通常为 30～60 分钟，具体取决于刺激参数，如每次刺激的强度、施加的脉冲数、刺激频率和疗程数。目前，rTMS 治疗广泛用于脑卒中患者，改善他们的运动、言语、吞咽、认知障碍，并且这些治疗方案已经得到了相关研究证据的支持。但是目前的靶点选择仍是基于解剖定位，如前所述，将 fNIRS 用于靶点选择，或能优化靶点的确定，进一步改善治疗的效果。

经颅磁刺激引起的电场可使用偏微分方程（partial differential equation，PDE）建模。使用有限元方法（finite-element method，FEM）计算高分辨率电场通常需要几十秒的时间，这阻碍了电场建模的应用和研究。为了提高电场建模的计算效率，可以应用一种自监督深度学习方法来计算精确的 TMS 电场。深度学习模型可以在几秒钟内以高空间分辨率获得整个头部模型的精确电场，比有限元方法更快。因此，通过应用自监督深度学习方法可以获得与有限元解相当的精确电场，并提高了计算速度。此外，应用卷积神经网络（convolutional neural network，CNN）和多层感知器（multi-layer perceptron，MLP）的深度学习体系结构所得到的经颅磁刺激诱发电位（TMS evoked potential，TEP）的精确性更高，也有助于对神经环路的模拟进行评分。康复治疗技术和深度学习与机器学习技术相结合，有助于精准评估和精准治疗的发展。

2. 经颅电刺激（transcranial electrical stimulation，TES） 可分为经颅直流电刺激（Transcranial direct current stimulation，tDCS）和经颅交流电刺激（transcranial alternating current stimulation，tACS）。tDCS 的神经调节被认为遵循"赫布理论"，通过由电池供电的电流发生器产生的恒定电流发生，该电流发生器连接到至少 2 个电极（阳极和阴极），这些电极置于特定的位置。大部分电流通过头皮、颅骨和脑脊液分流，但其余电流会改变神经元静息膜电位，从而增加去极化或超极化的可能性而不诱导动作电位。极化方向性取决于电场内的轴突/树突方向。多种因素可以改变 tDCS 后效，包括刺激的极性、持续时间和频率、电流密度（即电流强度/电极表面积）、刺激/返回电极位置、神经解剖学、潜在的病理/状态。一般认为，阳极刺激增加皮层兴奋性，阴极刺激降低它，但净效应取决于整体网络平衡的改变。tDCS 对电极下方的影响最大，但也能直接或间接地影响远距离神经网络，目前 tDCS 也被广泛用于中枢神经系统损伤患者的康复治疗中。

tACS 是一种非侵入性电刺激，通过头皮向大脑施加微弱的振荡电流，以将神经元活动引入这些频率模式。tACS 诱导神经膜电位从其静息电位向去极化增加或超极化状态振荡。当前处于去极化状态的神经元更有可能响应其他神经元而放电，这被称为"随机共振"，被认为是 tACS 可以将神经活动引入受激频率的一种可能机制。大脑的复杂过程依赖于大规模分布式大脑网络之间的协调通信。为了支持这些功能，需要跨遥远的大脑区域进行灵活和快速的信息传输。远距离皮层区域的并发 tACS 可以通过引入大脑振荡来有效地调节目标大脑区域之间的振荡相位同步和功能连接。有研究表明，异常的大脑振荡活动以及运动相关区域内和区域间的振荡通信变化与脑卒中及帕金森病患者的运动障碍有关。因此，tACS 已成为一种有前途的治疗方法，通过非侵入性调节振荡大脑活动和通过特定频率振荡的夹带进行交流来改善运动障碍。

TES 治疗有效实施的关键在于精准靶点的选择，目前，比较常用的一种方式是选择皮层的激活区（热点区）作为刺激靶点进行干预。在 fNIRS 获得的数据中，可以通过卷积神经网络和人工神经网络对所得数据进行分析，从而找到皮层的激活点，进行精准刺激。此外，全连接神经网络（fully connected deep neural network，FCDNN）和自编码深度分类（deep classifier autoencoder，DCAE）也优于传统机器学习中的应用方法，可以精确地识别任务状态下激活的脑区，有助于精准 TES 实施。

（二）上肢机器人训练

随着现代生物医学工程的发展，在传统的上肢及手功能康复机器人基础上，逐渐产生结合生物信号反馈、功能性电刺激、虚拟现实技术的综合干预，以此提高康复疗效。综合干预指的是两种或者两种以上康复工程技术结合到一起。所谓结合不是简单的排列组合，如并非先进行某种干预再进行某种干预，而是结合到一起，需要满足时间同步性和设备统一性。通过计算机人工智能识别患者运动意图，给予积极的外部反馈，同时监测患者的运动模式并实时调整。

1. 基于肌电的上肢及手功能康复机器人　肌电信号具有幅值高、易检测、特征明显等特性，容易进行模式分类，可用于康复训练中生理状态、运动情况、康复状况的反馈与监测。神经损伤后运动功能障碍患者常常会有残余肌力，却无法完成实际运动动作。在这种情况下，可以通过检测肌电来确定帮助患者完成指定动作需要补足的力量，通过机械结构施加相应的力，带动患者运动起来，完成主动康复训练。利用肌电反馈作为驱动信号，计算机智能识别肌电信号并实时控制康复机械手带动脑卒中患者手部进行训练，训练方式包括抓握和对捏，完成机器人辅助式作业治疗。同时，还可集合功能性电刺激，利用低频脉冲诱发肌肉活动，改善或者恢复神经肌肉功能。研究发现，试验组与对照组有显著差异，有肌电驱动的作业疗法效果明显优于传统作业疗法。脑损伤偏瘫患者通过健侧或者患侧肌电来帮助患者进行手部康复训练，可以有效利用患者残留运动能力，将患者的主动运动意念参与进来。和传统的被动康复训练相比，结合肌电信号的干预可以同时干预外周神经和中枢神经。但是利用肌电反馈控制康复机器人进行训练时，为了提高精度，需要采集更多通道的肌电信号。在张贴较多电极片的时候，不同操作批次容易产生粘贴电极片的位置差异。另外，个体的肌电信号差异也较大，需要考虑结合心电等生理信号，改善分类算法，保证自适应特性。与单纯上肢及手运动康复机器人相比，采用带有功能性电刺激的训练方式，使得患者肌张力下降得更加明显、手指灵活度上升得更多以及关节活动范围增加得更明显，但是电刺激的位点十分关键，需要考虑精确靶点刺激。

2. 脑-机接口式上肢及手功能康复机器人　脑机接口技术（brain-computer interface，BCI）不依赖于大脑的正常输出通路，通过计算机检测含有大脑某种操作意念的脑电信号，利用大脑的电生理信号来驱动外部设备，达到预想操作目的或实现与外界交流信息的功能。目前所应用的 BCI 系统是以运动想象为基础，即使是功能严重受损的脑卒中患者，仍保存有进行患侧腕关节和手指运动想象的能力，可将 BCI 系统作为一种媒介来促进脑损伤后患者运动功能的恢复，同时也能促进损伤脑重塑。根据终末效应器的选择不同，BCI 可以替代患者不同的功能，如联合外骨骼机器人可以实现高位脊髓损伤患者的行走功能，和功能性电刺激相结合可以帮助患者完成上肢取物的功能性活动。在此过程中，机器学习起到了非常重要的作用，随着此类技术的优化和发展，对神经解码的效率也大大提高，增强了 BCI 技术在康复医学中的应用前景。脑电信号具有时间分辨率高、操作简单易获取等优点，广泛应用于神经科学领域。人体大脑在进行不同神经活动时，脑电信号也会相应地反映出不同状态。通过提取脑电的多种特征，由计算机人工智能识别运动意图，可以对人体大脑进行实时监测和反馈。结合脑电反馈的康复训练能够激发患者的主动意识，调动患者更多的神经元。由于大脑具有活动依赖可塑性，基于运动想象的脑机接口康复方法可以建立体外神经环路，增加重建运动功能的可能性。通过脑电控制康复机器人，激活大脑运动回路，可以有效提高大脑可重塑性，训练大脑中枢-脊髓-外周神经环路，完成神经环路的综合干预。但是，脑电是大脑神经元集体活动并且经过颅骨头皮叠加之后的电信号，虽然可以在一定程度上反映出脑部活动状态，却没有特异性很高的特征类型。而且脑电强度微弱，容易受肌电干扰，因此通过脑电对脑部活动状态进行分类时，准确率较低，实时性较差，稳定性不高。如何无延迟、稳定、准确地控制康复机器人，有赖于脑-机接口技术的进一步发展。

3. 基于躯体感觉的上肢及手功能康复机器人 躯体感觉，是人体视觉、听觉、触觉和本体感觉的总称。在脑卒中后手功能障碍患者康复训练过程中，常常加入视觉、听觉和运动力学反馈。视听觉反馈一般结合虚拟现实或者增强现实技术，让患者身临其境进行运动治疗。运动力学反馈一般利用动作识别技术和压力感应技术，采集患者手部位移、压力和弯曲度信息。试验证明通过多感觉刺激和力学反馈协助康复训练有助于患者运动功能的恢复。基于视听觉、体感、触觉信息的手功能康复设备除了训练运动环路之外，对视觉、听觉、触觉也具有训练效果。由于大脑的小世界特性，在大脑运动皮层活跃时，与其他多个脑区具有交互作用，通过人工智能整合多体感反馈的手功能康复机器人，可以达到多感觉综合干预的效果。另外，结合体感的手功能康复训练机器人，可以提高训练的趣味性。但是长时间处在虚拟环境状态下，容易造成视觉疲劳，由于视听觉动态延迟，长时间使用可能会造成患者头晕。所以需要提高视听传递的实时性，同时需要设计能够避免视觉疲劳的人机交互场景。

（三）外骨骼机器人步行训练

年龄的增长伴随着人体生理功能的衰退，进而导致四肢运动性和灵活性下降，甚至失去行走能力。此外，由于脑卒中、脊髓损伤、脑损伤和脑肿瘤等疾病或事故导致运动能力受损以致偏瘫或截瘫的患者越来越多，并且呈现出明显的低龄化趋势，因此针对下肢失能人群的术后康复治疗成为现实的难题。

脑卒中是一种高发疾病，患者急性期后常留有偏瘫后遗症。偏瘫患者由于大脑中枢神经损伤造成患侧运动控制障碍和感觉功能障碍等，在步行时多表现为健侧和患侧不对称的异常步态模式，主要表现为偏瘫侧踝足无力抬高、足内翻，导致患者被迫提膝、提髋将下肢抬高，进而出现步态不协调动作。步态异常是影响患者正常生理功能及生活质量的重要因素。由于人体大脑具有可塑性，准确、及时的康复训练能够帮助病患进行神经重组或者代偿，产生新的神经运动功能细胞，重新建立肢体与脑部损伤中枢神经的联系，从而大大提高生存和恢复运动功能的概率。

为了重新获得正常步态，偏瘫患者起步时需要踝关节具有抬起足前部的能力，在跨步时有伸屈膝和髋关节后伸前屈的能力。由于传统的物理康复治疗方法存在效率低下、动作控制不准确、康复效果评估困难、患者个体差异性等问题，利用下肢外骨骼机器人进行运动功能康复训练成为步行功能障碍患者新的希望。

下肢外骨骼机器人作为医疗机器人的一个重要分支，通过辅助患者完成肢体训练动作，实现康复治疗的效果。与传统的人工康复治疗方法及物理康复治疗方法相比，针对不同康复期的患者，下肢外骨骼机器人利用其智能仿生技术，除了具备较高的精准性外，还可以因人而异，提供更加具有针对性的训练，刺激患者的意识，让其主动运动。为了让患者可以学习和储存正确的运动模式，可以通过特定的重复性训练，这类实际的体验可以促进患者大脑皮层的重组，提高中枢神经系统对骨骼肌肉系统的支配和控制能力，消除控制功能障碍和运动障碍，达到康复治疗和功能重建的目的。

下肢外骨骼机器人是一种基于仿生学和人体工程学研究设计的机器人，这种机器人的机械构型与人类的下肢骨骼类似并几乎平行，通过绑带套在患者身体外面，构成一种"穿戴在人体外面"的机器人，成为人类穿戴者除自身之外，由外部动力源驱动的另一副"骨骼"，可帮助患者实现下肢在矢状面的运动，为患者提供一个模拟生理步态的康复训练，如图 10-8 所示。

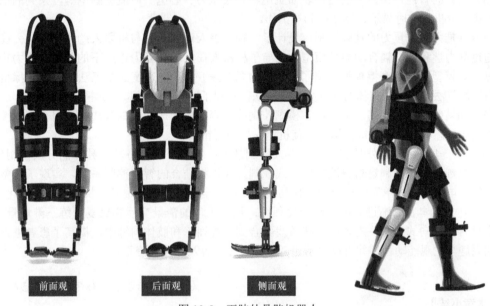

前面观　　　　后面观　　　　侧面观

图 10-8　下肢外骨骼机器人

下肢外骨骼康复机器人结合医学理论并融合传感、控制、信息获取、移动计算等机器人技术，实现了类似于人体下肢骨骼的支撑功能、关节可控屈伸运动功能及真实地面类人步态行走控制功能，为不同损伤状态、不同恢复状态、不同年龄和不同身体特征的下肢运动功能障碍患者在康复训练或自由行走时，提供具有准确合理助力、正确步态引导、全方位保护、身体支撑等特性的类人行走驱动控制，使患者在医院或家中均能进行科学而有效的康复训练，运动功能得到更快更好地恢复，异常行走姿态得到纠正，穿戴者的力量、耐力和速度等多项运动功能指标得到大幅改善。目前利用下肢外骨骼康复机器人评估、重建和提高下肢运动功能障碍患者肢体运动灵活性、行走控制能力的临床应用已成为国内外的热点康复方向（图 10-9）。

外骨骼步行机器人的优势：

（1）基于人工智能的人机意图理解与交互、步态规划、稳定性控制、运动识别以及运动控制策略等，制定以恢复下肢运动功能为主要目标的康复措施，包含了多种姿态控制和运动训练方式，通过电机驱动，真实模拟人体的各项运动动作。

（2）"人机交互"建立在用户体验的基础上，使康复机器人产品创新性地进行联网，构建后端数据收集及处理平台及交互信息服务系统，并优化性在产品上搭建后台数据收集系统，使每台设备能够不断采集每位患者在康复训练过程中训练动作的轨迹、力量、交互时机器产生的数据，以

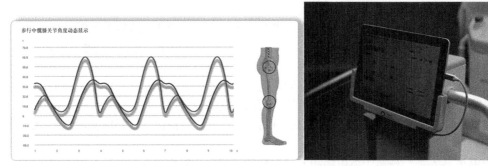

图 10-9　下肢外骨骼步行机器人技术创新

及患者和治疗师实时反馈都会被记录下来形成数据，通过终端服务器上传到系统平台上。

（3）人体的智能反馈，主要包括表面肌电、足底压力、心电、血氧、脑电等一系列的信号的数据采集、分析、实时显示、反馈控制等工作。

（4）助推力和减重力的精确控制：设计了一种考虑人体主动力与机器人助力的交互力控制算法。通过静力学和人机耦合动力学模型，推导了机器人在人机交互力作用下的驱动电机力矩，基于计算力矩模型和综合摩擦模型提出了移动平台前馈 + 反馈 PD 速度控制算法、减重支撑机构的减重力控制算法和机器人整体的交互力规划算法，实现了助推力和减重力的精确控制。

（5）高精度传感器及高速编码器、模糊控制技术等在内的运动控制模块，运用全闭环控制模型，提高了动态响应性能和定位精度，使机器人控制更精确。

（6）基于 4 自由度的外骨骼康复机器人控制技术：自主开发了将功能独立的分层控制体系、步态训练轨迹自校正控制策略算法，嵌入式控制方式等相结合的智能控制系统，实现了对整机机械、通信、电气、电子单元的机电一体化高速、高精度全闭环控制，提升了机器人的智能化水平。

（7）建立了丰富的渐进式的互动康复训练：构建生动的情景交互式康复训练三维场景界面，设计多种目标导向式训练，把各种趣味游戏融合到步行训练和肢体训练中，提高了患者进行康复训练的兴趣与主观能动性，并可以提示患者自己进行姿势及动作的修正。

（吴　毅　陆蓉蓉　徐冬艳　何志杰）

【本章小结】

本章主要介绍了人工智能在临床辅助诊断、临床治疗和康复医学中的应用。第一节介绍了人工智能应用于临床辅助诊断中的理论基础、关键技术和主要场景，除了从技术角度给出人工智能在重点领域应用时的基本流程外，还重点选取了若干典型的临床应用实例，帮助读者理解人工智能在医学影像辅助诊断、数字病理辅助诊断、生物信号辅助诊断和临床决策支持等重点领域应用的情况，并探讨了未来人工智能在临床辅助诊断应用中的发展趋势。第二节对人工智能技术在临床治疗中的应用案例做了介绍，特别是对相关多学科概念和交叉应用案例进行了分类梳理，提供了临床解释，帮助不同学科背景的读者理解临床需求和医院应用场景。第三节梳理了人工智能应用于康复医学中的情况。传统的康复医学评估和训练方法大多是主观的，依赖于康复医生和治疗师的经验和专业知识，缺乏标准化和精确性，因此很难跟踪康复过程中的功能变化。新兴的智能康复技术可以推动康复向信息化、标准化、智能化方向发展。可为患者提供客观、准确的功能评估，促进临床治疗指导的改进。人工智能和神经网络在智能康复中发挥着关键作用。其中，脑机接口、虚拟现实、神经回路 - 磁刺激、机器人辅助治疗等多项人工智能新技术已广泛应用于临床。科学技术的进步，特别是在人工智能和机器人技术方面，正在彻底改变康复研究和实践的方法和能力。

【问题讨论】

1. 什么是人工智能临床辅助诊断？

2. 人工智能辅助诊断的主要应用领域有哪些？

3. 如何理解人工智能辅助诊断与医生临床诊断二者间的关系？

4. 请深入调研一个你感兴趣的人工智能治疗类产品。

5. 请分析本章中的人工智能产品具备什么技术特色，解决了哪个临床痛点问题，找出它可能存在的短板或问题。

6. 下肢外骨骼机器人如何在步态训练过程中发挥其人工智能的优势？

参 考 文 献

安艳芳. 2014. 医院信息系统在抗菌药物管理中的应用研究. 苏州: 苏州大学.

蔡芸, 王睿. 2006. 信息及决策支持系统在合理用药中的应用进展. 中国药房, (18): 1424-1426.

陈鸣宇. 2012. 医院信息系统在合理用药管理中的应用研究. 苏州: 苏州大学.

陈青筱, 吕培军. 2016. 临床决策支持系统的研究现状及其在口腔修复领域的应用. 实用口腔医学杂志, 32(5): 722-726.

陈文. 2020. 基于 Resnet 的胃癌病理切片识别与癌变区域分割. 北京: 北京工业大学.

陈振新, 钱启源, 叶晓东. 1998. PC 机胃功能检测系统的研制. 中国医疗器械杂志, (3): 137-141, 169.

程年. 2019. 基于深度学习的乳腺癌病理图像分类和分割. 南京: 东南大学.

淳露婷. 2020. 乳腺癌数字病理图像中有丝分裂细胞的分割、特征提取与计数. 深圳: 深圳大学.

邓木清. 2017. 基于确定学习的人体生物信号建模识别及其应用研究. 广州: 华南理工大学.

翟禹樵, 李开南. 2021. 骨科人工智能诊断的研究进展. 中国临床研究, 34(4): 542-545.

翟禹樵. 2021. 人工智能诊断系统在股骨转子间骨折分型中的应用及可信度分析. 遵义: 遵义医科大学.

刁颂辉. 2020. 基于卷积神经网络的数字组织病理图像分类算法研究. 深圳: 中国科学院大学 (中国科学院深圳先进技术研究院).

丁玲玲, 李子孝, 王拥军. 2020. 人工智能临床决策支持系统在脑血管病中的应用. 中国卒中杂志, 15(3): 290-295.

董军, 王欣, 李军. 2016. 临床决策支持系统的构建与应用. 中国卫生质量管理, 23(3): 16-19.

范英, 师秋霞. 2018. 临床决策支持系统在护理评估中的应用. 中国卫生质量管理, 25(2): 62-64.

付常洋, 王瑜, 肖洪兵, 等. 2021. 基于深度学习与结构磁共振成像的抑郁症辅助诊断. 智能系统学报, 16(3): 544-551.

顾坚磊, 江建平, 田园, 等. 2018. 人工智能技术的应用: 罕见病临床决策系统的需求、现状与挑战. 第二军医大学学报, 39(8): 819-825.

郭昕萌, 赵宏颖, 石中月, 等. 2021. 基于卷积神经网络的胃癌病理诊断的应用及进展. 四川大学学报 (医学版), 52(2): 166-169.

韩长明, 彭福来, 陈财, 等. 2021. 基于脑电信号的癫痫发作预测研究进展. 生物医学工程学杂志, 38(6): 1193-1202.

何佳雯, 王莉菲, 张如如, 等. 2021. 基于深度学习光学相干断层扫描辅助诊断常见眼底疾病. 中国医学影像技术, 37(8): 1229-1233.

黄永祯. 2014. 病理切片数字显微成像光学系统的研究. 南京: 南京理工大学.

姜雅慧. 2020. 人工智能辅助胃癌病理诊断的初步研究. 天津: 天津医科大学.

金征宇. 2018. 人工智能医学影像应用: 现实与挑战. 放射学实践, 33(10): 989-991.

金征宇. 2018. 前景与挑战: 当医学影像遇见人工智能. 协和医学杂志, 9(1): 2-4.

井立强, 王艳萍, 焦敬义, 等. 2015. 基于 CDSS 临床知识库应用与实践. 中国卫生信息管理杂志, 12(2): 176-182.

雷正荣, 胡陵静, 陈大蓉. 2006. 不同形态饮食对慢性胃炎和健康人 128 例胃电信号影响研究. 中华中医药学会脾胃病分会第十八次学术交流会论文汇编, 136-138.

李倩, 韩俊刚, 贾阳, 等. 2022. 基于深度学习的眼底病变区域自动分割. 计算机与数字工程, 50(1): 180-185.

廖俊, 冯小兵, 王玉红, 等. 2021. 基于深度学习的结直肠癌全视野数字病理切片分子分型识别研究. 四川大学学报 (医学版), 52(4): 686-692.

廖淑婷, 于向荣. 2022. 能谱 CT 和人工智能在甲状腺癌诊断中的应用. 实用医学杂志, 38(2): 129-133.

刘光迪, 李雨辰, 张伟. 2020. 人工智能算法在精神疾病中的应用简述. Engineering, 6(4): 462-474.

刘竞男. 2019. 人工智能辅助诊断系统医生采纳影响因素实证研究. 合肥: 合肥工业大学.

刘凌晓, 董怡. 2021. 人工智能技术在甲状腺结节诊断及预测淋巴结转移中的应用. 介入放射学杂志, 30(4): 323-326.

刘万强. 2020. 基于光学扫描的病理图像分类研究. 成都: 电子科技大学.

刘雅茹, 崔春舜, 林炜炜, 等. 2020. 人工智能医疗软件的监管现状及启示. 中华医学图书情报杂志, 29(10): 38-43.

柳琳. 2019. 基于影像组学的精神分裂症疾病诊断的研究. 西安: 西安电子科技大学.

楼鑫欣. 2014. 基于脑电和肌电相干性的辅助中风病人主动康复方法研究. 杭州: 浙江大学.

卢辉, 李峰, 胡庆, 等. 2021. 人工智能对早期肺癌结节良恶性鉴别能力探究. 临床肺科杂志, 26(12): 1870-1875.

鲁伟, 向建平. 2021. 人工智能在脑血管疾病诊疗中的相关应用. 人工智能, (3): 72-78.

毛戈, 李晶, 姚弘毅. 2021. 基于智慧医院的电子病历应用和设计. 湖北大学学报: 自然科学版, 43(6): 706-712.

帕克扎提·色依提, 王铁梅, 徐子能, 等. 2021. 基于深度学习在曲面体层图像中人工智能辅助诊断系统初步研究. 口腔医学研究, 37(9): 845-849.

潘雅婷, 廖心怡, 于观贞. 2021. 人工智能在肿瘤病理诊断及临床决策中的展望. 第二军医大学学报, 42(10): 1168-1174.

裘国华. 2003. 体表胃电图的检测研究. 重庆: 重庆大学.

沈晓涵, 杜祥. 2020. 人工智能在病理诊断领域中的应用. 肿瘤防治研究, 47(7): 487-491.

沈鑫, 杨江存, 徐翠香, 等. 2021. 基于人工智能的输血决策支持系统构建和实施. 中国卫生信息管理杂志, 18(4): 455-459.

宋杰, 肖亮, 练智超, 等. 2021. 基于深度学习的数字病理图像分割综述与展望. 软件学报, 32(5): 1427-1460.

孙也婷, 陈桃林, 何度, 等. 2019. 基于精神影像和人工智能的抑郁症客观生物学标志物研究进展. 生物化学与生物物理进展, 46(9): 879-899.

唐静. 2018. 基于深度学习的结直肠病理辅助诊断方法研究. 南京: 东南大学.

田而慷, 向倩蓉, 赵欣然, 等. 2021. 口腔诊疗中人工智能的运用. 国际口腔医学杂志, 48(4): 475-484.

万方. 2021. 高通量数字病理切片扫描仪的关键技术研究. 杭州: 浙江大学.

汪潇潇, 程兴群. 2021. 人工智能在口腔医学领域的应用进展. 实用口腔医学杂志, 37(5): 710-715.

王海星, 田雪晴, 游茂, 等. 2018. 人工智能在医疗领域应用现状、问题及建议. 卫生软科学, 32(5): 3-5, 9.

王立鹏, 陈晓, 纪哲, 等. 2020. 深度学习与骨骼影像自动化处理. 放射学实践, 35(12): 1624-1628.

王立鹏. 2020. 深度学习在辅助股骨颈骨折诊断及医师培训中的应用研究. 上海: 海军军医大学.

吴爱娣, 姜伟. 2021. 超声新技术应用于甲状腺结节诊断的研究进展. 肿瘤影像学, 30(6): 532-536.

吴毅, 张小勤. 2021. 人工智能在医学图像处理中的研究进展与展望. 第三军医大学学报, 43(18): 1707-1712.

萧毅, 夏晨, 张荣国, 等. 2018. 人工智能技术在医学影像中的应用讨论. 第二军医大学学报, 39(8): 813-818.

薛宏伟, 王培军. 2021. 基于深度学习的人工智能技术在乳腺 MRI 中的应用研究进展. 中国中西医结合影像学杂志, 19(6): 603-605, 611.

闫雯, 汤烨, 张益肇, 等. 2018. 深度学习在数字病理中的应用. 中国生物医学工程学报, 37(1): 95-105.

杨宇辉, 李素姣, 喻洪流, 等. 2021. 临床决策支持系统研究进展. 生物医学工程学进展, 42(4): 203-207.

姚建国. 2021. 数字病理临床应用现状及前景展望. 四川大学学报 (医学版), 52(2): 156-161.

于观贞, 陈颖, 朱明华. 2021. 人工智能从数字病理切入精准医疗. 临床与实验病理学杂志, 37(4): 381-383.

张睿, 郑周荣, 陈薇. 2021. 罕见病辅助诊断临床决策支持系统综述. 中国数字医学, 16(5): 86-90, 120.

张旭东, 陈校云. 2020. 中国医疗人工智能发展报告 (2020). 北京: 社会科学文献出版社.

张雨倩, 顾冬云. 2019. 帕金森震颤与原发性震颤的计算机辅助诊断方法综述. 计算机科学, 46(7): 22-29.

张泽中, 高敬阳, 赵地. 2019. MIFNet: 基于多尺度输入与特征融合的胃癌病理图像分割方法. 计算机应用, 39(S2): 107-113.

赵晓平, 王荣发, 孙中波, 等. 2022. 改进 DenseNet 的乳腺癌病理图像八分类研究. 计算机工程与应用, 1-10.

赵一鸣, 左秀然. 2018. PACS 与人工智能辅助诊断的集成应用. 中国数字医学, 13(4): 20-22.

郑序颖. 2018. ABC 技术合力, 医学影像行业踏光前行. 科技新时代, (2): 38-40.

朱善邦, 王婷, 徐卫东. 2019. 人工智能诊疗平台在医学领域中的应用. 中国医疗设备, 34(1): 152-155.

Cui, M, Zhang, D Y. 2021. Artificial intelligence and computational pathology. Lab Invest, 101: 412-422.

Eastmond C, Subedi A, DE S, et al. 2022. Deep learning in fNIRS: a review. Neurophotonics, 9(4): 041411.

Harrison R L, Lyerla F. 2012. Using nursing clinical decision support systems to achieve meaningful use. Cin Computers Informatics Nursing, 30(7): 380-385.

Ho C, Zhao Z, Chen X F, et al. 2022. A promising deep learning-assistive algorithm for histopathological screening of colorectal cancer. Sci Rep, 12: 2222.

Huang S C, Kothari T, Banerjee I, et al. 2020. PENet-a scalable deep-learning model for automated diagnosis of pulmonary embolism using volumetric CT imaging. npj Digit Med, 3: 61.

Jiang F, Jiang Y, Zhi H, et al. 2017. Artificial intelligence in healthcare: past, present and future. Stroke Vasc Neurol. 2 (4): 230.

Karhula, Tuula. 2015. Telemonitoring and mobile phone-based health coaching among finnish diabetic and heart disease patients: randomized controlled trial. Journal of Medical Internet Research, 17(6): e153.

Ni X, Shi T L. 2017. The Challenge and promise of rare disease diagnosis in China. 中国科学: 生命科学英文版, 60(7): 681-685.

Raman R, Srinivasan S, Virmani S, et al. 2019. Fundus photograph-based deep learning algorithms in detecting diabetic retinopathy. Eye, 33(1): 97-109.

Shen Y, Shamout F E, Oliver J R, et al. 2021. Artificial intelligence system reduces false-positive findings in the interpretation of breast ultrasound exams. Nat Commun, 12: 1-13.

Shimazaki A, Ueda D, Choppin A, et al. 2022. Deep learning-based algorithm for lung cancer detection on chest radiographs using the segmentation method. Sci Rep, 12: 1-10.

Weng C. 2012. Using EHRs to integrate research with patient care: promises and challenges. Journal of the American Medical Informatics Association: JAMIA, 19(5): 19684-19687.

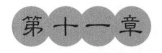 人工智能在医学研究中的应用

第一节　人工智能在医学研究中的应用概述

医学研究是旨在揭示人体生命本质和疾病产生机制，认识健康和疾病互相转化的规律，并按此规律创造防病治病技术的科学活动。系统地开展医学研究，可以加深人类对生命和疾病的认识，促进医学理论的发展与积累，开拓研究新领域，攻克技术新难关，提高医疗技术和医疗质量，寻求人类健康和防治疾病的最佳途径与方法。概括来说，医学研究内容丰富、覆盖领域广泛、涉及学科诸多，包括生物学、化学、药理学、毒理学等。按照学科分类其可分为基础医学研究、临床医学研究、卫生学研究、药学研究等；按照研究的内容和方法又可分为实验性研究、调查性研究及理论性研究等。

医学研究的发展源远流长，从神农氏时代遍尝百草、以身试药的经验性观察与判断，到体外培养、动物实验、临床试验等现代化医疗研究方法与流程的逐步建立与规范，再到21世纪大数据时代人工智能为医学研究注入新动力，拉开全新序幕：AlphaFold AI 破解蛋白质结构预测难题对生物学研究具有划时代意义，人工智能助力临床试验设计并加速患者入组等则大大推动了临床研究的发展与积累，数字化的人体建模与仿真等使得理论性医学研究焕然一新，而大规模的医疗数据协同平台与真实世界研究中新型人工智能工具与算法的萌芽更进一步地推动了循证医学的发展。除此之外，得益于人工智能技术的蓬勃发展，医学研究中一些既有难题如过长的临床试验周期，过于稀疏的医疗数据量等也得到了一定的缓解与改善。可以说，人工智能技术在医学研究领域不断渗透，为无论是基础医学研究还是临床研究，抑或是数字医学研究及真实世界研究带来了新的可能性。

第二节　人工智能在医学研究中的应用案例

一、人工智能在基础医学研究中的应用

基础医学是以现代自然科学理论为基础，应用生物学、化学等其他自然科学方法促进解决医学问题的一系列医学分支学科的总称。从广义上包括从解剖学、细胞生物学、分子生物学和病理学等层面研究人体结构；从生物化学、生理学、免疫学和遗传学等研究人体结构的运作；从基因、病毒学和微生物学等研究疾病的原因；从药理学、药物化学、基因组学和蛋白组学等发现潜在药物。基础医学立足于自然科学，目的是推动临床医学的进步，是医学发展的原动力。近年来，测序技术的革新促进生命科学领域步入大数据时代，联合人工智能技术的突破性进展，持续推动基础医学研究持续创新、快速转化和应用。

（一）人工智能辅助蛋白质结构预测

蛋白质是众多生物过程的核心。蛋白质的三维结构决定了它的生物功能，因此几十年来对蛋白质结构的理解一直是生命科学领域的一大挑战。基因的有害变异会导致蛋白折叠结构或相互作用的改变，是疾病发生的主要机制之一。治疗特定疾病的药物或以特定蛋白为靶点，通过特异性结合阻断蛋白质间相互作用等方式改善患者症状，获得有益疗效。由此可见，在基础医学研究中，无论是疾病发生机制探究还是特定疾病的药物发现，都离不开对蛋白质结构的深度理解。

1. 传统蛋白质结构预测方法　实验方法测定的生物大分子高分辨率原子模型结构被视为金标

准，包括 X 射线晶体衍射（X-ray，应用最广泛）、核磁共振（nuclear magnetic resonance，NMR）以及低温电子显微镜技术（cryo-electron microscope，Cryo-EM）等。截至 2022 年 12 月 31 日，蛋白质数据库（protein data bank，PDB）共发布生物大分子结构 199 683 条。其中，171 748 条（包括部分结构）来自 X 射线晶体衍射，13 880 条来自核磁共振，13 729 条来自低温电子显微镜，其余来自其他方法，如电子晶体学等。这些条目中 86.9% 仅包含蛋白质，1.1% 仅包含 DNA，0.8% 仅包含 RNA，其余的则对应于不同种类的异质复合物，如蛋白质-RNA 复合物、蛋白质-DNA 复合物或蛋白质-小分子复合物。总的来说，这些结构代表了 60 553 个独特的蛋白质（也就是不同的 UniProt 蛋白条目，跨越多个物种）。但截至 2022 年 12 月 31 日，UniProt Swiss-Prot 知识库中包含的不同蛋白质条目数达到了 568 734（经人工审核的数量），也就是说，PDB 中解析的结构仅占约 10%。实验求解结构是一个缓慢而费力的过程，限制条件诸多，如 X 射线晶体衍射技术不适用于溶解度不好、不易结晶及分子量较大的蛋白质；核磁共振技术需要大量纯样本；低温电子显微镜技术不适用于小分子量、承受电子轰击易变形的蛋白质。实验求解的成本也十分高昂，支持低温电子显微镜正常运行的日均费用可达数万元。因此，实验求解蛋白质结构在目前仍然具有挑战性。

计算研究人员一直认为，氨基酸作为蛋白质的组成部分，如果对其生化和生物物理行为有充分的理解，那么解决蛋白质折叠问题的理论方法将是可行的。在过去的几十年里，人们探索了许多方法，但从历史上看，进步往往是在短时间内突然爆发，然后在长时间内停滞不前。

2. 蛋白质结构预测评价 蛋白质结构预测的关键评价（critical assessment of protein structure prediction，CASP）大赛也简称 CASP 大赛，是全球范围内的蛋白质结构预测竞赛，自 1994 年以来，每两年举行一次，参赛队伍可在一个双盲框架内，测试他们的预测与实际实验数据的准确性，是蛋白质结构预测准确性的金标准。

3. AlphaFold 与 AlphaFold 2 2018 年，由谷歌 DeepMind 团队开发的 AlphaFold 在 CASP 13 大赛中取得冠军，准确性分数达到 58 分（满分 100），已经与第二名（26 分）拉开差距。而 2020 年，经过重新设计的 AlphaFold 2 在 CASP 14 大赛中获得了 92.4 的高分，证明了其预测精确度基本与实验结构相当，并且远远优于其他方法。平均而言，AlphaFold 2 正确预测了超过 90% 的蛋白质结构片段。AlphaFold 2 目前已经发布了预测结构的数据库，在不久的将来，其预测的已知蛋白质序列的结构覆盖率将在现有基础上增加 2000 倍，结构的数量将增加 700 倍。著名结构生物学家施一公教授评价。AlphaFold："这是人工智能对科学领域最大的一次贡献，也是人类在 21 世纪取得的最重要的科学突破之一。"

AlphaFold 实现生命科学领域的重大突破正是得益于人工智能的迅猛发展。AlphaFold 的核心是一个距离地图预测器，它实现为一个深度卷积残差网络，输入结合一维和二维的维度特征，包括来自不同来源的演化信息和共进化特征。其通过一个非常细粒度的距离直方图形式的距离图，预测每个残基的 φ 和 ψ 角，而这些残基则用于创建最初的预测三维结构。模型的深度、约 29 000 个蛋白质的庞大训练集、现代深度学习技术和距离直方图的丰富信息，帮助 AlphaFold 实现了高精度的残基接触地图预测。

AlphaFold 2 是一个完全不同于上一版的全新模型，构建了基于注意力机制的神经网络 Evoformer 架构，替代了上一版本的卷积神经网络。其通过结合新的神经网络结构和基于蛋白质结构的演化、物理和几何约束的训练程序，大大提高了结构预测的准确性。AlphaFold 2 是一种基于注意力的深度神经网络，它使用一种新的 Evoformer 架构，可联合嵌入多序列比对和成对特征（包括模板信息），而不是像以前的 AlphaFold 那样进行简单的卷积，允许残基之间的长距离交互。网络构建的关键原理是将蛋白质预测看作是三维空间中的一个图推理问题，图的边缘由邻近的残基定义。成对特征编码残基之间的关系信息。同时开发了一种新颖的旋转平移等变神经网络模块，可直接生成完整的原子结构。该网络在循环过程中被迭代多次，以进一步细化结构预测。DeepMindin 科研人员江珀（Jumper）给出了模型体系结构的完整描述和训练过程的细节网络实现了端到端的预测。

AlphaFold 2 在 2021 年 7 月开源，引起了学术界的轰动，掀起应用热潮。上海交通大学的研究团队发表了最新的 AlphaFold 2 应用研究成果。针对肆虐全球的 SARS-CoV-2 新变种 Omicron，其基因组变异多，并且缺乏关于这些突变将如何影响当前的 SARS-CoV-2 疫苗和治疗知识的情况，他们通过系统演化分析，发现 Omicron 的棘突蛋白（spike protein，S 蛋白）相对于其他 SARS-CoV-2 变体具有最长的进化距离。于是他们应用 AlphaFold 2 预测了 Omicron 的 S、M 和 N 蛋白的结构，并详细研究了突变如何影响 S 蛋白及其部分，S1 N 端结构域（N-terminal domain，NTD）和受体结合域（receptor-binding domain，RBD）。通过研究进一步发现 RBD 上的许多氨基酸发生了突变，这可能影响了 RBD 与 ACE2 之间的相互作用，同时也表明 S309 抗体仍然能够中和 Omicron RBD。Omicron S1 NTD 结构与原株有显著差异，这可能导致抗体识别能力下降，导致潜在的免疫逃逸，降低现有疫苗的有效性。该研究提供了 Omicron 蛋白结构的基本数据，为未来有关 SARS-CoV-2 Omicron 变体的研究奠定了基础。

大多数小分子药物的设计都得益于对蛋白质结构的深度理解。未来的设计项目（无论是小分子、生物制品、生物仿制药，还是针对嵌合体的蛋白质水解疗法）将在没有实验结构的情况下使用 AlphaFold 2 的模型。将靶标蛋白与类似蛋白的 AlphaFold 2 模型进行比较分析，可用于产生更特异性的药物，如具有更少毒副作用的药物。此外，AlphaFold 2 可预测不同物种的数据，用于筛选测试人类潜在药物的最合适的动物模型。

准确的蛋白质结构数据有助于识别人类的致病变异，也就是那些导致疾病的有害变异。尽管在个体基因组中已经观察到了数目庞大的变异，但从其中识别出与特定疾病相关的变异仍然是一个巨大挑战。在 ClinVar（一个关于基因组变异及其与人类健康关系的数据库）中，约 50% 的已知变异被归类为意义未知的变异。AlphaFold 2 可构建模型模拟个体变异带来的影响，越可靠的模型越容易识别更可靠的结合位点、酶活性位点、接口或结构性限制，而且可以区别出可能的致病变异和可被取代的中性变异。

4. RoseTTAFold　与 AlphaFold 2 同样负有盛名的是华盛顿大学西雅图分校的戴维·贝克（David Baker）团队开发的 RoseTTAFold。不同之处在于 AlphaFold 2 只解决了单个蛋白质的结构，而 RoseTTAFold 也预测了复合物，如免疫分子白细胞介素-12 依附于其受体的结构。许多生物功能依赖于蛋白质之间的相互作用，巴塞尔大学的计算结构生物学家托尔斯滕·施韦德（Torsten Schwede）说："直接从序列信息处理蛋白质-蛋白质复合物的能力，使其对生物医学研究中的许多问题极具吸引力。"不过，贝克承认 AlphaFold 2 预测的结构更精确。但根特大学的结构生物学家萨维德斯（Savvas Savvides）表示，贝克实验室的方法能更好地捕捉"蛋白质结构的本质和特殊性"，比如识别出从蛋白质侧面伸出来的原子串——蛋白质之间相互作用的关键特征。

尽管 AlphaFold 2 和 RoseTTAFold 在蛋白质结构预测领域取得了举世瞩目的突破，但仍有许多未解决的问题。如它们只提供了高精度的蛋白质结构，但无法洞察氨基酸序列如何折叠成三维结构。超分子结构预测中，其组装中的链间接触对深度学习方法构成了重大挑战，AlphaFold 2 在其上表现最差。预测方法的另一个困难领域是自组装分子。例如，不同的生物分泌蛋白质和多肽，自组装成有序的淀粉样原纤维，承担各种生理和病理生理作用。到目前为止这类结构显示在纤维的形态和排列上有大量的多态性，预测方法在结构多态性能力的预测上也充满挑战。

总之，新的机器学习算法在蛋白质结构预测方面的最新进展标志着结构生物学新纪元的开始。它们将加速生命科学研究，并将促进许多需要结构知识的生物医学应用。这些进步也证明了人工智能和开放科学的力量，开辟了变革性研究的先河，可以期待的是，21 世纪将有更多类似的研究大力造福科学与社会。

（二）人工智能筛选肿瘤生物标志物

肿瘤的疾病进展是一个动态、复杂的过程，通常是由异常的分子机制驱动的。基因的表达和调控是驱动人类疾病发展的关键分子机制。大量的研究报告表明，早期的肿瘤更容易治疗，而且患者有更好的预后，但其潜在的分子机制尚未明晰。因此，识别早期癌症的特定生物标志物，并且了解驱动癌症发展的分子机制至关重要，可以改善早期癌症诊断，进而提高患者的生存率。

1. 可解释人工智能方法用于生物标志物筛选　相较于传统的基于相关性的模型，人工智能技术可以对大规模的基因数据进行分析，从全基因组数据中筛选得到早期癌症生物标志物。但常规的机器学习方法由于"黑箱"的存在，无法对从特征到结局事件的中间过程进行说明，只能用于生物标志物的发现，缺少生物学或临床可解释性。

因此，威斯康星大学的研究团队开发了具有可解释性的 ECMarker 模型，用于预测疾病表型的基因表达标志物，同时揭示潜在的调控机制。ECMarker 是基于半受限玻尔兹曼机和判别受限玻尔兹曼机开发的神经网络模型，通过以下方式来同时实现模型的可解释性、准确性和可扩展性：①使用可见层（即基因）的横向连接来揭示基因网络；②尝试实现相对较高的分类疾病准确性；③输入所有基因并通过隐式特征选择对基因进行优先排序。

研究团队将 ECMarker 应用于 Gentles2015 数据库的 1103 例未接受活检前治疗的非小细胞肺癌（non-small cell lung cancer，NSCLC）患者的基因表达数据后，得到了预测肺癌疾病进展和结局的生物标记基因及相应的基因重要性评分，其中早期肿瘤标志物基因在一些已知的与肺、免疫和癌症相关的通路，特别是与癌症发展有关的通路显著富集，如上皮间质转化通路、$\gamma\delta T$ 细胞活化通路和白细胞介素-1 调节通路等。接着，ECMarker 根据网络中基因之间的连接权重构建基因网络用于揭示肺癌的基因调控网络，发现早期肿瘤和晚期肿瘤的子网络是不同的，可以对肺癌疾病进展中潜在的发育调控机制进行一定的说明，其中包括了一系列已发表文献中提及的转录因子（KRAS，BRAF，ALK，PIK3CA，AKT1，NRAS，EGFR，RET，ROS1 等）和转录因子-靶向基因对（晚期肿瘤的 SP1 和 AP-2，早期的 TCF-1 和 ER81）。

2. 整合多组学数据的乳腺癌肿瘤生物标志物识别　高通量生物医学技术的发展使得收集不同类型的组学数据成为了可能，可以为同一组样本获取不同分子过程的全基因组数据，从而为各种疾病研究提供多种组学数据。相较于只能捕捉到部分生物复杂性的单一类型组学数据，整合多种类型的组学数据可以更全面地了解潜在的生物过程。对于人类疾病，现有研究表明，与仅使用单一类型的组学数据相比，整合来自多种组学技术的数据可以提高患者临床结果预测的准确性。因此，需要新的综合分析方法来有效地利用多组学数据中的相互作用和互补信息。

在整合多组学数据进行分析时，如何有效利用不同类型数据之间的相互作用和互补信息是主要的难点，而人工智能技术可以有效解决这一问题。随着人工智能技术的不断发展，越来越多的多组学整合方法开始通过深度神经网络的高学习能力和灵活性，利用不同类别和不同组学数据类型之间的相关性来进一步提高学习表现。

印第安纳大学医学院和杜兰大学共同研发了 MOGONET 这一多组学数据分析框架，用于从不同类型的组学数据中识别重要的生物标志物来解决生物医学问题。MOGONET 使用图卷积网络来进行特定组学的学习，可以结合组学特征和基于相似性网络的样本相关性来提高分类的性能并在标签空间将特定组学学习与多组学整合分类相结合。除了直接连接每个组学数据类型的标签分布，MOGONET 还利用了视图关联发现网络（view correlation discovery network，VCDN）探索标签空间的不同类型组学之间的相关性来实现有效的多组学集成（图 11-1）。

研究团队基于 MOGONET 这一框架对 BRCA（breast invasive carcinoma）数据集进行分析，使用包括 mRNA 表达、miRNA 表达和 DNA 甲基化在内的三种类型多组学数据对乳腺癌 PAM50 亚型进行分类，分类模型的各项评估均优于现有的监督多组学整合分类方法，并且使用三种类型组学数据时的分类结果优于只使用部分类型组学数据；之后根据对不同特征在分类模型中的贡献的评估识别出了相应的多组学生物标志物，包括 15 个 mRNA 表达标志物，9 个 DNA 甲基化标志物和 6 个 miRNA 表达标志物，其中包括如 SOX11、FABP7、miRNA-205 等已被文献证明与乳腺癌有关的基因和 miRNA，并且这些标志物显著富集于乳腺癌相关通路，如上皮细胞增生

（GO[①]:0050673）和孕激素反应（GO :0032570）等。

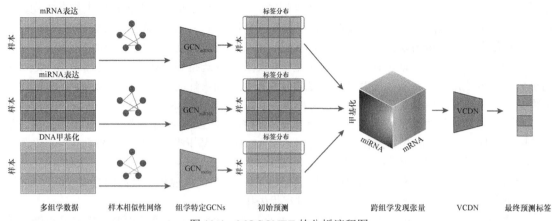

图 11-1　MOGONET 的分析流程图

（三）人工智能判读细胞图像

1. 基于 U-Net 的细胞识别与定量化　显微镜和样品制备技术的进步为科研人员提供了大量生物医学图像数据，如 HE 染色图像、免疫组化图像、荧光标记图像、电子显微镜图像等，这些图像富含细胞、组织水平的结构、功能和空间分布的信息，是我们去观察和探索微观生物世界奥秘的重要窗口。生物医学图像分析的热点之一是细胞识别与定量化分析，譬如神经生物学家检测表达视蛋白的神经元细胞、勾勒细胞边缘、计算细胞形态特征。显微镜图片存在图像分辨率高、细胞形状和尺寸各异、信噪比高等问题，显而易见，对成千上万的细胞进行识别是乏味繁重的工作。为此不少学者致力于开发自动化的工具。近年来，随着人工智能技术的飞速发展，基于深度学习的细胞定量工具取得了突破性进展。

2015 年，弗莱堡大学计算机科学系的团队开发了深度神经网络架构 U-Net 用于细胞定量化分析，包括细胞检测、计数以及分割即细胞边缘勾勒。U-Net 诞生后迅速成为许多新开发神经网络的基本骨架，广泛应用于分割细胞、组织、器官、病灶等各种类型目标的场景中。U-Net 有以下几个创新点。其一，增加上采样部分的特征通道数，使得下采样部分[②]与上采样部分几乎对称，网络整体形成一个"U"形结构。增加跳跃连接，分别将下采样部分中每个分辨率层的特征图拷贝并与解码器同分辨率层并联，通过这种方法将图像中的位置、背景等细节信息直接传递到解码器继而传递到最后网络输出层改善分割结果。其二，该网络没有任何全连接层，网络输出直接为分割图，输入图像包含了分割图每个像素点对应的全文信息。生物医学图像如全切片图像的分辨率多以数万计，现成的 GPU 容量不允许任何神经网络以全图作为输入进行运算。U-Net 的这种策略为此类问题提供了解决方案，允许通过交叠-瓦片方式对任意大的图像进行无缝分割。其三，通过对可用的训练图像进行弹性变形实现过度的数据增强，克服了生物医学图像获取难度高、样本量小的难题。变形是生物医学图像中组织最常见的变化，弹性变形可以有效模拟这些变化。该策略允许网络在缺乏有变形变换的训练数据的情况下依然能学习对此种变形的不变性。其四，提出一种加权损失函数，给予相接触细胞之间的分离背景标签很大权重。通过这种方法，对同类别互相接触的细胞进行分离（图 11-2）。

---

①GO 即基因本体（gene ontology），是对所有基因的功能进行描述的本体数据库。每个 GO 术语用一个唯一的 GO 编号表示，前缀为 GO，后面为 6 位数字。

②下采样，即缩小图像；上采样；即放大图像。在 U-Net 架构中，下采样通过对特征图进行最大池化操作实现，上采样通过上卷积（也称为"反卷积""转置卷积"等）实现。

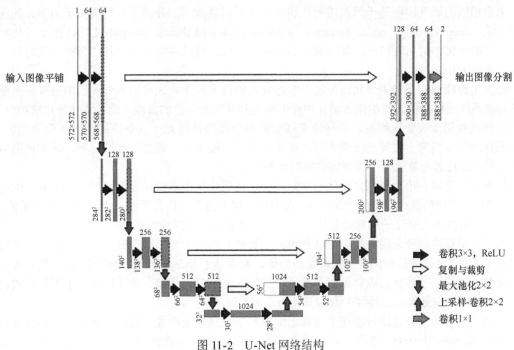

图 11-2　U-Net 网络结构

U-Net 被应用于顶级会议国际生物医学影像研讨会（International Symposium on Biomedical Imaging, ISBI）于 2012 年和 2015 年举办的两场分割挑战赛，均以较大优势获胜。ISBI 2012 的任务是分割电子显微镜图像中的神经元结构。训练集仅包含 30 张尺寸为 512 像素 ×512 像素的图像。U-Net 在无须进一步预处理或后处理的情况下将扭曲误差和随机误差分别降低至 0.000 352 9 和 0.038 2，显著优于当时排行榜上最好的基于滑动窗口的卷积网络。ISBI 2015 挑战赛包含两个光学显微镜图像数据集。第一个数据集是 "PhC-U373"，包含了 35 张部分标注的图像，任务是分割相位对比显微镜下的胶质母细胞瘤-胃囊肿 U373 细胞。U-Net 在该数据集上获得的平均交并比（intersection-over-union，IoU）为 92%，远高于第二名的 83%。第二个数据集是 "DIC-HeLa"，包含了 25 张部分标注的训练图像。任务目标是用微分干涉对比显微镜记录的平板玻璃上的海拉细胞。U-Net 在该数据集上的结果为平均 IoU 达到 77.5%，远高于第二名的 46%。

在 2019 年，提出 U-Net 的研究团队将 U-Net 应用于更多种生物医学图像处理场景，2D 或 3D 均可，不限图像模态，不限细胞类型，细胞分割和检测均可。

从以上案例可见，U-Net 在生物医学图像中的检测和分割结果可与人类媲美，普遍适用于各式各样的图像类型，大量节约人工标注时间。为了进一步将 U-Net 推广至实际应用，团队将基于 U-Net 预训练的单细胞分割模型制作成插件并集成于著名的图像处理软件 ImageJ 中，该插件对非计算机科学背景的使用者较为友好，允许其在本地计算机或云端服务器上使用 U-Net 进行自动分割，同时也允许用户基于少量标注样本训练针对新任务的模型。总而言之，U-Net 的诞生和发展为生命科学领域研究和工作带来了巨大便利。

大多数癌症患者死于具有转移能力的恶性肿瘤，而这些肿瘤往往具有原发性或获得性耐药性。肿瘤转移过程复杂，往往涉及多个组织器官。因此全面地、准确地对弥漫性肿瘤细胞和肿瘤靶向药物的全身分布进行量化，可以帮助科研人员更好地了解和治疗转移癌症。然而在高度分辨的全身扫描中，手动检测和分割大量转移瘤是一项非常费力的任务，一只实验鼠的标注可能需要几个月的时间。由于缺乏可靠的成像技术以及快速准确地量化大规模成像数据的算法的原因，相关研究一直进展缓慢。近年来，人工智能技术尤其是机器视觉在图像领域的发展，人工智能技术开始被用于动物模型中的肿瘤追踪和靶向药物治疗效果定量评估工作。

来自德国的研究团队基于组织透明化和荧光体积成像技术，开发了一种类似于 U-Net 的深度学习方法（deep learning-enabled metastasis analysis in cleared tissue，DeepMACT），用于量化和分割整个透明小鼠中的所有转移，其准确度超过人类专家，将以往需要几个月的分割标注时间，缩短到原来的 1/300。

2. 人工智能预测干细胞分化　神经干细胞分化的再生医学研究可以为外周和中枢神经系统的各种神经系统疾病提供新的治疗方案。神经干细胞具有三系分化的潜能，能被诱导分化成神经元、星形胶质细胞和少突胶质细胞。将神经干细胞定向分化为神经元一直是该领域的重要研究方向。传统的药物筛选鉴定方法如免疫荧光等，存在周期长、成本高、背景干扰等问题，研发更高效的神经干细胞分化预测算法对于该领域的突破至关重要。

机器学习可以利用大数据自动化地抽取特征，其构建模型不依赖于人类对于细胞分化的先验知识。并且在数据的微小变化的感知方面，人工智能比人类更加具有优势。因此，从医学影像出发，运用人工智能技术在神经干细胞的分化早期对分化结果进行预测成为可能。

同济大学程黎明和朱融融教授团队利用人工智能方法对神经干细胞分化进行了预测。研究团队构建了 149 428 张带注释的单细胞图像训练集，利用基于 Inception v3 的卷积神经网络，提取细胞分化的关键的细节信息，成功预测了神经干细胞的细胞分化类型，并评估了对于不同形式及不同作用机制诱导剂处理后的神经干细胞分化的预测效果。

该团队构建的分类算法可以在荧光标记图像和非荧光标记图像上对神经干细胞分化进行预测（荧光标记准确率为 0.998、非荧光标记准确率为 0.923，差异无统计学意义）。在没有人工标记的情况下，该模型可以在 1 天内完成神经干细胞分化结果的预测（普通方法则需要数天时间）。该方法不仅可以提高分子筛选领域的效率，降低成本，还可以减小统计误差，降低荧光染色标记等引起的干扰。

二、人工智能在临床医学研究中的应用

临床医学是研究疾病的病因、诊断、治疗和预后，提高临床治疗水平，促进人体健康的科学。临床医学研究分为观察性研究和实验性研究，服务对象是人。临床医学研究工作具有探索性，通常用于检验医学成果。

开展临床医学研究，尤其是面向新药研发的临床试验，是一个费时又费力的过程。目前的临床医学研究在很多方面较为低效。患者招募是进行临床试验的诸多瓶颈之一。大多数临床医学研究之所以失败，是因为它们没有成功证明干预措施的有效性或安全性。还有一些研究失败的原因是研究设计有缺陷、资金短缺、参与者中途退出或未能招募到足够的患者，另外，其中还存在大量的延期、不准确和低效现象。

为了改善这类现状，人工智能技术在临床医学研究中的应用给临床医疗领域注入了新鲜血液，并逐渐成为临床医学中重要的支撑和辅助技术。人工智能技术在临床医学研究中赋能临床试验设计、加速患者招募、辅助临床试验跟踪及随访，能够提高临床试验效率、提高患者依从性、拓宽试验纳入人群等，加速医疗进步，并扩大实验性治疗的覆盖面。

（一）人工智能赋能临床试验设计

1. 结合历史数据和真实世界证据的Ⅰ期剂量探索设计　一家知名的制药公司通常掌握庞大的研发数据库，包含多年来自临床试验、实验室实验等数据以及患者级别的数据。这些历史数据和真实世界证据主要包括但不限于以下情况：

（1）当前研究药物的前期相关临床试验数据。如当前研究药物在其他目标适应证的相关临床试验数据、当前研究药物在其他亚组人群的相关临床试验数据、当前研究药物在其他亚组地区的相关临床试验数据等。

（2）与当前研究药物相似或同一类的其他研究药物的临床试验数据。大量的研究表明，对历

史数据和真实世界证据加以适当的利用，可以有效提高试验设计的精确度和效能，同时也可以提高临床试验的质量。临床研究团队利用机器学习算法支持其在下一次研究过程中的决策制定，从而提高效率并节省成本。

从统计学上来讲，要想把先验信息和样本信息进行充分利用，贝叶斯方法就是最适合、最可行的一种探索。于是，很多学者基于贝叶斯方法提出了解决以上问题的方法，包括 iCRM 设计、iBOIN 设计、iKeyboard 设计以及 Hi3+3 设计等。有研究团队提出的 Bayesian Optimal Interval Design with Informative Prior（iBOIN）设计，通过整合对当前临床研究中各探索剂量水平毒性概率的估计值和先验有效样本量的信息进入 BOIN 设计。主要步骤包括：第一步，在最低剂量水平或者事先规定的开始剂量水平入组受试者；第二步，在当前剂量水平下，根据当前剂量入组的受试者例数以及观察得到剂量限制性毒性（dose-limiting toxicity，DLT）的受试者例数，结合 iBOIN 设计的边界值确定下一批受试者的入组剂量水平；第三步，重复上面的过程，直到达到方案设定的最大样本尺寸或方案中设定的终止标准；第四步，试验完成后，基于报序转换后的毒性概率估计最接近目标毒性的剂量作为最大可耐受剂量（maximum tolerable dose，MTD）或Ⅱ期推荐剂量（recommended phase 2 dose，RP2D）。基于以上步骤，BOIN 设计实现了使用先验信息辅助临床试验设计，解决了Ⅰ期剂量探索试验中出现的不同挑战和问题。

2. 利用历史数据指导临床试验队列条件设计　研究设计为临床研究计划奠定了基础。临床试验的成本、效率和潜在成功完全取决于研究的设计和计划。人工智能和机器学习工具以及自然语言处理可以分析大量医疗数据，以评估和确定临床研究设计中的主要和次要终点。更好的研究设计会导向更可预测的结果，缩短开发的周期，以及通常更有效的研究。

生物制药公司正在采用一系列策略来创新试验设计。每一项临床试验都遵循研究方案，方案准确地描述了研究将如何进行。在试验过程中出现任何问题，以及方案修订，都可能导致试验延误数月，并增加成千上万的成本。在设计一项试验时，研究人员会依赖许多信息，如当前和过去的临床试验、患者支持计划和上市后监测，这些数据为试验设计注入了活力。人工智能技术在收集、组织和分析临床试验产生的越来越多的数据（包括失败的数据）方面具有无与伦比的潜力，可以提取有意义的信息模式来帮助设计。

一家初创公司将其人工智能产品描述为设计更好试验方案的数据驱动型指南。它使用自然语言处理和其他人工智能技术来收集分析公开可用的数据，如期刊论文和药物适应证，以及药械公司拥有的患者数据。通过这些数据，人工智能可以帮助到试验方案的各个方面，比如入组标准的严格程度，可能会影响成本、试验时间或参与者留存率等。例如，如果想检测一种糖尿病药物的疗效，对参与者糖化血红蛋白的最低水平要求不同，可能会导致不同的试验结果。当标准设定过低时，可能难以发现药物的效果。但当标准设定过高时，可能会导致符合标准的参与者过少。通过查阅文献，人工智能算法可以快速找到整个人群的糖尿病统计数据，帮助研究判定合适的水平。

（二）人工智能加速患者招募

1. 辅助大型社区癌症中心筛选合格被试　癌症的临床试验能够提高癌症患者生存概率和创新性卫生技术的医疗质量，然而只有不到 5% 的成年癌症患者会参加临床试验。此外，每 5 个实验中就会有一个因不能完成登记而停止。2015 年的一项研究表明，超过 40% 的临床试验的终止是因为被试入选率低，20% 是因为安全性或者是有效性问题。低入选率的原因包括了大量的资格标准限制和严格的试验纳入标准。社区癌症中心和医生在招募患者参加临床试验方面发挥着至关重要的作用。患者通常通过临床工作人员（如临床试验协调员）了解试验机会。然而，临床工作人员审查病历、治疗史、影像学资料和实验室报告以确定患者相关临床试验资格所需的时间可能会对临床试验的召集造成重大障碍。

确定符合复杂方案资格标准的患者是试验成功招募和入组的关键。然而，由于人工筛选患者需要大量时间，大多数诊所的人手不足。人工智能技术的新兴卫生信息技术如自然语言处理和机器学习，可以在临床试验匹配和登记过程中发挥重要作用。在肿瘤学实践中，为癌症临床试验匹配设计的临床决策支持系统能够帮助研究项目经理、试验协调员、主要研究者和癌症护理提供者进行资格筛选。这种支持能够减轻研究和临床护理团队在时间和精力上的负担，但在向符合条件的癌症患者提供试验方面存在潜在障碍。方案通常包括许多复杂的纳入和排除标准，必须对每个患者进行评估，根据活跃的临床试验的数量，研究团队可能需要根据一长串可能的试验筛选评估患者。使用试验匹配工具自动化筛选过程可以减少筛选时间和研究团队疲劳，从而增加协调者的可用性，以解决其他患者在临床试验登记上的障碍。

沃森临床试验匹配系统（Watson for clinical trial matching，WCTM）是一种临床决策支持系统，旨在理解以自然语言编写的临床试验方案和来自电子病历的患者信息，并及时提供信息，以确定患者是否适合参加临床试验。来自 IBM 沃森健康公司、明尼苏达罗切斯特梅奥诊所等单位的研究人员主导了一项研究，使用 2017 年 5 月至 7 月间在一家学术医学中心的肿瘤医学诊所的乳腺癌患者队列的数据，用 WCTM 评估患者参加 4 个乳腺癌临床试验的资格。计算合格判定的准确性、敏感性、特异性、阳性预测值和阴性预测值。对手工筛选和系统之间的分歧进行了检查，以确定差异的来源，研究样本包括了 327 名乳腺癌患者。经研究人员验证后，该临床试验资格筛选工具的平均准确性达到 90.6%，研究表明，人工智能临床决策系统可以准确地自动完成资格筛查，并识别出具有多种临床特征的潜在合格乳腺癌患者，供临床试验使用。

2. 对儿童肿瘤患者的临床试验自动化资格筛选　大多数情况下，合格性筛选是人工进行的。人工合格性筛选通常需要对患者记录和试验标准描述进行长时间的审查，这是一个繁琐的过程，通常需要对患者记录进行劳动密集型的审查，这需要使用许多资源，会对一个机构造成重大的财政负担。临床试验阶段是药物开发中最昂贵的阶段。因此，在被试招募过程中效率的提高是非常重要的。大多数临床实践没有人手进行人工患者筛选，这也是临床试验招募的一个挑战。基于这些原因，自动预筛选和识别试验患者匹配，有望为转化研究带来巨大的好处。

辛辛那提儿童医院进行了一项研究，收集了 2009 年 12 月 1 日至 2011 年 10 月 31 日期间辛辛那提儿童医院登记的 55 项肿瘤患者临床试验的资格标准。同时，用合格性筛选算法从电子健康记录数据字段中提取临床和人口信息，以代表同一时期接受癌症治疗的所有 215 名肿瘤患者的情况。然后，自动资格筛选（eligibility screening，ES）算法将试验标准与患者档案进行匹配，以确定潜在的试验-患者匹配。在 169 个历史试验患者入组决策的参考集上验证匹配性能，并计算工作量、精密度、召回率、阴性预测值和特异性，通过利用自然语言处理和信息提取技术，自动化资格筛选可以极大地提高肿瘤学家的试验筛选效率，并使经常被排除在试验登记之外的小型诊所能够参与试验。当试验进一步扩大范围时，该算法可大大减少开展临床研究的工作量。

3. 临床试验资格自动预审提高急诊科临床试验患者识别效率　临床试验对医学的发展至关重要。然而，对临床试验的了解和获取对患者和医生都构成了重大挑战。一些报告描述了利用电子健康记录信息加强试验招募的初步好处。但是在大多数情况下，资格筛选仍然是手工进行的。人工筛选通常需要对患者记录进行冗长的审查，这是一个繁琐的过程，给医疗机构带来了巨大的经济负担。在一个繁忙的临床护理中心，筛选患者进行无偏见的临床试验的任务需要大量人力。对制药公司来说，临床试验阶段是药物开发中最昂贵的部分，任何在招聘过程中效率的改善都将是非常重要的。基于这些原因，根据 EHR 信息自动识别符合条件的参与者对转化科学有很大的好处。

辛辛那提儿童医院医疗中心生物医学信息学部、儿科急诊部的研究者收集了 2010 年 1 月 1 日至 2012 年 8 月 31 日期间 13 项随机选择的、积极纳入患者的疾病特异性临床试验的入选标准。同时回顾性地从电子健康记录中选择了包括人口统计数据、实验室数据和临床记录在内的数据字段，以代表同一时期所有 202 795 名急诊患者的概况。利用自然语言处理、信息提取和机器学习技术，自动化的资格筛选算法识别出符合试验标准的患者，以减少工作人员筛选的候选人池。算法识别的结果，在医生生成的试验-患者匹配金标准和历史试验-患者入组决策参考标准（其中评估了工作量、平均精度和召回率）上得到了验证。通过将自然语言处理、信息提取、机器学习技术应用于资格标准和患者的电子健康记录，与人工审核相比该方法在患者队列识别中实现了 92% 的工作量减少，并实现了试验筛选效率提高 450%。这项工作也验证了自然语言处理、信息提取、机器学习在真实数据集中的有效性。因此可以假设当自动化合格性筛选方法投入生产时，将有可能在减少临床研究时间的方面产生重大影响（图 11-3）。

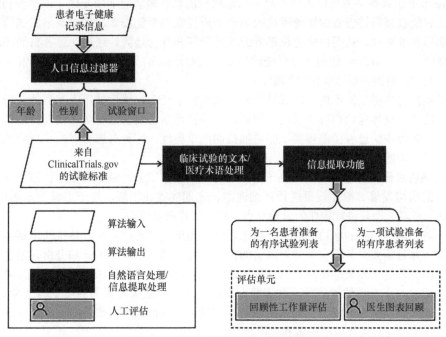

图 11-3　临床试验资格自动预审流程

（三）人工智能辅助临床试验跟踪及随访

1. 可穿戴式设备监测　2020 年，国家药品监督管理局组织发布的《真实世界证据支持药物研发与审评的指导原则（试行）》明确了真实世界数据的来源包含但不限于来自移动设备端的数据，如可穿戴设备监测受试者获得的相关数据。近年来，学界对通过使用可穿戴设备对临床试验中的受试者进行远程监测的讨论，已经引起了很大反响。可穿戴设备支持生命特征的连续性收集，可以为药物疗法和治疗方案的长期、现实世界影响提供独特的见解。在试验中使用可穿戴设备也存在许多挑战，包括访问可穿戴设备的原始数据、验证可穿戴设备的数据、处理和分析海量可穿戴数据，以及数据安全等。由于机器学习、深度学习等人工智能算法用于处理和分析可穿戴设备的数据，大大提升了可穿戴设备用于临床试验监测的有效性和可行性。

在临床试验中，常用的可穿戴设备包括活动记录仪、智能手表、智能手环等。这些设备的功能以及这些临床研究中要分析的数据类型包括活动跟踪、心率、心率变异性、睡眠、血糖监测、触觉、汗液分析、电刺激、紫外线跟踪和压力传感器等，常被用于心血管疾病、神经科学、睡眠、疼痛等领域的临床研究。可穿戴健康监测器与智能手机的集成提供了越来越多的实时收集和存储健康数据的能力。在研究环境中，这有可能更快地向研究人员提供数据，并提高记录保存的准确性，因为它不依赖于人工记录数据。此外，通过使用将患者手动收集数据或进行临床试验现场访问的要求降至最低的技术，能有效面对各种突发疫情风险下开展临床试验的挑战。

2. AICure　基于机器视觉和深度学习算法的人脸识别技术是人工智能领域相对成熟的技术之一，也是商业应用最早开始应用的领域之一。AICure 是一家专注于改进临床试验的人工智能和高级数据分析公司，其核心产品就是利用人脸识别技术提升临床试验追踪。

对于临床药物研究人员来说，由于长期服用药物使得很多患者可能不按照研究人员设定的时间和药量来服药，研究人员无法正确评估药物在临床试验中的作用，进而影响临床研究结果；另外，在医院，护士有相当一部分工作时间都花费在护理患者服药上，这对于医院来说也是一大部分精力的浪费。针对患者用药依从性差的问题，AICure 正是利用人脸识别及机器学习技术来切入解决。

AICure 推出了其数字生物标志物平台，以远程检测患者病情的细微变化。该平台利用计算机视觉和人工智能直接通过患者的智能手机收集和分析视觉与听觉线索，以提高临床试验数据完整性所需的频率和准确性，从而精确定位患者的关键反应和行为趋势。通过在患者自然环境中汇总临床上合理的见解，AICure 使制药公司能够提高他们对疾病症状、药物剂量副作用和分层疾病变化的理解，最终支持改善健康和试验结果。

智能手机向患者提出简单的问题或让他们完成简短的任务，然后使用人工智能分析行为，如响应时间、情感、身体运动和言语模式。例如，许多神经系统疾病都有明显的视觉症状指征。平台可用于测量帕金森病患者面部震颤或眼睛抽搐的严重程度。这种对患者对治疗反应的高度敏感测量提高了试验数据在就药物影响提出声明时的有效性。

3. 智能随访机器人　无论是面向临床治疗还是面向临床试验，临床医生经常需要在患者就诊之后对患者的病情发展、治疗效果进行持续性的、定期观察和了解，给予患者一定的诊后指导，并且需要通知患者到医院进行定期的复检复查，这一工作就是随访。

早期的随访通过信访和家访等方式，后来逐渐采用电话或短信随访。传统的电话随访需要大量人工工作，并且需要医务人员手动对随访的内容进行记录、整理、统计和分析，增加了医务人员的工作负担，并且工作效率不高。在这种随访方式下，医务人员无法及时地了解患者的病情发展与健康状况，对于患者的健康教育和指导存在滞后性，诊后医疗服务的质量与效率有待提高。因此，基于人工智能技术的随访机器人的应用，可以帮助医护人员对患者进行追踪观察，有利于提升临床试验追踪与随访环节的质量和效率。

智能随访机器人，通过在院内部署随访服务，与医院各个信息系统的数据对接，通过人工智能技术对患者进行精细化的管理，制定个性化的随访计划，并自动对患者进行随访。智能随访机器人的功能主要有智能对话、话语库、智能分类、数据统计、语音记录、任务管理、语音智能分析等。

三、人工智能在数字医学研究中的应用

20 世纪 90 年代起，医疗健康领域的专家学者在医学领域研究、临床诊断治疗、医疗技术操作等方面不断使用数字化技术进行研究和实践，如今数字化技术已经全面进入医学研究的各个学科领域，目前数字医学研究内容包括数字人与数字解剖学的相关研究、人体建模与仿真、医学影像学研究等，人工智能作为最新的数字化技术，在数字医学研究中也发挥着越来越重要的作用。

（一）人工智能辅助数字化虚拟人构建

虚拟人（数字人）是指将人体的解剖形态、物理功能、生理功能实现虚拟数字化，是医学领域与信息技术、人工智能技术、计算机技术交叉融合应用的重要方向。目前研究成果较为成熟的是具有数字化解剖形态的三维可视化人体，能够清晰看到人体器官组织结构，物理功能和生理功能数字化仍在持续研究的过程中。

1. 国际第一例可视人　随着数字化医疗的不断发展，1989 年美国国立医学图书馆（National Library of Medicine，NLM）召集专家讨论并提出可视人计划（visible human project，VHP），目标是构建人体数据数字图像库，利用动态三维图像对传统的二维医学图像进行补充，为研究人员增加新的视角，支持相关多学科领域研究。1994 年，NLM 宣布成功建立了国际第一例可视人数据集。

该数据集包含一个男子尸体的前位放射学影像、磁共振影像、计算机断层扫描影像以及解剖顺序断面图像，存储容量约为 15GB。VHP 男性数据集以 1.0mm 间距切割得到 1878 层横断面，

得到的解剖细节超过当时所见的临床图像，可称为高分辨率的人体解剖图像库。其技术流程包括可视人数据库构建和多层次图像处理两大环节：①可视人数据库的构建环节，先采集CT、MRI、单光子发射计算机断层成像（single-photon emission computed tomography，SPECT）、切片光学照相等数据，再进行多源图像数据处理和统一管理，最后搭建数据库；②图像处理环节，包括图像配准、分割与三维重建等关键步骤。通过三维数字解剖图谱的设计，人体结构能够以照片、临床影像、横断面、冠状面、矢状面影像等形式进行展示。VHP数据集可作为外科手术规划研究、放射学吸收和治疗研究、人体力学研究等的建模基础。

2. 中国数字人 由于国外人体模型与中国人的组织结构存在人种差异，无法完整展现中国人的特点。经过2001年第174次香山科学会议和2003年第208次香山科学会议研讨，一致认可中国开展"数字化虚拟人体研究"的必要性，启动了定位为具有中国特色数字人的研究工作。研究课题由中国科学院计算技术研究所、第一军医大学、首都医科大学、第三军医大学等单位合作开展。

该研究充分应用我国在人体切削加工方面的高精度机械产品研制方法获取高精度数据，并解决标本血管灌注、图像配准、图像分割和海量数据处理等主要关键技术，建立起精度最高达到0.1mm/层的中国人体尸体切片数据库。目前基于上海、重庆、广州地区，已采集和研发出8套能代表中国人种特色的数据集，切片间距为0.1～1.7mm，切片总数为1058～8556张，存储容量达到1.2～161.6GB。利用这些可视人数据，开展了一系列有关运动系统、消化系统、呼吸系统、泌尿生殖系统、神经系统、循环系统的三维可视模型及解剖结构医学研究。此外，通过活体志愿者的影像建模技术构建了第二代虚拟人，采用生理功能仿真、人体运动行为的数字化精准捕捉、有限元分析等技术实现活体物理与生物力学特性、病理生理和动力学反应的模拟。

3. 数字人虚拟解剖台系统 人体解剖学是医学从业者了解人体各系统器官的重要基础，通过对人体器官、组织的空间位置、形态结构特征、毗连关系及功能的了解，为认识人体生理功能、病理发展以及实施外科手术等提供理论基础。人体解剖学教学课程中，通常是采用形象直观的尸体解剖和标本观察方式，但是这种教学方法往往会面临人体标本缺乏、标本使用寿命短暂、学生学习解剖学知识时间不足等问题。人工智能技术的高速发展为解剖学的教育提供了一种新的手段。

数字人科技公司构建了一套采用数字化三维重建技术虚拟人体结构的解剖设备。虚拟解剖台系统对中国人体断层解剖数据集中的所有器官采用计算机自动提取加人工干预调整的方法对解剖组织结构进行边界分割获取轮廓线，再将二维断层面图像进行三维面绘制重建还原人体结构。基于国际领先的高精度数据，重建后的精度达0.1mm，断层数量达17 000层，一些传统解剖难以观察的细微结构也可清晰展示。系统集成多种医学可视化资源、人机交互技术，通过1∶1尺寸的交互界面和多个组合交互功能，可以实现不同方位和层次的人体结构任意角度剖切和观察，同时为不同解剖结构提供了中英双语标注，能帮助使用者快速建立解剖学知识体系。

（二）人工智能辅助人体建模仿真

人体建模与仿真常根据应用需要面向不同的器官或生理系统进行，常见的有人体心血管系统的建模与仿真、骨骼肌肉建模与力学分析，以及虚拟手术仿真等。

1. 人工智能辅助非侵入式的血流参数获取 心血管系统是人体生理系统的核心，也是较早并较为成功地应用建模仿真研究的生理系统之一。由于血液流动、动脉壁力学和压力波传播以及它们之间的相互作用能够表征心血管系统功能，大量学者建议使用人体内置传感器的方式实时监控动脉血流速度和血管壁位移，从而监测患者的健康状况，但这种技术成本极高，且人体部分区域难以放置探针（如大脑动脉或子宫盘动脉）。因此许多研究聚焦非侵入性的测量技术展开。最新的研究利用先进的四维磁共振成像可以恢复出全三维速度流场信息，但对于一些关键的变量，如压力，只能使用侵入式技术获取。

宾夕法尼亚大学的研究团队提出了一个基于现有物理知识的机器学习算法，通过处理非侵入性的四维磁共振血流成像获得的嘈杂且分散的血流速度和血管壁位移测量数据，直接生成物理上一致的流量和压力波的传播预测。模型在一个现实的临床案例中进行了测试，生成的结果与实际测量的结果基本一致。相比于传统的计算流体力学模型，该方法不需要繁琐的计算网格生成，也不需要精确的边界条件，还能预测出网格中每个时间点或空间点的所有感兴趣的量。此外，由于机器学习算法的特点，第一次进行训练花费的时间较长，之后在其他患者身上可以采用迁移学习的方法，能够缩短花费的时间。

2. 人工智能辅助人体骨骼肌力学仿真 随着全民健身运动成为一种时尚，越来越多人开始加入到体育锻炼当中，运动康复的需求日益增加。基于生物力学的人体运动研究在医疗康复中有广泛应用，研究基于生物力学方式驱动人体运动能为运动功能障碍患者治疗提供有效帮助。人体骨肌系统生物力学仿真能为一系列包括骨肌系统损伤机制、患者功能重建和康复在内的医学问题提供技术分析与临床指导。

上海交通大学王成焘教授团队开发的人体骨骼肌系统生物力学仿真平台实现了在计算机三维虚拟空间内构造力学数字人并仿真人体行为运动，给出人体骨肌系统中的力学信息。该平台利用图像处理技术对"中国可视化人"的数据图像完成人体全身骨组织轮廓提取、三维几何建模，建成了人体全身骨肌系统生物力学模型，另取活体样本建立了多个包括头部、上下牙列、足部骨肌在内的专项模型并融入平台数据库。力学虚拟人仿真平台提供全身或局部的力学分析，此外，提供接口实现人体个性化模型。使用者可以利用平台中的力学模型实现人体骨肌系统运动仿真、运动测试与修正、力学分析与肌肉力估算，力学虚拟人平台的使用可以有效辅助临床运动研究与康复。

3. 基于有限元分析的人体建模仿真 有限元模型是人体仿真的常用模型，相比于质量弹簧模型具有更好的计算稳定性，相比于几何变换模型能够更好呈现人体的生物力学特性。具体地，有限元法在人体仿真中主要用于生命科学定量研究，尤其在人体生物力学研究中发挥了重要作用。以有限元法在骨关节受力研究中的应用为例，应用影像重建三维建模软件建立三维模型，通过有限元分析对医学骨科的各种手术情况进行数字模拟，最终得到受力模型的应力和位移数值，为医学临床的诊断提供参考依据。

结合人工智能方法开展的有限元分析方法多，比如针对复杂非线性结构动力学系统建模问题，可以将线性部分用有限元进行建模，非线性构件用神经网络描述（如输入非线性部件状态变量，输出其恢复力），再通过边界条件和连接条件将有限元模型部分和神经网络部分结合，得到杂交模型。另一种方法是首先通过有限元建立多种不同的模型，再将模态特性（即设计要求）作为输入变量，将对应的模型结构参数作为输入变量以训练神经网络，利用神经网络的泛化特性，得到设计参数的修正值。

2006 年开展了建立人体腿部的数字化模型来分析研究矫形外科手术中人体腿部的生物力学特性的研究工作，从而为外科手术培训和手术预演的研究提供重要手段，以改进操作者的学习曲线，提高手术的成功率。主要研究内容包括根据腿部各组织的解剖学形态，对预处理后的 CT 图像三维重建算法实现腿部骨骼及皮肤组织的形态学三维重建。根据关键组织的三维重建结果，采用有限元方法自下到上地建立骨骼、皮肤和部分软组织的生物力学模型。针对有限元模型计算量大、实时性差、难以与现有系统集成等缺点，采用神经网络算法，实现从有限元模型到 BP 神经网络模型的映射，并与已有基于 JAVA/JAVA3D 开发的机器人仿真模型进行无缝集成。最终，建立机器人辅助骨外科手术仿真实验平台，对模型的正确性及系统实时性进行验证。

（三）人工智能赋能医疗设备改进

1. 人工智能推动影像设备采集效能

（1）CT 低剂量成像：可在诊断成像中减少患者接受的辐射剂量。目前，通过剂量优化，低剂量 CT 扫描在诊断性能和特征能力方面与普通 CT 扫描相当，超低剂量 CT 可以达到接近普通胸部 X 射线的剂量水平。但是低剂量 CT 的主要问题是受图像噪声影响较为严重，因此近年来，机器学习多应用于将低剂量 CT 图像转化为高质量图像。使用 CNN 可以从低剂量 CT 中重建出低噪声且与正常剂量相当的 CT 图像，首先输入二维或三维图像，多层卷积网络可提取出结构细节特征如边缘、物体边界以及多种空间的纹理模式，随后池化层对多种特征进行融合与降维，最终通过全连接层输出图像。其他基于 CNN 的变体陆续提出，以解决输出的图像过于平滑，部分结构细节丢失的问题。如带有多层叠竞争模块的网络 SCN（scale-wise convolution）加强了局部结构细节的重建，带有残差模块的 DP-ResNet（domain progressive 3D residual convolution network）使用了两个残差网络分别在投影域与图像域，在解决梯度平滑问题的同时进一步降低了投影空间中的噪声以及图像中的条状伪影。上述网络的训练集数据需要在不同剂量下的多次采集的图像，这会导致患者接受更多辐射剂量并且采集之间存在定位错误问题。CycleGAN（cycle generative adversarial networks）可以在没有对齐的配对图像的情况下学习低剂量和正常剂量图中心脏相位之间的映射。由于心脏运动的原因，这些相位并非完全对齐，这个方法有效地降低了低剂量心脏图像的噪声，同时可以校正结构变形。

（2）MR 快速成像：在磁共振成像中，为了获得较高的图像分辨率，图像的采样空间（通常称为 k 空间）需要填充更多信息，这往往需要更长的扫描时间。加快 MRI 采集速度可以显著缩短扫描时间，并潜在地减少被试产生的运动伪影和信号丢失。传统的 MRI 快速成像方法有并行成像、非均匀快速傅里叶变换（fast fourier transform，FFT）、压缩感知以及 low-rank 等方法，利用各类数据将采样模式加快 k 空间中轨迹的填充速度，随后使用相应算法补全 k 空间的点，但是此过程容易丢失空间中的细节信息，引起图像模糊等问题。近年有多种基于神经网络的方法被提出，替换传统的图像重建算法，显著地改进了重建的效果，也使 k 空间的采样轨迹更加灵活。

基于生成式对抗网络（generative adversarial networks，GAN）的加速磁共振成像（accelerated magnetic resonance imaging，AMRI）方法使用了对抗神经网络来填充任意欠采样的 k 空间信息，填充后的 k 空间通过快速傅里叶变换变换后输入判别器，在图像域与全采样图像计算损失函数。与传统方法相比，AMRI 方法可重建出无明显伪影的图像细节，并且有更高的峰值信噪比。

多通道 GAN 网络利用了多通道接收线圈中的所有 k 空间复数矩阵信息，重建出的图像相比于传统并行采集有更低的背景噪声。但是上述网络属于有监督的方法，其训练需要有相配对的全采样数据，最近提出的无监督 GAN 重建方法只需要输入欠采样的 k 空间数据，其生成器产生的信号经过 FFT、敏感度编码以及一个随机采样模板后，构建出新的欠采 k 空间，判别器随后将此空间的信号传递给生成器。卷积递归神经网络可用于重建出动态的心脏 MR 图像，通过学习不同帧图像的时空依赖关系，从高度欠采样的 k 空间数据中重建高质量的心脏 MR 图像，此方法在不同的欠采样率下，在计算复杂性、重建精度和速度方面均优于 3D-CNN 方法和压缩感知算法。

2. 人工智能优化影像设备图像质量

（1）超分辨率成像：在各类医学图像中，空间分辨率通常受到成像时间、放射剂量以及成像设备硬件的限制。因此，通过超分辨重建方法在有限的条件下获得高分辨率的图像，可大大减轻临床的采集压力，并帮助医生进行更精细的诊断。

从低分辨率的影像结构中重建出高分辨率结构属于不适定问题，目前的超分辨算法按源数据不同可分为单图超分辨方法以及多图超分辨方法。单图超分辨算法对单张图像超分辨，多图超分辨算法利用了多张图像之间的全局或局部的几何特征，基于信息融合在低分辨率图像的亚体素中使用插值、频域或正则化方法重建高分辨率图像。

在图像处理领域中，通常使用基于卷积神经网络、残差网络、GAN 等算法对图像进行上采样等操作以提高分辨率。最早提出的超分辨率算法（super resolution convolutional network，SRCNN）使用了三层卷积神经网络，第一层网络用于分块提取和表示低分辨率域的特征，中间层进行非线性映射方程的近似，第三层重建输出超分辨图像。随后各类改进的网络被提出，根据医学影像的具体数据特点被应用在 CT、MRI、视网膜眼底成像、电镜成像、内镜等各类模态中。例如，为解决二维脑 CT 图像的超分辨率和去噪问题，一种改进的 U-Net 可以有效地避免由于网络初始化不当造成的局部最小值。MRI 的脑结构图中包含不同对比度的图像，多对比度的神经网络可以根据低分辨率 T_1 加权图像和 T_2 加权高分辨率图像估计出多对比度 T_2 加权的超分辨图；一种多尺度融合的卷积网络，有助于重建具有不同尺度特征的超分辨率 MRI 图像；将 SRCNN 从二维拓展到三维，可以更好地重建三维空间的 MRI 图像；临床采集的二维 MRI 图像通常在层面内分辨率较高而层间分辨率低，一种扩展的 SMORE 网络使用一个各向同性的三维退化核，分别构建超分辨和解混叠任务，同时对成像空间进行三个维度方向的求解，可重建出三维均是高分辨的 3D 图像。视网膜血管图像的超分辨使用了一个结合了显著图的 GAN 进行，根据图像曲率和像素熵来估计的显著图可被视为先验信息，提高了网络的估计精度。在内镜的深度测量中，一种超分辨方法可将 RGB 图像和稀疏的光谱信号融合，将信息密度较高的 RGB 图像补充进光谱维度中，达到在光谱上进行超分辨的目的。

（2）图像降噪：医学影像对成像质量的要求较为严格，任何成像区域的信息丢失可能导致疾病的鉴别和诊断受到影响。然而受到成像设备的工程因素、信号处理算法等影响，医学图像容易受到各类噪声和伪影的干扰。图像噪声指像素值的随机变化，它可以是频率分布均匀的随机或白噪声，也可以是由后处理算法引入的特定频率噪声。当成像部位较小且对比度相对较低时，噪声在图像中的分布尤其明显。因此，医学图像的去噪是必不可少的，并已成为医学成像系统的一个必备预处理步骤。

MRI 中的各类图像常受到不同程度的干扰。一个从 500 幅带高斯噪声的 T_1 加权结构数据集中训练的带有跳跃连接的自动编码器，其消除噪声的效果优于传统去噪的方法。在注射造影剂的大脑动态对比度增强图像的处理中，一种使用组合深度神经网络的方法可以将造影剂随时间变化的代谢曲线进行多个维度的分类，从带有噪声的时空域高度欠采样图像中直接输出药代动力学参数图。深度学习方法还被用于伪影检测，如 MR 谱成像中的伪影检测与消除、被试头部运动伪影与变形的自动校正等。

四、人工智能在真实世界研究中的应用

近年来，真实世界研究（real world study，RWS）在医疗领域尤其是医药领域备受关注，真实世界数据（real world data，RWD）和真实世界证据（real world evidence，RWE）在健康医疗决策的制定中扮演越来越重要的角色。RWD 是指来源于日常所收集的各种与患者健康状况和（或）诊疗及保健有关的数据，而 RWS 就是针对预设的临床问题，对 RWD 进行恰当和充分的分析获得 RWE 的研究过程。随着医疗健康信息化技术的飞速发展，卫生信息系统、医保系统、可穿戴健康设备等成为了 RWD 迅速积累的来源，然而，真正的挑战在于从数据中获得有意义的见解。人工智能技术可以学习 RWD 中的关键特征，从而得到有助于临床决策产生的证据。

（一）大规模协同研究平台

在 RWS 中应用人工智能技术的过程中，除了人工智能方法需要被正确地应用，数据选择的正确性（无偏差）也至关重要。因而，大规模的、多中心的协同研究平台应运而生，以下介绍几个有代表性的大规模协同研究平台。

1. 观察性健康医疗数据科学与信息学联盟 观察性健康医疗数据科学与信息学（Observational Health Data Sciences and Informatics，OHDSI）联盟是由美国哥伦比亚大学发起的一个世界性非盈利研究联盟，专注于研究开源的多维度医疗大数据处理与分析方案，利用大规模数据挖掘方法来提升临床医学数据价值，旨在促进跨学科、跨行业的多方合作。自 OHDSI 联盟成立以来，已有 2700 余位来自美国、加拿大、澳大利亚、英国等 21 个国家和地区的学术界、政府和产业界的研究者和上百个组织机构，高校，医院和公司企业参与了 OHDSI 全球协作网络，协作研究累计发表论文上百篇。OHDSI 的数据网络涵括了来自 19 个国家和地区的 21 亿条患者记录，这些记录组成了超过 150 个数据库。OHDSI 的合作者可访问拥有超过 10 亿患者的网络，以生成有关医疗保健

各方面的数据。世界各地的患者和临床医生以及其他决策者每天都在运用 OHDSI 解决各类医学问题。

OHDSI 开源了 Common Data Model、Atlas、White Rabbit、Achilles、Vocabulary 等工具。其中观察性医疗结果合作组织（Observational Medical Outcomes Partnership，OMOP）标准化术语集（OMOP standardized vocabularies）是 OHDSI 研究网络的基础部分，也是 OMOP 通用数据模型（OMOP common data model，OMOP CDM）的组成部分。OMOP CDM 制定了一套标准的观察性健康医疗数据存储格式，通过规范数据内容来实现方法、定义和结果的标准化，为远程协同研究和分析奠定基础。借助于 OMOP CDM，不同来源（如患者信息系统、文本电子病历、实验室检验信息系统等）的观察性健康医疗数据通过抽取、转换和加载（extraction transformation loading，ETL）过程后以标准化的格式存入数据库，用于后续的数据查询与分析。OHDIS 通过 OMOP CDM 构建医疗健康观察、分析与分享的环境。

最早的基于 OHDSI 网络的研究中，哥伦比亚医学中心的研究团队研究分析了三种慢性疾病的治疗途径：糖尿病，抑郁症和高血压。他们对美国、英国、日本等国家的多个医疗机构电子病历数据进行分布式建模，然后将结果集中聚合用于分析。研究结果发表在《美国国家科学院院刊》（*Proceeding of the National Academy of Science*）上，是有史以来规模最大的观察性研究之一。该研究揭示了同种疾病在治疗方法选择上的巨大地理差异和患者异质性，这是以前从未观察到的。佐治亚技术研究所的研究团队利用 OHDSI 研究了苯妥英钠和左乙拉西坦这两种抗癫痫药物引发血管性水肿的风险。他们从 10 个电子病历数据库中筛选出 276 665 名服用左乙拉西坦的患者以及 74 682 名服用苯妥英钠的患者，构建了研究队列，经过倾向评分匹配后计算血管性水肿风险比率。结果表明左乙拉西坦与苯妥英钠有相同或更低的血管性水肿风险。

2. 以患者为中心的临床研究网络 美国以患者为中心的临床研究网络（patient-centered clinical research network，PCORnet），是由患者导向医疗质量研究所（patient-centered outcomes research institute，PCORI）创建，旨在实现国家监测、促进质量改进和进行有效性对比研究的平台。

PCORnet 的基础设施目前已经建立，由多个大型临床研究网络（clinical research network，CRN）和一个协调中心形成一体化合作伙伴关系。数据可通过 CRN 的分布式研究网络访问，并由协调中心提供支持。截至 2022 年 1 月，PCORnet 已收录美国超过 6600 万患者的健康医疗数据。协调中心由杜克临床研究所（Duke Clinical Research Institute）和哈佛朝圣者医疗保健研究所（Harvard Pilgrim Health Care Institute）合作组成，旨在支持 PCORnet 的基础设施和研究。协调中心负责维护 PCORnet 公共数据模型，确保分布式研究网络的数据质量，开发可重复使用的分析工具以有效地从网络获取数据，支持利用网络的研究项目的设计和实施，提供后勤支持，并为利益相关者的参与制定指导原则和最佳实践。同时，协调中心还充当网络的中心枢纽，通过共享通信、会议和倡议将不同的网络、机构和患者聚集在一起。

PCORnet 倡导和实施更为精简、实用的临床试验，充分利用真实世界数据，借助专业的研究团队，提供真实世界证据，回答对公共卫生具有直接意义的重要临床问题。ADAPTABLE 是第一项由 PCORI 资助、使用 PCORnet 进行的真实世界实效性随机对照研究。该研究旨在比较两种常用的阿司匹林剂量（325mg 和 81mg）在降低患者全因死亡、心肌梗死住院或卒中住院中的作用。该研究通过 PCORnet 在 40 个研究中心使用电子健康记录数据识别患者，最终招募了 15 076 名心血管疾病患者，并通过门户网站随机分配阿司匹林剂量。其中，所有的随访均通过邮件或电话通话方式进行，终点事件通过各中心公共数据模型中的电子健康记录、患者报告信息、医疗保险数据等多种途径确定。该研究采用的全新临床试验设计，更有效招募并随访研究对象，极大程度减少研究成本，为未来大数据时代的临床研究提供了新的思路。

3. All of Us Research Program 2016 年 10 月，美国国家卫生研究院（National Institutes of Health，NIH）在其精准医学计划中提出"All of Us"研究计划（官网：allofus.nih.gov），强调健康医疗研究的共同价值和成果分享，旨在促进精准医学研究、改善健康状况。

"All of Us"计划鼓励全美上百万民众积极参与并贡献他们的健康信息数据，帮助科学家研究和探索如何防治疾病。跟专注于某种疾病或特定人群的传统医学研究不同，本计划的参与者涵盖各个种族、年龄和性别，不同健康状态、生活习惯的人群，从而建立人类多样性健康数据库，其中收纳了成千上万针对各种健康状况的研究成果。截至 2022 年 1 月 13 日，全美已经有 45 万人参与到"All of Us"研究计划中，其中少数种族（非白色人种）占比超过一半。它有助于分析具体疾病产生的关键因素，针对不同人群制定最合适的治疗方案，以及针对需求推荐合适的临床研究等。

对于研究人员，"All of Us"计划不仅可以提供包括生物学样本和电子病历在内的丰富数据，还能追踪参与者们随时间记录的身体、疾病和诊疗状况，研究人员既可以访问原始数据，也可以使用已经清洗和标注好的数据。同时此研究项目还搭建了功能强大的计算平台，可以在保证数据安全的环境下进行复杂的数据分析。截至 2021 年 9 月，已经有 27 篇基于该计划的论文发表。

"All of Us"计划也特别强调健康医疗数据的隐私与安全，储存到生物库中的数据会抹除掉参与者的个人信息和可以确定身份的生物识别特征。研究人员可以使用生物医学领域中常用的计算工具，但不能将任何数据以任何方式带离系统。同时，它用加密手段和保密证书相结合的方式实现对数据的保护，保密证书用于禁止 NIH 及其合作伙伴、政府机构共享任何数据。

（二）真实世界研究中人工智能方法

随着近年来人工智能技术的飞速发展，几乎所有的机器学习或深度学习算法都可以在 RWD 分析中找到用武之地。比如自然语言处理的算法可以用来处理患者病历文本或医学文献，影像组学或卷积神经网络等算法可以用来分析医疗影像，贝叶斯方法、基于树的方法可以用来分析结构化的临床数据等。这些基础算法在医学研究中的应用案例可以参见本教材的其他章节，本小节将重点从真实世界研究的几个特点的维度来介绍 RWS 中的人工智能方法。

1. 隐私计算　随着大数据时代的到来，为了提高研究质量，临床研究的主流范式正逐渐从单中心模式转变为多中心模式，以促进特定研究（如罕见病）的开展，提高研究结果的可重复性和普适性，以及发现新的知识。然而，由于患者数据高度敏感，到目前为止，隐私泄露问题仍然是开展多中心临床研究的主要瓶颈，因此需要利用隐私保护计算技术来实现跨机构临床数据的"可用不可见"。

按照技术种类划分，当前的隐私保护多中心临床数据分析研究大致可以分为以下 5 类：

（1）利用或借鉴了联邦学习方法的隐私计算方案，以 i2b2 的数据共享网络（SHRINE）和群体学习（swarm learning）为代表。其中，各医疗机构仅共享其本地的中间结果（统计量、参数更新量），从而在不暴露原始数据的前提下实现元分析和预测模型构建。这类方案的主要问题在于，暴露的中间结果可能会受到推断攻击的影响，从而影响到部分患者的隐私安全。

（2）差分隐私方法，代表解决方案包括了美国加州大学圣地亚哥分校和英伟达的合作研究。通过向待传输的中间结果加入一定量的噪声，差分隐私方法能够确保任何入组患者的存在与否不会对该结果产生统计意义上的影响，从而保证攻击者无法从中推断出任何个人信息。然而，在很多实际临床研究场景下，安全性和数据可用性会存在无法兼顾的问题。

（3）机密计算方法，代表为加拿大曼尼托巴大学研究团队的相关研究，即：在第三方服务器中的一个可信任"飞地"上存储需要保护的执行代码和多中心研究数据，通过基于硬件的访问控制来避免未经授权的访问和篡改，从而保护患者隐私。然而，鉴于最近不断涌现的针对可信执行环境的有效攻击手段，这类方案在实际应用中会存在严重的安全隐患。

（4）基于多方安全计算的隐私保护临床/基因数据分析方案，代表为美国麻省理工学院研究团队的相关研究。在多方安全计算中，敏感数据在所有参与方之间被秘密地共享和分配，使得各参与方能够在不透露中间值的前提下对数据进行联合分析。这类方案的主要问题在于，可能会受到大规模合谋攻击的影响。

（5）基于同态加密的解决方案。同态加密是一种允许对加密信息直接计算而无须先行解密的特殊加密方法。其计算结果同样以密文形式呈现，且解密得到的明文结果与未加密数据的计算结果基本相同，因而能够在保证数据安全的同时实现数据利用。代表方案包括瑞士洛桑联邦理工学院让-皮埃尔（Jean-Pierre）教授团队以及浙江大学李劲松教授团队的相关研究。这类方案尽管非常安全，但受限于密文操作种类，目前仅实现了部分流程简单的分析方案。

2. 表型挖掘 快速增长的可互操作临床数据集，包括电子健康记录、医疗管理和医保记录，以及从临床研究中收集的人类表型数据，为开发高通量的电子表型方法提供了前所未有的机会。表型挖掘这一术语最先在 2006 年提出，当时美国启动了电子医疗记录和基因组学项目（electronic medical records and genomics network，eMERGE），并将大量精力用于使用 EHR 数据进行表型分析。表型挖掘的内涵还在不断发展。同时，鉴于表型挖掘在疾病知识发现、应用和临床研究中的重要作用，生物医学信息学研究社区已经为表型挖掘解决方案探索了几十年。早期的表型挖掘研究主要集中在病例确定或队列识别。当前表型挖掘研究的重点从识别转向表征，其目的是对已识别的患者群体特有的形态、生化、生理或行为特征进行精确和全面的表征。进行表型挖掘任务需要满足以下要求。

第一，表型挖掘需要提取细微的表型特征，如"矮小"、"体重增加不佳"、"鼻梁凹陷"和"杵状指"等。这些特征有时在结构化编码数据中可以获取，但更多时候只有在临床文本中准确记录。因此，自然语言处理对于识别丰富的疾病信息以完成表型挖掘至关重要。

第二，为了实现更丰富、更深入和更精确的表征，表型挖掘算法需要比传统的"黑匣子"计算解决方案更具表达能力和可解释性。因此，提取的表型需要使用各种临床术语或本体进行归一化。这就要求对医学概念进行规范化和标准化。

第三，表型挖掘需要处理广泛的数据类型，包括语音、视频、图像、基因组序列或生物学通路等。

第四，表型挖掘需要进行比病例对照分类更复杂的关联分析，可能涉及表型的时间轨迹表征，或基于其差异化表型、进展和临床结局识别疾病亚型。有学者将一种约束性非负张量因子分解方法应用于电子健康记录，以发现心血管疾病的时序表型。该研究从 12 380 名成年心血管疾病患者中，确定了 14 种表型亚型。通过与每一亚型的心血管疾病风险进行关联分析，发现了新的表型亚型特征，如维生素 D 缺乏、抑郁和尿路感染。通过生存分析，研究人员发现在 6 个最常见的亚型中，心血管疾病诊断后心肌梗死的风险不同，表明它们与有临床意义的心血管疾病亚型相对应。

第五，表型挖掘需要识别疾病与其共同表型特征之间的联系（即可以在不同疾病中观察到的表型），从而能够将不同疾病的潜在共同病因联系起来，并促进重要的应用，如基于疾病生理共性的药物再利用。

3. 仿真 RCT 随机对照试验（randomized controlled trial，RCT）一般被认为是评价药物安全性和有效性的金标准，并为药物临床研究普遍采用。传统 RCT 严格控制试验入组、排除标准和其他条件，并进行随机化分组，能够最大限度地减少其他因素对疗效估计的影响，所形成的证据可靠性高。但是 RCT 也存在局限性，其严格的入排标准使得试验人群缺乏对目标人群的代表性，从而导致其研究结论外推受限。并且传统的 RCT 通常样本量有限且随访时间较短，对罕见事件探测不足，需要耗费大量的人力物力，同时，对于一些罕见病及危及生命的重大疾病领域，传统 RCT 研究难以实施。随着医疗信息系统的普及逐步完善，真实世界数据不断累积，选择适用的真实世界数据开展临床研究为弥补传统 RCT 的不足提供了可能。

临床试验中患者入组是保证试验顺利进行的前提。但是通常临床试验的入组标准比较严苛，导致招募时间延长、药物研发成本增加、大量可能从临床试验中获益的患者因不满足入组标准而不能入组等问题。例如，在肿瘤临床试验中，约 86% 的临床试验项目难以在目标时间内完成患者入组，而在非小细胞肺癌领域，80% 的患者会因不满足严苛的入组标准而不能入组。

人工智能技术的发展为使用真实世界数据仿真 RCT 入组提供了新思路。斯坦福大学和基因泰克公司合作，利用人工智能技术实现了对入排标准选择的优化。研究人员利用人工智能技术，开发出一个开源的人工智能工具 Trial Pathfinder。该工具使用真实世界电子健康病历数据模拟临床试验,按照不同的入排标准进行患者筛选,采用逆处理概率加权的方法进行混杂因素调整,模拟患者入组过程,并估算不同入组标准下的相对风险比。该团队用 Trial Pathfinder 在包含 61 094 例晚期非小细胞肺癌(advanced non-small-cell lung cancer, aNSCLC)患者的电子健康病历数据中,采用已经完成的 NSCLC 的临床试验中的入组标准进行数据模拟,生成不同入组标准下的相对风险比,结果显示,很多常见的入组标准包括基于一些实验室检查指标的标准,对相对风险比的影响很小,而采用数据驱动的方式放宽入组标准,总的可入组患者增加近 1 倍,并且相对风险比降低约 0.05,并且数据驱动下放宽入组标准后,患者的相对风险甚至会降低,也就是说很多不符合最初试验标准的人,也有可能从该治疗方案中获益。通过该工具提供的数据驱动的方法,使得在试验设计阶段能够通过对已有入组标准的组合进行评估,为临床试验方案设计的入组标准设计提供信息,在适当放宽入组标准的情况下解决患者入组困难的问题,同时增加试验人群对实际患者人群的代表性,使得临床试验人群能够更精确地代表新药获批后最有可能使用该药物的实际患者人群。

4. 因果发现 传统医学研究通过随机对照试验判断干预措施与观察结果之间的因果效应。然而开展前瞻性的随机对照试验费时费力,且由于伦理可行性(如不能强迫一部分人吸烟),往往难以实施。面对以上困难,越来越多的研究者希望通过从观察性数据本身推断出因果关系。

在最近的机器学习领域的活跃研究中,因果发现已成为热点研究领域,常见的方法主要包括基于约束的方法、基于因果函数模型的方法等。基于约束的方法主要以美国卡内基梅隆大学格利穆尔(Glymour)教授和斯皮尔特斯(Spirtes)教授的 Peter-Clark(PC)算法,以及加利福尼亚州大学洛杉矶分校珀尔(Pearl)教授和维尔马(Verma)教授的 Inductive Causation(IC)算法为代表。后续有不少学者在此算法上进行了一些拓展和改进。但是这类方法有两个问题,一是穷尽所有节点之间的独立性测试是巨大的搜索问题,当结点数较多的时候计算量是不可接受的。第二个问题是,同属于一个马尔可夫等价类的图是无法区分的。这种情况下可借助基于因果函数模型的方法来考虑。

基于因果函数模型的方法则是从数据产生的因果机制出发,探索利用因果函数模型来识别因果方向。此类方法主要以线性非高斯无环模型(linear non-gaussian acyclic model, LiNGAM)、加性噪声模型(additive noise models, ANM)等为代表。近年来越来越多的研究者使用因果发现的方法开展医学研究。2018 年,暨南大学和堪萨斯大学医学中心合作提出了一种因果发现方法 McDSL,从电子健康档案中发现急性肾病第三期的关键风险因素。通过识别高危急性肾病患者,更好地对患者进行有针对性的干预措施。此外,匹兹堡大学团队使用因果深度学习模型还发现了 miRNA 在癌症中的功能影响。2020 年,中国科技大学附属第一医院的研究团队提出基于先验知识驱动的局部因果结构学习方法(prior-knowledge-driven local causal structure learning, PKCL),从临床数据中探索了 2 型糖尿病与骨矿物质密度之间的因果关系。通过将医学先验知识与发现的因果关系相结合,PKCL 无须长期进行医学统计实验即可获得更可靠的结果。2021 年,明尼苏达大学的研究团队提出了一种针对电子健康档案数据量身定做的因果发现方法,基于美国梅奥诊所的大量电子健康档案数据探索 2 型糖尿病相关的因果关系,并使用独立卫生系统 M Health Fairview 的数据作为外部验证集,与传统方法相比,更适合用于临床决策支持。

■(三)真实世界药物上市后再利用

药物研究是真实世界研究的重要领域之一。虽然 RCT 被视作药物评价的金标准,但它在真实世界中存在很多局限性,因此,如何利用 RWD 评价药物的有效性和安全性已经成为全球药物研发和监管领域关注的热点问题。本小节将聚焦于如何应用人工智能技术挖掘药物上市后产生的 RWD,用于上市后药物警戒和药物重定位。

1. 上市后药物警戒 药物警戒,是药物开发过程的重要组成部分,用于保护医疗保健消费者的健康和安全，并让制药商了解他们的产品在特定情况下可能引起的药物不良反应。药物上市后监测（post-marketing surveillance，PMS）主要包括药物不良反应（adverse drug reaction，ADR）信号检测以及对 ADR 的持续监测，研究类型主要分为以下三种：从自发性 ADR 报告或医学文献中挖掘 ADR；上市后 ADR 发现与监测；临床试验入组条件优化研究。PMS 依赖于来自 ADR 医学评估、医学文献、健康数据库和临床试验数据等来源的临床数据，电子健康记录、医疗设备数据、客户调查、保险，以及来自社交媒体和其他在线资源的数据等 RWD。人工智能将降低处理每个案例的成本，并释放宝贵的资源来处理更复杂和增值的任务。使用人工智能的大数据分析还可以帮助发现某些人群的药物事件关联，改进对潜在事件的检测，同时改进风险收益评估。自然语言处理方法是 PMS 研究中广泛使用的方法，弗罗里达大学研究团队开发了一种基于长短期记忆（long short-term memory，LSTM）的深度学习模型从临床文本中检测药物、不良事件（adverse event，AE）及二者之间的关系。北京协和医院的研究团队首先使用 NLP 来识别与他汀类药物治疗相关的 AE 患者，然后检查这些患者中继续他汀类药物治疗与死亡和心血管事件发生率之间的关系。针对诸如诊断、手术、医嘱、实验室检验等结构化数据，也需要机器学习的方法进行预处理和分析。在临床试验入组条件优化方面，很多研究也会采用 NLP 等算法来从 RWD 中提取信息，卡迪夫大学的研究团队使用结合基于规则的知识注入和机器学习算法的 NLP 系统来分析纵向患者记录，以确定相应的患者是否符合给定的临床试验资格标准。

2. 上市后药物重定位 药物重定位研究是真实世界药物研究中的另一大热点。诺贝尔奖获得者詹姆斯·布莱克（James Black）曾指出新药研发最好的基础就是从老药出发。药物重定位就是一种从已经批准上市或临床失败的药物中寻找新的药物-适应证关系的新药研发策略。由于这些药物已经通过临床试验证明了安全性，将其用于其他疾病的治疗将大大提高临床试验成功率，缩短新药申请的进程。自提出以来，药物重定位的外延不断被拓展，其中药物新适应证的发现是药物重定位最重要的方向。除了偶然发现，数据驱动是系统性药物重定位研究的主要途径，人工智能技术和手段在这个过程中发挥了重大作用。美国俄亥俄州立大学的张平教授团队提出了一种基于真实世界数据模拟临床试验来进行药物重定位的深度学习框架，通过整合深度学习算法和因果推理方法，这个药物重定位框架可以高通量扫描已经上市的药物是否可能有新的适应证。张教授团队将该框架用于扫描 11 万余例冠状动脉疾病患者数据，发现了 6 种潜在的冠状动脉疾病治疗药物。IBM 和以色列梯瓦制药工业有限公司也合作提出了一个可以系统地分析大量患者的真实世界纵向数据的框架。他们使用因果推理方法，根据观察到的医疗保健数据模拟最大数量的 RCT，同时调整选择和混杂偏差。该框架被应用于重定位对帕金森病（PD）进展产生疾病缓解作用的候选药物，通过对医学数据库 Explorys SuperMart 和 IBM MarketScan Research Databases 的数据分析，他们在 218 种潜在药物中发现用于 PD 运动症状的雷沙吉兰和精神病药物唑吡坦在这两个数据集中均能有效延缓 PD 进展。

第三节 人工智能在医学研究中应用的前景与展望

伴随着数据量的爆炸性增长以及新型模型算法的开发与构建，人工智能与医学的碰撞衍生出了丰富的研究生态，集医学、生命科学、数据科学、计算机科学以及工程学等于一体，帮助医学研究者更加直接、高效、精准地了解疾病的规律与进程，加速药物的研发过程等，极大地推动了医学研究的发展与进步。

（1）高质量、高通量的真实世界医疗大数据的沉淀与积累将为医学研究的创新发展打下坚实基础。大规模数据协同研究平台如 OHDSI、PCORnet、"All of Us"等的构建，多模态医疗数据如蛋白质组学、生物标志物、图像等的积累，这些宝贵的医疗数据资源只要善用得当，将支撑基础研究及临床研究工作的顺利开展和创新突破。但值得注意的是，医疗大数据的不准确、不完整、非结构化等问题一直备受诟病，如何构建提取结构化且真实准确的医疗数据，以及如何从中挖掘到有意义、有价值的医学信息仍然是一大挑战。

（2）新型人工智能技术与解决方案为医疗数据的利用与挖掘提供驱动力。隐私计算、同态加密等方法的发展为数据安全利用提供保障，表型挖掘工具的探索推动识别医学研究群体特征，因果函数模型的探索与研究为潜在医学关联的确认提供思路。新兴的人工智能方法与技术同步驱动了真实世界医学研究的进展，但不可否认的是，上述方法仍处于雏形阶段，有待后继相关交叉学科的科研工作者不懈探索及完善。

（3）人工智能延伸并拓展了医学研究领域的深度与广度。新的机器学习算法在蛋白质结构预测方面的最新进展标志着结构生物学新纪元的开始，基于深度学习的细胞定量工具是研究者观察和探索微观生物世界的重要窗口，运用人工智能技术在神经干细胞的分化早期对分化结果进行预测为再生医学研究的突破提供契机。除了基础医学研究领域的创新与发展，临床医学研究、数字医学研究以及真实世界研究场景下也各有突破与飞跃。与此同时，从"在线"发表最新研究成果到"线下"落地，人工智能技术在医学研究中的应用还有很长的一段路要走。

（4）人工智能技术也进一步加深了医学研究中原有的道德伦理问题。由于医学研究的对象通常涉及人或动物，不可避免地牵涉道德伦理问题。前沿人工智能技术与方法的引入丰富了医学研究领域的范畴，但敏感医疗信息的隐私问题、人工智能方法的不透明性与不具解释性、医学应用场景下收益与风险承担方的不明确等问题也亟须解决，否则再先进的人工智能科技在医学研究中尤其是应用场景中也将寸步难行。

【本章小结】

本章系统地介绍了当前人工智能技术在医学研究领域中的应用动态与发展趋势，并分别从基础医学研究、临床医学研究、数字医学研究以及真实世界研究入手，各选取了典型的应用实例，以加深读者对大数据时代下人工智能驱动医学研究发展的理解。此外，本章还特别介绍了一些较为知名的大规模数据协同研究平台以及真实世界研究下较为前沿的人工智能方法如隐私计算、表型挖掘工具等，以期为安全利用、挖掘有价值的医学信息指明方向。需要注意的是，尽管人工智能技术为医学研究打开了广阔的新局面，但是数据的质量、新型算法的成熟性、医学人工智能研究的产业化以及医学伦理等问题也值得引起注意。

【问题讨论】

1. 随着人工智能在医学研究中的应用越来越广泛，如何平衡算法学习过程的数据需求与患者隐私问题？

2. 如何科学评价人工智能技术的发展对于医学研究的作用？

3. 人工智能技术在医学研究领域不断渗透，如何提高公众对人工智能技术的信任度？

（李劲松　田　雨　周天舒　王广志）

参 考 文 献

方世兵, 杨波. 2013. 数字人研究现状及展望. 广东医学, 34(16): 2585-2587.

国家药品监督管理局. 2020. 药物临床试验质量管理规范. http://www.gov.cn/zhengce/zhengceku/2020-04-28/content_5507145.htm.

国家药品监督管理局. 2020. 真实世界证据支持药物研发与审评的指导原则 (试行). https://www.nmpa.gov.cn/xxgk/ggtg/qtggtg/20200901104448101.html.

贾志恒. 2006. 面向机器人辅助外科手术的人体腿部建模与仿真技术研究. 哈尔滨: 哈尔滨工业大学.

李劲松. 2018. 生物医学信息学. 北京: 人民卫生出版社.

梁铭会, 傅征, 李华才, 等. 2009. 数字医学概论. 北京: 人民卫生出版社.

吕婷. 2010. 数字人体研究及其应用. 中国组织工程研究与临床康复, 14(48): 9041-9045.

王成焘, 王冬梅, 白雪岭, 等. 2010. "中国力学虚拟人" 研究及应用. 生命科学, 22(12): 1235-1240.

吴阶平医学基金会和中国胸部肿瘤研究协作组. 2018. 真实世界研究指南.

吴毅, 宋艳, 方彬吉, 等. 2017. 基于中国数字化人体的虚拟解剖学系统的建立. 解剖学杂志, 40(1): 44-46, 封 3.

钟世镇. 2009. 数字人与数字医学研究现状及展望. 中国数字医学, 4(1): 5-7.

中共中央办公厅、国务院办公厅. 2017. 关于深化审评审批制度改革鼓励药品医疗器械创新的意见. http://www.gov.cn/zhengce/2017-10/08/content_5230105.htm.

Bushberg J T, Boone J M. 2011. The essential physics of medical imaging. Philadelphia: Lippincott Williams & Wilkins.

Baek M, Dimaio F, Anishchenko I, et al. 2021. Accurate prediction of protein structures and interactions using a three-track neural network. Science, 373(6557): 871-876.

Beck J T, Rammage M, Jackson G P, et al. 2020. Artificial intelligence tool for optimizing eligibility screening for clinical trials in a large community cancer center. JCO Clin Cancer Inform, 4: 50-59.

Benou A, Veksler R, Friedma, A, et al. 2017. Ensemble of expert deep neural networks for spatio-temporal denoising of contrast-enhanced MRI sequences. Med Image Anal, 42: 145-159.

Bermudez C, Plassard A J, Davis L T, et al. Learning implicit brain MRI manifolds with deep learning. Medical imaging 2018: image processing, 2018. International Society for Optics and Photonics, 105741L.

Bonomi L, Jiang X, Ohno-Machado L. 2020. Protecting patient privacy in survival analyses. J Am Med Inform Assoc, 27(3): 366-375.

Cai R, Pan C, Ghasemigharagoz A, et al. 2019. Panoptic imaging of transparent mice reveals whole-body neuronal projections and skull-meninges connections. Nat Neurosci, 22(2): 317-327.

Chen H, Zhang Y, Zhang W, et al. 2017. Low-dose CT via convolutional neural network. Biomedical optics express, 8(2): 679-694.

Chen L, Lu X. 2018. Discovering functional impacts of miRNAs in cancers using a causal deep learning model. BMC medical genomics, 11(Suppl 6): 116.

Chen W, Hu Y, Zhang X, et al. 2018. Causal risk factor discovery for severe acute kidney injury using electronic health records. BMC Med Inform Decis Mak, 18(Suppl 1): 13.

Cho H, Wu D J, Berger B. 2018. Secure genome-wide association analysis using multiparty computation. Nature biotechnology, 36(6): 547-551.

Cole E K, Pauly J M, Vasanawala S S, et al. 2020. Unsupervised MRI reconstruction with generative adversarial networks. arXiv preprint arXiv: 2008. 13065.

Dong C, Loy C C, He K, et al. Learning a deep convolutional network for image super-resolution. European conference on computer vision, 2014. Berlin: Springer: 184-199.

Du W, Chen H, Wu Z, et al. 2017. Stacked competitive networks for noise reduction in low-dose CT. PLoS One, 12(12): e0190069.

Duke J D, Ryan P B, Suchard M A, et al. 2017. Risk of angioedema associated with levetiracetam compared with phenytoin: findings of the observational health data sciences and informatics research network. Epilepsia, 58(8): e101-e106.

Falk T, Mai D, Bensch R, et al. 2019. U-Net: deep learning for cell counting, detection, and morphometry. Nature methods, 16(1): 67-70.

Froelicher D, Troncoso-Pastoriza J R, Raisaro J L, et al. 2021. Truly privacy-preserving federated analytics for precision medicine with multiparty homomorphic encryption. Nat Commun, 12(1): 5910.

Farncombe T, Iniewski K. 2017. Medical imaging: technology and applications. State of Floride: CRC Press.

Guo W W. 2019. Protein structure prediction beyond AlphaFold. Nature Machine Intelligence, 1(8): 336-337.

Haddad T, Helgeson J M, Pomerleau K E, et al. 2021. Accuracy of an artificial intelligence system for cancer clinical trial eligibility screening: retrospective pilot study. JMIR Med Inform, 9(3): e27767.

Hripcsak G, Ryan P B, Duke J D, et al. 2016. Characterizing treatment pathways at scale using the OHDSI network. Proc Natl Acad Sci U S A, 113(27): 7329-7336.

Jin T, Nguyen N D, Talos F, et al. 2021. ECMarker: interpretable machine learning model identifies gene expression biomarkers predicting clinical outcomes and reveals molecular mechanisms of human disease in early stages. Bioinformatics, 37(8): 1115-1124.

Jones W S, Mulder H, Wruck L M, et al. 2021. Comparative effectiveness of aspirin dosing in cardiovascular disease. N Engl J Med, 384(21): 1981-1990.

Jumper J, Evans R, Pritzel A, et al. 2021. Highly accurate protein structure prediction with AlphaFold. Nature, 596(7873): 583-589.

Kang E, Koo H J, Yang D H, et al. 2019. Cycle-consistent adversarial denoising network for multiphase coronary CT angiography. Med Phys, 46(2): 550-562.

Kissas G, Yang Y, Hwuang E, et al. 2020. Machine learning in cardiovascular flows modeling: predicting arterial blood pressure from non-invasive 4D flow MRI data using physics-informed neural networks. Comput Methods Appl Mech Eng, 358(Jana1): 112623.1-112623.28.

Kyathanahally S P, Döring A, Kreis R. 2018. Deep learning approaches for detection and removal of ghosting artifacts in MR spectroscopy. Magn Reson Med, 80(3): 851-863.

Laifenfeld D, Yanover C, Ozery-Flato M, et al. 2021. Emulated clinical trials from longitudinal real-world data efficiently identify candidates for neurological disease modification: examples from Parkinson disease. Front Pharmacol, 12: 631584.

Li W, Milletarì F, Xu D, et al. 2019. Privacy-preserving federated brain tumour segmentation. International workshop on machine learning in medical imaging. Berlin:Springer: 133-141.

Lin J, Clancy N T, Hu Y, et al. 2017. Endoscopic depth measurement and super-spectral-resolution imaging. International Conference on Medical Image Computing and Computer-Assisted Intervention. Berlin: Springer: 39-47.

Liu C, Wu X, Yu X, et al. 2018. Fusing multi-scale information in convolution network for MR image super-resolution reconstruction. Biomed Eng Online, 17(1): 114.

Liu R, Rizzo S, Whipple S, et al. 2021a. Evaluating eligibility criteria of oncology trials using real-world data and AI. Nature, 592(7855): 629-633.

Liu R, Wei L, Zhang P. 2021b. A deep learning framework for drug repurposing via emulating clinical trials on real-world patient data. Nat Mach Intell, 3(1): 68-75.

Lu Y, Tian Y, Zhou T, et al. 2021. Multicenter privacy-preserving Cox analysis based on homomorphic encryption. IEEE J Biomed Health Inform, 25(9): 3310-3320.

Mahapatra D, Bozorgtabar B, Garnavi R. 2019. Image super-resolution using progressive generative adversarial networks for medical image analysis. Comput Med Imaging Graph, 71: 30-39.

Ni Y, Kennebeck S, Dexheimer J W, et al. 2015a. Automated clinical trial eligibility prescreening: increasing the efficiency of patient identification for clinical trials in the emergency department. J Am Med Inform Assoc, 22(1): 166-178.

Ni Y, Wright J, Perentesis J, et al. 2015b. Increasing the efficiency of trial-patient matching: automated clinical trial eligibility pre-screening for pediatric oncology patients. BMC Med Inform Decis Mak, 15: 28.

Ozery-Flato M, Goldschmidt Y, Shaham O, et al. 2020. Framework for identifying drug repurposing candidates from observational healthcare data. JAMIA Open, 3(4): 536-544.

Park J, Hwang D, Kim K Y, et al. 2018. Computed tomography super-resolution using deep convolutional neural network. Phys Med Biol, 63(14): 145011.

Pawar K, Chen Z, Seah J, et al. 2020. Clinical utility of deep learning motion correction for T1 weighted MPRAGE MR images. Eur J Radiol, 133: 109384.

Pham C H, Ducournau A, Fablet R, et al. 2017. Brain MRI super-resolution using deep 3D convolutional networks. 2017 IEEE 14th International Symposium on Biomedical Imaging (ISBI 2017), IEEE: 197-200.

Qin C, Schlemper J, Caballero J, et al. 2018. Convolutional recurrent neural networks for dynamic MR image reconstruction. IEEE Trans Med Imaging, 38(1): 280-290.

Ronneberger O, Fischer P, Brox T. 2015. U-net: convolutional networks for biomedical image segmentation. International Conference on Medical Image Computing and Computer-Assisted Intervention. Berlin: Springer: 234-241.

Sadat M N, Al Aziz M M, Mohammed N, et al. 2018. Safety: secure gwas in federated environment through a hybrid solution. IEEE/ACM Trans Comput Biol Bioinform, 16(1): 93-102.

Senior A W, Evans R, Jumper J, et al. 2020. Improved protein structure prediction using potentials from deep learning. Nature, 577(7792): 706-710.

Shen X, Ma S, Vemuri P, et al. 2021. A novel method for causal structure discovery from EHR data and its application to type-2 diabetes mellitus. Sci Rep, 11(1): 21025.

Shitrit O, Riklin Raviv T. 2017. Accelerated magnetic resonance imaging by adversarial neural network. Deep learning in medical image analysis and multimodal learning for clinical decision support. Berlin: Springer.

Sohrabi C, Alsafi Z, O'neill N, et al. 2020. World Health Organization declares global emergency: a review of the 2019 novel coronavirus (COVID-19). Int J Surg, 76: 71-76.

Spasic I, Krzeminski D, Corcoran P, et al. 2019. Cohort selection for clinical trials from longitudinal patient records: text mining approach. JMIR Med Inform, 7(4): e15980.

Subramaniam S, Kleywegt G J. 2022. A paradigm shift in structural biology. Nat Methods, 19(1): 20-23.

Szegedy C, Vanhoucke V, Ioffe S, et al. 2016. Rethinking the inception architecture for computer vision. Las Vegas, NV, USA: Proceedings of the IEEE conference on computer vision and pattern recognition: 2818-2826.

Wang T, Shao W, Huang Z, et al. 2021. MOGONET integrates multi-omics data using graph convolutional networks allowing patient classification and biomarker identification. Nat Commun, 12(1): 3445.

Wang W, Hu G, Yuan B, et al. 2020. Prior-knowledge-driven local causal structure learning and its application on causal discovery between type 2 diabetes and bone mineral density. IEEE Access, 8(99): 108798-108810.

Warnat-Herresthal S, Schultze H, Shastry K L, et al. 2021. Swarm learning for decentralized and confidential clinical machine learning. Nature, 594(7862): 265-270.

Weber G M, Murphy S N, Mcmurry A J, et al. 2009. The shared health research information network(SHRINE): a prototype federated query tool for clinical data repositories. J Am Med Inform Assoc, 16(5): 624-630.

Weng C, Shah N H, Hripcsak G. 2020. Deep phenotyping: embracing complexity and temporality-towards scalability, portability, and interoperability. J Biomed Inform, 105: 103433.

Wong H Y F, Lam H Y S, Fong A H T, et al. 2020. Frequency and distribution of chest radiographic findings in patients positive for COVID-19. Radiology, 296(2): E72-E78.

Yang Q, Syed A A S, Fahira A, et al. 2021. Structural analysis of the SARS-CoV-2 Omicron variant proteins. Research, 2021: 9769586.

Yang X, Bian J, Gong Y, et al. 2019. MADEx: a system for detecting medications, adverse drug events, and their relations from clinical notes. Drug safety, 42(1): 123-133.

Yin X, Zhao Q, Liu J, et al. 2019. Domain progressive 3D residual convolution network to improve low-dose CT imaging. IEEE Trans Med Imaging, 38(12): 2903-2913.

Yu X, Shi Y, Yu H, et al. 2015. Digital human modeling and its applications: Review and future prospects. J Xray Sci Technol, 23(3): 385-400.

Zeng K, Zheng H, Cai C, et al. 2018. Simultaneous single-and multi-contrast super-resolution for brain MRI images based on a convolutional neural network. Comput Biol Med, 99: 133-141.

Zhang H, Plutzky J, Shubina M, et al. 2017. Continued statin prescriptions after adverse reactions and patient outcomes: a cohort study. Ann Intern Med, 167(4): 221-227.

Zhang J, Ghanem B. 2018. ISTA-Net: interpretable optimization-inspired deep network for image compressive sensing. Salt Lake City: Proceedings of the IEEE conference on computer vision and pattern recognition: 1828-1837.

Zhao C, Carass A, Dewey B E, et al. 2018a. Self super-resolution for magnetic resonance images using deep networks. 2018 IEEE 15th International Symposium on Biomedical Imaging (ISBI 2018). IEEE: 365-368.

Zhao C, Carass A, Dewey B E, et al. 2018b. A deep learning based anti-aliasing self super-resolution algorithm for MRI. International conference on medical image computing and computer-assisted intervention. Berlin:Springer: 100-108.

Zhao J, Zhang Y, Schlueter D J, et al. 2019. Detecting time-evolving phenotypic topics via tensor factorization on electronic health records: cardiovascular disease case study. J Biomed Inform, 98: 103270.

Zhao J. 2015. Temporal weighting of clinical events in electronic health records for pharmacovigilance. Washington: 2015 IEEE International Conference on Bioinformatics and Biomedicine (BIBM): 375-381.

第十二章　人工智能在药物研发中的应用

早在20世纪六七十年代，计算机就开始被用于辅助化学、药学等学科的研究，并快速发展。到了21世纪，这份热情却慢慢消退，研究者们发现在巨大的化学空间中使用计算机规划有机合成路线或搜索有效药物仍然是"几乎不可能完成的任务"，研究仿佛走到了穷途末路。与此同时，计算机轻易摘下了被认为是人类智力和创造力的专属领域的果实，它们比人类世界冠军更会下棋，它们能创作出全新的乐曲和华章。人工智能技术如日方升，能否为计算机辅助化学、药物研究带来柳暗花明？

第一节　人工智能药物研发概述

众所周知，新药研发是一个极其漫长、昂贵但成功率低的过程，包括靶点的发现及确认、先导化合物的发现与优化、候选药物的临床前研究、临床研究、新药上市申请及审批和上市后监测等阶段。一般来说，开发一种新药平均需要投入约26亿美元，花费10年以上的时间，然而新药从研发到上市的成功率不足10%。如何处理投入与产出之间的巨大落差，是目前制药企业关注的主要问题。

近年来，随着大数据的不断积累和人工智能技术的迭代优化、多组学和生物信息学等领域的快速发展、高通量和高内涵药物筛选技术的广泛应用、资本和政策的大力支持，医药创新正在进入一个"黄金时代"，新药研发呈现出了空前未有的发展势头。但是要从浩如烟海的化学、药理学数据中挖掘信息与知识又谈何容易，这也成为新药研发过程中亟须解决的一大挑战。

基于数据驱动的人工智能技术在医药创新领域具有巨大的前景和应用潜力，越来越多的药物研发人员开始使用人工智能来解决复杂的药物与临床问题。人工智能技术能够提高医药数据信息的处理效率，拓展研究人员有限的知识储备和想象力，助力发现未知靶点和候选药物，预测药物的理化性质（溶解度、脂水分配系数等）和生物性质（吸收、代谢、毒性、不良反应、细胞活性等），进而缩小后期实验范围，减少研发时间和资金成本。目前，人工智能技术的应用，可缩短药物前期研发大约一半的时间，提高新药研发的成功率，每年可为全球化合物筛选以及临床研究费用节省大约550亿美元。

发展至今，人工智能已经在药物研发的多个方面都有了较为深入的应用，包括快速准确地识别药物靶点、从头分子设计、虚拟筛选、药物重定位以及推荐可行的分子合成路线等多个方面来加快药物研发，降低研发成本，提高研发效率，为药物研发带来了新的技术手段。以下详细阐述了人工智能在药物研发过程中的应用。

第二节　人工智能药物研发应用案例

一、靶点识别与确证

药物靶点是指导致疾病或与疾病产生密切相关的生物大分子，包括蛋白质（酶、受体、离子通道、结构蛋白和调节因子）、核酸（DNA、RNA）、糖类、脂类等，可以通过药物调控生理功能，从而达到治疗疾病的目的。

药物研发的首要任务是靶点发现，又称为靶点的识别与确证。药物作用靶点的发现，往往会成为一系列新药研发和治疗方法的突破口，而失败的靶点会使得巨额的药物研发投资付诸东流。

近年来，人们已经发展了多种计算的方法用于潜在的药物靶点发现。概括地说，包括基于结构、基于配体、基于网络、基于系统等多类靶点预测方法。本节主要以基于系统的靶点预测方法 Interrogative Biology 和 iPANDA 以及基于结构的靶点预测方法 AlphaFold 2 为例对此进行介绍。

（一）Interrogative Biology

将系统生物学和因果推理相结合，挖掘多组学数据和患者临床健康信息的关联，联合自然语言处理技术检索分析文献、专利和临床报告等非结构化数据库，人工智能方法可以建立疾病特异性模型，找出潜在的通路、蛋白质和机制等与疾病的相关性。Interrogative Biology 可以实现上述功能，它在药物研发中的应用有靶点发现、作用机制发现、药物重定位、药物响应预测、生物标志物发现等，在医学上也为识别、追踪、拦截和阻断人类疾病提供了纵向且动态的新方式。

首先，需要系统地收集具有临床注释的纵向生物样本（如血液、尿液、唾液、组织），并关联时间进行全面综合的多组学（如基因组学、转录组学、蛋白质组学、脂质组学、代谢组学）分析。随后，使用贝叶斯人工智能算法，将这些多组学数据与临床健康信息结合生成因果推理网络。通过比较"疾病"和"健康"网络图之间的差异，以及患病组织中相对丰富或缺乏的元素，可以识别潜在的靶点（疾病驱动因素）和生物标志物（先于临床表型的疾病指标），帮助提出相应的治疗和诊断方法，再进行疾病相关功能模型和 CRISPR[①] 的湿实验加以验证（图 12-1）。

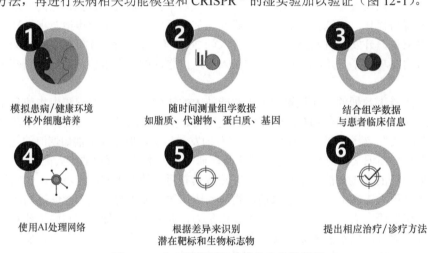

图 12-1　人工智能驱动的系统生物学流程

目前，在 Interrogative Biology 的指导下，发现了一种位于线粒体的内源小分子 BPM 31510 可以恢复癌细胞的代谢，引发癌细胞凋亡，这为癌症代谢靶向治疗带来了新的前景，而且相对于化学合成分子来说，这种内源分子的审批更加容易、快速。在泛素-蛋白质体途径中，还发现了新型的肿瘤靶标 BPM 42522，及其先导小分子和抗癌作用机制。此外，Interrogative Biology 也被用于确定和评估治疗帕金森病等神经系统疾病的新靶点和疗法。最近，基于 Interrogative Biology 构建了泛癌网络模型，其可靠性和稳健性也通过 CRISPR-CAS9（CC9）研究得到了验证。

（二）iPANDA

随着第二代测序技术（next-generation sequencing，NGS）的发展，我们已经得到了越来越多的基因组序列，并且诸如蛋白质组学、转录组学、代谢组学、定位组学等方面的研究也都取得了前所未有的进步。这些进步促使我们将目光从单个基因、蛋白质上转移到了所有的基因、蛋白质及组分间的所有相互关系之上，即从一种系统的角度来研究生命体，系统生物学就是在这样一种背景下形成的。

对于一个信号通路来说，其中包含的成员蛋白表达水平可由一个 n 维的向量（n 个通路相关

----

① CRISPR 是规律间隔成簇短回文重复序列（clustered regularly interspaced short palindromic repeats）。

的基因表达水平）来进行表示，但由于信号通路中蛋白质之间存在复杂的相互作用网络，我们无法轻易地从这种冗余的表示中得出其对整个信号通路的影响；并且基因表达水平的测定存在由生物学因素（个体之间的异质性、不同的细胞周期）与非生物学因素（不同的实验操作平台、仪器）所产生的噪声。iPANDA（in silico pathway activation network decomposition analysis）是一种新的基于信号通路的大规模转录组数据分析方法，其具备对高维的基因表达水平数据进行有效的具有生物学意义的降维能力，并且具有很好的可拓展性、稳健性和合理的时间复杂度。

iPANDA 通过比较所研究样品（如肿瘤样品）中的基因表达水平和正常组中样品的平均表达水平，计算得出 log 尺度下的基因表达水平的倍数变化（fold change），将其作为算法的输入。第一步，通过 t 检验计算出组间每个基因表达水平变化的 P 值，根据 P 值计算出基因的统计权重。第二步，根据先验的基因的共表达关系和转录因子的调控知识，对这些具有共表达关系的基因进行聚类成一个模块（module），一个模块中的基因共享一个拓扑权重，每个基因/模块的拓扑权重（正负表示激活和抑制）与通过该基因/模块的独立路径的数量成正比，以此来表示信号分子之间的相互作用网络。最后根据基因/模块的表达水平倍数变化、统计权重和拓扑权重计算出该基因/模块在信号通路中的贡献值，并对这些贡献值进行加和，作为该信号通路的激活值，即 iPANDA 值。

iPANDA 不仅可以作为一种系统生物学中处理转录组数据的方法，其得到的 iPANDA 值也可以在药物发现领域发挥作用。如在药物靶点发现方面，通过 iPANDA 算法比较疾病样品和正常样品的信号通路激活情况，能发现一系列与疾病有关但尚未被实验验证的信号通路，未来对这些信号通路的深入研究，将有望发现新的潜在的疾病相关靶点；此外通过 iPANDA 对小分子处理组与对照组进行分析，可以从信号通路层面解释小分子的作用靶点和作用机制。

某研究团队从 NCBI GEO 数据库中获取了头颈部鳞状细胞癌（head and neck squamous cell carcinoma，HNSCC）样本和正常样本的转录组基因表达数据。首先通过一系列算法与程序对这些原始数据进行预处理，包括背景噪声处理、分数归一化、统计测试、相关性分析等。然后将预处理后的数据（主要是 log 尺度下的基因表达水平的倍数变化）通过 iPANDA 进行分析，结果不仅显示 HNSCC 涉及了多种已经报道过的信号通路（如 PI3K/AKT/mTOR、RAS/RAF/MAPK、JAK/STAT、WNT/β-catenin、TGFβ/SMAD）的失调，还提示了多条未被实验验证的信号通路可能在 HNSCC 发病过程中扮演重要角色，这些信号通路中可能含有新的药物靶点。

另有研究团队为了研究牛磺罗定（taurolidine，TRD）在治疗神经母胶质瘤方面的作用，首先将各神经母胶质瘤细胞系分别以 TRD 和 DMEM 培养基处理 24 小时，再通过第二代测序技术获取其基因表达数据。通过 iPANDA 分析，研究团队发现虽然大部分信号通路激活程度的改变与细胞系种类有关，但 MAPK、Notch 和 IL-10 这三条信号通路在所有的细胞系中具有相似的变化情况，这提示上述三条信号通路可能含有 TRD 在治疗神经母胶质瘤中的关键靶点。

（三）AlphaFold 2

基于结构的靶点预测是一类靶点发现的传统方法，主要包括反向分子对接（reverse molecular docking）和反向药效团匹配（reverse pharmacophore mapping）这两种方法。基于结构的靶点预测方法最主要的特征就是依赖于靶点的三维结构，传统的实验测定蛋白质三维结构的方法包括 X 射线晶体衍射图谱法、核磁共振法、电子显微镜二维晶体三维重构、冷冻电镜等。但是由于这些实验测定方法成本较高、技术难度较大，仍有大量的靶点蛋白质的三维结构尚未被实验解析，因此也大大限制了基于结构的靶点预测。

AlphaFold 2 是一种融合了蛋白质结构的物理和生物知识的机器学习方法。AlphaFold 2 使用了在 PDB（protein data bank）数据库中 170 000 个蛋白质结构上训练的深度神经网络架构来预测氨基酸对之间的距离分布以及连接这些氨基酸的化学键之间的扭转角。此外，它还使用来自多个序列比对的进化信息和端到端折叠方法进行蛋白质的三维结构预测。在 CASP14 竞赛中，AlphaFold 2 在所有靶点结构预测中均获得了 92.4 GDT 的中位数分数。证明在蛋白质结构预测方面，深度学习方法可以达到与实验结构相当的精度水平。通过开发 AlphaFold 2 这类具有精确预测蛋白质结构能力的算法，有望在现有的大型序列数据库的基础上，低成本地获得大量靶点蛋白质的三维结构，从而推动药物靶点的发现和基于结构的药物设计。

二、从头分子设计

从头分子设计是能自动提出新的化学结构、以最佳方式满足目标分子所需要的特征的过程。在药物发现中，理想的目标分子特征往往既能满足特定的需要，又能够具有可接受范围内的药代动力学特性。

分子设计策略是药物发现的重要组成部分。在过去的三十年里，从头分子设计的计算方法就已经被开发出来。最近，随着数据的积累和人工智能的发展，从头分子设计的方法也取得了新的突破。利用人工智能驱动的生成建模算法来进行分子的从头设计可以很大程度上解决早期方法的局限性。

本节首先将以基于片段的从头设计和逆 QSAR 建模为例回顾早期的从头设计方法，再以三种常见的人工智能生成模型为例进行介绍，最后以一个 DDR1 的抑制剂发现为具体实例，讲解人工智能是如何引导设计出更为合理的先导化合物并解决了早期方法难合成性问题。

（一）早期的从头设计方法

早期的从头设计方法是从一组具有特定性质的分子开始，深入研究其结构与性质之间的关系，并以此为依据对化合物的结构进行改进，以设计出理想的药物分子的过程。

1. 基于片段的分子设计 基于片段的药物设计（fragment-based drug design，FBDD）是一种通过筛选片段库得到苗头片段，随后对片段进行优化和改造获得先导化合物的研究方法。该研究方法的步骤主要分为 3 个部分（图 12-2）：首先设计并构建片段库，然后利用生物、物理等方法筛选片段库，筛选出各个子口袋的特异性结合片段，最后再将与靶蛋白各个子口袋特异结合的片段以合适的连接子连接起来，组装成为高活性的化合物。基于这种方法，LUDI 等程序可识别结合口袋中的潜在相互作用位点，并从一组预定义的有机片段中构建分子，这些片段以空间和电子方式补充蛋白质。LUDI 程序首先以复合物的结构作为研究起点，在受体结合位点周围产生作用位点。在产生活性口袋中的位点后，根据位点的特征和位置在活性口袋中放入合适的分子片段，使其能和一个或多个位点重叠，然后在放置好的片段上连接其他能和位点形成重叠的分子片段，从而设计得到完整的配体分子。因为这种方法中配体片段的定位和选择主要和位点相关，并不和受体结构直接相关，因此大大加快了片段的选择和定位过程。但由于这种方法没有考虑到配体和受体的结合过程具有一定的柔性，因此依然具有一定的局限性。

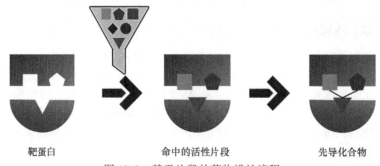

靶蛋白　　　　　　　　命中的活性片段　　　　　　　先导化合物

图 12-2　基于片段的药物设计流程

2. 逆 QSAR 建模 逆 QSAR 问题就是要在已知 QSAR 模型的约束下生成新的化合物结构。通过从预构建的定量构效关系（quantitative structure-activity relationship，QSAR）模型逆向映射分子描述符来设计具有所需活性或性质的分子。解决逆 QSAR 问题的重点和难点在于定义一个把分子活性映射到化合物描述符上的逆映射函数，然后将这个化合物描述符转化为新的化合物结构。

但大部分正向 QSAR 转换函数都是非线性的，要得到逆向映射函数是十分困难的，所以基于正向 QSAR 模型提供的分子描述符信息重建分子结构依然具有挑战性。

总而言之，早期的从头设计方法由于设计出的分子在实验中可能很难合成而且类药物性质较差，因此具有一定的局限性。

▌（二）基于人工智能的生成建模算法进行从头分子设计

基于数据驱动的方法，人工智能引导的生成建模算法从大量数据中学习分子结构与其生物活性和物理化学性质之间的潜在非线性分布，为设计、预测和选择更合理的化合物提供信息。

1. 基于递归神经网络的生成模型　递归神经网络（recurrent neural network，RNN）专门针对处理序列数据而被广泛使用，并在自然语言处理和机器翻译任务中取得了巨大的成功。在药物分子生成与优化领域中，RNN 模型也能够用来自动生成新分子结构。

2017 年，某研究团队探索了通过训练一个通用先验模型，利用 RNN 生成针对特定靶点的化合物库的可能性。如图 12-3 所示，研究人员以常见的简化分子线性输入规范（simplified molecular input line entry system，SMILES）字符串格式表征化合物（数据来源于一个包含 140 万个来自 ChEMBL 化合物库中提取的小分子数据集），通过使用具有长短期记忆（long short-term memory，LSTM）单元微架构的深度递归神经网络（RNN），利用"one-hot"表示方法编码 SMILES 为输入向量，使用如同语言学习的方式让递归神经网络模型学习大规模 SMILES 文本是如何表征分子的，由此训练出的模型能够生成全新的 SMILES 文本，即全新且无偏向性的小分子；随后通过迁移学习，利用一个针对特定靶点的小分子数据集对先前训练得到的通用模型再度训练，这个特定小分子数据集不需要包含大规模数据；然后对预先训练的 RNN 模型参数进行优化调整，来提高模型在数据集上的预测能力。通过这一策略，研究结果证明，在针对两种病原菌的从头药物设计中，该模型能分别生成 14% 从未报道过的抗金黄色葡萄球菌和 28% 新型的抗疟疾的活性分子。

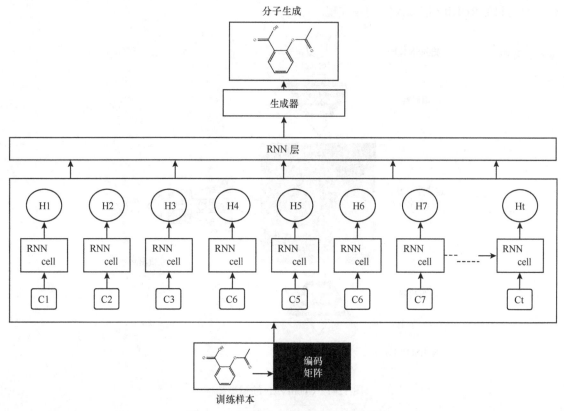

图 12-3　基于 RNN 的生成模型的架构

2018 年，另一研究团队搭建了另一用于分子预测的 RNN 模型，其原理与上述模型类似，并结合前人开发的靶点预测工具 SPiDER 以及分子形状和部分电荷描述符来确定所设计的化合物与已知生物活性配体的相似性，针对类视黄醇 X 受体（retinoid X receptor，RXR）和过氧化物酶体增殖物激活受体（peroxisome proliferator-activated receptor，PPAR）两个蛋白质靶点合成了由 RNN 模型计算生成的 5 个排名靠前的全新分子，实验发现其中 4 个小分子显示出纳摩尔到低微摩尔的细胞内调节活性。这些结果从实验上验证了基于 RNN 的深度生成模型在前瞻性从头分子设计中的适用性。

2. 基于变分自编码器的生成模型　变分自编码器（variational auto-encoder，VAE）是一种自动编码器（autoencoder，AE），其不仅保留了自动编码器在特征抽取和降维方面的特性，还通过构造变分下界和重采样方法使模型具备了生成新数据的能力。变分自编码器的结构由一个编码器和一个解码器组成，数据首先由编码器编码为潜在变量的概率分布，并使其逼近预先设定的先验分布。随后从隐空间中采样潜在变量，通过一个从高维数据到低维表征的映射，利用解码器将原始数据近似重构出来，从而传递原始分子的所有信息。

2016 年，某研究团队设计出一种基于 VAE 的自动分子设计系统 ChemVAE。模型由编码器、解码器和预测器组成，如图 12-4 所示。其中，编码器由卷积层和全连接层构成，能够将化学分子 SMILES 表示转换成实值连续向量。解码器由三层门控循环单元（GRU）网络组成，能够使这些实值向量转换回离散的化学分子表示。当把分子从潜在表示转换为分子时，解码器模型会从最终层生成的单一位置字符的概率分布中采样字符串。因此，同一潜在空间表示可以解码为多个 SMILES 字符串。用于训练 ChemVAE 的数据集分别来自包含 108 000 个分子的 QM9 数据集（其中的分子的重原子数少于 9 个）和 ZINC 数据库中随机提取的 250 000 个可商购的类药分子。ChemVAE 通过编码过程中向编码的分子添加噪声来使得解码器学习怎样解码更广泛的潜在表示，并找到更好的表示形式。ChemVAE 并不是通过限制 VAE 来保证生成的分子 SMILES 表示的有效性，而是利用 RDKit 剔除无效字符串实现。

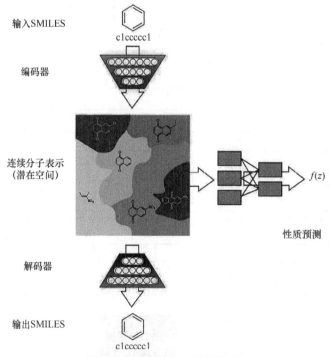

图 12-4　ChemVAE 的模型架构

此外，为了将编码的化学结构与寻求优化的目标属性相关联以实现分子设计，ChemVAE 中还添加了预测器模型，这是一种基于多层感知器的架构，能够从编码器生成的连续表示中预测化合物属性值，并在损失函数中添加了回归误差，用以从潜在空间的分子表示中预测其属性。这项工作还证明了通过基于梯度的优化方法能够有效指导模型来搜索具有更优功能的化合物。

3. 基于生成对抗网络的生成模型 2014 年，生成对抗网络（generative adversarial networks，GAN）被提出，这是一种无监督学习方法，目前已在图像识别、视频转换等领域中被广泛运用。GAN 由两个神经网络组成，一个是生成网络，另一个是判别网络。其中，生成网络负责捕获数据分布，判别网络负责判别样本来源于真实数据的概率。两个神经网络可以看作是一种博弈与对抗的关系。

2017 年，有研究团队提出了一个称为 ORGAN 的基于序列的目标强化生成性对抗网络模型。研究者在前人开发的基于序列的 GAN 框架 SeqGAN 的基础上，用强化学习对其进行了扩展，以控制生成样本的性质。研究人员搭建了由长短期记忆单元组成的递归神经网络构成的生成器以及由卷积神经网络构成的判别器，并选取 ZINC250K 数据集作为训练集，其中分子用 SMILES 表示，如图 12-5 所示。其中，数据生成器被建模为强化学习环境中的随机策略，并将训练过程扩展到除了鉴别器奖励之外还包含了生成分子对特定目标性质所获得的奖励。这两种奖励的混合利用一个取决于模型、数据集和度量的可调参数 λ 来控制，使得数据搜索更有利于最大化期望的目标。为了提升训练的稳定性，ORGAN 利用 Wasserstein 距离作为判别器的损失函数。上述模型在生成用序列表征的分子任务中证明了其有效性。实验结果表明，ORGAN 模型生成的分子，既能够保持从数据中一开始习得的信息，又保持了样本的多样性，并在期望的性能指标上得到了改进。

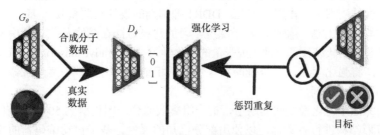

图 12-5 ORGAN 的模型架构

随着深度学习在图领域的最新进展，2018 年某研究团队开发了一种分子图生成模型 MolGAN，如图 12-6 所示，能够利用生成对抗网络来生成分子图，并使用强化学习来辅助生成具有目标属性的分子，减少了昂贵的图匹配程序的应用。MolGAN 由生成器、鉴别器和奖励网络构成。其中，生成器先根据正态分布采样一个潜在表示样本，并生成一个带注释的分子图。鉴别器则是从生成器以及数据集中获取样本，并学习区分它们。生成器和鉴别器都利用一种改进的 WGAN 方法进行训练，让生成器能学习如何匹配经验分布并最终输出有效分子。奖励网络被利用来近似奖励函数，并使用强化学习使得模型朝不可微的方向进行优化。鉴别器和奖励网络都接受一个图作为输入，并输出一个标量值，二者具有相同的体系结构，但它们之间不共享参数。数据集中的图和生成的图都是奖励网络的输入，但与判别器不同的是，奖励网络要给每个分子打分（比如生成的分子溶于水的可能性有多大，分数由 RDKit 工具预测得到），当生成的分子在化学上无效时，整个奖励网络将输出 0。

研究人员在进行模型的实验优化时，并不是对药物发现任务常用的评价指标（如类药性、溶解度等）分别优化，而是进行了联合优化，即将这几个指标相乘作为最终要优化的指标。最终在 QM9 数据库上的实验表明，MolGAN 能够生成近 100% 的有效化合物。与基于 SMILES 表示及直接生成图的基于可能性的方法相比，MolGAN 能生成更具灵活性和新颖性的分子图，且分子性质评价得分更高。但 MolGAN 的局限性在于其对模型崩溃的敏感性，若训练没有及早地停止，最终将导致仅产生少量不同的分子。

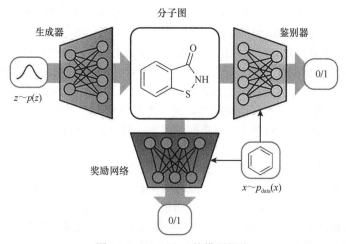

图 12-6 MolGAN 的模型架构

（三）DDR1 抑制剂的发现

DDR1（discoidin domain receptor 1）是一种促炎症的受体型酪氨酸激酶，在上皮细胞中表达并参与纤维化。大量研究表明，DDR1 与一系列癌症进展有密切关联，如乳腺癌、卵巢癌和食管癌等。DDR1 可以使原本疏松的细胞外基质（extracellular matrix，ECM）变得高度有序，减弱免疫细胞对肿瘤细胞的浸润杀伤作用。因此，DDR1 抑制剂的设计至关重要。

1. 基于强化学习的方法 如今，基于深度学习的建模方法在药物从头设计中展现出了巨大潜力。2019 年，某研究团队设计了一种生成张量的强化学习（generative tensorial reinforcement learning，GENTRL）方法，将强化学习、变分推断和张量分解相结合，构建一个两步机器学习算法，发现了一种 DDR1 的强效抑制剂。

首先，利用算法学习化学空间的映射，把一组离散的分子图投射到 50 维的空间中，使用张量格式对学习的流形结构进行参数化，以使用部分已知的属性。基于自动编码器的模型将空间结构压缩到一个分布上，该分布可以将高维晶格中的潜在空间参数化，其节点中的多维高斯函数呈指数级增长。这种参数化可以加强分子性质与潜在编码之间的关联，并且在显式输入缺失的情况下，对其进行处理。之后通过强化学习探索整个空间，寻找新的化合物。

GENTRL 使用三种不同的自组织映射（self-organizing maps，SOMs）作为激励函数，包括趋势自组织映射、广谱激酶自组织映射和特定激酶自组织映射。趋势自组织映射是一种基于 kohonen 的激励函数，通过专利中公开结构的申请日期来对化合物新颖性进行打分。广谱激酶自组织映射是一种可以将激酶抑制剂与其他分子相区分的特征映射。特定激酶自组织映射可以将 DDR1 抑制剂从所有激酶靶点中筛选出来。GENTRL 按序使用这三种自组织映射对生成的结构进行排序。

收集了包括已知的 DDR1 抑制剂及常见的激酶抑制剂和来自于 ZINC 数据集中的数据，对其进行预处理，排除总体异常数据和重复结构，构建数据库。依次用处理后的 ZINC 数据集、DDR1 激酶抑制剂数据集和广谱激酶抑制剂数据集对 GENTRL 模型进行训练。

为了将重点着眼于较小的分子组中，随机选择了 40 个可以较好覆盖化学空间和 RMSD 值分布的结构，基于合成可及性，选择其中 6 个化合物（图 12-7）对其进行体外抑制活性测定。其中，化合物 1 和化合物 2 表现出强烈的 DDR1 抑制活性，IC_{50}[①] 分别为 10 nmol/L 和 21 nmol/L；化合物 3 和化合物 4 表现出中等的 DDR1 抑制活性，IC_{50} 分别为 1 μmol/L 和 278 nmol/L；最后两个化合物无抑制活性。且化合物 1 和化合物 2 对 DDR1 的选择性明显强于对 DDR2 的选择性。之

---

① IC_{50} 即半抑制浓度（half maximal inhibitory concentration），指某一种物质对某些生物程序抑制达到 50% 抑制效果时的浓度。

后在细胞水平上，研究了化合物 1 和化合物 2 的 DDR1 抑制活性，其 IC_{50} 分别为 10.3 nmol/L 和 5.8 nmol/L。

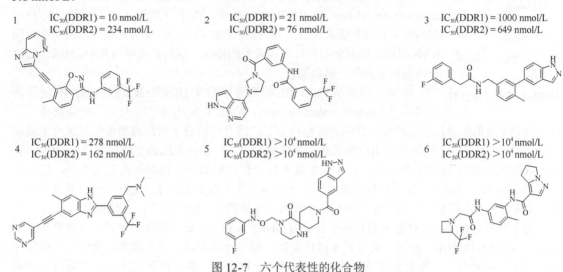

图 12-7　六个代表性的化合物

该项研究在短短两个月的时间里设计、合成并验证了靶向抑制 DDR1 的小分子，且其成本远低于传统新药研发。说明深度生成模型在药物从头设计中的实用性和可行性，随着该技术的不断推进，可以作为发现候选药物的有效工具。

2. 基于深度生成模型的方法　另一研究团队将深度生成模型与传统药物设计的分子模拟、虚拟筛选等技术相结合，建立了新型 Hit-to-Lead[①] 结构优化设计流程（图 12-8）。

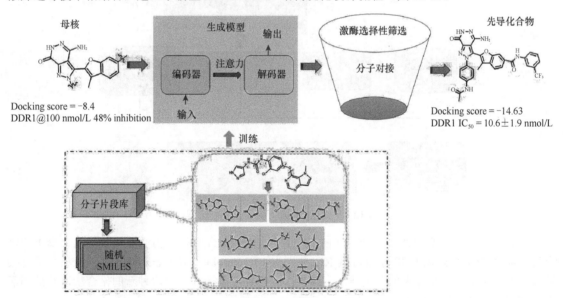

图 12-8　新型 Hit-to-Lead 结构优化流程

注：Docking score 对接打分单位为 kcal/mol

在之前的研究中，研究团队基于机器学习的活性打分和虚拟筛选，鉴定了一系列新型的吡唑并哒嗪酮衍生的 FGFR 抑制剂，与 DC-1 的激酶选择谱相结合，发现 DC-1 化合物对 DDR1 表现出较弱的交叉活性，分析分子对接结果，发现 DC-1 化合物在 DDR1 活性口袋处有很大的拓展空间，

①Hit-to-Lead 即苗头化合物到先导化合物。

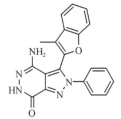

图 12-9　DC-1 化合物

因此利用深度生成模型对 DC-1 化合物进行结构改造（图 12-9）。

该深度生成模型框架中，编码器由双向递归神经网络（bidirectional recurrent neural network，BiRNN）组成，用于处理输入向量，然后将获得的两个双向隐藏状态汇总到解码器。BiRNN 是 RNN 的扩展，由前向和后向 RNN 组成，以充分利用过去和未来的特征。解码器由单向 RNN 组成，经过训练可以预测下一组数据。

该研究团队从 ChEMBL 数据库中收集 DDR/FGFR 抑制剂，利用分子对匹配（matched molecular pairs，MMP）算法将已有的训练集分割成一个更大的分子对的集合，获得所有可能的无环结构分子的组合，由分子对组成训练集对深度生成模型进行训练，以 DC-1 的随机 SMILES 式作为训练的输入。在经过训练的生成模型修饰 DC-1 后，从生成模型中获取 19 929 个小分子。计算生成小分子和已知 DDR1 抑制剂的理化性质，包括辛醇-水分配系数（clogP）、分子量和合成可行性分数等，依次对生成的分子进行打分，并进一步对其骨架多样性进行评估。发现该生成模型在生成相同骨架的分子库中具有良好的能力。

为了获得更有效、选择性更强且易于合成的 DDR1 抑制剂，研究团队开发了一个化合物分类流程，如图 12-10 所示。应用"泛分析干扰化合物"规则排除明显存在问题的化合物，并设定分子量范围、log$P$ 取值、特定基团数量筛选得到 6684 个化合物。基于该研究团队研发的用于预测激酶抑制剂活性的 KinomeX 工具，获得对 DDR1 选择性更高的 1648 个分子，与 DDR1 活性位点进行对接，筛选出打分较好的化合物。

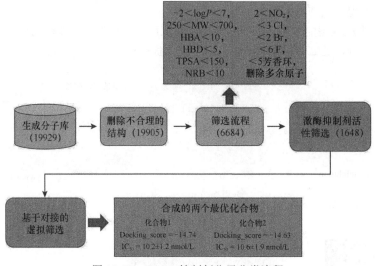

图 12-10　DDR1 抑制剂分子分类流程

选择其中打分最高的两个化合物（图 12-11）进行化学合成和生物活性实验，化合物 1 和化合物 2 都对 DDR1 表现出抑制活性，其 IC_{50} 分别为 10.2 nmol/L、10.6 nmol/L。通过分析分子对接结果中的关键基团和受体上的关键残基，以其作为指导，设计并合成四种新的化合物，其抑制活性在 27.4 nmol/L 到 60.4 nmol/L 范围内。

通过实验进一步评价了化合物 2 的激酶选择性，发现化合物 2 对 DDR1 的选择抑制活性优于其他激酶。并测量化合物 2 在 THP-1 蛋白中阻断胶原蛋白诱导 DDR1 自磷酸化的能力，其 EC_{50} 为 34.4 nmol/L，优于阳性化合物 DDR1-IN-1 的 114.5 nmol/L。

这项研究发现了一种很有潜力的 DDR1 抑制剂，肯定了生成模型对合理设计先导化合物的重要作用。同时，也显示了该生成模型生成的化合物结构具有较高的可合成性，为之后的药物设计奠定了良好的基础。

1　IC$_{50}$(DDR1) = 10.2 nmol/L　　　　2　IC$_{50}$(DDR1) = 10.9 nmol/L

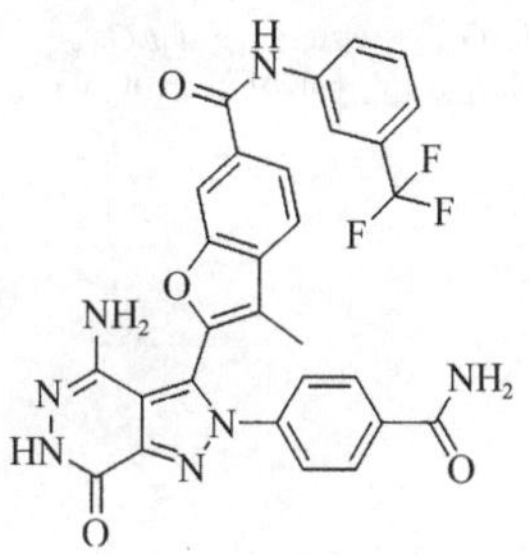

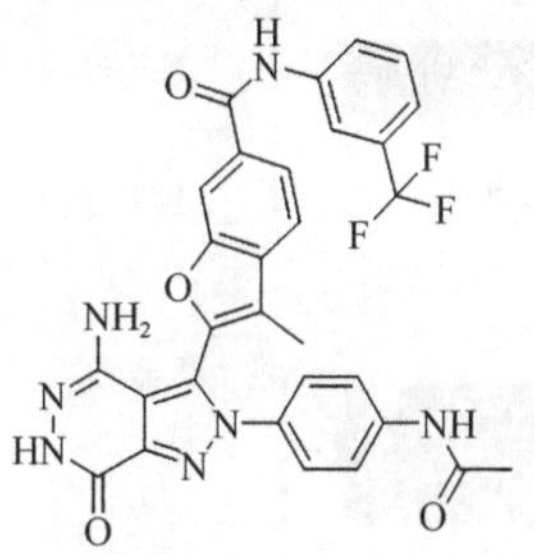

图 12-11　打分最高的两个化合物

三、虚 拟 筛 选

先导化合物的发现是一个昂贵且耗时的过程。20 世纪 90 年代初，组合化学和高通量筛选技术的快速发展为加速药物发现过程提供了巨大的希望，因为它们能够在短时间内合成和筛选大量的化合物库。然而，由于吸收、分布、代谢、排泄和毒性（ADMET）缺陷，许多苗头化合物在先导优化过程中失败。因此，需要有替代的策略来帮助筛选合适的化合物，去除不合适的结构，减少资源的消耗。

于是，通过虚拟筛选（virtual screening，VS）方法识别苗头化合物成为了药物发现早期阶段的关键步骤。从原理上来说，虚拟筛选可分为两大类，即基于配体的虚拟筛选（ligand-based virtual screening，LBVS）和基于结构的虚拟筛选（structure-based virtual screening，SBVS）。借助计算机技术和一系列过滤条件，虚拟筛选能够从大量的化合物库中快速挑选出一些能和靶点有效结合且副作用最小的苗头化合物，帮助找到更高质量的先导化合物。

（一）深度学习增强虚拟筛选

1. 基于 3D-CNN 的打分函数　打分函数是基于结构药物设计的基石，如何准确预测蛋白受体-配体小分子的结合亲和力和结合模式是药物研发阶段亟待解决的核心问题。通过打分函数对蛋白质-配体复合物的结构进行打分和排序，可以判断小分子能否和受体结合、预测复合物的结合亲和力强弱、挑选正确的结合模式。这将为先导化合物的虚拟筛选、药物分子结构的优化以及化合物潜在靶点的探索提供指导，大大减少药物发现阶段的时间消耗和实验成本。

最初，没有专门用于评估蛋白质-配体相互作用的打分函数。直到 1976 年起，研究人员陆续引入分子力场中的非共价能量项（包括范德华作用、静电作用、氢键作用）以及体系中的溶剂效应，将这四项线性加和来表示打分函数，即"基于物理（力场）的打分函数"，该打分函数具有物理意义，但常常还需要经验参数拟合得到最终的函数。后又根据通过统计回归方法，加权求和不同作用项的能量贡献，来计算蛋白质-配体的结合自由能，此为"基于经验（回归）的打分函数"，更加直观地将自由能分解成单独的能量项，但是很难在一个公式内包含所有的可能因素项。此外，还有"基于知识（平均力势）的打分函数"，是根据已知蛋白质-配体复合物的结构数据，利用反玻尔兹曼分析将原子间距离的概率分布转换成与距离相关的蛋白质-配体对势函数，再计算蛋白质-配体结合的结合力。

近十几年，随着机器学习的流行，已经报道了众多"基于机器学习的打分函数"。区别于前三种传统打分函数线性加和的形式，基于机器学习的打分函数不需要在理论的启发下人为预设函数形式，往往是更加灵活、多变的非线性表达式，意味着它表达蛋白质-配体结合数据的能力更强，比起传统的打分函数展现出了显著的改进。但是这种方法需要大量的特征工程，即需要专家知识来定义规则以预处理输入数据，诸如原子相互作用数、成对原子距离描述符、相互作用指纹等输入特征的选择会限制机器学习模型的表达能力（图 12-12）。

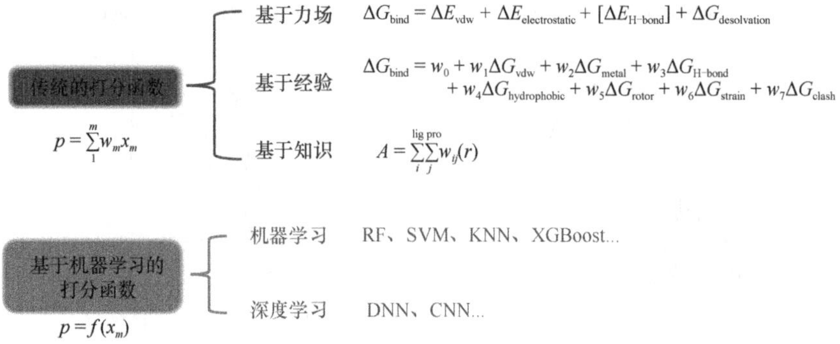

$$p = \sum_{1}^{m} w_m x_m$$

基于力场　　$\Delta G_{bind} = \Delta E_{vdw} + \Delta E_{electrostatic} + [\Delta E_{H\text{-}bond}] + \Delta G_{desolvation}$

传统的打分函数　基于经验　$\Delta G_{bind} = w_0 + w_1 \Delta G_{vdw} + w_2 \Delta G_{metal} + w_3 \Delta G_{H\text{-}bond} + w_4 \Delta G_{hydrophobic} + w_5 \Delta G_{rotor} + w_6 \Delta G_{strain} + w_7 \Delta G_{clash}$

基于知识　　$A = \sum_{i}^{lig} \sum_{j}^{pro} w_{ij}(r)$

基于机器学习的打分函数　机器学习　RF、SVM、KNN、XGBoost…

$$p = f(x_m)$$

深度学习　DNN、CNN…

图 12-12　打分函数的分类

深度学习，作为机器学习的一个分支，近几年在图像识别、语音识别和自然语言处理等人工智能领域都实现了巨大的进展，也引起了计算化学家与药物化学家们的极大兴趣，被应用于打分函数的开发。其中，CNN 在图像识别任务中展现了令人印象深刻的性能，这也表明 CNN 可能适用于从蛋白质-配体结构这样的空间结构数据中提取和学习特征。

在蛋白质-配体结合问题中，结合模式预测、虚拟筛选和结合亲和力预测是几个重要任务。其中，结合模式预测是指打分函数模型能够区分同一化合物的低均方根偏差（root mean square deviation，RMSD）结合构象和高 RMSD 结合构象，常根据靶点间排名和靶点内排名评估结合模式预测的能力。虚拟筛选是指通过对接结构来区分活性化合物和非活性化合物，并能给出可靠的排序。结合亲和力预测可以为预测蛋白质与配体相互作用强度提供重要信息。

某研究团队针对结合模式预测和虚拟筛选这两个任务，为 3D-CNN 打分模型创建了两个训练集。对接前，首先使用 RDkit 工具为每个配体生成一个 3D 构象。对接时，在以参考配体为中心 8 Å 的盒子内，使用 smina 对接软件和 AutoDock Vina 工具的打分函数，将所有的活性化合物和诱饵（decoy）化合物与参考受体对接，生成配体的结合构象。即使对于具有已知晶体的活性化合物，也使用对接产生的构象，用于模型的最终打分，能避免模型只是学习到简单地区分对接构象和晶体构象。所有对接都在去除水但不去除金属离子的刚性受体上完成，配体和受体的质子化状态均由 OpenBabel 工具确定。将每个配体经 smina 软件重对接，并对产生的所有构象进行打分，使用每个配体的最佳得分来评估虚拟筛选的性能。

结合模式预测训练集是基于 CSAR-NRC HiQ 和 CSAR HiQ Update 数据集处理生成的，包含来自 327 个不同靶标的 745 个阳性样本（RMSD 小于 2 Å 的结合构象）和来自 300 个不同靶标的 3251 个阴性样本（RMSD 大于 4 Å 的结合构象）。

虚拟筛选训练集是基于 DUD-E 数据集处理生成的，包含 22 645 个活性化合物和 1 407 145 个诱饵分子，该数据集是一个极具噪声且不平衡的训练集。

独立测试集用于评估结合模式预测和虚拟筛选的性能。对于结合模式预测任务，测试集由 2013 年 PDBbind 核心集的 54 个复合物子集组成。对于虚拟筛选任务，测试集由 ChEMBL 集的 13 个靶点子集以及 MUV 集的 9 个靶点子集组成。

在处理 2D 图像时，首先将其离散成红色、绿色和蓝色（RGB）三个通道的像素值作为 CNN 的输入。为了处理 3D 的蛋白质-配体结构，需要将其离散为 3D 网格，其中每个网格点都存储有关该点重原子类型的信息，每种原子类型在 3D 网格的不同通道表示，其中包括 16 种受体原子类型和 18 种配体原子类型。网格以结合位置为中心，大小为 24 Å×24 Å×24 Å，默认分辨率为 0.5 Å（图 12-13）。

该研究团队将他们的 3D-CNN 打分函数模型命名为 gnina。首先通过一个深度学习框架自定义的 MolGridDataLayer 网络层，可以处理 OpenBabel 读取的标准分子数据文件，也可以处理自定义的仅包含原子坐标和预处理过的原子类型信息的二进制文件，生成原子密度网格。在 3D-CNN

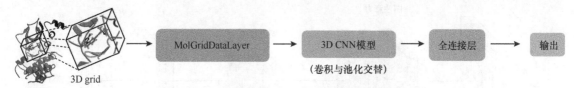

图 12-13　3D-CNN 模型的流程

模型的训练过程中，打乱训练数据的顺序，通过每批采样相同数量的阳性样本和阴性样本来平衡数据，指定是否随机旋转结构以及平移的最大距离来对结构进行数据增强，使用随机梯度下降和反向传播将网络的多项 logistic 损失最小化，直至模型收敛。在训练过程中，针对规模较小的 CSAR 测试集，对模型的参数进行调整和优化，如原子类型、占用类型、原子半径乘数、网格分辨率、层宽度和深度、池化类型、全连接层大小等，直至模型的准确度不再提高为止。通过三折交叉验证和独立测试集对模型在结合模式预测和虚拟筛选任务上的性能进行评估。为避免评估类似训练集中的靶点，通过基于靶点序列相似性聚类，来构建训练和验证集的折叠。

在测试集上的结果显示，基于 3D-CNN 的 gnina 模型在对接结合模式预测任务和活性（非）活性化合物分类任务上表现出色，性能明显优于 AutoDockVina 工具，但它并不适用于结合亲和力预测的回归问题。实际上，除了结合模式预测和虚拟筛选，3D-CNN 模型也被广泛用于结合亲和力的预测，如 Pafnucy 和 K_{DEEP} 模型也是使用 3D 网格表示输入结构，并通过 CNN 和全连接层的组合，来预测蛋白质-配体确切的结合亲和力值。在 PDBbindv.2016 数据集上，Pafnucy 和 K_{DEEP} 的预测值与实验值的 Pearson 相关系数分别为 0.78 和 0.82，RMSE 分别为 1.42 和 1.27，在外部测试集上也展现出了良好的泛化能力，远远优于传统的打分函数。

总之，基于 3D-CNN 的打分函数虽然还存在泛化能力不强的问题，但其仍然表现出了超越传统打分函数和传统机器学习方法的潜力，展现出了深度学习方法端到端的巨大优势，同时也存在着许多的改进方向，如如何使用更大的数据集和网络进行训练、如何在模型的训练中整合更多与蛋白质-配体结合有关的信息和目标任务（如结合模式排序、亲和力预测、虚拟筛选等）、如何对重要贡献的原子和特征进行可视化，将更好地助力于药物和靶点的发现，并指导药物设计。

2. 基于 GNN 的分子性质预测　神经网络在进行线性变换后，通过激活函数引入非线性，使模型接近于任何函数，但无法保证网络的泛化能力。图神经网络（graph neural network，GNN）增强了神经网络处理图结构数据（如分子图、蛋白质配体复合物图等）的能力。现有的图神经网络包含两个基本阶段：消息传递阶段和读出阶段。在消息传递阶段，通过图注意力机制，将相邻节点的信息整合到中心节点；在读出阶段，读出中心节点更新为整合信息后的状态。

分子性质预测，关键在于分子表征的选择，如分子描述符、分子指纹等，其将分子结构中的化学信息以矩阵的形式表示。目前约有 5000 多种分子描述符用于表示化学意义。基于不同分子描述符和不同机器学习方法的组合，模型的分子性质预测能力有较大的差异。

可以通过各种类型的图神经网络，如图卷积神经网络、门控图神经网络和定向消息传递神经网络（directed message passing neural network，DMPNN）等，从分子中提取其化学信息，用于构建分子表征的预测模型，进而进行分子性质的预测。

某研究团队在图神经网络架构上，引入了一种分子内提取非局部效应的注意力机制，建立了一种基于注意力机制的图神经网络模型——Attentive FP。Attentive FP 不仅将附近节点的信息传播到更远的节点上，用来表征原子的局部环境；还可以通过图注意力机制，在分子内水平上考虑非局部效应。该模型提供了分子表示的新方法，在多个药物相关数据集的预测上有很好的表现，并且具有良好的可解释性（图 12-14）。

该研究团队使用了 9 种原子特征（包括元素符号、共价键数量、电荷、手性等）和 4 种键特征（化学键类型、共轭、环化和立体构象）来表示原子及其局部环境。通过 RDkit 工具提取分子

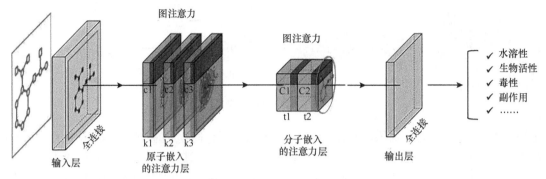

图 12-14　Attentive FP 的模型架构

的原子特征和局部特征并进行编码，由于相邻原子间的向量长度不同，通过线性变换和激活函数将向量长度进行统一。

之后，为了扩大局部环境所包含的信息，将原子的初始状态向量嵌入注意力层中，使原子聚合周围原子的信息，生成一个新的状态向量，在通过几个堆积的注意力层后，原子状态向量会包含更远的节点信息。

为了将分散的原子信息整合到整个分子的状态向量中，将分子视为与每个原子有关联的超虚拟节点，并嵌入到上述注意力层中，生成分子的状态向量，即模型所学到的分子图信息。

为了更好地进行比较，使用经过基准测试的数据集来训练和测试 Attentive FP 模型，第一组数据包含三种数据性质信息：溶解性、疟疾生物活性和光伏效率。第二组数据经过 MoleculeNet 数据测试，针对收集到小分子与成药相关的理化性质（如水溶性、溶剂化自由能和亲脂性）、生理活性（如血脑屏障透过性）和毒性进行测试。第三组数据来自最大、最全面的 QM9 量子力学数据集，其中的信息包括 HOMO 轨道能、LUMO 轨道能、HOMO-LUMO 轨道能隙、零点振动能、内能、焓、吉布斯自由能等。

上述三个数据集的信息都可以定性或定量表示，对于定性的数据建立分类模型，采用 ROC（receiver operating characteristic）曲线下面积或 PR（precision-recall）曲线进行评估；对于定量的数据建立回归模型，采用平均绝对误差（mean absolute error，MAE）、均方误差（mean square error，MSE）或均方根误差（root-mean-square error，RMSE）进行评估。

第一组数据中，Attentive FP 在水溶性、疟疾生物活性和光伏效率上的预测性能都优于之前表现较好的 Neural FP、Weave 和 MPNN 模型。第二组数据中，在 12 个成药相关性质的数据集中，Attentive FP 在 10 个性质的预测上表现最优。第三组数据中，Attentive FP 在 QM9 数据集的 12 个任务预测中的 10 项上优于其他模型。

Attentive FP 不仅很好地学到了化合物的理化性质、生理活性等，还表现出了对空间结构很好的学习能力。该模型基于深度学习方法，为分子表征提供了一种可行的选择，它不仅有助于构建分子性质预测的模型，还可以从已有的数据中获取新的知识，甚至形成新的化学系统理论。

（二）大规模分子对接

高通量筛选（high throughput screening，HTS）和虚拟配体筛选（virtual ligand screening，VLS）的标准库历年来被限制在不到 1000 万个可用化合物，与潜在的 $10^{20} \sim 10^{60}$ 个类药化合物的巨大化学空间相比显得非常渺小，因此人们期待可用于对接的超大型化合物数据库。

已开发出"hit"识别的虚拟库包含数十亿个化合物，并且以相当的速度还在扩展，巨大的分子数目使得大型虚拟库筛选所需的计算时间和成本变得不可接受。例如，使用单个 CPU 以 10 秒/个的标准速率筛选 100 亿个化合物需要 3170 年左右；若使用云上计算，一次筛选需要的花费可能超过 80 万美元。

一方面需要适应虚拟化合物库的快速增长，另一方面需要在保证对接准确度的情况下，以更少的对接时间或更低的对接成本，尽可能找出更多的命中化合物。因此，需要更加有效的方法，在保证配体和口袋结合预测准确度符合要求的情况下，搜索更大规模化合物筛选库来寻找更多的潜在配体。下面主要介绍两种较好解决上述问题的方法，分别为主动学习对接法和虚拟合成子分级枚举筛选法。

1. 主动学习对接法　主动学习是指在标记数据稀少而标注成本昂贵的情况下，由学习算法主动地提出需要标注的待标记数据，对其进行标记，将新标记数据与源数据共同作为新的训练集更新机器学习模型，以此迭代，直至获得符合要求的模型。

主动学习对接法即将主动学习应用于分子对接，主要平衡了以下两点：确定最佳得分的化合物以及探索更大的化学空间。该方法基于"当前"的对接分子的对接分数来学习"打分函数"模型，然后再用学得的模型对化合物库中分子进行预测，通过主动学习校正模型，从而能够较为准确地找出潜在的化合物分子，能够提高发现苗头化合物的概率；根据该方法的筛选原则基于纯粹的贪心算法进行了优化，在每次对接完成后选择得分较高的化合物中不确定性最强的化合物，较好地保证了在虚拟筛选库中探索更大的化学空间，以寻求化合物库中更多的潜在命中化合物。

主动学习对接工作流程如图 12-15 所示，首先选择配体化合物库的随机子集（一般选取数据库中 0.1% 的化合物）进行对接。该子集的对接分数作为训练集用于训练机器学习模型，该模型将预测整个配体数据库全部化合物的对接分数。随后进行一轮或多轮主动学习，尝试通过根据筛选规则（选择得分较高化合物中不确定性最强的化合物）选择一部分的化合物（一般选取分数高的前 0.1% 的化合物）来改进模型，并使用先前对接的化合物以及新选择化合物得分的并集作为新的训练集来更新模型，以此迭代，直至获得符合要求的机器学习模型。然后用该模型对配体进行打分选出得分较高的一部分化合物（一般选择分数高的前 5% 的化合物）即为潜在的命中化合物。

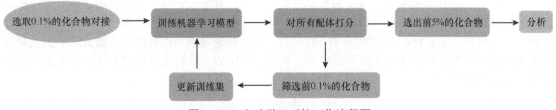

图 12-15　主动学习对接工作流程图

该方法能够在成本约降低到原来 1/14 的情况下，保证大约 80% 的命中率；在模型预测前 5% 的得分中有约 90% 的骨架命中，有较高的预测准确性。该模型能够适应化合物库的快速增长，并且在保持良好的预测表现的前提下，能够在一定程度上减少筛选时间、降低对接成本。此外，主动学习方法已经扩展到 Glide SP 对接程序中，保证了它在分子对接时的便捷使用。

2. 虚拟合成子分级枚举筛选法　虚拟合成子分级枚举筛选法（virtual synthon hierarchical enumeration screening，V-SYNTHES）的主要思想是"化整为零"，区别于传统的完整分子对接打分，该方法从局部骨架以及合成子开始对接、选择拼凑，直至形成完整的分子，包括：库准备、枚举、对接、命中选择的迭代步骤。

V-SYNTHES 的整个工作流程如图 12-16 所示，首先将完整分子拆分成骨架（一般为包含环状结构的骨架）和若干合成子（骨架上的取代基，本例中为 R1 和 R2），然后将骨架先与某部分合成子结合（本例中只替换 R1 或 R2）即生成"最小枚举库"；分别将最小枚举库中的各个分子（其中，合成子 R1 和 R2 在对接分子中缺失，是因为还未选定这部分合成子）与结合口袋进行对接，并找到较匹配口袋的某个合成子（本例中方框部分）；在此基础上，列举该分子与另一合成子（R2）结合的所有情况，即生成"全枚举子集"；并且将"全枚举子集"中所有分子与结合口袋进行分子对接，寻找另一个较匹配口袋的合成子；若有 3 个以上合成子则以此循环，直到筛选完所有合成子，得到符合要求的完整分子。后续将符合要求的所有化合物进行物理化学、成药性、新颖性等测试，挑选出最终的活性分子。

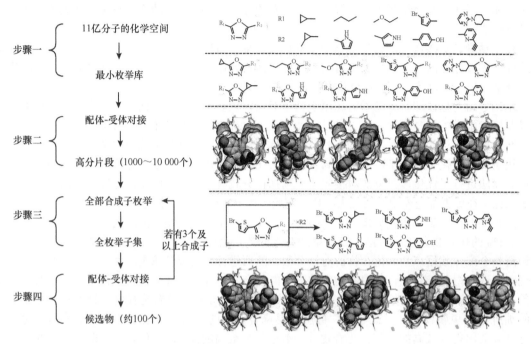

图 12-16 V-SYNTHES 流程图

由于该方法的计算成本与合成子的数量呈线性关系，对于化合物筛选库的快速增长可轻松扩展，并且可以适用于任何对接算法。本方法在对数十亿虚拟库进行层次筛选时，仅需对接虚拟分子库中一小部分（＜ 0.1%，约 200 万个）化合物，就可快速筛选出期待的化合物分子。大大减少了在库中搜索潜在命中分子时需要评估的分子数量，使用的计算资源是标准方法的百分之一，大大提高了筛选效率。

四、药物重定位

药物重定位是指通过对目前市面上已有药物的功能重新研究，发现其新的适应证或新用途，从而加以应用，也称老药新用。新药研发是一个周期长、成本高、成功率低的过程，而药物重定位可以缩短研发时间，提高成功率。因此，老药新用成为目前研究的一大趋势。人工智能技术的应用可以大大提高药物重新定位的效率。

（一）基于 SNF-CVAE 模型的药物重定位

阿尔茨海默病（Alzheimer disease，AD）是一种神经退行性疾病，多发于老年人群，它会导致患者的记忆力、判断力、注意力、解决问题的能力和认知能力逐渐衰弱。随着人口老龄化的加剧，AD 的发病率和患病人数不断增加，给人们的生活带来了极大的负担。目前 AD 的发病机制与治疗方案成为全球性研究热点，然而迄今为止仍然缺乏有效的治疗方法。

该研究提出了一种新的模型 SNF-CVAE，如图 12-17 所示，通过利用已知的药物相关相似性信息和药物-疾病相互作用，来预测新型的药物-疾病相互作用。SNF-CVAE 整合了相似性评估、相似性选择、相似性网络融合（SNF）和集体变分自编码器（collective variational auto-encoder，CVAE）来进行非线性分析并提高药物-疾病相互作用的预测精度。

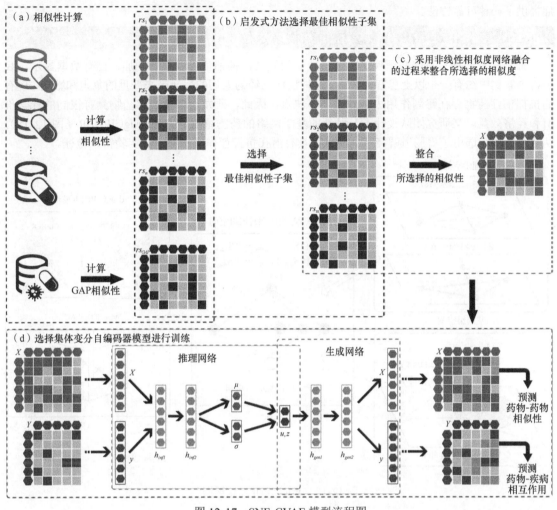

图 12-17 SNF-CVAE 模型流程图

首先，它从不同来源获取药物相关信息（如靶蛋白谱、化学结构指纹、副作用谱）和已知的药物-疾病相互作用数据，同时为每个药物相关信息源计算成对的药物相似性。接下来，利用启发式方法选择最有用且较低冗余的药物相似类型的子集，之后，它利用非线性相似性网络融合（SNF）方法来整合经过审核的药物相似性类型。最后，它利用整合后的药物相似性信息和已知的药物-疾病相互作用，训练一个非线性集体变分自编码器（CVAE）来预测新的相互作用。采取分层 5 折交叉验证方法，验证 SNF-CVAE 的稳健性，模型取得了出色的表现。

通过使用 SNF-CVAE 模型，预测出了 10 种潜在的治疗 AD 的候选药物。其中，安非他酮是模型预测的第一首选的候选药物。作为一种去甲肾上腺素/多巴胺重摄取抑制剂（NDRI），安非他酮已被批准用于治疗重度抑郁症、季节性情感障碍，并作为戒烟的辅助药物。根据已发表的研究，一种使用安非他酮的综合疗法可以防止认知能力下降，改善认知能力，尤其是记忆力和额叶功能。

另外，模型预测盐酸哌甲酯是潜在治疗 AD 的第二首选的候选药物。盐酸哌甲酯是一种中枢神经系统兴奋剂，被批准用于治疗注意缺陷多动障碍和嗜睡症。这一预测也得到了支持，研究表明使用盐酸哌甲酯治疗 AD 的冷漠症，显著提高了疗效，并改善了整体认知能力，同时不良反应的发生率极低。

此外，在临床试验和已发表的研究中，该模型预测的前 10 个候选药物的治疗效果均已被成功验证，进一步证明了模型的可行性和有效性。总之，得益于整合相似性手段和深度学习模型，药物-疾病相互作用的预测准确度大大提高，为发现新的药物适应证提供了一种有效手段，为攻克顽症提供了一种可靠方法。

（二）基于 drugCIPHER 算法的药物重定位

抑郁症是一种常见的心理疾病，随着社会的发展，抑郁症患者不断增加，已有数据显示，我国自杀案例中约有一半以上患有抑郁症。这种疾病已经为人们的生活带来严重的负担和影响。现有的抗抑郁症药物存在毒副作用大、效果差等缺点，因此，研发新型抗抑郁药物具有很高的社会价值和经济效益。某研究团队设计了一种新的基于网络的药物重定位方法 drugCIPHER（图 12-18），从数据库中筛选出了胃肠道解痉药 Alverine 具有潜在抗抑郁作用，并通过实验得以验证。

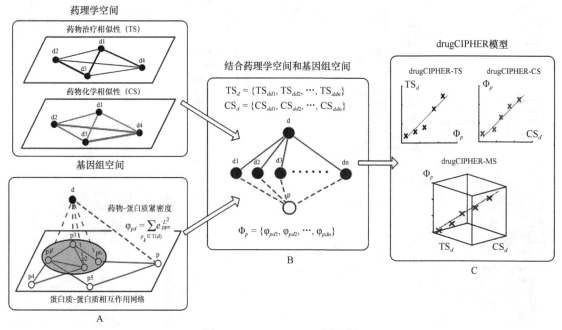

图 12-18　drugCIPHER 原理图

首先使用该研究团队研发的 drugCIPHER 算法，筛选 DrugBank 数据库中候选药物的潜在靶点，其中在蛋白质-蛋白质相互作用（PPI）网络中，计算了一个描述两个蛋白质之间网络距离的网络接近性度量。随后，提出线性回归模型来量化网络接近性与药物相似度之间的一致性得分，一致性得分高的药物和蛋白质更有可能表现出药物-靶点相互作用。

药物-蛋白质的一致性得分之间的相似性可以进一步体现出药物的生物活性相似性，因此通过测量已知抗抑郁药物与数据库中药物的生物活性相似性，根据分值进行聚类分析，筛选出 6 种药物具有潜在的抗抑郁作用。其中选取 Alverine 药物，为分析其具有抗抑郁作用的潜力，通过构建该药和与它相似的抗抑郁药物的药物-靶点网络，以及 Alverine 靶向的蛋白质网络。结果显示，已知抗抑郁药物的靶点也是该药物的靶点，且该药的靶点可以通过蛋白质-蛋白质相互作用或信号通路直接或间接进行调节。从该药的靶向蛋白质网络中筛选出 4 个重要的靶点，对其进行进一步的实验验证，结果显示确实具有良好的抗抑郁作用。

五、合成路线规划

计算机辅助合成规划（computer-aided synthetic planning，CASP）的使用可以追溯到 20 世纪 60 年代后期确定的"逆合成分析"的概念。逆合成分析，通过顺序断开和官能团相互转换，将目标分子解构为简单、容易获得的起始原料。CASP 结合了逆合成分析的思想，它的目标分子一般是天然产物小分子和具有成药性的小分子等，帮助合成有机化学家选择更有效和更具成本效益的合成路线。它们还可用于反应的选择性预测和副产物预测以及反应条件的评估。

　　人工智能辅助合成规划工具通过推荐可行的合成路线来为化学家效力。它们还帮助化学家做出更好的决策，提高合成的效率和生产率，最终加速了药物发现中 DMTA（design、make、test、analyze）周期的"制造"阶段。下面主要对基于模板（规则）的方法和无模板的方法进行简介。

（一）基于模板或规则的方法

　　基于模板（规则）的方法从反应数据库和文献中提取特征规则，将其编码至计算机中，通过利用已有的知识和特征对目标化合物进行合成路线预测。具体而言，将目标分子与大量模板进行匹配，以不同的方式来确定模板的优先级，从而识别反应中心，并预测原子或键的变化。

　　某实验室基于二叉树的分类方法开发了一款名为 Chematica 的逆合成分析软件，通过将提取出来的反应特征作为每一个二叉树的节点，得到一棵可以对目标化合物进行分类的树，如图 12-19 所示。该软件包含了约 10 万个反应规则，它不仅能关注合成路线的长度、反应的立体和区域选择性，还能考虑原料是否容易获得、价格高低以及与现有路线（专利）差异的问题。

　　Chematica 通过使用大量启发式方法禁止不可能的结构，对非选择性的反应或较难实现的反应进行惩罚，从而避免无希望的反应路线。还通过打分来评估每一步底物和反应路线，从而搜索到最可行的解决方法。并探索由目标化合物发散出的规则树图，通过搜索迭代次数的增加，提高路线的综合可能性。于是对于某一个目标化合物的合成阶段，就可以得到一个非常庞大的树状图（甚至包含几千万个分支）。

　　最后，由于可以为典型目标找到多达数百万条可行路线，则需要通过动态规划算法检索得分最高、最特别的合成路线。在最后呈现给用户的路线中，涉及的每一个分子都可以通过分子力学（molecular mechanics）工具进行检查。同时每条反应路线都包含了非常完善的信息，包括反应条件的建议、化学反应类型的文献引用、需要保护哪些基团、使用什么保护基团、文献中相似反应的例子等。

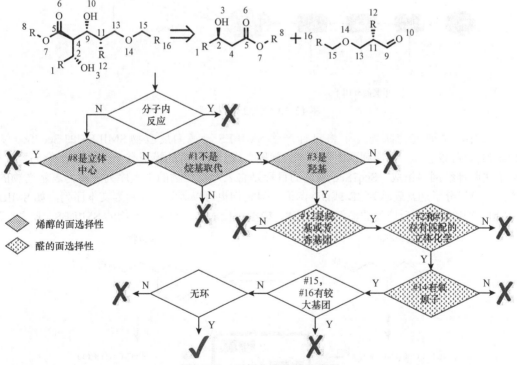

图 12-19　目标化合物的分类树

①这棵树是从分子间反应的条件开始的。②为了保证烯酸酯的面选择性，考虑了 8、1、3 位取代基的条件。③在位置 #12, #2, #11, #14 确保有适当的面选择性。④由于环结构可能会扭曲整合构象或影响对烯酸酯的选择性，因此底物应是非环的。⑤两个底物上辅基的选择性，以确保所需要的非对映选择性

通过基于模板（规则）的方法，Chematica 能够设计出新颖、高效的药物合成路线。并在打分的指导下，惩罚那些冲突或非选择性的反应，提高反应路线的合理性与简明性，甚至还可以帮助找到难以被人类化学家发现的合成路线。

■（二）无模板的方法

无模板的方法从自然语言处理（NLP）中汲取灵感，将正向或逆向合成预测视为神经机器翻译问题。鉴于分子可以表示为 SMILES 字符串，每个化学反应都可以被编码为句子并被视为化学语言翻译问题，通过学习反应物与产物之间的直接转化避免了模板的使用，从而可以对反应进行预测和逆合成"转化"。

提到 NLP，首先回顾一下 Encoder-Decoder 架构。这个架构主要分为两个部分，即编码器（Encoder）和解码器（Decoder）。Encoder 可以将输入的语音、文字、图片等编码为一个向量（计算机可以理解的语句），然后 Decoder 再将向量转化为语音、文字、图片等。但它存在一定缺陷，即无论输入和输出的长度是多少，中间的向量 C 长度都是固定的，这就可能导致信息丢失的问题。

因此，Seq2Seq 模型（sequence-to-sequence）对其进行了改进，使用两个 RNN 作为编码器和解码器。在编码的过程中，可以将最后一个输入的隐状态做一个变化转化为向量 C。而在解码的过程中，上一时刻的输出会作为下一时刻的输入，同时向量 C 作为初始状态参与所有时刻的运算（图 12-20）。

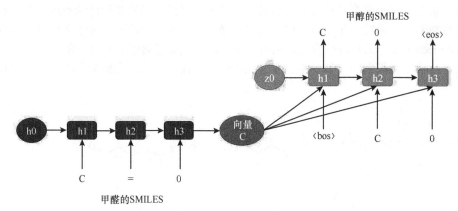

图 12-20　Seq2Seq 模型

2017 年，某研究团队建立了将目标产物 SMILES 转换为反应物 SMILES 的 Seq2Seq 模型（图 12-21），可以看作一个序列到序列的映射问题。端到端训练的模型有一个编码器-解码器架构，由两个递归神经网络组成。Seq2Seq 模型的目标是将表示反应物的文本序列映射为表示产物的文本序列。虽然分子通常表示为 2D 或 3D 图形，但它们也可以等效地表示为文本序列，如 SMILES 或 InChI。即给定表示反应物的输入 SMILES，模型直接输出表示预测产物的 SMILES，反之亦然。

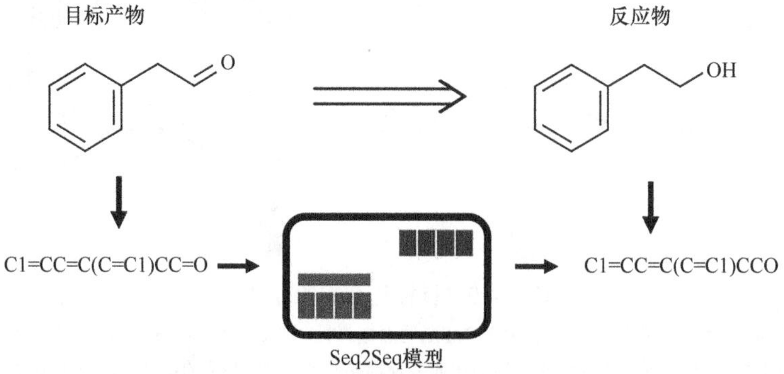

图 12-21　Seq2Seq 模型应用在合成路线规划

他们在开源专利数据库中获得数据集，其中包含了药物化学家们常用的 10 种反应类型。然后对反应实例进行进一步的预处理：去除所有无机离子和溶剂分子，使其只包含反应物和产物，并且使每一个反应实例只包含单一的产物（将具有多个产物的反应分解为多个包含原始反应物的单一产物反应）。同时，每个反应实例都将被分成源序列和目标序列。源序列是由产物对应的 SMILES 分割而得到的，并且在序列前有一个反应类型标记。目标序列则是通过反应物对应的 SMILES 得到的。最后，将数据集按 8∶1∶1 拆分成训练集、验证集和测试集。

Seq2Seq 模型性能与基于规则的机器学习方法相当，还克服了基于规则方法的某些限制，并通过定向搜索（beam search）来进行候选排序。集束搜索是贪心搜索的一个改进算法，扩大了搜索空间。在此模型中，束宽为 5，即每一步都取条件概率对数最高的 5 个字符作为候选，并根据整个序列的对数概率对其进行排序，其中字符对应着 SMILES 中的每一个字符。此外，由于 Seq2Seq 模型是从每个反应实例中反应物和目标分子的完整 SMILES 式中训练得到的，该模型还包含了关于整体分子环境的信息。

无模板方法与基于模板的方法相比具有一些优势。例如，可以直接从训练数据集以完全端到端方式训练模型，而基于模板的方法需要从反应数据集中提取反应规则，这就需要很大的工作量。无模板的模型也可以更好地适应更大的训练数据集，我们不难想象，基于模板的方法希望可以适配更多更复杂的反应，这就需要更多的规则，但它的复杂度却会随着训练数据库的增加而增加，而且很难预测规则库以外的未知反应。

但同样的，基于模板的方法也有它的优势。例如，只要规则处于知识库之内，它就可以非常准确地推测合成路线。此外，它还可以包含很多其他信息，如原料是否容易获得、价格高低以及与现有路线（专利）的差异等。

总之，无论是基于模板（规则）的方法还是无模板的方法，都可以给化学研究人员的合成路线规划提供更多的参考路线。从长远来看，它们能够自动化那些常见的有机反应，这将鼓励人类化学家的创造力聚焦到更复杂的合成任务（如合成更复杂的分子、立体选择性、发现新的反应类型）上。

第三节　人工智能药物研发的前景与展望

过去的十年里，人工智能在药物发现领域的发展势头迅猛，在预测药物分子生物活性、分子毒性、靶点蛋白结构、药物的相互作用等方面展示出了巨大的潜力。尽管如此，加快药物发现进程仍然面临着诸多挑战。

（1）由于药物研发领域数据具有高壁垒、高成本、高机密的性质，因此很难获取大量高质量的真实数据。据此，大型药企和人工智能新药研发技术公司进行合作可以保证大规模数据的来源；"联邦学习"可以解决数据保密性的问题，通过各方共同建模来提升模型的效果；针对小样本问题，可以使用元学习将模型很好地推广到新的测试领域，亦可利用主动学习策略来指导实验设计，从而增加实验数据的积累。此外，人们也一直期待超大规模且差异性显著、设置有灵活筛选规则以符合用户要求数据的新数据库。

（2）目前人工智能驱动的药物发现的相关任务总是由特定的需求或假设所驱动，例如，"结构类似的化合物具有类似的物化性质和生物活性"是现在虚拟筛选的核心假设，那么设计候选药物的假设是什么？即一个理想的候选药物需要哪些性质？为了更好地设计药物，应更加关注和挖掘现实世界中的数据，如电子健康档案（electronic health record，EHR）和上市药物数据库，以了解不同治疗方法的有效性和副作用，使假设更接近真实情况。

（3）尽管深度学习拥有着优越的性能，但复杂的模型和繁多的参数量使得模型变得难以理解。因此，需要开发具有较好可解释性的模型，以增强人类的推理和决策能力。关于可解释人工智能，以下几个理想特征在药物设计应用中是可取的。一是透明性（transparency），即能知道系统是如何得出特定的答案；二是正当性（justification），即能阐明为什么模型提供的答案是可以接受的；三是信息性（informativeness），即能够为人类决策者提供新的信息；四是不确定性估计（uncertainty estimation），即能量化预测的可靠程度。这就需要深度学习专家、化学信息学家、数据科学家、化学家、生物学家和其他领域专家的共同努力，以确保可解释人工智能方法达到预期的目的并提供可靠的答案。考虑到模型的可解释性取决于所选择的分子表示和机器学习方法，开发可用于深度学习的新型可解释的分子表征可能会成为未来几年的研究重点。

（4）将现实数据变为机器可学习的数据、对基于具体问题的机器学习模型算法进行创新等问题依然有较大的难度。例如，在分子表征上，即使是现在最先进的基于 GNN 的分子图表示学习，在某些分子性质预测的表现上依然不如固定的分子指纹。更好解决实际问题的新的方法与模型一直是人们探究的方向。

（5）针对不同的任务，需要完善不同的评价指标、协议和基准数据集。例如，在分子生成上，需要提出能更好评价人工智能发现分子新颖性的准则。在打分函数问题上，除了对接能力、打分能力、排序能力和筛选能力这四个指标以外，是否能提出更适合用于评价基于深度学习模型的指标和协议还有待研究。

综上所述，将人工智能应用到药物发现领域有广阔的前景以及诸多挑战。为了使人工智能更好地服务于新药发现进程中，需要综合考虑任务、数据、分子表示、模型架构和学习范式等各方面的问题。随着对这些方面的深入探索以及新技术的支持，未来必然有更多突破性的进展来使得更多新药以更快的速度、更低的成本产生。

【本章小结】

本章从靶点发现与验证、从头药物设计、虚拟筛选、药物重定位和合成路线规划等方面出发，基于计算和分析的方法，与实际应用相结合，介绍了人工智能在不同药物研发阶段所发挥的重要作用。

首先药物研发的第一步就是寻找药物靶点，靶点的重要性毋庸置疑，排除失败的靶点需要耗费大量的人力物力，所以人工智能技术的应用就显得极其重要。主要介绍了基于系统和基于结构的靶点预测方法，如 Interrogative Biology 和 iPANDA 通过多组学数据，发现疾病相关基因并研究其结构和功能，从而对靶点进行预测。AlphaFold 2 通过序列比对信息和端到端折叠方法对蛋白质三维结构进行预测，它可以为经典的基于结构的靶点预测方法提供大量的蛋白质三维结构数据。

早期的从头设计方法，包括基于片段的分子设计和逆 QSAR 建模方法，但它们都存在一些局限性，如设计分子的可合成性和类药物性质较差。随后介绍了几个基于人工智能的生成建模算法进行从头分子设计的方法，同时还简要地介绍了常用的深度学习框架，包括 RNN、VAE、GAN 等。最后，以一个 DDR1 的抑制剂发现为例，讲解人工智能是如何引导设计出合理的先导化合物，同时还克服了早期从头设计方法可合成性的局限性。

虚拟筛选是计算机辅助药物设计中非常重要的一种方法，其目的是从几十乃至几百万分子中筛选出新的先导化合物。在虚拟筛选阶段，CNN 模型可用于打分函数构建和分子性质的预测。3D-CNN 基于仅包含原子坐标和预处理过的原子类型信息的二进制文件生成原子密度网格，模型在结合模式预测和虚拟筛选任务上有极为出色的表现。GCN 增强了神经网络处理图结构数据的能力，基于图注意力机制，将相邻节点的信息整合到中心节点上，并不断对其进行更新，通过虚拟超节点的设置，使其表现分子的整体信息，更好地预测分子性质。在分子对接中，人们期待可用于对接的超大型化合物数据库，但当虚拟化合物数据库增长后，就需要更加有效的方法来节省计算时间和计算成本。例如，通过主动学习对接法，在更广阔的化学空间中探索，同时发现得分最高的化合物。虚拟合成子分级枚举筛选法，它区别于传统对接方法，是从局部骨架以及合成子开始对接，大大减少了分子对接时需要评估的分子数量，借此提高筛选效率。

在药物重定位上，SNF-CVAE 通过利用已知的药物相关相似性信息和药物-疾病相互作用，整合了相似性评估、相似性选择、相似性网络融合和集体变分自编码器，预测出了 10 种潜在的治疗 AD 的候选药物。DrugCIPHER 算法则是基于 DrugBank 数据库中候选药物的潜在靶点，在蛋白质-蛋白质相互作用网络中，计算蛋白质之间的网络接近性，利用线性回归模型量化网络接近性与药物相似度之间的一致性得分，为已有的药物筛选潜在的靶点。

在合成路线规划上，主要对基于模板（规则）的方法和无模板的方法进行简介。基于模板（规则）的方法利用提取的反应特征，通过模型对目标化合物进行分类，从而规划合成路线。无模板方法把合成路线规划问题视为化学语言翻译问题，在 Encoder-Decoder 架构中，以代表反应产物的文本序列（如 SMILES 或 InChI 等）作为输入，以可能的反应物文本序列作为输出。该方法可以直接从训练数据集以完全端到端的方法训练模型，达到反应预测的目的。

将人工智能与传统的药物设计思路相结合，可以大大提高在临床前研究的靶点发现、从头药物设计、虚拟筛选等步骤的效率，有效节约时间和人力成本，提高药物发现的准确率，促进生命健康领域的发展。

【问题讨论】

1. 分子性质预测在虚拟筛选中发挥怎样的作用？

2. 传统的分子表征方式有哪些？

3. 可以通过哪些规则从已有的小分子数据库中筛选出成药可能更高的化合物？

4. 分子对接有什么用途？列举几个常用的分子对接软件。

5. 蛋白质-配体打分函数可以如何分类？一般由哪几个指标来评价打分函数？人工智能在打分函数中有哪些应用？

6. 用图神经网络表征分子的优势和劣势是什么？

7. 什么是基于系统的靶点预测方法？

8. 试说明 iPANDA 和 AlphaFold 2 如何在靶点的识别与确证中发挥作用。

9. 基于片段的从头设计是如何对化合物进行改造的？

10. 除了上述已经提到的从头设计方法，科研人员还曾进行过哪些探索？

11. 试举其中一例说明早期从头设计方法的局限性，并根据最新的研究进展说说目前有哪些更好的设计方法。

12. 在主动学习对接法中需要多次对库中的化合物进行打分后筛选，相比对整个库进行对接后的筛选效率为什么会提升呢？

13. 主动学习的具体流程中专家提供标注在本例中是指使用什么标注？

14. 分子对接的流程是怎么样的？尝试选择一种药物找到其靶点进行分子对接。

15. 目前人工智能在药物重定位上有哪些挑战？

16. 你知道还有哪些人工智能应用于药物重定位的例子，请总结方法并谈谈你的感想。

17. 分子生成中常见的分子描述符有哪些？

18. 列举出 2 种利用无监督学习生成分子的深度生成模型。

19. 你觉得现在人工智能用于合成路线规划可靠吗？请说出你的理由。

20. 列举几个常用的合成规划平台，在使用过程中发现还有哪些地方需要改进？

（郑明月　李叙潼　李洪林）

参 考 文 献

谭小芹. 2021. 基于虚拟筛选和深度生成模型的药物发现与优化研究. 上海: 中国科学院大学 (中国科学院上海药物研究所).

郑明月, 蒋华良. 2021. 高价值数据挖掘与人工智能技术加速创新药物研发. 药学进展, 45(7): 481-483.

Bhardwaj R, Nambiar A R, Dutta D. A study of machine learning in healthcare. Turin: 2017 IEEE 41st Annual Computer Software and Applications Conference (COMPSAC): 236-241.

Bragin V, Chemodanova M, Dzhafarova N, et al. 2005. Integrated treatment approach improves cognitive function in demented and clinically depressed patients. Am J Alzheimers Dis Other Demen, 20(1): 21-26.

Davis A P, Grondin C J, Johnson R J, et al. 2017. The comparative toxicogenomics database: update 2017. Nucleic Acids Res, 45(D1): D972-D978.

De Cao N, Kipf T. 2018. MolGAN: an implicit generative model for small molecular graphs. arXiv preprint arXiv: 180511973.

Deane C, Mokaya M. 2022. A virtual drug-screening approach to conquer huge chemical libraries. Nature, 601(7893): 322-323.

Deng J, Yang Z, Ojima I, et al. 2022. Artificial intelligence in drug discovery: applications and techniques. Brief Bioinform, 23(1): bbab430.

Dowden H, Munro J. 2019. Trends in clinical success rates and therapeutic focus. Nat Rev Drug Discov, 18(7): 495-496.

Gómez-Bombarelli R, Wei J N, Duvenaud D, et al. 2018. Automatic chemical design using a data-driven continuous representation of molecules. ACS Cent Sci, 4(2): 268-276.

Guimaraes G L, Sanchez-Lengeling B, Outeiral C, et al. 2017. Objective-reinforced generative adversarial networks (ORGAN) for sequence generation models. arXiv preprint arXiv: 170510843.

Jarada T N, Rokne J G, Alhajj R. 2021. SNF-CVAE: computational method to predict drug-disease interactions using similarity network fusion and collective variational autoencoder. Knowledge-Based Systems, 212: 106585.

Jiménez J, Škalič M, Martínez-Rosell G, et al. 2018. KDEEP: protein-ligand absolute binding affinity prediction via 3D-convolutional neural networks. J Chem Inf Model, 58(2): 287-296.

Jiménez-Luna J, Grisoni F, Schneider G. 2020. Drug discovery with explainable artificial intelligence. Nature Machine Intelligence, 2(10): 573-584.

Jumper J, Evans R, Pritzel A, et al. 2021. Highly accurate protein structure prediction with AlphaFold. Nature, 596(7873): 583-589.

Klucznik T, Mikulak-Klucznik B, McCormack M P, et al. 2018. Efficient syntheses of diverse, medicinally relevant targets planned by computer and executed in the laboratory. Chem, 4(3): 522-532.

Knox C, Law V, Jewison T, et al. 2011. DrugBank 3.0: a comprehensive resource for 'Omics' research on drugs. Nucleic Acids Res, 39 (Database issue): D1035-D1041.

Liu B, Ramsundar B, Kawthekar P, et al. 2017. Retrosynthetic reaction prediction using neural sequence-to-sequence models. ACS Cent Sci, 3(10): 1103-1113.

Makarev E, Schubert A D, Kanherkar R R, et al. 2017. In silico analysis of pathways activation landscape in oral squamous cell carcinoma and oral leukoplakia. Cell Death Discov, 3: 17022.

Merk D, Friedrich L, Grisoni F, et al. 2018. De novo design of bioactive small molecules by artificial intelligence. Mol Inform, 37(1-2): 1700153.

Mullard A. 2014. New drugs cost US$2.6 billion to develop. Nat Rev Drug Discov, 13: 877.

Narain N, Kiebish M, Vishnudas V, et al. 2021. CSAO-1. Interrogative biology: unraveling insights into causal disease drivers by use of a dynamic systems biology and Bayesian AI to identify the intersect of disease and healthy signatures. Neurooncol Adv, 3(2): ii1.

Ozerov I V, Lezhnina K V, Izumchenko E, et al. 2016. In silico pathway activation network decomposition analysis (iPANDA) as a method for biomarker development. Nat Commun, 7: 13427.

Ragoza M, Hochuli J, Idrobo E, et al. 2017. Protein-ligand scoring with convolutional neural networks. J Chem Inf Model, 57(4): 942-957.

Reker D, Rodrigues T, Schneider P, et al. 2014. Identifying the macromolecular targets of de novo-designed chemical entities through self-organizing map consensus. Proc Natl Acad Sci U S A, 111(11): 4067-4072.

Rodrigues L O, Zhang L, Tekumalla P, et al. 2020. Abstract 2929: Benchmarking targets from cancer models using causal inference based drug-target and phenotype identification (Interrogative Biology®) cross-validates "high-priority" targets identified in CRISPR-CAS9 screen. Cancer Research, 80: 2929.

Rosenberg P B, Lanctôt K L, Drye L T, et al. 2013. Safety and efficacy of methylphenidate for apathy in Alzheimer disease: a randomized, placebo-controlled trial. J Clin Psychiatry, 74(8): 810-816.

Sadybekov A A, Sadybekov A V, Liu Y, et al. 2022. Synthon-based ligand discovery in virtual libraries of over 11 billion compounds. Nature, 601(7893): 452-459.

Segler M H S, Kogej T, Tyrchan C, et al. 2018. Generating focused molecule libraries for drug discovery with recurrent neural networks. ACS Cent Sci, 4(1): 120-131.

Stepniewska-Dziubinska M M, Zielenkiewicz P, Siedlecki P. 2018. Development and evaluation of a deep learning model for protein-ligand binding affinity prediction. Bioinformatics, 34(21): 3666-3674.

Swift L, Zhang C, Kovalchuk O, et al. 2020. Dual functionality of the antimicrobial agent taurolidine which demonstrates effective anti-tumor properties in pediatric neuroblastoma. Invest New Drugs, 38(3): 690-699

Tan X, Li C, Yang R, et al. 2022. Discovery of Pyrazolo[3,4-d]pyridazinone derivatives as selective ddr1 inhibitors via deep learning based design, synthesis, and biological evaluation. J Med Chem, 65(1): 103-119.

Vijayan R S K, Kihlberg J, Cross J B, et al. 2022. Enhancing preclinical drug discovery with artificial intelligence. Drug Discovery Today, 27(4): 967-984.

Wong C H, Siah K W, Lo A W. 2019. Estimation of clinical trial success rates and related parameters. Biostatistics, 20(2): 273-286.

Xiong Z, Cheng Z, Lin X, et al. 2021. Facing small and biased data dilemma in drug discovery with enhanced federated learning approaches. Sci China Life Sci, 65(3): 529-539.

Xiong Z, Wang D, Liu X et al. 2020. Pushing the boundaries of molecular representation for drug discovery with the graph attention mechanism. J Med Chem, 63(16): 8749-8760.

Yang Y, Yao K, Repasky M P, et al. 2021. Efficient exploration of chemical space with docking and deep learning. J Chem Theory Comput, 17(11): 7106-7119.

Yu L, Zhang W, Wang J, et al. Seqgan: sequence generative adversarial nets with policy gradient. Proceedings of the AAAI Conference on Artificial Intelligence, 31: 2852-2858.

Zhang T T, Xue R, Wang X, et al. 2018. Network-based drug repositioning: a novel strategy for discovering potential antidepressants and their mode of action. Eur Neuropsychopharmacol, 28(10): 1137-1150.

Zhao S, Li S. 2010. Network-based relating pharmacological and genomic spaces for drug target identification. Plos One, 5(7): e11764.

Zhavoronkov A, Ivanenkov Y A, Aliper A, et al. 2019. Deep learning enables rapid identification of potent DDR1 kinase inhibitors. Nat Biotechnol, 37(9): 1038-1040.

第十三章 人工智能在中医药中的应用

作为中国古代科学的瑰宝，中医药走进"传承精华、守正创新"的发展新时代，以前所未有的开放之势，与多学科交叉融合创新发展。自 20 世纪 70 年代中医关幼波肝病专家系统问世以来，人工智能技术在中医药中的应用越来越多。本章从中医药发展概况及需求出发，重点介绍人工智能在中医药领域的应用案例，最后提出展望与思考。

第一节 人工智能在中医药中应用概述

一、中医药智能化发展需求

中医药是中国优秀传统文化的重要组成部分，凭借强大的文化底蕴与智慧，运用古代处方和现代方法进行个体化施治，应人民群众生命需求而不断改进、创新和发展。党的二十大报告提出"促进中医药传承创新发展"，这意味着中医药进入了"传承精华、守正创新"的高质量发展时代。《中华人民共和国中医药法》明确指出，国家鼓励科研机构、高等学校、医疗机构和药品生产企业等运用现代科学技术和传统中医药研究方法开展中医药科学研究，加强中西医结合研究，促进中医药理论和技术方法的继承及创新；国家采取措施支持对中医药古籍文献、著名中医药专家的学术思想和诊疗经验以及民间中医药技术方法的整理、研究和利用。2018 年 4 月国务院办公厅颁布《关于促进"互联网＋医疗健康"发展的意见》将人工智能技术引入中医药领域，文件强调支持中医辨证论治智能辅助系统的研发，提升基层中医诊疗服务能力。2019 年 10 月，《中共中央 国务院关于促进中医药传承创新发展的意见》提出要以信息化支撑体系服务，促进中医药与人工智能深度融合。

总结中医药传承发展的需求，需要着重解决中医药知识利用困难和中医药人力资源不足两大瓶颈问题。中医药知识利用方面：中医药传承数千年，积累了海量的数据，现有的中医药数据主要包括了以处方、病历或医案为主的文本和少量以舌图、面图、脉图存储的图像，但中医药领域的用语与一般的文本还有所区别，直接利用现有技术将中医药文本数据化仍然非常困难，需要耗费大量人力和物力。人工智能在增益知识组织表达和提高人员效率方面展现了强大的动能，如何高效传承海量中医药知识是目前中医药领域研究的热点话题，中医药客观化、标准化、智能化成为重点研究方向，人工智能技术在中医药领域的应用也逐步展开，为上述瓶颈问题的解决拓展了全新思路。在中医药人力资源方面：中医药传统的中医药师带徒模式，由于老中医（药）师时间和身体条件的限制导致传承质量和人员数量下降，甚至会出现一些名老中医（药）师经验的失传。面对中医药资源的不均衡，基层中医药服务能力严重不足，把名老中医的知识和技法有效下沉到基层一线，服务乡村振兴战略被提到一个新的高度。利用人工智能技术研发名老中医专家系统，传承专家知识、培育中医药学人才成为应用的重要方向。

二、人工智能在中医药中的应用场景

近年来，人工智能在中医药预警、诊断、治疗、传承及中药现代化等场景已实现初步赋能。人工智能的发展帮助中医药在具备特色优势的情况下，更进一步提升中医药治未病、诊断、治疗、康复的准确性及便捷性。

1. 智能预警 随着互联网技术、传感技术不断创新与应用，关乎人们健康状态的多维数据在中医知识的引导下发挥越来越重要的作用。人工智能为中医预警提供了新的平台，开辟了新的局

面。21世纪以来，健康的理念已经深入人心，医学目的逐渐从以"疾病治疗为中心"向"维持健康为中心"转变。中医学一直关注预防和健康，早在《黄帝内经》中便提出了"圣人不治已病治未病，不治已乱治未乱"的"治未病"思想。状态是生命整体情况的外在表达，健康状态是一个包括躯体、心理及社会适应力的多维参数表达。中医状态辨别是在中医学理论指导下，根据表征的参数或要素，针对机体不同功能状态的判别。在真实世界的中医预警中，借助人工智能技术，获取海量多维数据和资源，融合分析参数，为中医预警系统的研发提供了方法支持。中医预警进入人工智能时代具有重大意义，解决了中医产业发展模式单一的问题，弥补了中医预防服务能力不足的问题。例如，中医体质辨识及其分类标准的建立，为多模态智能化体质辨识系统的应用奠定了基础，基于多维信息融合的状态辨识预警系统成为中医智能预警研究的热点。

2. 智能诊断 一直以来，中医临床诊断以望、闻、问、切为主要诊断方法，这既是一种特色，同时又因为其缺乏客观量化标准而一直处于补充和替代医学地位。人工智能为中医四诊客观化、量化提供了路径和方法。望诊居于四诊之首，古来就有"望而知之谓之神"之说，其以最直观的方式反映人体的整体情况。图像识别是人工智能技术领域的一个重要分支，它可以采集图像并对其加以处理和识别，最终呈现结果，从而构建中医望诊信息的智能识别模式，该模式以舌、面望诊的研究最为广泛。脉诊属于狭义的切诊，在中医诊断中占据不可或缺的地位。将脉象这种相对抽象的互动搏动控制转化为具体的压力脉冲图形并进行定量分析是当前智能脉诊的研究热点，但研制精确、可重复的中医智能化脉诊系统取决于电子传感器的精准采集与人工智能算法模型的不断迭代。以电子鼻为代表的技术实现了对单一或复杂气体的识别，气味传感器的研发加速了人工智能与中医闻诊的融合，使嗅气味辨识疾病状态成为可能。智能中医问诊离不开语音识别技术，电子问诊系统实现人机对话，需要对方言及语种进行辨别与转化，所以构建优良的语言模型是智能问诊的关键技术。

3. 智能治疗 数据驱动的人工智能与中医学的整体观念十分相似，中医讲究辨证论治，强调因人而异的个性化诊疗，人工智能技术通过分析海量数据，可验证中医治疗的精准性。基于大数据和人工智能技术的中医智能辅助诊疗系统的研发是未来中医智能治疗的重要方向。人工智能技术能在海量的中医药数据中找到彼此的关联，并建立模型进行自主学习、训练，最终提高诊断的准确性及治疗方案的优化，应用于中药房，能核查药物"十八反"、"十九畏"和妊娠禁忌等；应用于针灸治疗，可总结腧穴配伍规律，指导针灸临床应用。智能针灸或推拿机器人，不仅能自动取穴，还可以依据不同疾病制定出个性化的治疗方案，并为患者实施治疗及疗效评估。

4. 智能传承 中医药智能传承研究和实践主要集中在传承硬件精度的提升及数据挖掘技术的广泛应用。目前常用数据挖掘方法包括频数分析、关联分析、复杂网络分析、聚类分析等被广泛应用于中医药古籍的检索和名老中医经验的挖掘整理中。图像及文字识别技术促进了传统中医药典籍电子化，有助于检索历代中医药知识。中医药现代化研究也积累了大量中医药研究资料，形成了标准的数据库。目前，中医药标准化工作已完成对中医疾病病名、证候、中药药名、方剂名等的标准构建，为通过人工智能技术挖掘真实世界数据奠定了基础。挖掘中医诊疗数据有助于发现用药规律与终点或特别事件的关系，并构建算法模型。各种数据挖掘技术均能在研究名老中医用药规律中起到辅助作用，对经验的传承有一定的帮助，但应对中医药数据的个体化及复杂性，传统的统计分析工具和简单的数据挖掘技术已不能满足中医药真实世界发展的需求，因此需借助人工智能技术进一步对大数据进行分析，变被动挖掘为主动地发现和探索。在中医药知识发现方面（中医药知识发现是指基于大量的中医药数据，利用机器学习等技术对中医药数据进行挖掘分析，并根据具体场景提供针对性解决方案），目前相关的研究主要集中于中医辅助诊断、用药推荐及新药研发，主要分为基于概率的模型和基于深度神经网络的模型。基于概率的模型主要是利用主题模型、贝叶斯、因子图以及最大期望等概率图算法，寻找和预测症状与中药的关系，从而实现中医辅助诊断和用药推荐。基于深度神经网络的模型是利用递归神经网络、自编码器等深度学习技术，针对中医药数据构建深度神经网络模型，从而完成端到端的用药推荐和新药研发。

5. 智能中药　不能清楚地阐释中药及复方的复杂起效机制，长久以来制约着中药现代化的发展进程。已上市中药大品种的二次开发被认为是最有前途的转化医学策略之一，借助文本挖掘、虚拟筛选、分子对接和中药网络药理学分析等方法，不仅能使现有品种的药物价值得到更好的科学解释，还可以发现与拓展中药品种的新用途。临床已广泛使用的中药，可以通过人工智能深度学习技术挖掘临床治疗数据库，并与生物信息数据库的数据进行大规模整合，建立具有多层次人工智能信息检索和知识发现功能的中药生物分子大数据信息平台，这将有助于突破中药或复方起效机制的黑箱问题，让中医药说得清楚，讲得明白。针对中药多成分治疗疾病多靶点的特性，可通过人工智能技术，深度解析中药"成分-靶点-疾病"的关联，构建"药物成分-成分靶标-疾病基因"网络，预测中药或复方的活性成分、潜在药效、临床适应证及可能作用机制等，为中药新药的研发提供新的路径。

第二节　人工智能在中医药领域中的应用案例

一、智能预警

基于中医体质辨识的健康状态预警系统

随着 21 世纪医学模式由疾病医学转向健康医学，健康管理得到越来越多的重视，健康管理不仅是一门理论，更是一项技术手段，传统中医在健康管理方面的优势也在逐步显现。根据传统中医理论对健康的认识，人体生命状态是把握健康的关键，状态辨识是健康诊断的核心，通过采集多维参数（宏观、中观、微观）进行分析辨识可以获取人体状态参数，以此进行健康预警，及时干预，预防疾病的发生。中医健康状态辨识是在中医理论指导下，对个体所表现出的外在表征信息，进行综合分析，从而对机体整体反应状态（包含程度、部位、性质等要素）做出判断。辨别生命所处的状态，是实现健康预警的重要途径之一。目前健康状态的判断，疾病预警可通过中医体质辨识来实现。体质是由先天遗传和后天获得所形成的，人类个体在形态结构和功能活动方面所固有的相对稳定的特性，与心理性格具有相关性。王琦院士将体质分为九种，包括：平和质、阴虚质、气虚质、湿热质、阳虚质、痰湿质、血瘀质、特禀质、气郁质。平和体质为正常体质，其他 8 种体质被认为是偏颇体质，代表人体处于亚健康或疾病状态。因此，通过对人体体质辨识，判断健康状态，进行健康干预，有助于恢复健康。

为满足中医药现代化发展的需求，大众对健康预警的期望，目前已借助人工智能技术实现智能化中医健康状态辨识，辅助构建便捷的智慧健康管理。具体而言，首先在数据方面，中医健康状态辨识要求根据表征参数，辨别状态要素，组成状态名称，源于文字、数字、图像、声音等多维数据的表征参数，经四诊规范化处理后进行辨识分析，为降低数据信息丢失风险，提高准确率，多采用多种格式、多种途径来源的数据进行分析；中医健康状态辨识中使用的人工智能技术方面，主要涉及两种算法，一是融合多源异构大数据的中医状态辨识算法，二是基于多标记框架下深度学习的中医状态辨识算法；在体质辨识及干预方面，采用《中医体质分类与判定》的标准分类模型建立中医体质分类与判定标准知识库，依据临床专家经验制定四季养生标准知识库，具体操作：使用者回答《中医体质分类与判定表》中全部问题，每一问题按 5 级评分，计算原始分及转化分，计入个体健康档案随访记录，系统读取个体健康档案随访数据，然后对健康档案中的各个节点进行分析，形成知识图谱，并描述患者个人体质与健康养生之间的联系，辅助中医体质分类与养生知识库。系统通过机器学习，构建知识推理模型，将患者实际体质数据与健康养生方案进行对比，得出患者的体质养生方案及未来体质健康的预测分析。系统以关系数据库存储数据源，使用统计方法中的聚类分析进行数据挖掘（图 13-1）。中医体质辨识为实现中医体质与易发健康风险之间的关联开辟了新的标准化途径，在此基础上综合运用中医"天人合一"的整体观，以及"体病相关、体质可分、体质可调"的中医体质学说理论和中医调理方案，实现"未病先防"和"既病防变"的治未病目标，起到健康预警、及时干预的目的。当然目前系统仍存在一些问题：如中医健康数据缺乏规范和标准，符合中医特征的算法模型欠缺，中医伦理问题等，也是未来智慧中医健康状态辨识辅助健康预警需要关注的问题。

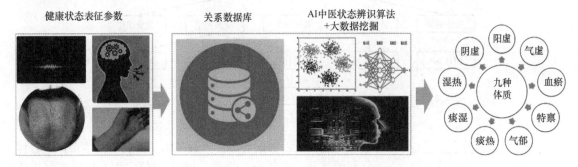

健康状态表征参数　　　　　　关系数据库　　　　AI中医状态辨识算法+大数据挖掘

图 13-1　基于中医体质辨识的健康预警系统技术流程

二、智 能 诊 断

（一）智能中医舌诊仪

舌象诊断是我国传统医学的精华之一，也是目前仍运用于中医临床诊断的重要手段。在传统舌诊中，医生观察患者舌头，然后凭借主观经验得到诊断结论，但诊断结果往往会受到现场光照条件、医生的临床经验等多重因素的影响。舌诊仪有效解决了光源环境一致性差、传统中医舌诊严重依赖医生临床经验等问题，经过对数字图像进行处理实现舌象的人工智能辨证。

智能中医舌诊仪由硬件部分和软件部分组成（图 13-2）。硬件部分包括舌象采集装置、计算机系统以及输出设备，软件部分包括档案采集、病案分析、远程会诊、系统设置等。其中舌象采集装置由按积分球照明条件设计的 LED 发光二极管组、数码相机、暗箱以及机械装置组成，档案采集和病案分析程序实现舌图像的采集、图像分割提取、特征分析和自动识别。

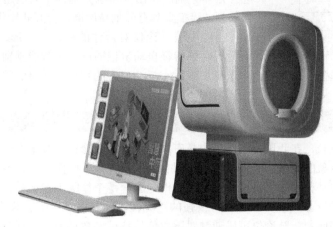

图 13-2　智能中医舌诊仪

智能中医舌诊仪的工作流程（图 13-3）包括图像采集、图像处理、结果呈现与用户交互。人工智能技术主要应用在舌诊仪的图像处理环节，包括舌象分割、苔质分离等图像分割技术和舌形判别、苔质判别等舌象判别技术。舌诊仪调用自动分析算法对舌象进行定量化分析，得到大量有特定医学价值的特征参数，为智能舌诊辨证积累了多维特征。

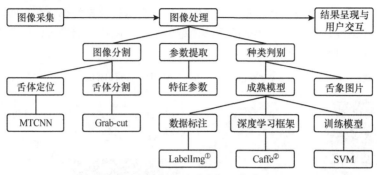

图 13-3 智能中医舌诊仪工作流程

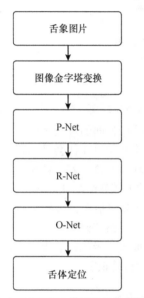

图 13-4 MTCNN 模型舌体定位流程

智能中医舌诊仪的图像分割技术主要包括舌体定位和舌体分割两部分。多任务卷积神经网络（MTCNN）可以实现舌体准确定位（图 13-4），基于图论的图像分割模型（Grab-cut）可以实现舌体与背景的分割。

多任务卷积神经网络是一种用于目标定位的训练模型，该网络由 P-Net、R-Net 和 O-Net 三个子网络串行级联得到综合网络。在模型的训练过程中为了增强网络的实用性和稳健性，通常对送入 MTCNN 模型的舌象图片进行图像金字塔变换，以获得图像的多尺度表达。使用图像金字塔变换可以得到一组不同分辨率的图片，将其分别送入 MTCNN 模型进行训练可以实现不同大小舌体检测和舌体关键特征点定位，提高模型检测和特征定位准确率。

Grab-cut 是一种高效的前景、背景分割算法。在舌体定位之后，Grab-cut 模型将根据舌体表面纹理和舌体边界两种信息进行舌体分割。相比于传统分割模型只应用纹理或边界信息进行分割，该模型具有分割精度高，交互式操作少的优点。

智能中医舌诊仪对舌体的神、色、形、态，舌面的裂纹、齿痕、点刺、瘀斑，舌苔的苔质、苔色等舌部特征自动辨识通过人工智能判别模型自动实现。成熟的人工智能判别模型必须具备 3 个基础要素：①标注完备的数据；②灵活的模型框架；③高效准确的训练模型。

（二）智能中医脉诊仪

脉诊历史源远流长，在我国传统医学中具有重要地位。脉诊在《黄帝内经》中有确切文字记载，其诊断价值和脉象的生理意义很早得到中国古人的重视，与中医辨证论治密切相关。中医虽然建立了脉学理论并且积累了大量诊脉的经验，但是脉诊是个体医生在观察、分析与归纳的基础上，凭借经验进行的脉象判断，因此具有很强的主观性。针对传统中医脉象感知缺乏客观参考、脉象判断主观性强等问题，脉诊仪可以通过对脉象信号特征参数提取、自动分析脉象要素，然后基于人工智能推理智能辨识脉象类型。

智能中医脉诊仪由硬件部分和软件部分组成。硬件部分包括脉象采集装置、信号调理电路、脉图显示与存储设备，软件部分包括档案采集程序、病案分析程序、远程会诊程序、系统设置程

---

① LabelImg：是一款流行的图像标注工具，基于 Python，它按照标准网络图像数据库（image database）的格式对图像进行标注，使标注后的数据具有良好的统一性。

② Caffe：是一种广泛使用的深度学习框架。

序。脉象采集装置通过压力式脉象传感器和加压装置模拟中医师取脉手法，从而获取人的脉象信号，并且在脉图显示设备实时显示。档案采集和病案分析程序实现脉象信号采集控制、脉象参数自动分析和脉象类型智能判别。图 13-5 为一种机械式三部脉诊仪机械示意图。

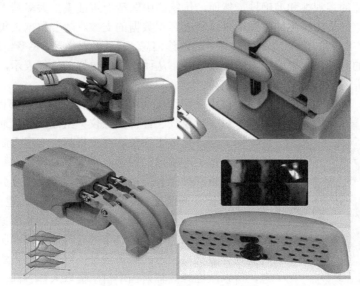

图 13-5　一种机械式三部脉诊仪

　　人工智能技术在脉诊仪中的应用主要体现在智能寻脉、智能采脉和脉象类型智能辨识方面。一种机械式三部脉诊仪采用图像识别和自适应控制算法，通过机器视觉训练模型控制机械臂准确定位寸口关部，从而找到取脉位置。在准确定位脉位基础上，该三部脉诊仪基于脉位要素感知原理，让机械手分别取受试者的"浮、中、沉"脉，客观还原中医临床"寸口诊法"，实现智能采脉。该三部脉诊仪基于中医脉学理论展开脉象八要素分析，并且基于人工智能推理方法进行脉象类型智能辨识（图 13-6）。针对脉位、脉长、脉宽、脉率、脉力、均匀度、流利度、紧张度等具有物理意义的脉象八要素，构建基于客观参数的深度学习预测模型。基于规模采集脉象信号和专家标注形成的脉象大数据库，设计具有普适性的脉象要素分析和预测机制，训练脉象智能推理方法，并达到脉象智能化辨识。脉诊仪的自动分析算法将脉象客观参数、传统中医理论、专家经验和人工智能技术有机结合，可以提供精准的脉象诊断。

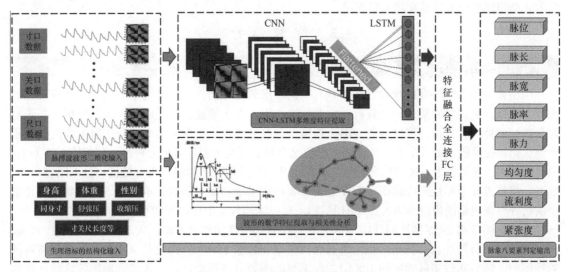

图 13-6　脉诊仪人工智能辨识技术

（三）智能中医四诊合参辅助辨证系统

中医辨证讲究望闻问切、四诊合参，这一过程产生多模态数据，将这些数据融合建模，可能有效提升中医辨证的客观性和准确性。然而，传统的中医智能辨证模型大多基于病案数据资料进行建模，其四诊数据均为医生的主观记录，缺乏客观数据的支撑。随着数据采集技术的发展，通过舌诊仪、脉诊仪等设备，可以有效采集患者的四诊信息，通过机器学习，将多模态数据进行融合，利用多模态之间的互补性，剔除模态间的冗余性，从而学习到更好的特征表示，进而达到更为客观、精准的中医辨证。

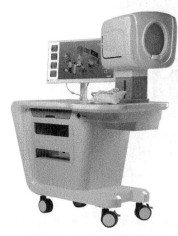

图 13-7　智能中医四诊仪

智能中医四诊仪（图 13-7）由中医诊断信息采集装备（包括舌面象仪、脉象仪、红外热像仪）组成，并且通过模式识别和深度学习算法，提取舌面象客观化指标，实现舌质、舌苔，面象的神、色、形、态的自动识别；实现脉象特征参数提取，脉象要素的自动分析和脉象种类的识别；提取全身温度分布信息，自动分析人体能量代谢情况和中医寒热虚实态势。望诊模块采集舌象、面象信息，自动从可见光中提取舌象数据和面象数据；脉诊采集模块采集脉象信息，并通过信号处理把人桡动脉寸口的压力信息转变为计算机可读取的数值信息；红外采集模块采集人的寒热信息，可以从红外热辐射当中自动提取人体各部位、主要脏腑的温度信息；问诊采集模块不仅可以辅助医生询问既往病史、患者主诉，还可以实现体质自动辨识。依据人工智能算法将光学信息、压力信息、热辐射信息和语义信息进行数据、特征、决策维度的融合，得到全面多维准确的诊断结果。四诊合参是中医的独特诊法，辨证论治代表中医的核心优势。相比于进行单一维度诊断，多模态融合四诊合参综合辨证具有明显优势。智能中医四诊仪辅助辨证系统基于知识图谱技术实现中医四诊合参、辨证论治。

知识图谱推理算法是四诊合参辅助辨证系统的关键算法，即从已知四诊特征信息推断得出患者特定中医证型的过程。知识图谱推理主要能够辅助推理得到新的事实、新的关系、新的公理及新的规则。知识图谱推理主要方法包括基于规则的推理、基于图分布式表示的推理、基于神经网络的推理等。在四诊合参辅助辨证系统中随着知识的补充和修订，知识图谱推理技术将在临床疾病的辅助辨证当中发挥越来越重要作用。

三、智能治疗

（一）肺癌疾病的中医诊疗自动开方

中医药防治恶性肿瘤的疗效已经得到有关的临床研究证实。综合运用中医药治疗肺癌可延长患者生存期、提高生存质量，并具有一定的抑瘤作用。人工智能已广泛应用于医学领域，基于对海量数据的处理和挖掘，可以避免人类认知偏差导致的错误。目前人工智能与中医治疗的结合还停留在初级的阶段，如人工智能与中药方剂的结合目前还是主要以数据分析，用药规律归纳为主；也有一些对于智能处方系统的研究，但主要着重从古籍及现有的教材中提取数据，且未限制病种，数据、疾病谱并不贴近当今临床。为促进人工智能技术推动中医药的传承创新，以肺癌单病种的中医药处方智能系统构建为切入点（图 13-8），对中医药智能治疗进行初步探索。

有研究团队将 2955 例次的肺癌门诊患者当次就诊的症状和处方输入人工智能系统进行训练，同时规范了所有的症状和药物名称，所有病例中症状数量 189 个，药物数量 357 个，基于高斯核的岭回归，然后通过实际的病例 108 例对人工智能的处方进行验证，输入实际病例的症状，然后

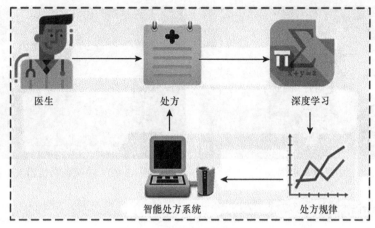

图 13-8　智能处方构建方法

系统自动产生该患者的处方，以系统输出的处方与实际病例临床医生所开具的处方进行比较来评价人工智能肺癌处方系统。结果显示对于出现频率高于 300 次的药物，预测效果比较满意，准确率达到 66.8%，召回率为 74.4%，F1 值为 70.3%。

　　基于 2955 例次的人工智能建模的初步探索，人工智能技术有望形成与中医专家高匹配的自动处方，通过该技术，可以基于高质量的门诊数据来训练人工智能模型，形成一个高准确率的肺癌人工智能处方系统。

（二）中医推拿机器人

　　中医推拿逐渐成为时下最受欢迎的保健养生方式之一。然而专业的推拿师人才非常短缺，并不能满足人们日益增长的保健需求。一次推拿通常需要 30 分钟到 1 小时，对推拿师的体力和时间要求都非常高。采用人工智能机器人技术是提高推拿师工作效率的良好解决方案。中医推拿机器人（图 13-9），搭载了一台立体显示相机，通过编程，它能掌握各种中医推拿技巧，并且通过对中医经脉等大数据的学习不断成长。当有患者需要推拿服务时，推拿师会先对患者进行评估，然后在电脑系统里输入需要推拿的穴位和身体部位，机器人就可以根据指示完成工作。推拿机器人还配备了多种传感器，并具备诊断功能，能把每个患者的详细诊断结果传达到云端进行处理，从而使推拿师能实时准确地了解患者的康复程度，并且根据反馈的数据做出更好的判断。

　　该机器人可以模仿人的手掌和拇指来进行推拿，甚至可以实现精准到"穴位"的中医理疗。要做出这样一款高仿真推拿机器人，主要需要四项重要的技术：柔性控制技术、三维视觉感知和分析技术、机械臂规划技术以及反馈安全技术。手术机器人强调的是稳定、精确，而推拿机器人强调的是对人体软组织的理解，包括对柔性可变化组织的适应性，对柔软可变力的准确控制，以及合理的路径规划。研发团队基于旋量理论对机器人进行了精细化的设计，让其能够针对柔性软组织实现精准感控，再结合 3D 视觉传感器和独有智能算法，实现对人体的深度理解。最后，通过用户友好的人机交互，规划出整体的推拿运动轨迹。机器人可以测量特定肌肉或肌腱的精确硬度，并将收集到的健康数据发送至云端，再由人工智能计算推拿过程中需要施加的压力。同时，该机器人还可以跟踪和分析患者的进展，生成可视化报告，使推拿师能够使用精确的经验数据来衡量患者的康复情况。在安全方面机器人也采用了反馈技术，通过多种传感器，精准控制力度、动作，在保证安全的同时，精准完成推拿动作。如果在推拿过程中患者感到过于疼痛，机器人上的传感器会第一时间捕捉到用户肌肉的反应，及时调节推拿力度。图 13-10 展示的推拿机器人工作场景图。

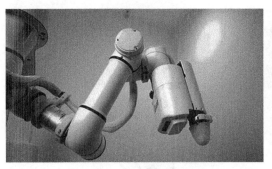

图 13-9　中医推拿机器人

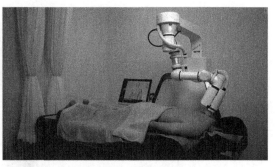

图 13-10　中医推拿机器人工作图

（三）热敏灸机器人

中医艾灸技术是我国传统中医技术的一项重要组成部分，由于其在防病治病方面拥有良好的效果而广受消费者青睐。热敏灸是针灸理论和技术的创新。传统灸疗临床多采用"辨证、选穴、施灸"的"辨证施灸"诊疗模式，忽视了穴位的敏化状态，缺少穴位择敏的过程，影响灸疗疗效的充分发挥。热敏灸提出的"辨敏施灸"新概念，倡导临床不仅要重视"辨证施灸"，更要强调"辨证、选穴、择敏、施灸"。

随着我国康复理疗需求的增多和生活压力的增大，需要中医热敏灸的人越来越多，而热敏灸需要由专业的施灸人员依据患者的疾病以及自身情况，选择合适的穴位及合适的施灸手法来完成，存在施灸过程时间长，重复性劳动多，手持灸疗器械无法长时间准确定位等问题。使用热敏灸机器人代替施灸人员进行热敏灸可以减少医护人员重复劳动，减轻负担、解决长时间准确定位及距离准确控制的缺陷，使艾灸治疗效果更佳。

中医热敏灸机器人是以中医热敏灸技术为理论基础，综合了机器视觉技术及机器人技术等构建的中医医疗机器人，能通过机械臂代替人力自动准确地对穴位实施热敏灸，其功能包括生成施灸部位的点云模型，自动识别定位腧穴，自定义不同施灸手法、施灸高度、施灸时间等参数，最终由执行机构（机械臂）完成整个施灸动作。热敏灸机器人由硬件系统和软件系统组成。硬件系统又主要由三部分组成：上位机、机器人和视觉相机。视觉相机主要负责采集施灸部位的图像；上位机装载了图像处理软件，能够生成施灸部位的点云模型以及计算出穴位的坐标，并规划出最终的施灸轨迹；机器人为施灸动作的执行机构。热敏灸机器人总体架构设计图见图 13-11。

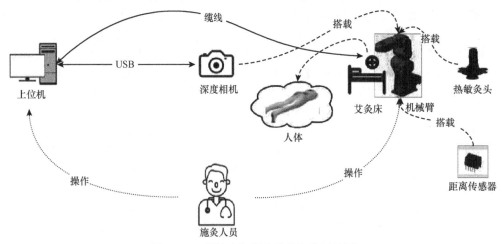

图 13-11　热敏灸机器人总体架构设计图

由于人体是个性化的，不同个体之间存在高矮胖瘦之间的差异，即便是同一个腧穴，其穴位位置的具体分布也会因人而异，因此很难用一个统一的三维模型来描述不同的人体。而要在施灸的一个或多个穴位上进行轨迹规划，首先要获得包含这些穴位的施灸部位的三维模型，热敏灸机器人采用了深度相机搭载在机械臂末端的方案，通过示教机器人扫描被灸部位获得该部位的深度数据，将这些深度数据还原成一帧帧的单帧点云，再将连续相邻帧的点云进行帧间配准，配准之后即可获得施灸部位的全局模型。获得人体被灸部位的点云模型后，需要识别定位出需要施灸的穴位，基于 SIFT 算法能够将艾灸头准确地移动至穴位处，然后对这些穴位设置热敏灸的手法，并按照手法生成点云的点位轨迹，以下发给机器人执行机构进行执行，完成用机器人进行热敏灸的最后一步。SIFT 流程见图 13-12。

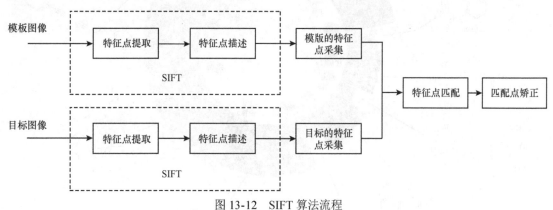

图 13-12　SIFT 算法流程

四、智能中药

（一）宣肺败毒方的研制

宣肺败毒方（Xuanfei Baidu Fang，XFBD）用于治疗由湿毒郁肺所致的疫病。该方由 13 味中药组成，在该药研制及作用机制阐释方面，基于人工智能技术的网络药理学方法发挥了关键作用。

基于中药复方多成分、多靶标、多途径的整体调控机体模式，采用网络药理学方法从分子网络水平系统探索宣肺败毒方治疗新型冠状病毒感染的作用机制。首先整合多个数据库信息收集整理宣肺败毒方的主要化学成分（图 13-13）及其靶标信息、新型冠状病毒感染的相关疾病及基因信息，构建宣肺败毒方治疗新型冠状病毒感染的成分-靶标网络，进一步通过网络分析找出其中的重要靶标并富集各子网络的生物功能，从而揭示宣肺败毒方治疗新型冠状病毒感染的作用模式。

从 TCM-PTD、ETCM、TCMSP、SymMap 数据库检索该方各味药的主要化学成分，从 2015 年版《中国药典》获取每味药材的归经信息，并从 TCM-PTD、ETCM、TCMSP、Target Net 等数据库获取主要化学成分的靶标信息。采用 Cytoscape 软件构建网络模型并进行网络分析，用 DAVID 和 STRING 进行靶标功能富集分析。宣肺败毒方 13 味中药有 10 味归肺经，其主要化学成分的 1 224 个潜在靶标中有 326 个与新型冠状病毒感染相关，其中 109 个重要靶标富集在病毒感染和肺部损伤相关的疾病通路。这些重要靶标调控的主要通路涉及病毒感染、能量代谢、免疫炎症、细菌感染等方面。宣肺败毒方通过多味中药配伍发挥多成分、多靶标整体调控作用，其主要作用病位在肺，其主要成分可通过调控病毒感染、免疫炎症、肝胆代谢功能和能量代谢等与新型冠状病毒感染发生发展相关的生物学过程，发挥平衡免疫炎症反应、对抗病毒感染与病毒蛋白转录、恢复机体肝胆代谢和能量代谢平衡等作用。

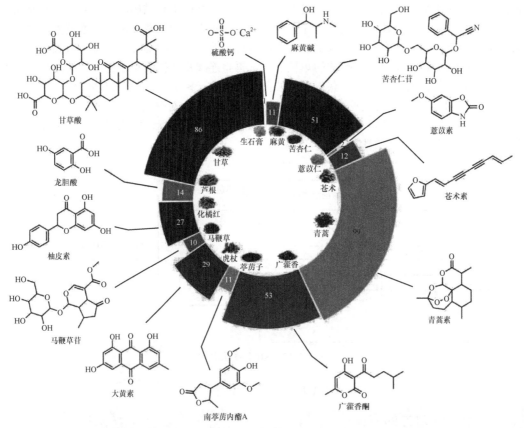

图 13-13　宣肺败毒汤各味药的主要化学成分数量及代表性成分结构

（二）基于数字孪生的中药智能制造

自改革开放以来，我国经济快速增长，其中中药制药工业也开始大规模发展，随着人们对中医药走进生活的观念日益形成，中药的生产需求量高居不下，但传统中药制药技术工序繁复，耗时长，难以适应现代大规模生产，且药物生长环境变化，药材质量难以统一，需要更为规模化、智能化的中药智能制造产业支持。

人工智能技术的发展也为中药制造现代化提供了突破口，工业 4.0 将进一步突破传统行业界限，引发医药行业制造技术的颠覆性变革，全面提升制药技术发展水平。由于药品生产的行业特殊性，工业 4.0 的一些理念还不能完全应用于医药行业，但互联网、大数据和云计算等现代信息技术已经逐步融入药物设计、制造、管理等生产活动中，将数字孪生应用到中药智能制药领域，需要考虑中药制药过程受到投料药材质量波动影响较大，存在较大批间差异，且制药过程中工艺流体存在高黏、易结垢等特点，迫切需要改进现有设备以及相关工艺。

基于机制建模的数字孪生体，可实现中药制药工艺流体数字化，建立预测控制模型，提高生产工艺的控制精度。基于设备内实际流场分析，数字孪生可从时空角度直接把握中药制药过程的工艺控制规则，提升运行维护的稳定性，降低生产成本，增强生产过程控制的可靠性，有助于解决目前所面临的科技难题和技术挑战。

在中药制药领域，数字孪生技术主要通过集成仿真计算、实测位点（工业现场通过在线传感设备实时采集的数据，如温度、压力、流体流速、密度等）、计算位点（通过上游仿真计算模块计算得到的工业物理量数据，作为下游仿真计算模块的输入量，一般该数据无法通过在线传感器进行实时采集，如气液混合体积分数、气液混合流体流速等）等研究来实现。作为数字孪生的核心模块，仿真计算模块基于输入变量，将中药制药过程所需的参数进行实时输出。按照 1：1 等比例尺寸结合目标设备，构建数字化设备模型，如列管式换热器模型、气液分离器模型，形成数字孪生模型的空间范围。并在所需计算的数学空间范围内，构建机制模型流体力学求解器。通过引入适用于中药制药的关键参数经验模型，对求解器进行数理封闭，通过时空降维数学手段，形成快速计算的仿真计算模块。仿真模块的建模过程见图 13-14。

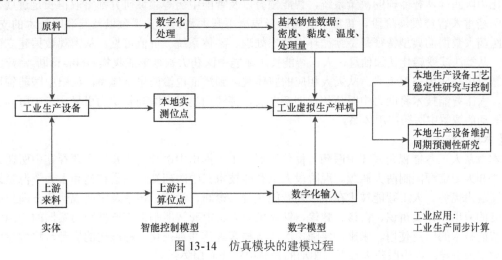

图 13-14 仿真模块的建模过程

第三节 人工智能在中医药领域应用的前景与展望

一、人工智能在中医药领域的应用前景

过去 10 年，中医药行业的数据数字化有了很大的增长，加上算力的极大提升以及神经网络机器学习技术的发展，中医药人工智能已经成为人工智能在医学领域应用的重要分支，为中医药传承与发展提供解决方案。中医药发展面临的难题包括如何将经验化、碎片化的中医药知识重新组织以及如何在人员紧缺现状下提升中医药服务能力。人工智能成为解决难题的关键，因此人工智能在中医药领域的应用基本覆盖中医预警、诊断、治疗、传承及中药各个领域，以构建中医药新的知识系统，为中医药从业者带来更多的赋能。人工智能尚未达到人脑智能的程度，但人工智能在名老中医传承服务基层、新药研发领域将持续展现生命力，相信中医药人工智能在基层的成功，必将带动中医药的全面发展。

二、人工智能技术应用在中医药领域面临的问题和困难

目前人工智能中医药正处在辅助中医诊疗及传承的初步应用阶段，在进行人工智能中医药实践时，应关注学科交叉、数据质量、数据标准、医患沟通、隐私保护、伦理法规方面的问题和困难。

中医领域人才需要与信息技术专家紧密联合，使相关人工智能技术保留中医药精髓，贴近临床实际需求。中医药大数据分析和机器学习需要真实可靠的数据，而无论是作为输入的症状、体征、检测指标，还是作为输出的疾病种属、证候类型以及最终的诊疗方案，都应该采用统一的、尽可能规范化、客观量化的体系及规则进行标定，这是保证数据质量的必要前提。症状、体征规范化的目的在于尽可能使用简洁、易懂、不会产生歧义的词语描述患者的病况，同时保持统一性和一致性。这也是现阶段需要努力完善的，现有的四诊客观化、中医术语规范化等已对该问题有了初步的解决，但其推广和应用尚未完成，仍需建立全面、规范的临床信息采集体系，开发程序化的软件云端平台，使中医大数据具有标准、规范、开放、无限、动态的特征。此外，中医临床医疗行为具有极其鲜明的人文特质，人工智能无法替代医师对患者进行交流与安慰；尊重患者隐私以及对患者隐私的保护也是一个潜在问题；人工智能技术与患者医疗保险的关系、医疗数据如

何依法依规开放、人工智能技术出现医疗纠纷时应承担的法律责任等基本问题，尚需有关部门进一步评价并制定相应政策。

三、人工智能中医药展望

随着人工智能与医疗领域的融合不断加深，人工智能技术在中医药领域内的应用将越来越多。数字化中医四诊，智能辅助决策系统，智能预警以及智能中药等领域研究都将取得长足进展，推动中医药进入智慧发展阶段。智慧中医药的形成离不开大数据、云平台以及互联网技术的支持，而中医药大数据的典型特征是持续循环、动态处理、整体系统、价值可见，从宏观数据建立微观联系，从算法演变转化认知信息，人工智能技术赋能中医药大数据形成收集-分析-诊断-治疗的一体化智慧中医应用完整策略。从天人相应的整体观念到辨证论治的思维体系，放眼中医药领域的未来，人工智能技术将助力中医药传承创新发展，持续构建以中医药知识为引导，以中医药大数据为驱动的智慧中医药应用体系。

【本章小结】

本章从人工智能视角概述中医药智能化发展需求，提出中医药传承发展主要存在中医药知识表达式和人力资源限制两大瓶颈。现阶段人工智能技术在中医药知识图谱构建和人力资源紧缺方面正展现出优势。人工智能技术在中医药智能预警、诊断、治疗、传承及中药现代化方面已有不同程度的应用，体质辨识、舌诊、脉诊、针灸机器人、中药智能制造等典型应用案例的介绍突出人工智能技术的广泛使用。未来，伴随中医药数据客观化、规范化、标准化的提升，将构建以中医药知识为引导，以中医药大数据为驱动的智慧中医药应用体系。

【问题讨论】

1. 人工智能在中西医领域应用的异同点是什么？

2. 如何利用人工智能促进中医传承？

3. 中医药进入人工智能时代有什么重要的意义？

4. 如何看待人工智能技术在中医四诊中的应用现状？

5. 人工智能助力中医药传承需要制定哪些标准？

6. 人工智能在中医药中的应用目前存在什么问题？

7. 你如何看待人工智能在中医药领域的应用前景？

【拓展阅读】

中医药知识库建设主要包括中医文献知识库建设、中医古代医案知识库建设、中医临床数据知识库建设和中药知识库建设。中医文献知识库建设是利用人工智能中的命名实体识别、关系提取和自动摘要等技术，提取中医文献中的摘要、术语和术语关系信息，建立关系数据库或图形数据库。目前，具有代表性的有中国中医研究院研制的中医文献知识库包括中医药文献分析与检索系统（traditional Chinese medical literature analysis and retrieval system，TCMLARS）等。中医古代医案知识库的建设是一项艰巨的任务，因为古代医案主要是非结构化的语言，不能有效地使用基于统计的机器学习方法，只能使用基于字典的信息提取方法。中医专家标注古代术语构建字典，然后利用机器学习信息提取方法提取医案中的疾病、证候、症状和药物信息，扩展标记语言（extensible markup language，XML）等半结构格式存储。中医临床数据知识库的建设是利用电子病历中的数据构建临床处方等知识库。由于临床业务信息化程度较高，知识库可通过数据提取和预处理等技术辅助构建，其中具有代表性的有中医疾病诊疗数据库等。中药知识库包括中草药知识库和方剂知识库，属于专用型知识库，目的为规范统一中药、方剂文本内容，将中药、方剂信息进行有效整合，近年来随着网络药理学的发展，构建了一些典型的中药网络药理学知识库，提供了大量关于中药、中医症状、西医症状、化合物、靶点和疾病的综合关联网络。

（张伯礼 郭 义 席 强 周 鹏 李鑫举 任海燕 李 正）

参 考 文 献

陈辛畋, 阮春阳, 于观贞, 等. 2018. 融"古"贯"今", 构建智慧中医新体系. 第二军医大学学报, 39(8): 826-829.

黄丹. 2008. 中医舌象采集与识别的研究. 天津: 天津大学.

李灿东. 2016. 中医状态学. 北京: 中国中医药出版社.

李楠, 毛晓波, 于佳瑞, 等. 2021. 中医智能化发展探析. 卫生软科学, 35(2): 70-72.

李楠, 于佳瑞, 闫鹏宣, 等. 2021. 中医智能诊疗系统的研究与展望. 中华中医药杂志, 36(11): 6343-6346.

李树佳. 2021. 中医热敏灸机器人的视觉建模及轨迹自动规划. 广州: 广东工业大学.

林树元, 瞿溢谦, 刘畅, 等. 2020. 中医药人工智能发展述评及技术融合趋势探讨. 中华中医药杂志, 35(11): 5384-5389.

陆茵, 韦忠红, 邹伟, 等. 2021. 人工智能生物学: 未来中医药现代化研究重要战略资源和竞争热点. 南京中医药大学学报, 37(3): 331-336.

孟红茹, 李翠娟. 2021. 中医智能化发展思考. 中国医药导报, 18(19): 64-67.

孟学茹, 温川飙. 2018. 中医药领域人工智能研究现状. 中医临床研究, 10(22): 143-145.

钱玺, 陆黎娟, 张宗明. 2020. 人工智能技术视域下中医药发展的当代进路. 中医药导报, 26(1): 11-14.

孙忠人, 游小晴, 韩其琛, 等. 2021. 人工智能在中医药领域的应用进展及现状思考. 世界科学技术-中医药现代化, 23(6): 1803-1811.

唐雪, 伍振峰, 孙萍, 等. 2019. 新工艺与新设备在中成药生产中的应用展望. 中国中药杂志, 44(21): 4560-4565.

田赛男, 刘琦, 夏帅帅, 等. 2021. 人工智能技术在中医药领域中的应用与思考. 时珍国医国药, 32(11): 2740-2742.

王毅, 李翔, 张俊华, 等. 2020. 基于网络药理学的宣肺败毒汤治疗新型冠状病毒肺炎机制研究. 中国中药杂志, 45(10): 2249-2256.

魏江艳, 付渊博, 刘璐, 等. 2021. 智能针灸机器人的关键技术研究进展. 中华中医药杂志, 36(2): 979-982.

魏依晨. 2021-09-01. 热敏灸机器人: 让老中医有了"分身术". 科技日报, (006).

文杭, 黄丽, 刘江, 等. 2021. 人工智能技术在中医临床诊疗中的应用研究进展. 中国医药导报, 18(8): 42-45.

吴冬, 孙汉旭, 荣培晶, 等. 2021. 针灸与人工智能学科交叉的现状与策略探讨. 针刺研究, 46(6): 541-545.

辛基梁, 李绍滋, 张佳, 等. 2019. 中医健康状态辨识方法的探索. 中华中医药杂志, 34(7): 3151-3153.

宣思宇, 田侃, 杨泽华, 等. 2019. 健康中国视域下人工智能在中医药领域应用存在的问题及建议. 医学争鸣, 10(6): 62-65.

杨涛, 朱学芳. 2021. 中医辨证智能化研究现状及发展趋势. 南京中医药大学学报, 37(4): 597-601.

杨蕴, 阮春阳, 裴朝翰, 等. 2019. 引入人工智能构建肺癌中医处方系统探索. 世界科学技术-中医药现代化, 21(5): 977-982.

杨蕴, 阮春阳, 杨美清, 等. 2018. 人工智能技术促进中医药传承发展. 第二军医大学学报, 39(8): 873-877.

于洋, 苗坤宏, 李正. 2021. 基于数字孪生的中药智能制药关键技术. 中国中药杂志, 46(9): 2350-2355.

张德政, 哈爽, 刘欣, 等. 2018. 中医药领域人工智能的研究与发展. 情报工程, 4(1): 13-23.

张竞心, 卢东东, 林祺, 等. 2018. 智能针灸机器人研发进展及关键技术分析. 中国数字医学, 13(10): 2-4.

张君冬, 杨硕. 2021. 基于 CiteSpace 探讨人工智能在中医药领域的研究热点及趋势. 中医药导报, 27(1): 151-155.

张鸣然. 2019. 人工智能在中医体质辨识中的应用展望. 通讯世界, 26(2): 281-282.

第十四章　人工智能在健康管理中的应用

健康管理是人工智能重要的应用场景之一，可以使被动的疾病治疗变为主动的自我健康监控，通过分析人体生命体征数据，便于根据个体身体特点设计出个性化的健康管理方案。本章围绕人工智能技术在个体健康管理中的应用，对健康管理的现状、其对人工智能技术的内在需求、人工智能在健康管理中的应用案例以及人工智能赋能健康管理的未来前景和展望进行分析，以期为促进人工智能技术在健康管理领域的应用研究与发展奠定基础。

第一节　人工智能在健康管理中应用概述

健康是人类生存发展的要素，是人类一切社会活动的基础。随着当今社会疾病谱的改变以及居民健康意识的提高，居民对健康的需求也在不断地增长。世界卫生组织将健康定义为：健康不仅仅是没有疾病或虚弱现象，而是身体、心理与社会适应能力、道德的健全。

健康管理是以人的健康为中心，进行长期连续、周而复始、螺旋上升的全人、全程、全方位的健康服务，是一种具有前瞻性、综合性、全程性以及普适性的卫生服务模式。健康管理在现代医学模式及中医思想指导下，应用现代医学和管理学知识，对个体或群体（包括健康人群、亚健康人群以及慢性非传染性疾病早期或康复期人群等）的健康进行监测、分析、评估，对健康危险因素进行干预、管理，提供连续服务的行为活动和过程，以便达到以最低的成本预防与控制疾病，最终提高人群生存质量。

一、健康管理智能化发展需求

（一）健康管理发展现状

我国的健康管理起步相对较晚。1994年出版的《健康医学》对健康管理的概念、分类原则和具体措施等进行了系统阐述，由此健康管理的概念被首次引入我国。随着国家对健康管理的不断推进，于2009年启动了中医健康管理工程，通过健康管理落实病前预防措施，健康管理的理念开始逐渐被民众认识和接受。2015年国家推进"健康中国"的建设推动了中国健康管理的快速发展。另外，受中国传统医学的影响，中医"治未病"理念被成功引入健康管理领域后，在健康预警、干预、健康促进等方面具有独特优势，也成为健康管理发展的重要内容之一。

目前国内开展健康管理服务的机构主要包括公立医院、社区卫生服务中心、体检中心、健康管理公司和健康保险公司等，健康管理服务模式主要有以下几种：一是以社区卫生服务中心等医疗机构为依托，主要开展以慢性病管理为导向的健康管理服务，以及以全生命期为导向的风险评估、健康干预、跟踪监测、效果评价服务；二是以大型医疗机构为主体，进行健康宣传以及健康信息采集和统计等；三是以商业健康管理公司为主体，专门从事健康管理服务；四是健康管理公司与社会保险机构、健康保险公司或医院等进行合作开展健康管理服务；五是以传统中医辨证及治未病思想为导向开展中医健康管理服务模式等。

虽然我国健康管理已经有了较大程度的发展，但仍然存在以下问题：

1. 健康管理专业人员短缺，服务能力有待进一步提高　开展健康管理服务的机构普遍存在健康管理专业人员短缺、专家团队不足、服务能力有待进一步提高等问题。如公立医院侧重疾病治疗，健康管理专家团队缺乏，健康管理方案未由健康管理专家制定，相关健康档案建设不够完善，优质医疗资源利用不充分等；社区卫生服务中心亦侧重医疗，社区以全科医生为主体，配备护士和公共卫生医师，每个团队人员较少，每日接待患者数量较大，主要完成询问病情、病史、电子病历填写等工作，精力有限，且缺乏一定的健康管理及大数据背景，社区居民健康档案相关数据尚未被挖掘，健康风险评估能力不足；体检中心以体检为主，侧重疾病预警，因工作人员缺乏健康管理专业背景，暂时无法借助其优势全面开展健康风险评估、健康教育和健康管理等。健康管理公司主要提供健康教育，提升生活品质的观念、产品、服务和工具，健康生活方案等服务，但公众认知度、接受度不高，运作机制不够成熟，服务能力有限。健康保险公司以保险业务为主，缺乏专业健康管理人员，健康管理服务开展情况不理想。

2. 健康管理服务范围有限，服务技术装备不够完善 健康管理服务对象以患病人群（主要为慢性病人群）、老年人群为主，覆盖范围有待拓展。健康管理服务技术装备不够完善，服务操作不够系统性，检验结果缺乏业内统一标准，不能将健康标准信息进行资源共享。针对健康信息数据，目前国家虽然已经建设了许多管理平台，但健康信息的采集、管理、分析、评价等缺乏便捷有效的方式和途径，大量的数据仍未被充分挖掘和使用，数据价值未充分体现。

3. 健康管理服务内容较为单一 目前仍以健康体检、健康教育为主，其中，健康体检服务侧重疾病筛查，健康教育以被动教育为主，缺乏系统性。少数涉及健康咨询/讲座、锻炼活动、简单的健康指导、就医绿色通道、养生保健等健康促进项目，但服务形式相对初级、单一，未能多样化、全面化，缺乏进一步个体差异化的健康风险评估以及针对多病种的评估模型，缺少个体化健康跟踪与干预等服务。中医健康管理服务方面，虽然具有独特优势，但目前仅在健康体质辨识方面具有较为成熟的应用，许多医疗机构开展了推拿、针灸等传统中医干预项目，但缺乏标准化可学习的中医适宜技术，中医药健康服务的理念、方法、技术等仍未充分发挥中医药特色。

此外，亦存在人们自我健康管理能力不足、各级各类医疗机构之间的协作监管机制尚不明确、医疗机构针对健康管理的专业培训较少、针对健康管理或行为干预服务的绩效考核缺乏等其他问题。

（二）健康管理对人工智能技术的需求

随着人工智能技术的大力发展，健康中国战略的实施，有力地推进了健康产业跨行业领域的深度融合发展。"健康 + 大数据/互联网/人工智能"等形式的出现，也适时催生了健康管理的新模式。人工智能技术的介入既可辅助解决健康管理领域目前存在的问题，也将通过丰富健康管理形式与内容使健康管理的作用和价值得到最大的发挥。

人工智能技术赋能可穿戴智能终端设备，结合互联网等技术，可以打破时间和空间等因素的限制，形成广泛有效的健康管理服务模式，随时随地采集健康数据，解决健康信息采集难的困境，缓解工作人员沉重负担，并通过人工智能技术对相关数据及时分析、处理，提供相关预测结果、干预方案，释放人力和时间，提升数据应用价值，增加健康管理服务形式，提高服务质量。

1. 人工智能技术赋能实现前瞻性健康管理 一般而言，疾病在发病前期临床表现不甚明显，容易被忽略，导致病情加重时才被发现。及时对个人健康状况及未来患病或死亡风险等进行健康风险量化评估，对疾病进行预警，并提供相应的干预，是防止疾病的发生、维护健康的关键。

数据是人工智能的三大基石之一，亦为健康管理的核心。借助人工智能、数据挖掘、云计算等技术，以及可穿戴智能设备，实时、连续监测、收集种类繁多且复杂的个人健康大数据，如基因数据、生理数据、健康行为数据、环境数据、社交数据，以及舌脉象等中医相关数据，并进行处理分析，进一步挖掘其潜在价值，评估人们生命过程中的整体健康状态，对疾病风险进行预测，并提供实时、全方位、个性化的干预方案及建议，为健康预警、分析、疾病预测等提供了新途径，将健康管理端口前移，最终实现以健康大数据为抓手的前瞻性健康管理。

2. 人工智能技术赋能实现全生命期健康管理 人体健康数据作为联系健康管理及人工智能技术的重要纽带，其产生在时间上是连续的、不间断的，从出生到死亡，全生命期均涉及特定健康数据和管理。所以，健康管理不是局限于某一年龄段的管理，而是贯穿于人的整个生命全过程中，充分发挥人工智能技术、大数据挖掘技术、移动物联网信息技术等现代科技引领作用，将最大程度地挖掘全生命期健康大数据的效能，完成具有综合性、全程性、精准性、动态性、普适性的健康管理，实现全生命期内实时、连续的健康监测及干预，更好地满足人们对高品质健康生活的需求。

3. 人工智能技术赋能实现闭环式健康管理 健康预警、分析评估、干预等是实施健康管理的重要环节，需要借助人工智能技术赋能便携式和可穿戴设备，对健康人群、亚健康人群、患病人群的健康危险因素进行全面监测、分析、评估、预测、预防，维护和发展个人技能，人体健康数据实现及时采集汇总后，满足了人工智能对健康数据的巨大黏性。人工智能技术对数据强大的分析处理能力，以及挖掘隐藏知识、预测判断发展趋势、自动提供干预措施的能力得到充分发挥，可以顺利实现闭环式健康管理。

4. 人工智能技术赋能实现自我主动健康管理 健康管理的核心理念不是以被动的疾病治疗为关键，而是强调主动的自我健康监控和疾病预防，只有充分调动个人及群体的积极性，有效利用有限资源，才能达到最大的健康管理效果。目前人们的思想观念中仍然重疾病轻预防、重疾病治疗轻健康管理。而人工智能赋能的用于医疗监控的可穿戴终端设备可以辅助人们实时监测人体各项生理指标等健康相关数据，实现对人体健康的长期观察，并帮助人们形成更为自律的自我管理健康的习惯，同时借助人工智能技术整合分析个人健康数据，对潜在的健康风险进行提示，并提供相应的改善策略和方法，将辅助实现群体的自我主动健康管理。

总之，健康管理不仅是时代发展的产物，也是人类对健康高度追求的结果。人工智能技术的快速发展，对于拥有海量健康信息数据的健康管理领域而言，将产生巨大的影响和改变。

二、人工智能技术在健康管理中的应用场景

人工智能技术用于健康管理，通常与互联网医疗紧密结合，被视为是互联网医疗的深化发展。借助互联网及人工智能技术，孵化出智能化健康管理新模式，但因人工智能技术介入健康管理的具体场景的不同而有所侧重。

（一）人工智能赋能健康管理方式

从内容角度而言，健康管理主要涉及三个基本步骤：其一，了解健康状况，即健康信息的采集、健康危险因素的筛查等；其二，评估健康与疾病风险，即对个体健康信息予以综合分析处理，根据收集的个体健康信息，对服务对象的健康状况进行评估，对疾病发生或死亡的危险性通过数学模型进行量化及预测，并提供评估、预测和相关指导性报告，其中包括个人健康体检报告、个人总体健康评估报告和精神压力评估报告等；其三，进行健康干预，即健康咨询与指导，有计划地干预、管理健康，开展个人健康咨询，健康管理后续服务以及专项健康与疾病管理服务等。

人工智能技术被用于健康管理领域，侧重以贯穿终始的健康数据为抓手进行赋能，通过与互联网医疗、可穿戴/移动设备紧密结合，实现智能健康管理，如图14-1所示。

具体的人工智能赋能健康管理方式，主要体现在健康数据智能采集、智能分析以及相应的健康干预方面，分述如下：

1. 个人健康数据智能采集 人工智能技术应用于健康信息采集，主要依靠计算机视觉（图像识别）、自然语言处理（包括语音和语义识别、自动翻译）、物理传感、读取知识库、人机交互等方式，获得语音视频的感知输入，从健康大数据中进行学习，得到有决策和创造能力的数据大脑。

健康数据采集过程中，还需要通过智能可穿戴设备来实现。目前市场上与医疗健康相关的可穿戴智能传感器主要包括两大类：一是主要涉及体外数据采集，借助带重力感知能力的三维运动传感器或全球定位系统（global positioning system，GPS）对运动状况、运动量以及距离等数据进

行采集；二是对体征数据进行采集、监测，辅助人们管理生理活动。其中，可被利用的体征数据传感器大体包括体温传感器、体重传感器、脉搏波传感器、生物电传感器、光学传感器等，将上述可穿戴健康监测设备终端用于传感监测，借助蓝牙将数据传输至服务器端，从而将收集到的个体健康数据整合成大型数据库。

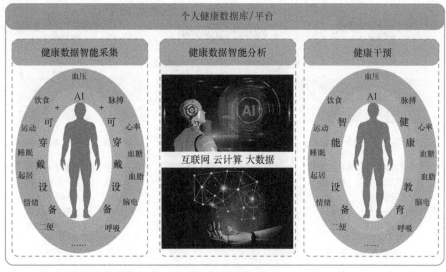

图 14-1　人工智能赋能健康管理方式

2. 个人健康数据智能分析及处理　健康大数据采集之后，可以有针对性地进行数据分析，为实现健康管理奠定基础。目前常见的健康管理相关数据分析、处理方法主要包括机器学习（涉及决策树、聚类、贝叶斯分类、支持向量机、EM、Adaboost 等算法，以及监督、无监督、半监督、深度和强化学习方法）、云计算、区块链等，技术方向主要包括以数据挖掘为核心的知识发现技术、以数据仓库为核心的数据整合技术等。通过人工智能技术对大量健康数据进行深入挖掘分析，抽取其潜在的、有价值的、隐藏在健康数据中的知识，实现健康状态评估、疾病预警以及健康干预等。

3. 健康行为智能干预　根据前期的数据采集、数据分析，可以清晰地了解每个人的健康状况、既往病史、生活习惯、身体指标等情况，利用个性化推荐技术，也可以针对每个人制订适合的行为干预计划。然后，通过智能软件进行线上互动提醒，也可以通过线上线下相结合的方式，把线下服务更加高效地推送至个人，纠正用户的一些不良习惯，帮助养成良好的生活习惯。

（二）人工智能赋能健康管理场景

因健康管理的具体场景不同，根据疾病诊前诊后的不同阶段、不同人群及中医健康管理的不同模式，人工智能赋能方式有所差异。

1. 不同阶段智能化健康管理　人工智能通过智能化手段，有助于实现健康管理作为一种专业化精准服务，贯穿于诊前、诊中、诊后全疾病周期，并体现于疾病的预防、筛查、诊断、治疗，以及康复、护理等健康管理环节。如图 14-2 所示，是人工智能赋能的不同阶段健康管理方式及其涉及的相关技术。

对于诊前健康管理而言，此阶段体现的核心价值是低成本、高效率，提升服务端的生产力，以期通过预防手段实现"治未病"（未病先防和既病防变），提高居民整体健康水平，降低疾病大规模暴发或重大疾病的发生概率。

诊前健康管理可分为三方面：

（1）营养健康管理：主要表现为利用人工智能技术对食物进行识别与检测，以帮助用户合理膳食，保持健康的饮食习惯。

（2）身体健康管理：主要包括数据获取、分析及行为干预三个流程，即利用人工智能技术分析智能可穿戴设备等硬件设备采集的用户身体健康类数据，评估用户健康水平，并借助饮食起居等健康行为干预，辅助其养成良好生活习惯等，有效规避相关患病风险。

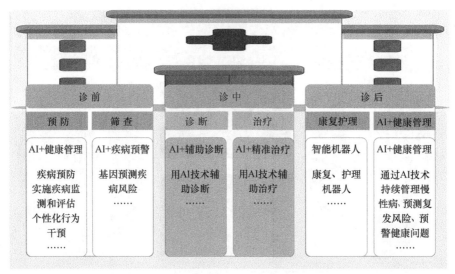

图 14-2　人工智能赋能的不同疾病阶段健康管理

（3）精神健康管理：借助人工智能技术对用户语言、表情和声音等信息进行分析，识别并监测其情绪与精神状态的异常情况，并进行情绪管理以及精神疾病预测。

对于诊后健康管理而言，主要涉及院后随访和院后康复两个方面：

（1）院后随访：主要依托人工智能技术构建智能管理平台，持续追踪随访、监测和效能评定，进一步预测疾病复发和再患病风险，可延长医疗服务，缓解门诊压力，释放优质医疗资源，为患者提供最合理的治疗方案。主要涉及慢性病、肿瘤等需要长期随访和治疗指导的领域。

（2）院后康复：从广义上而言，既包括借助器械的功能康复，亦涵盖出院患者的依从性管理，其关键在于"配合"。

根据参与者和实施场所的不同，又可具体分为家庭远程康复、远程指导的家庭康复、社区远程康复及远程指导的社区康复等。其中，智能远程诊后康复管理主要借助互联网及通信技术，传输不同地点间康复数据，为患者提供跨时空、零距离、实时互动、方便快捷的远距离康复服务，如虚拟助理等，目前在脑卒中患者康复、慢性病护理、老年人护理和儿童保健等方面具有广泛的应用。

2. 不同人群的智能化健康管理　不同人群健康风险存在较大差异，故对健康管理的需求有所不同。对于健康人群而言，主要通过体检评估健康状态，进而根据评估结果采取相应的健康管理措施。亚健康人群则由于易向疾病状态发展，因此侧重基于健康评估，探寻疾病相关危险因素，并施以相关干预措施。慢性非传染性疾病已经成为致死、致残、降低生活质量的主要原因，严重威胁健康，是健康管理的主要对象，其主要与社会发展、人民生活水平提高以及生活方式改变相关，需要有针对性地进行院外医疗及健康管理服务，以期延缓慢性病发展、促进康复。妇幼及老年群体等特殊人群具有特殊的生理特征，健康管理的方式亦体现出特殊性，如婴幼儿生长发育速度最快，新陈代谢旺盛，需要的能量和营养相对高于成人，也容易受环境因素、社会因素及人们生活和行为方式的影响；女性生育期、围绝经期等特殊阶段，也均需要有针对性地进行健康管理；老年人群则由于身体功能的下降，呈现出认知能力低下、心理障碍、社会适应性下降、跌倒风险高、睡眠障碍、营养不良、多有慢性病等状态，健康管理也就有相应侧重。

（1）人工智能技术赋能老年群体健康管理：主要通过人工智能技术、互联网、大数据等新兴技术，构建全方位健康养老服务模式，属于系统工程，涉及智能终端（如可穿戴设备、监测一体机等）、健康服务机器人及智慧养老管理平台（基于云平台基础上融合互联网/物联网、大数据与云计算技术建设而成的平台）等，通过智能终端监测心率、血压、血糖、体脂、体温、体重、睡眠和运动等健康动态数据，并将数据实时传输至智慧养老管理平台，持续监测老人安全、进行健康管理等。通过健康服务机器人，进行语音识别和语义理解，提供健康咨询、健康监测与医疗辅助等服务，陪伴家庭成员，进行健康监测及医疗平台连接，并具有智能家居控制、家庭日程事务管理、与家庭成员之间娱乐互动以及养老助老等功能。根据智能硬件自动推送的健康数据建立动态的老人健康档案，通过长期的健康监测，对老人的健康数据进行科学分析，评估老人可能存在的健康隐患，并针对性地给出个性化健康干预方案，从而满足老人对不同服务的需求，提高老人生活质量。

（2）人工智能技术赋能妇幼健康管理：主要运用语音识别技术、健康状态智能辨识技术等，对血压、心率、体重、体温、胎心等妇幼个人健康体征数据进行分析，改善妇幼保健服务方式，保障其安全。

（3）人工智能技术赋能慢性病人群健康管理：主要针对不同慢性病患者需求，通过机器学习等人工智能技术，辅助监测并管理血糖等，提高患者健康管理能力和依从性，提高其生活质量，提高管理效率，缓解病情，降低慢性病致死率。

3. 中医智慧健康管理 中医健康管理是根据中医学基本理论，运用中医学的"整体观念"和"治未病"思想，结合健康管理理念，为社会个体或群体的健康状态进行系统的信息采集、评估、调理以及跟踪服务，从而提高人口健康素质的动态服务过程。从管理对象角度看，主要涉及饮食、运动、心理等方面；从管理环节角度看，主要包括中医健康状态信息的采集、中医健康状态的评估、中医健康状态的调理，以及中医健康状态的跟踪服务等。具体而言，健康状态信息采集及评估方面，主要是采集中医体质状态数据，评估整体健康状态，判定体质类型，为有针对性地提出个性化早期干预健康管理方案奠定基础。健康状态干预为健康管理的关键环节，通过整体健康状态、体质辨识结果，制定体质辨识防治方案和个性化健康调养方案。

目前人工智能技术在中医健康管理中的实际应用主要涉及中医健康状态辨识，即通过人工智能技术综合分析个体表现于外的表征信息参数，对信息反映的程度、部位、性质等整体状态要素进行辨别，评估生命健康状态。关于表征参数的采集格式有多种形式，如文字、数字、图像、声音等，通过望、闻、问、切四诊进行统一规范，再进行辨识分析。用于中医智慧健康状态辨识的人工智能技术主要涉及融合多源异构大数据的中医状态辨识技术，以及基于多标记框架下深度学习的中医状态辨识算法等。采用多源异构的方法，采用多种格式、多种途径来源的数据直接进行分析，可降低信息丢失率，准确率较高。基于中医原创思维的健康辨识系统主要包括中医整体健康状态辨识系统、气血津液状态辨识系统等。

总之，借助人工智能技术，既可完善中医健康管理的各项技术内容，亦将提高技术平台的管理水平及工作效率。

第二节 人工智能在健康管理中的应用案例

本节将基于不同人群特征，从普通人群、特定人群、疾病人群等不同对象与维度举例说明人工智能如何赋能健康管理。

一、普通人群的智慧健康管理

（一）用于辅助培养良好饮食生活习惯的健康管理平台与系统

生活习惯是在生活中长期养成的作息、膳食、锻炼等行为方式。良好的生活习惯主要包括合理的饮食习惯、规律的作息安排、注意卫生、无抽烟酗酒等不良嗜好、科学的身体锻炼及具有良好的人际关系等，其具有科学性、针对性及可操作性。

图 14-3 显示的是一种基于底层技术赋能的健康管理人工智能系统，亦为一种可以规范人们饮食生活习惯的智能系统，侧重于健康管理人工智能底层技术搭建，兼具底层技术优势和专业技术能力优势。该系统主要由技术层、数据层、应用层构成：技术层主要包括图像识别、语音交互、三维重建、自然语言处理、知识图谱、姿态识别等人工智能技术（图 14-4），侧重对生活方式、慢病风险等进行评测；知识层主要涉及营养、生活方式、运动、心理、中医、西医等健康医疗知识体系（图 14-5）；应用层主要涉及智能终端设备、互联网平台、养老地产、医疗机构等。健康管理人工智能系统通过人工智能技术结合健康医疗专业产品与服务、医疗健康知识图谱，为 B 端（企业端）提供技术赋能，有针对性地根据不同智能终端设备的特点和需求进行健康管理系统设定后，被嵌入到手机、音箱、电视、冰箱、跑步机等各种智能终端和其他设备中，为人们提供精准的"健康评测、健康报告、健康方案、方案执行和反馈"闭环式健康管理方案（图 14-6），为更好地帮助人们培养良好的饮食生活习惯提供技术支持。例如，引入智能冰箱的健康管理人工智能系统，为人们提供人体三维重建（对人体胸围、肩宽、四肢长度等 11 个维度数据进行估算）、健康测评（以定制化的量表形式提供评测及改善建议）、饮食推荐（对特定人群制定营养目标、提供每日三餐食谱）等健康管理技能，人们可以通过显示屏人机交互，操控智慧健康系统，对其饮食健康状况进行智能化、精细化调控与管理。

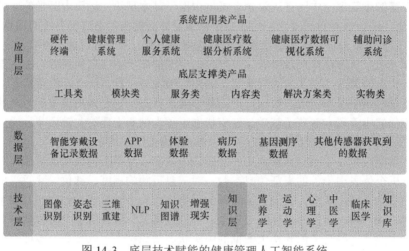

图 14-3 底层技术赋能的健康管理人工智能系统

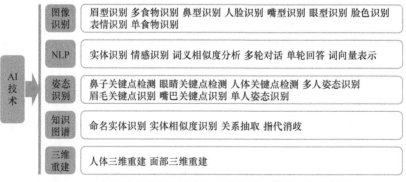

图 14-4 底层技术赋能的健康管理系统涉及的人工智能技术

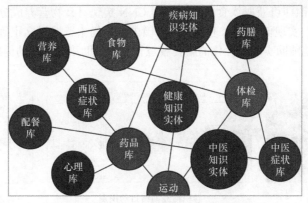

图 14-5　底层技术赋能的健康医疗知识体系

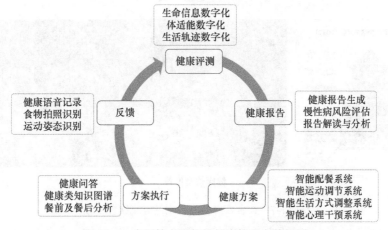

图 14-6　底层技术赋能的健康管理完整闭环

（二）用于合理膳食的个性化健康饮食智慧管理平台

不良饮食习惯是导致诸多疾病发生的重要原因之一，例如，摄入高脂高糖类高能量食物容易导致肥胖、糖尿病的发生；饮食中食盐过多是心血管疾病发生的重要危险因素，饱和脂肪酸和不饱和脂肪酸亦可增加心血管病的发病风险，摄入充足的水果和蔬菜可降低其发病风险。研究表明，全球大约 1600 万（1.0%）的伤残调整生命年（disability adjusted life years，DALYs）和 170 万（2.8%）的死亡与水果、蔬菜摄入量不足有关。而健康饮食有助于预防营养不良以及包括糖尿病、心脏病、脑卒中和癌症在内的多种非传染性疾病。所以合理膳食、形成良好的健康饮食习惯，进行营养健康管理，是预防诸多疾病发生的关键。

通过营养健康管理的思路，了解人们的饮食习惯，根据人体所需的能量及营养来合理安排膳食，同时配合适当的运动锻炼及心理调节等干预措施，是改善健康状况、延缓或者避免疾病发生的重要途径之一。

智能饮食健康管理主要利用人工智能技术进行食物营养识别，实现个性化合理膳食。在大数据的辅助下，国内营养管理相关的人工智能企业主要借助计算机视觉识别、基于卷积神经网络的深度学习等技术进行食物图像识别。其应用场景主要有两类：第一类是通过连续血糖监测，发现不同食物引起的餐后血糖变化，从而指导用户合理用餐；第二类是通过对菜品的图像识别，利用机器学习自动识别并分析菜品种类、分量、营养结构等，判断菜品所含热量、胆固醇、脂肪、升糖指数等指标，对食物进行监测、分析、评估，并根据个体的身体状况（如肥胖、高脂血症、脂肪肝、痛风等）推荐该菜品是否适合食用，以指导用户合理用餐，辅助管理个人营养摄入。如

图 14-7 所示，通过拍照即可获取饮食数据，利用 CNN 实现对食物营养成分的分析，最终给出个性化的健康饮食推荐，实现健康饮食干预。目前国内人们尚未普遍树立正确的营养饮食意识，人工智能技术可以较好地辅助实现个性化的膳食智慧管理，帮助培养良好的健康饮食习惯。

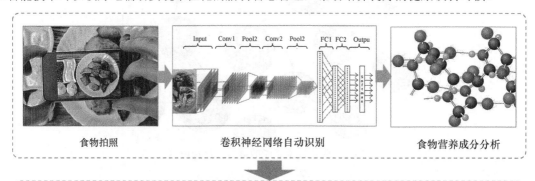

食物拍照　　　　　　　卷积神经网络自动识别　　　　　食物营养成分分析

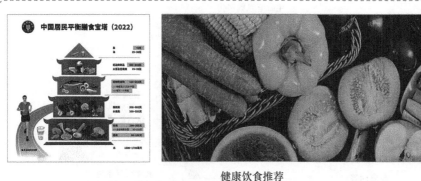

健康饮食推荐

图 14-7　饮食营养自动识别及健康饮食干预

（三）用于运动健康智慧管理的个性化和社交化运动管理系统

运动锻炼是维护健康的重要方法之一。缺乏运动容易导致身体出现免疫力低下，容易使人罹患高血压、冠心病、骨质疏松、肥胖等疾患。如超重、肥胖是人们极为关注的问题，主要原因在于摄取的热量远大于消耗的热量，日常运动减少，自动化交通、看电视、玩手机等时间的增加均容易引起皮脂厚度及身体质量指数（body mass index，BMI）显著增加。运动不仅能促进健康，亦可抗击疾病。研究表明，运动亦可以使全球平均每年预防 15% 的人（约 390 万人）过早死亡，中国可预防 18.3% 的人过早死亡。一项针对每日运动量研究数据的分析报告亦表明，运动可明显降低癌症的发病率。

个性化及社交化运动管理系统，以智能手环、计步器、手机内置传感器等多种可穿戴运动监测设备为基础，通过智能手机 APP、Web 门户及短信，为人们提供全面的运动管理和运动社交服务，经过不断迭代、优化及试点应用，能较好地激励人们积极健身、科学运动。如图 14-8 所示，该系统设计以及实现主要包括四个组成部分：一是可穿戴运动监测设备、嵌入式特征提取算法；二是移动健康创新平台（CM-mHiP）侧的能力和算法支持，如活动类型识别算法 Motionword；三是运动业务系统，包括数据存储、业务处理和对外接口三个核心模块；四是智能手机 APP 和 Web门户等。该系统支持面向个人、面向企业、面向社交人群的三种应用场景：面向个人的应用场景主要侧重提供全面的运动跟踪和管理，如采集运动步数、距离、时长、轨迹等数据，在 APP 上记录体重数据，并通过对作息规律和生活方式的数据分析，提供个性化指导建议，结合工作日程安排，对过去任意时段（周、月等）的数据变化趋势进行观察和比对；面向企业的应用场景侧重支持运动相关的团队活动和开展竞赛；面向社交人群的应用场景，侧重支持数据分享和好友排行。

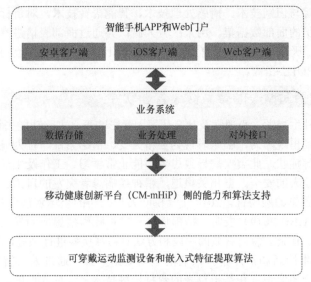

图 14-8　运动管理系统架构

（四）用于情绪调节的精神健康智慧管理设备

现代心理学认为，情绪是一种人对外界刺激所产生的心理反应（喜、怒、哀、惧和认知等）和附带的生理反应（行为和生理唤醒等）的综合表现。

情绪在心身疾病发生过程中具有中间枢纽的作用。心理社会因素容易通过不良的情绪中介而引起生理唤醒，导致一系列躯体变化，产生心身疾病。由于社会进步，生活工作压力的增加，精神、心理相关疾病逐年增多，并逐渐成为了疾病尤其是慢性病产生的重要原因之一。因此，心理/精神情绪的管理也是健康管理中非常重要的内容之一。

情绪调节的智能管理，主要通过人脸识别用户情绪，以聊天、推送音乐或视频等多种交互方式帮助用户调节心情，人工智能的介入可以大力辅助精神情绪的智能调节。如图 14-9 所示，用于情绪调节的精神健康智慧管理设备与带有摄像头的智能手机、计算机、平板电脑、电视等设备连

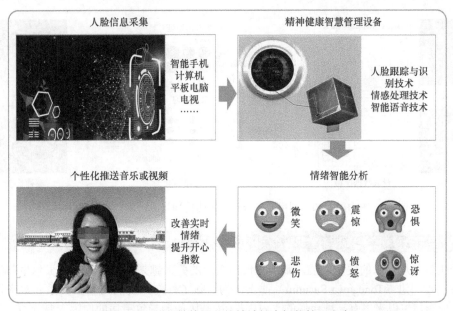

图 14-9　用于情绪调节的精神健康智能管理方案

接，通过采用人脸跟踪与识别技术、情感处理技术、智能语音技术，对目标成员的面部进行追踪和记录，从而形成成员的面部数据集，用来区分人脸；并通过面部表情进行情绪识别，目前可实现快乐、悲伤、恐惧、厌恶、愤怒、惊喜等多种情感的识别，并个性化地为用户推送音乐或视频，改善用户的实时情绪和开心指数。

（五）基于精神疾病预警的智慧健康管理软件

精神疾病是在各种生物学、心理学及社会环境因素影响下，大脑功能失调，导致认知、情感、意志和行为等精神活动出现障碍，临床表现为性格突变、情感紊乱、行为诡异、敏感多疑、记忆障碍、意志行为障碍等症状。此类疾病导致患者不能正常学习、工作及生活，且其行为可伤及他人，严重威胁自身和他人的安全。据相关报道，精神疾病患者突发的自杀、自伤、毁物及伤人等暴力行为均具有不可预见的威胁性。2019 年《柳叶刀》公布的全球疾病负担研究（global burden of disease study 2019，GBD 2019）表明，抑郁症这一精神障碍疾患成为导致全球疾病负担增加的 10 个最关键疾病之一。因此，急需有效的手段和方法对精神疾病进行预警，防止该类疾病的发生。

语言和对话是医生诊断和治疗精神疾病的主要数据来源，通过人工智能语音识别技术分析患者的语音语义，结合图像识别和基于量表的数据挖掘技术，评估人们的心理健康状况，可以辅助实现精神疾病的预警，图 14-10 展示了利用人工智能技术实现精神状态预警途径的设计方案。2017 年，一款心理机器人研发成功，通过结构化对话系统，可基于深度学习的自然语言理解，从用户语言中检测评估其负面情绪，甚至严重的心理疾病倾向，从而实现抑郁症的早期预警。此外，麻省理工学院（Massachusetts Institute of Technology，MIT）人类动力学实验室（Human Dynamics Laboratory）的一项长达 8 年的研究，已证明了人际交流中社交信号的存在，以及实现对这些社交信号的计算机检测和理解方法。某企业与美国麻省总医院合作完成了一项精神健康研究项目，研究采用智能手机 APP，通过分析患者声音模式的细微变化，来评估患者是否有抑郁症、躁狂症、躁郁症复发的可能。该研究项目从医院的 MoodNetwork 系统中挑选 1000 名测试者，每日使用公司软件录入语音日记，通过主动追踪主要行为指标，如物理孤立性、社会连接性、疲劳程度等主要的情感障碍症状和体征，以积累病情复发的各项特征，给予患者长期、有效的治疗和关怀。在此基础上建立健康档案库，进一步用于改善人们与抑郁症、躁郁症患者的共处状态，并通过积累大量患者数据，不断优化其预测精准度。

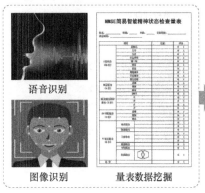
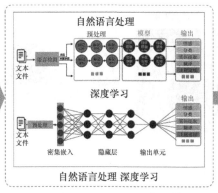
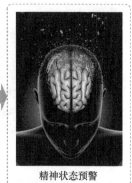

图 14-10　利用人工智能技术的精神状态预警途径

（六）基于深度学习进行基因检测的疾病预警技术

随着生物信息技术的快速发展，基因与疾病之间的关系越来越被关注。诺贝尔生理学或医学奖获得者利根川进（Tonegawa Susumu）博士认为，除了外伤，疾病与基因关系非常密切，疾病易感基因成为与生俱来患有某种疾病的"内因"。因基因问题导致患病的原因主要分为三类：一是基因缺陷导致某种遗传病的发生；二是环境改变影响基因；三是后天基因突变。人类罹患的大多数疾病，如冠心病、原发性高血压、癌症等，皆可从基因中找到原因。

基因测序与检测已成为预测个人疾病风险的重要途径之一。根据遗传变异相关分类标准与指南，结合基因与疾病相关数据库，采用生物信息预测软件分析、检测携带某种疾病易感基因或基因变异的致病风险，预测罹患某种疾病的风险，为受检者提供相应的健康指导和干预措施，有利于针对性地开展疾病预防，降低发病的概率，提高健康水平和生活质量，延长寿命。

目前，借助高通量信息技术可获得大量的基因表达数据，但合理标记庞大的数据样本，却仍然需要耗费大量的人力和物力，并且该技术的运算层主要为解码和记录，尚难实现海量基因数据的准确解读，所以从基因序列中挖掘出的有效信息十分有限。21世纪，随着机器学习模型的研究和发展，其在各学科得到广泛的应用，生物信息领域亦是机器学习重要应用场景之一，基因检测也因人工智能机器学习方法的介入而变得容易实现。具体而言，在基因检测模型构建方面，可通过建立初始数学模型，将健康人的全基因组序列和 RNA 序列导入模型进行训练，使模型学习到健康人的 RNA 剪切模式，之后通过其他分子生物学方法对训练后的模型进行修正，最后对照病例数据检验模型的准确性。DeepVariant 基因检测工具使用了深度神经学习中的 CNN 来检测基因组上的单碱基突变（SNP）和小的插入缺失，如图14-11所示，其准确性超越了当前主流的生物信息学软件 GATK（genome analysis toolkit）。可见，通过深度学习方法，可处理大量的基因数据，能比人类更好地理解基因突变；使机器学会通过测量细胞内的内容物（如特定蛋白浓度等指标），与基因检测数据结合起来，以细胞作为一个整体而得出最终结论。同时，结合深度学习技术，研究人员查询基因突变与疾病的关联，系统将自动鉴别突变，并告知这些突变将导致什么疾病及致病原因。

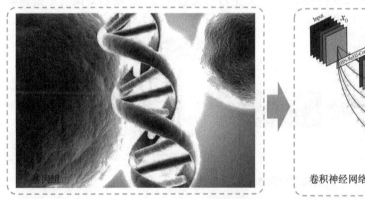
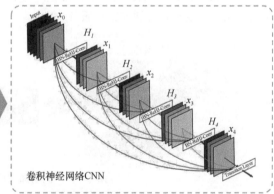

图 14-11　基于深度学习的基因组数据挖掘

二、特定人群的智慧健康管理

（一）用于妇幼人群的远程语音体征监测机器人、健康管理系统及云平台

通过人工智能技术构建统一的妇幼健康管理系统及平台，将有效改善妇幼保健资源的失衡状态，缓解妇幼健康管理的压力，改善妇幼保健服务方式，打破信息"孤岛"，提升人们的体验感，增加人们的使用黏性。例如，针对妇幼保健领域研发的基于远程语音体征监测机器人居家健康管理系统，主要通过本体知识库构建技术、语音识别体征录入技术、健康状态智能辨识技术、精准知识推送技术等人工智能技术，实现对妇幼人群的健康管理，具体如下：

（1）本体知识库 OWL（web ontology language）构建技术：收集健康教育、营养处方、运动处方、血糖标准等相关权威医学知识，以及医院电子病历数据，运用信息抽取技术结合医学领域特征对文献进行关键词提取、概念关系抽取，运用本体构建技术将信息以本体的形式存储，并构建概念间的规则，通过推理机智能推理，以此构建健康管理系统的本体知识库。

（2）语音识别体征录入技术：如图14-12所示，通过智能语音机器人中转实现血压、心率、体重、体温、血糖等基础个人健康体征数据的采集、识别、清洗、上传存储、语音化录入，以及不同健康体征设备统一数据上传，提升用户体验，使健康管理机构管理效果与居民健康保证得到提高。

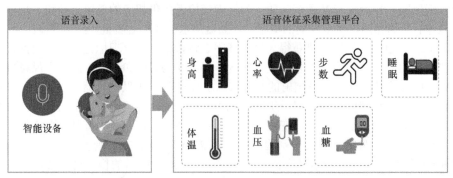

图 14-12　用于妇幼人群的语音体征采集管理平台

（3）健康状态智能辨识技术：居民自助测量体征状态，通过设备播报或由被测者语音复述体征值，经机器人语音识别进行数据采集、清洗、采样、转换、加载并上传至个人健康档案，系统将个人体征数据与健康模型阈值进行匹配辨识，自动判别体征数据的差异，并给出不同可能的健康状态，进而提供建议方案供测量者进行健康管理参考，或作为选择就医的依据，实现健康状态的预测、预警功能。

（4）精准知识推送技术：如图 14-13 所示，通过云平台与大数据技术，将妇幼保健知识等集中云部署，实现知识互通与共享服务。

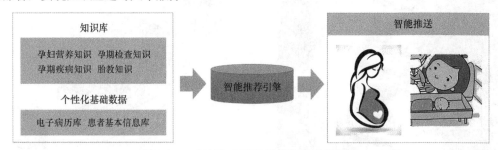

图 14-13　妇幼知识库构建及智能推送服务

（二）针对老年群体的机器人智慧社区健康综合服务平台

如图 14-14 所示，智慧康养融合了传统健康养老产业和智慧信息技术，运用物联网、可穿戴技术、大数据、云计算、互联网 +、智能硬件、人工智能等先进技术，可全面提升健康养老服务水平，打通智慧康养服务链，满足老年人的个性化需求，改善和优化康养产业，提升服务质量和效率。

智慧康养社区综合信息服务平台主要通过健康服务机器人或智能穿戴设备，在一定程度上代替人，实现人和物之间的连接，解决社区居家养老的健康管理、医疗保健和康复护理服务等难题。服务包括健康档案、健康监测、健康评估、健康预警、养生保健、康复理疗、一键呼叫、远程照料、亲情看护、睡眠监护、居家安全、紧急救援等，用以确保老年用户在社区里就能享受全面关爱的健康生活。健康服务机器人通常为一种地面移动型或者桌面型的服务机器人，带有摄像头、触摸屏和麦克风，本体安装有多种环境传感器，并且可以连接第三方健康监测设备，能够语音识别和语义理解，在医院、诊所可为公众提供健康咨询、健康监测与医疗辅助等服务，在家庭内可以陪伴家庭成员，进行健康监测及医疗平台连接，并具有智能家居控制、家庭日程事务管理、与家庭成员之间娱乐互动以及养老助老等功能。通过这种健康服务机器人的智能管家功能、智能保镖功能、智能秘书功能等进行监控与提醒，实现了居民健康信息搜集管理、家庭安全布防、紧急情况一键呼叫等功能，相当于 24 小时的护士、安保及私人助理。而基于人工智能技术的智能可穿戴设备对接功能强大的智慧云平台，根据健康监测系统实时采集老年人的体温、血氧、心率、血压等生理数据，根据康养指导系统为其提供健康分析、膳食计划与锻炼计划，提高老年人的康养质量。

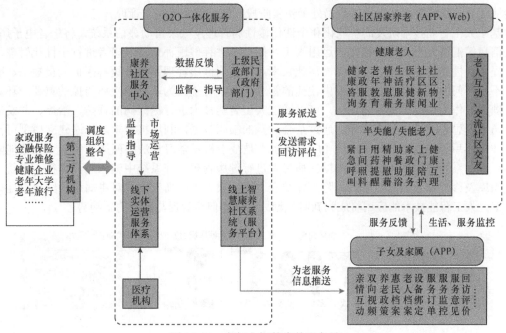

图 14-14　老年人智慧康养服务链

同时，政府将企业、社会组织等主体有机结合起来，整合社区闲置资源，提供机器人服务的社区，联动优质医疗、养老、健康管理资源，提供养老、健康管理等综合服务，最终构建智慧康养社区，如图 14-15 所示。这就相当于建立了一个强大的后台支持体系，通过人工智能机器人收集家庭需求，通过智慧云平台实现家庭需求和后台服务的连接，建立以人工智能机器人为前端的全生态服务产业链条。

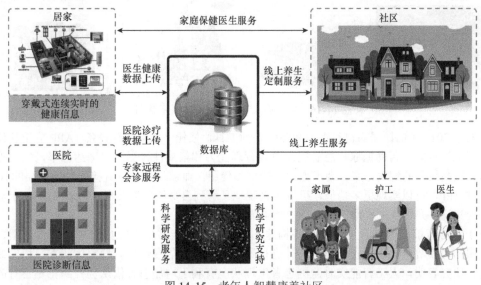

图 14-15　老年人智慧康养社区

三、疾病人群的智慧健康管理

慢性病智慧健康管理系统和虚拟助理

我国糖尿病、高血压和心血管病等慢性病的发病率不断升高，给慢性病的诊断和管理带来新的挑战。目前我国慢性病防控体系仍处于初级阶段，缺乏健全的综合管理。

基于人工智能技术研发的智能化和个性化慢性病管理及效果自动评估系统，将患者电子病历、个人信息等汇总为个人健康档案，运用人工智能技术进行健康评估，对患者进行个性化管理，可有效提高慢性病管理效率，降低慢性病死亡率。慢性病健康管理系统可缓解医护人员短缺、医疗资源不足等问题，为慢性病患者提供便捷的管理手段，有望成为基层慢性病防控的重要一环。例如，糖尿病作为重要的慢性病之一，可以通过人工智能技术进行糖尿病的预防、治疗、并发症筛查与防治及患者个性化健康管理。通过结合大量的临床数据，利用机器学习算法建立模型可预测出个体多年后患糖尿病的概率。图 14-16 所示，是基于机器学习算法的糖尿病患者人工智能防控体系。该体系利用人工智能技术对糖尿病患者进行健康管理，在系统中输入用户体征，系统可根据知识库及诊疗库预测用户患病风险，并结合"闭环式人工胰岛"模式对患病用户给出个性化诊疗方案。人工智能技术的应用将成为新时代糖尿病患者健康管理与服务的新趋势。

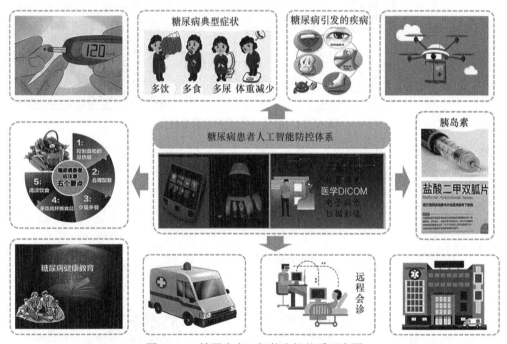

图 14-16　糖尿病人工智能防控体系示意图

研发于 2013 年的糖尿病自我管理和辅助干预工具，依托"智能医疗设备 +APP 应用软件 + 智能管理服务"致力于帮助糖尿病患者提高自我管理能力和依从性、提高血糖达标率，以及提供较低成本、较高效率的解决方案。为了方便年轻群体使用，血糖仪也可以直接配合手机端的 APP 使用。通过 APP，可以实现更多功能，可以更直观地了解到自身的血糖数据，可以从 APP 上获取相关的饮食建议，亦可获得被推荐的丰富的健康菜谱。

基于人工智能技术结合可穿戴设备构建的虚拟助理，能够用于收集患者的饮食习惯、锻炼周期、服药习惯等个人生活习惯信息，并进行数据分析、评估慢性病人群整体状态，协助规划日常生活。研究表明，人工智能实时监测患者生理状况有利于增加患者依从性并纠正不良行为。基于人工智能技术研制的慢性病患者虚拟助理 APP 可为特定疾病、药物和治疗设计不同配置，同步用户闹钟，提示用户按时服药。结合硬件、生物识别设备及人工智能软件，开发虚拟护理服务，如对糖尿病用户进行个性化在线血糖管理、糖尿病知识、饮食及运动指导，从而提高糖尿病患者生活质量。通过该虚拟助理，医生可根据患者的实时生理数据，为患者提供定制化的日常护理方案。一家大型医疗机构报告显示，该虚拟护理服务有利于改善患者病情，将患者的再入院率降低18%。

第三节　人工智能在健康管理中应用的前景与展望

一、人工智能在健康管理中应用的前景

随着人们健康意识的不断增强，以及医疗科技的发展，人工智能等前沿技术已逐渐以多种方式应用于健康管理场景之中，应用前景可观。其应用价值主要体现在以下四个方面：

其一，人工智能赋能终端设备辅助采集多维健康数据，提升数据应用价值：基于手环、手表等智能可穿戴设备，利用大数据、云计算、物联网等技术实时采集用户的健康数据信息和饮食、生活、运动等多维度行为习惯数据，已成为智慧医疗数据获取的重要渠道。在获得精准可操作的大数据基础上，可实现对个人身体健康状况的实时监测和及时跟踪反馈，尤其适合慢性病患者的长期健康观察需求，有助于其形成更为自律的自我管理习惯，应对慢性病高发的挑战。

其二，人工智能赋能实现全生命期健康管理，扭转被动治疗向主动预防前移：在现代医疗健康生态体系下，为实现全民健康，解决健康服务供给总体不足与需求不断增长之间的矛盾，将健康管理前置到预防阶段，临床与预防相结合，加强人群健康或疾病风险因素的主动预防与自我管理意识，实行"全生命期健康管理"，已成为了新的健康管理理念。利用人工智能技术实时收集用户健康数据，建立用户健康画像，为不同人群提供不同的健康解决方案，可以以更低成本但更为有效的方式进行群体健康管理，防止慢性病和重病等情况的发生。此外，在社区和家庭等场景下，由于医疗资源分布不均且供给不足，无法满足人们的长期性健康管理需求，通过人工智能进行智能化疾病预防指导、疾病监测与评估、个性化行为干预等，可以在一定程度上减少疾病发生风险，降低医疗服务成本，缓解我国医疗资源供需矛盾问题。

其三，人工智能赋能挖掘健康大数据隐藏的潜在规律，实现精准健康管理：从技术驱动的角度看，人工智能可以通过高效的计算和精准的决策分析，使个性化健康管理成为可能，从而推动健康管理的精准化，甚至未来的营养师和运动专家可以基于人工智能系统为个体生成精准健康干预方案，并探究数据背后的科学逻辑。

其四，人工智能健康管理具有基石作用，是构建医疗数据生态的重要环节：健康医疗数据的快速增长，正在推动着医疗健康进入大数据时代。在健康医疗大数据的多种层级中，个体健康基础数据与日常行为数据是重要的组成部分。基于人工智能技术的智能可穿戴健康设备的广泛应用，可以实现对人们健康数据的批量集中采集，并将健康数据整理汇聚至云端，不仅可为后续健康医疗大数据的应用与分析提供重要支撑，也可为医疗服务及医药研发产业链条上的相关企事业单位提供科学决策依据，为精准医疗提供土壤。借助人工智能对健康医疗大数据进行分析，拓展其应用方向，将成为打造数字医疗生态的关键。

二、人工智能在健康管理中应用的展望

人工智能为健康管理的发展起到了至关重要的作用，将为进一步实现真正的全生命期自我主动健康管理发挥巨大作用。然而，就目前发展而言，人工智能赋能健康管理仍然存在许多关键问题：

其一，应用层面：刚需不明是影响人工智能能否赋能健康管理的关键靶点；缺乏打通和转换健康管理各个环节的成功案例模式；缺乏有价值、经济效益的商业运行模式，导致人工智能赋能健康管理无法正常运转。

其二，技术层面：健康数据智能化采集程度不足；健康数据采集标准、规范缺乏；健康数据安全保障措施不到位。

其三，支撑保障层面：人工智能在健康医疗领域的准入标准、评估标准和管理标准体系缺乏；相关法律、法规滞后或落实不及时；"人工智能＋健康管理"人才储备严重不足；人们对人工智能技术的信任度不足；对商用健康医疗人工智能产品的支付能力不足；健康综合信息的交互共享平台缺乏等。

未来人工智能应用于健康管理领域时需要规避或者解决这些问题，才能更好地正向发展，发挥最大价值。需要从以下几个方面开展研究：

其一，开展健康数据标准化、人工智能准入标准规范化、健康数据使用安全化工作：多维健康数据满足人工智能技术赋能的同时，也因数据格式的差别、数据之间存在的壁垒影响人工智能技术的介入，而人工智能进入健康管理领域使用规范缺乏、健康数据使用安全性问题等影响人工智能赋能健康管理，所以未来应该着重解决健康数据标准、人工智能准入标准、健康数据使用安全标准等，在一定的约束范围内安全有效地使用人工智能技术助力健康管理。

其二，明确健康管理刚需，有的放矢地使用人工智能技术：人工智能这一新时代先进信息技术的使用取决于应用场景的明确需求，针对目前健康管理领域需要解决的关键问题来对接人工智能，实现该技术的真正下沉。针对社会压力导致的精神情志病的高发，人工智能赋能健康管理应侧重精神健康管理。针对社会健康老龄化发展需求，着重发展适宜老年人的智能化便携式多维健康管理设备，在原有健康体检信息采集设备的基础上，根据不同健康管理人群，尤以老年群体为主，有针对性地研发便携式智能传感设备、健康监测设备，以采集相关健康大数据，多维角度监测人体健康状态，提高健康状态监测准确度，促进人工智能赋能健康管理的发展。

其三，着重构建具有中国特色的智慧中医健康管理模式：中医药在经济社会发展以及健康促进方面有特殊的地位和作用，随着中医药在全球医药市场复苏，中医药健康管理服务发展表现出广阔的前景，应发挥中医"整体观念""治未病"思想在现代健康管理中的引领作用，借助人工智能技术，评估人体生命健康状态，融合中医药保健、养生等健康维护方法及适宜技术进行健康干预，完成具有中医智慧的智能健康管理模式的构建。

其四，聚焦不同人群，大力发展便携式智能移动健康管理技术装备：随着移动健康管理的不断升温，其作为非常有前景的新技术模式，未来可能成为患者健康管理的主要方式，因此聚焦不同人群，推动便携式智能移动健康管理技术装备的发展，非常必要。但需要规避一些问题，如对移动智能健康管理设备接受和使用影响较大的年龄、文化程度、电子技术经验、经济水平、健康状况、自我效能和健康意识水平等，尤其年龄方面，需要考虑老人身体状态、视力问题等，所以需考虑不同人群特征有针对性地进行开发设计。

【本章小结】

本章分别从健康管理发展现状及其对人工智能技术的需求，以及人工智能技术在健康管理中的应用两大部分展开阐述。应用案例部分，从普通人群、特定人群、疾病人群等方面举例说明了人工智能在健康管理中的应用。其中，对于普通人群智慧健康管理分别从生活习惯、情绪、精神、饮食、运动、基因等多个方面列举了智慧健康管理的案例；特定人群智慧健康管理着重从妇幼人群、老年群体等角度进行举例说明；疾病人群则以慢性病智慧健康管理为主。最后，以需求和问题为导向对人工智能在健康管理中的应用前景与展望进行了分析，以期引发进一步的深入思考和研究。

【问题讨论】

1. 健康以及健康管理定义是什么？

2. 人工智能可以辅助健康管理实现哪些目标？

3. 人工智能赋能健康管理的方式是什么？

4. 人工智能赋能健康管理的具体应用场景包括哪些？

5. 人工智能在健康管理中的应用前景和展望如何？

（张伯礼　郭　义　任海燕　刘清君　陈　星　王益民）

参 考 文 献

陈大方. 2020. 精准健康管理. 北京: 北京大学医学出版社: 2-30.

陈刚, 罗思欢, 谭桂燕, 等. 2019. 风险评估在精神疾病患者中的应用. 齐鲁护理杂志, 25(19): 84-87.

陈戈, 葛敏, 江萍, 等. 2019. 我国中医社区健康管理模式发展现状与对策研究——基于文献回顾与专家咨询. 卫生软科学, 33(6): 32-37, 52.

陈锦明, 雷黄伟, 林雪娟, 等. 2020. "互联网＋"中医健康管理模式的服务现状与对策研究. 福建中医药, 51(5): 62-63, 70.

陈鲁, 单保华. 2004. 德国职业安全健康管理模式及特点. 铁道劳动安全卫生与环保, 31(6): 257-259.

陈心广. 1997. 成功的芬兰北卡瑞利亚 20 年社区健康干预项目. 国外医学 (社会医学分册), (1): 6-11.

陈昱志. 2020. 面向智慧康养的步态分析评估产品服务系统的设计研究. 上海: 东华大学: 1-10.

邓雷, 熊婷婷. 2004. 浅谈如何培养良好健康的生活习惯. 江苏经贸职业技术学院学报, (4): 72-73.

刁丽, 何克春, 杨成良, 等. 2019. 公立医院健康管理服务新模式. 解放军医院管理杂志, 26(2): 155-157.

董蓬玉. 2019. 中国农村老年人自我健康管理现状与模式研究. 昆明: 昆明医科大学: 5-6.

董照瀛, 尹东辉. 2016. 浅谈望诊对中医治未病思想的贡献. 中医杂志, 57(5): 448-450.

方向阳. 2013. 良好生活习惯对健康的影响. 郧阳师范高等专科学校学报, 33(6): 93-94.

高树生. 2012. 德国的职业安全与健康管理. 安全与健康, (7): 31-32.

郭娇. 2017. 健康管理学. 北京: 人民卫生出版社: 1.

韩冬. 2021. 社区卫生服务中心中医药健康管理服务现状及发展对策研究. 兰州: 甘肃中医药大学: 4-5, 61.

韩玫. 2017. 德国健康管理及其启示. 山东行政学院学报, (4): 93-97.

郝璐, 陈黎明, 李书章. 2014. 健康管理现状与发展思考. 解放军医院管理杂志, 21(2): 158-160.

侯铃宇, 张璇, 沈芳, 等. 2021. 人工智能技术在糖尿病管理中的应用进展. 临床护理杂志, 20(5): 69-73.

胡正春. 2010. 大学生生活习惯与体质健康的相关性研究. 上海: 华东师范大学: 8.

黄建始. 2006. 美国的健康管理: 源自无法遏制的医疗费用增长. 中华医学杂志, 86(15): 1011-1013.

黄建始. 2007. 美国的全民健康管理. 中国医疗前沿, (3): 16.

焦东亮, 许华山, 高艳, 等. 2010. 中西医情绪致病理论的比较和思考. 北京中医药大学学报, 33(10): 656-658, 663.

金彩红. 2007. 芬兰健康管理模式的经验. 中国卫生资源杂, 10(6): 312-313.

李灿东, 魏佳, 陈淑娇. 2019. 中医健康管理的业态与服务模式. 中华中医药杂志, 34(12): 5768-5770.

李灿东, 辛基梁, 雷黄伟, 等. 2019. 中医健康管理与人工智能. 中华中医药杂志, 34(8): 3586-3588.

李大伟. 2018. 老年人健康监测与康养指导系统的开发. 现代信息科技, 2(12): 150-152.

李江, 陶沙, 李明, 等. 2017. 健康管理的现状与发展策略. 中国工程科学, 19(2): 8-15.

李兰珍, 朱向东, 王燕. 2008. 中医治未病思想源流考析. 中医研究, 21(7): 57-59.

李扬, 汤青. 2018. 日本健康现代化案例研究//第十六期中国现代化研究论坛论文集. 北京: 中国科学院中国现代化研究中心: 61-66.

李泽军. 2019. 基于数据挖掘的基因和疾病的关系研究. 长沙: 湖南大学: 1-3.

梁文娜, 林雪娟, 俞洁, 等. 2018. 真实世界的大数据助推中医健康管理进入人工智能时代. 中华中医药杂志, 33(4): 1213-1215.

刘斌, 王子莲, 林穗雯, 等. 2021. 一种基于人工智能分析电子胎心监测数据的方法及装置. 中国, CN202110084768.1.

刘光迪, 李雨辰, 张伟, 等. 2020. 人工智能算法在精神疾病中的应用简述. 工程, 6(4): 462-474.

刘丽静, 邓鑫, 许克祥. 2021. 我国健康管理理念的形成与现状探究. 中国中医药现代远程教育, 19(12): 202-206.

刘少洁. 2016. 中日大学生体质健康及生活习惯的比较研究. 上海: 华东师范大学: 1-3.

吕宏尧, 易旻晗, 尹宏鹏, 等. 2022. 以糖尿病为例分析人工智能在基层社区慢性病防控中的应用. 重庆医学, 51(3): 499-503.

倪小伟. 2019. 中医健康管理的现状与发展研究. 中医药管理杂志, 27(7): 5-6.

上海交通大学人工智能研究院, 上海市卫生和健康发展研究中心, 上海交通大学医学院, 等. 2019. 中国人工智能医疗白皮书. 4-5.

帅仁俊, 陈平, 马力, 等. 2019. 基于 AI 的慢病高危管理系统研究与设计. 中国数字医学, 14(1): 21-23.

隋梦芸, 叶迎风, 苏锦英, 等. 2020. 国内外社区健康管理模式研究. 医学与社会, 33(4): 51-55.

谭志明. 2019. 健康医疗大数据与人工智能. 广州: 华南理工大学出版社: 130.

王国栋. 2010. 藏汉大学生生活习惯与体质健康的比较研究. 上海: 华东师范大学: 1-9.

王平, 刘清君, 陈星. 2016. 生物医学传感与检测. 浙江: 浙江大学出版社.

王文静, 洪静芳, 秦玉霞, 等. 2017. 慢性病患者对移动健康管理接受现状的研究进展. 中华护理杂志, 52(10): 1265-1268.

吴帆, 殷跃红. 2014. 基于 GSM 的远程外骨骼下肢康复机器人系统的设计与实现. 机械与电子, (7): 78-80.

吴静娜, 卢建华, 王福影, 等. 2008. 论健康管理的历史和现实. 医学与社会, 21(7): 31-32.

吴小明, 李安明. 2009. 我国健康管理的现状与思考. 卫生经济研究, (5): 38-39.

武留信. 2020. 健康管理蓝皮书·中国健康管理与健康产业发展报告 (2020). 北京: 社会科学文献出版社: 58-59, 103.

向运华, 王晓慧. 2019. 人工智能时代老年健康管理研究. 新疆师范大学学报 (哲学社会科学版), 40(4): 98-107.

许利群. 2016. 移动健康和智慧医疗——互联网 + 下的健康医疗产业革命. 北京: 人民邮电出版社: 245-263.

许朋. 2016. 下肢康复机器人的控制与虚拟现实技术研究. 秦皇岛: 燕山大学: 5-6.

许石双, 荀佳慧, 董静. 2021. 基于下肢康复机器人的远程康复训练 app 构建. 中国科技信息, (13): 85-86.

杨帆. 2017. 健康管理在中国的应用现状、问题分析与改善对策. 现代医学与健康研究电子杂志, 1(8): 148-149.

杨延华, 邓成译. 2020. 可穿戴传感器: 应用、设计与实现. 北京: 机械工业出版社: 1-5.

杨迎春, 巢健茜, 王小雨, 等. 2008. 健康管理现状及发展趋势探析. 现代预防医学, 35(22): 4401-4403.

亿欧智库. 2017. 人工智能赋能医疗产业研究报告. 71-76.

亿欧智库. 2018. 中国医疗人工智能发展研究报告. 49-50.

袁钦湄, 洪志令, 王星, 等. 2020. 人工智能在精神疾病中的应用. 国际精神病学杂志, 47(1): 4-7.

张静波, 李强, 刘峰, 等. 2019. 健康管理服务模式的发展趋势. 山东大学学报 (医学版), 57(8): 69-76.

张开金, 夏俊杰. 2011. 健康管理理论与实践. 南京: 东南大学出版社: 287.

张晓天. 2018. 健康管理. 2 版. 北京: 人民卫生出版社: 1, 57-59.

张筱辉. 2013. 国内外健康管理的现状. 天津护理, 21(5): 449-450.

张学高, 胡建平. 2020. 医疗健康人工智能应用案例集. 北京: 人民卫生出版社: 145-149.

张学高, 周恭伟. 2019. 人工智能 + 医疗健康-应用现状及未来发展概论. 北京: 电子工业出版社: 32-49, 82-85, 162-195.

张雪燕. 2009. 健康管理产业发展现状和方向的分析. 检验医学与临床, 6(24): 2163-2164.

中共中央、国务院. 2016. "健康中国 2030" 规划纲要. http://www.gov.cn/gongbao/content/2016/content_5133024.htm

厚生劳动省. 2021. 国民の健康の増進の総合的な推進を図るための基本的な方針. https://www.mhlw.go.jp/

36 氪研究院. 2020. 2020 人工智能医疗产业发展蓝皮书. 工业互联网创新中心 (中国信通院): 58-66.

Dee W, Edington. 2009. Zero trends:health as a serious economic strategy. michigan:health management research center. East Lansing: The University of Michigan Press: 125-126

Hamar B, Wells A, Gandy W, et al. 2010. The impact of a proactive chronic care management program on hospital admission rates in a German health insurance society. Popul Health Manag, 13(6): 339-345.

Moore S C, Lee I M, Weiderpass E, et al. 2016. Association of leisure-time physical activity with risk of 26 types of cancer in 1.44 million adults. JAMA Intern Med, 176(6): 816-825.

Puska P, Tuomilehto J, Aulikki N, et al. 1995. The Norh Karelia Project: 20 year results and experiences. Helsinki: Helsinki University Printing House: 359-363

Puska P, Vartiainen E, Tuomilehto J, et al. 1994. 20-year experience with the North Karelia Project. Preventive activities yield results. Nord Med, 109(2): 54-55.

Roland Berger. 2019. 以人为本, 人工智能助力医疗体系科学发展白皮书. 北京: 中国信息通信研究院、百度 AI 产业研究中心: 32-34.

Strain T, Brage S, Sharp S J, et al. 2020. Use of the prevented fraction for the population to determine deaths averted by existing prevalence of physical activity: a descriptive study. Lancet Glob Health, 8(7): e920-e930.

US Department of Health and Human Service. Healthy People(1990, 2000, 2010, 2020, 2030). https://www.cdc.gov/nchs/healthy_people/index.htm.

World Health Organization. World health statistics 2020:monitoring health for the SDGs,sustainable development goals. https://www.who.int/publications/i /item/9789240005105.

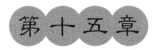

第十五章　人工智能在公共卫生中的应用

第一节　人工智能在公共卫生中的应用概述

一、公共卫生智能化需求

公共卫生是以保障和促进公众健康为宗旨的公共事业。公共卫生不仅仅关注个体健康，也关注社会和群体健康，通过预防疾病的发生和控制其传播，提高整体的生活质量和寿命。公共卫生的三大职能包括了评估和监测处于危险中的社区和人口的健康状况，以确定健康问题和优先事项；制定旨在解决已确定的地方和国家卫生问题和优先事项的公共政策；确保所有人口都能获得适当和具有成本效益的保健，包括促进健康和预防疾病的服务。

当前公共卫生工作面临众多挑战，一方面，面临传染病与慢性非传染性疾病的双重压力，健康不公平性问题仍然突出；另一方面，老龄化与社会变化引发的心理与行为方面、环境方面等的新问题亟待寻求解决路径。现有的公共卫生监测体系尚不健全，公共卫生服务能力不足，突发公共卫生事件以及处置体系不完善，公共卫生工作多部门协同机制不健全，亟须改进与创新公共卫生手段以应对新的健康问题和挑战。

基于算法以及公共卫生数据的支撑，人工智能可以模拟人类的感知、思维等，形成具备认知、分析、推理及决策等功能的计算系统，具有广阔的发展前景，能够对公共卫生治理过程施加重要影响，提升公共卫生治理效能。

二、人工智能在公共卫生中的应用场景

（一）人工智能在公共卫生监测中的应用

1. 传统方法公共卫生监测的局限性　公共卫生监测是制订、实施、评价疾病和公共卫生事件预防控制策略与措施的重要信息来源。传统公共卫生监测方法，主要依赖于逐层传递形式。基本病情信息来源于基层社区卫生机构，基层卫生机构整理后向上传递，最终汇总至中央卫生部门，由相关部门确认后发布，属于事后的被动型监测，且由于经济、技术等条件的制约，目前存在较大的局限性，不能充分解决公共卫生现有或新的潜在挑战。

（1）数据来源少、数据质量较差。传统公共卫生监测系统的数据来源和数据资源非常有限，主要依赖于各卫生部门的信息逐级汇总，所需时间长，数据更新慢。甚至无法获得某些地区的公共卫生数据，导致一些地区成为公共卫生监测的盲点。同时，传统的公共卫生监测缺乏病情的详细信息，如患者的个人信息、联系方式、地理位置等，不利于防控工作的开展。

（2）信息时滞性和不透明性。传统的疾病报告系统按月监测，报告周期长，缺乏良好的信息实时共享平台，目前的监测还是依赖被动的病例报告，会导致重大疾病延迟报告，从而无法及时反映实时传染病流行情况，无法对疫情的暴发及突发卫生公共事件进行及时预警和实时监测。另外，传统公共卫生监测模式对于疾病的流行数据、病情信息等都具有不透明性，公众无法获得有效的疾病流行信息，缺乏对疾病的正确认知，也无法获得有效的预防疾病相关信息，容易造成公众的恐慌，不利于传染病防控的高效开展。

（3）预警能力差。受经济、技术水平制约，传统的公共卫生监测系统缺乏成熟有效的疾病预测预警系统，不能早期协助疾病控制中心工作人员发现可能暴发的传染病，不能在疾病流行初期及时开展严密而周到的体系化防控措施。尤其是对新型传染病预警能力，对新型传染病的传染能力、致病性等预估缺乏，对病情流行分析能力欠缺，不利于对传染病的早期预判和防控工作的开展。

（4）监测病种局限。传统的公共卫生监测系统研究方向更多地倾向于危害程度高、传播速度快且范围广的公共卫生问题，比如流感等，相对而言，缺乏与慢性病相关的监测系统，对于慢性病监测的重视程度不够，如慢性病及其危险因素监测、精神疾病监测系统等。未来的公共卫生监测系统需加强慢性病相关监测系统的建设和评价研究。

2. 人工智能在公共卫生监测中的作用 目前公共卫生监测主要分三个阶段，第一阶段主要是构建数据收集的框架，包含数据种类、来源渠道等；第二阶段主要是对收集到的信息进行分析、加工处理和解释等；第三阶段主要是对得到的结果进行应用。对于监测数据的处理与分析，是公共卫生监测中的关键环节。数据挖掘是大数据分析的重要手段。依据目的不同，可分为：①描述型数据挖掘：探索数据中存在的潜在关系（如相关、趋势、聚类、轨迹和异常），方法包括关联规则、序列规则和聚类等；②预测型数据挖掘：依靠对历史大数据的分析结果，预测未来的相关数据，常用方法为回归以及分类。另外，可视化分析也是一种重要的数据分析方式，常常作为数据挖掘的一种延伸，在数据分析处理中发挥重要作用。可视化分析是指利用挖掘到的大数据，通过可视化工具及具有分析功能的人机交互方式及技术等，融合计算机的计算能力及人的认知分析能力，对大规模的复杂的数据进行深入分析并获得一定的认知，协助并促进数据处理、解释过程。针对于大数据的可视化分析目前有文本可视化、网络/图可视化、时空数据可视化以及多维数据可视化等。

机器学习与数据分析、流程建模和预测的经典方法之间的主要区别在于能够在特定问题的数据中搜索和映射结构、模式和相关关系，而无须特定特征的先验假设。人工智能技术在公共卫生监测中主要通过大数据发挥主要的作用。首先，政府及卫生部门借助大数据平台，利用手机的定位功能可以实现对病发者行程轨迹的高效采集，不仅节省了人力、物力资源，还能实时定位追踪确诊患者，防止发生人为刻意隐瞒病情的情况，给公共卫生事件提早采取干预赢得较为充足的时间，能够大大降低传染病及公共卫生事件暴发的概率。此外，人工智能基于海量大数据，通过深度数据分析，能更好地提取隐含在数据中的人们事先未知、潜在的有用的信息和知识，并建立合理的模型来预测疾病的传播方式以及发生概率等，有助于提高新型传染病预警的灵敏度，大大提升疾病预防控制系统的管理效率和水平，并能通过智能机制分析大数据信息，估算事件发生的大致时间，并估计高危人群在地区上的分布，以及公共卫生事件的未来发展趋势，为卫生部门决策提供指导性意见，进一步优化医疗资源和医护人员的配置，使各个地区能根据该区实际情况制定合理的对策。

（二）人工智能在疾病预防控制中的应用

1. 人工智能在传染性疾病防控中的应用

（1）监测预警：人工智能对传染病疫情具有监测预警的作用。人工智能可以及时获取海量的传染病信息同时进行实时监测，可以在早期发现潜在的危险变化，并发出预警，为相关部门采取干预措施争取时间。传染病监测和预警极大地依赖于相关数据采集和分析等技术，而人工智能可以综合多种技术，包括对自然语言处理、复杂场景感知以及深度学习等，不仅可以快速采集并挖掘大规模的多源的数据，扩大疾病的空间监测范围，还可以系统地分析大数据，构建相关流行病学模型，预测未来的疾病发展趋势，大大增强了医疗卫生部门对数据的利用和把控能力。

（2）病毒溯源：人工智能可以对传染病进行传染源溯源相关研究。如通过建立统一的智能问卷系统，详细地调查并记录确诊病例的基本信息和流行病学史，整理并分析相关数据，搭建疾病的流行病学和统计模型等。通过流行病系列模型，可在较短的时间内发现病毒源头、历史变异等信息，找到传染病的自然宿主和中间宿主，对疾病流行病学进行特征分析，可以明确疾病的传播途径、变异特点和规律，以及未来可能产生的影响，有效遏制了传染病的大规模蔓延。

（3）传染源控制：人工智能对控制传染源也有一定作用。控制传染源即限制传染源或确诊病例自由流动，这对于切断病毒传播途径十分重要，是进一步遏制疫情蔓延的关键环节。人工智能可以通过互联网实时获取被授权的相关病例的地理位置和社交关系等手机数据，对采集到的数据进行相关分析，借助可视化工具绘制患者的行动轨迹，推断出密切以及次级密切接触人群等，从而对相关人员实施早期隔离，对相关疫区进行早期消杀，以防止疫情进一步流行。此外，基于红外热成像等技术所构建的快速测温智能识别系统，可以筛查在高流量人群中的体温异常者。人脸识别技术可以在人群快速流动场景下进行身份识别辨认，可以在传染病流行大背景下，降低人力资源耗损，提高工作效率，降低疾病预防控制工作者的疾病暴露风险。

（4）患者救治与人群保护：在传染病患者救治中，智能诊断系统、智能机器人、远程监测系统、操控系统等新型诊疗手段的应用，能在保护医护人员的同时为传染病患者提供及时有效的治疗。如在严重急性呼吸综合征、中东呼吸综合征以及新型冠状病毒感染中，感染病毒的患者伴随各种呼吸道感染症状，肺部影像表征出现典型改变，基于机器学习算法对已经确诊的影像实例进行学习，对典型的影像表征进行识别，可形成诊断的量化指标，能加速传染病患者的鉴别。依托自然语言处理和蒙特卡洛树搜索算法等技术，模拟药物筛选的过程，并通过建模来探索药物的三维结构与病毒作用位点之间可能存在的关联，可显著提高蛋白质筛选和序列关联分析等工作速度，加速传染病预防、治疗药物的研发和疫苗研制工作。

2. 人工智能在慢性非传染性疾病防控中的应用

（1）疾病危险因素监测与干预：利用新型智能穿戴技术设备协助收集日常数据，达到个性化健康风险预警和健康结果预测的实时推断。人工智能将收集的个体数据与大数据进行对比，结合正常健康范围对数据综合分析，抽取关键因素，寻找可疑的疾病前兆，进而早期对可能的疾病危险信号做出预警，利于及时采取干预措施，改善疾病结局。在此基础上，增加监测数据维度，整合个体的职业、行为等数据进行建模运算，可以进一步优化精准的个人健康管理和预防干预。如在高血压防控中，一些学者初步建立的高血压早期预警管理平台，首先通过收集大规模的生理信号数据，利用分布式云储存技术储存大量数据，进而利用数据挖掘技术快速准确地提取用户的健康信息及疾病相关的危险因子，将收集到的重要信息、分析结果和建议及时传达给用户，可以实现在早期提醒用户潜在影响健康的因素，利于用户及早进行健康干预。个体层面数据的汇集也进一步为群体危险因素监测、潜在危险因素的识别以及高危人群的发现提供了支撑。基于群体数据，利用智能数据挖掘技术加深对疾病的认识、提出更加精准的防控措施与干预策略，又反哺提高了个体对疾病的干预能力。

（2）疾病风险评估：人工智能技术可以通过大数据分析结合算法模型，对个体的健康状况进行整体评估及预测。例如，根据患者年龄、性别、身高、体重、血压以及血糖等指标，结合机器学习算法，对患者的患病风险进行预测，进行提前有效的预防疾病。

（3）疾病筛查：筛查是针对临床前期或早期的疾病阶段，运用快速、简便的试验、检查或其他方法，将未察觉或未诊断疾病的人群中那些可能有病或缺陷、但表面健康的个体，和那些可能无病的人鉴别开来的一系列医疗卫生服务措施。疾病筛查能够及早发现疾病，使得患者能够尽早得到治疗和干预，提高治愈率和生存率；能够用于识别人群中可能发生疾病的高危个体，有效控制疾病在区域中的流行，提高人群健康水平。传统的筛查方式在时间和空间上存在限制，一些疾病临床常用的筛查工具通常还需要医生辅助，无法大规模应用。人工智能技术为开发更加高效可靠且经济的筛查方法提供了新路径，人工智能技术通过图像分析、模型训练以及算法优化等，能够较快并且较准确地完成对多种疾病的筛查，与传统方法相比，人工智能技术有望减少漏诊率，提高了筛查的效率。如在冠心病筛查中，许多面部特征（如男性脱发、耳褶心征、角膜环、睑黄瘤和皮肤皱纹等）被认为与冠心病相关，已有研究证明应用深度学习算法分析面部图片预测冠心病的方法可行。在肿瘤筛查中，基于数字病理学数据量化分析与神经网络相结合，能显著提高病理医生的诊断时效与准确率。在常见致盲眼病筛查中，利用深度学习算法建立眼科疾病智能平台，可对大量的常见眼病进行准确分诊，对疑难眼病进行初步分诊，并通过互联网＋技术将智能平台赋能基层、社区医院，实现眼科常见病一站式防控的有机整合，为国家减轻眼病防控负担。

3. 人工智能在伤害防控中的应用　人工智能还能利用多来源的数据来监测伤害风险。通过监测来自医院、公安、交通、气象等多个方面的数据，并对这些数据进行综合分析，结合数据的空间统计方法，可以大大提高伤害监测的准确性，有广阔的发展前景。目前已有学者建议可以结合多方数据构建我国道路交通伤害监测的监测平台，此监测平台利用人工智能对数据处理、分析的优势，通过结合历史道路交通事故的数据，分析道路交通伤害的高危因素，有利于道路交通部门明确未来预防工作的重心，降低道路交通伤害的发生率。

（三）人工智能在突发公共卫生事件应对中的应用

21世纪，人类社会的人员流动性和群聚活动的频繁性都远超以往，各类突发公共卫生事件的发生风险不断增加。如何应对突发公共卫生事件，是不可避免的一个难题。突发公共卫生事件往往能在短时间内迅速引爆并诱发连锁危机，若防控不力，将导致无法估量的后果。因此，开展关于突发公共卫生事件的医学应急工作，对保护人民健康、维护国家安全和社会稳定具有重大意义。

1. 突发公共卫生事件的概念　突发公共卫生事件，是指突然发生，造成或者可能造成社会公众健康严重损害的重大传染病疫情、群体性不明原因疾病、重大食物和职业中毒以及其他严重影响公众健康的事件。根据突发公共卫生事件的性质、危害程度、涉及范围，可以将其划分为特别重大（Ⅰ级）、重大（Ⅱ级）、较大（Ⅲ级）和一般（Ⅳ级）四级。根据2005年《国际卫生条例》，"国际关注的突发公共卫生事件"是指"通过疾病的国际传播构成对其他国家的公共卫生风险并可能需要采取协调一致的国际应对措施的不同寻常的事件"。一般而言，突发公共卫生事件具有突发性、危害性、群体性、社会性、复杂性及多样性等特点，在大多数情况下它总是骤然发生，并且迅速扩散，直接威胁着公众的生产生活与生命安全。因此，突发公共卫生事件以暴发突发性、对公众健康或生命造成危害，以及需要多政府部门协调一致紧急应对为主要特征。

突发公共卫生事件的"突发"，主要是指事件在短时间内突然发生、无法或很难提前预测。突发公共卫生事件的"公共"，主要是指事件的发生不局限于个人或少数几个人，常常波及多人，甚至在集体、社区发生，部分传染病疫情流行甚至呈暴发性，越过省界、国界，形成全球性大暴发或大流行，具有公众性和规模性。

判断某事件是否为突发公共卫生事件，除了要看其是否具有突发性和群体性外，还要看该事件是否会对公众的身体健康或生命安全造成危害。比如2003年的严重急性呼吸综合征疫情对公众的身体健康、生命财产、生产生活，以及社会经济活动等方面造成了巨大影响，因此属于突发公共卫生事件。

突发公共卫生事件与一般的突发事件相比，具有以下四方面的特殊性：第一，突发公共卫生事件作用的对象是人，可以对人的生命安全或身心健康造成直接危害。突发公共卫生事件触及的是民众生存发展的根本，可能带来巨大的、难以弥补的后果。因而，民众的涉入感、恐慌和焦虑程度是其他突发事件都无法比拟的。第二，突发公共卫生事件往往影响深远、社会关注度高，小则影响某一特定群体，影响人们的生产生活和身心健康；大则波及整个社会，影响社会生活的方方面面，包括政治、经济、文化等，因此受社会关注的程度也比较高。第三，突发公共卫生事件与其他突发事件相比，还有高度复杂性。首先是其成因的多样性，即食品安全，动物疫情，自然灾害等都容易引起突发公共卫生事件的暴发。其次，突发公共卫生事件的暴发容易带来一系列的衍生灾害，比如民众恐慌、社会混乱、经济受挫、舆论失控等。第四，以上三方面决定了突发公共卫生事件危害广泛且防控难度大的特点，尤其对于群体性不明原因的疾病而言。由于这些疾病的不确定性强、传播速度快、影响范围广、危害性大等原因，加上其他外在因素的影响，使得其防控难度明显增大。

2. 突发公共卫生事件的特点

（1）突发性：是突发公共卫生事件最基本的特点，是区别于其他卫生事件的主要标志之一。突发公共卫生事件的发生时间、事件地点、发生规模、发展态势以及影响程度常常让人难以把握。

虽然人们可以对突发公共卫生事件进行预警，但是由于人们认知的局限性以及技术条件的限制而难以对其进行精准预测和及时预防。公共卫生工作中的监测就是监视、探测、分析、判断，在突发公共卫生事件暴发之前或发生初期及时察觉，并采取相应的预防措施。

（2）危害性：突发公共卫生事件的后果较为严重，一旦发生，就会直接危害人民群众的生命安全，甚至破坏社会稳定，还可对社会经济、生态环境等领域造成不同程度的危害。

（3）群体性和社会性：突发公共卫生事件的发生往往会关系到个体、社区、社会等各种主体，因此具有群体性和社会性。有的突发公共卫生事件虽然最初直接涉及的范围不一定是公众领域，但却因其传播迅速而引起公众的广泛关注，成为公共热点并造成公众的心理恐慌和社会秩序的混乱。如环境污染事件，可能使污染物蔓延扩散，从而使整个区域内的生活人群都受到污染物的影响，而且环境污染的治理常常带来较大的经济负担；传染病事件则呈现出更加复杂的流行病学特点，影响范围广且危害大，有时会在全国范围内流行，甚至超出国界在全球范围内流行。

（4）复杂性和多样性：突发公共卫生事件的种类繁多，形式多样，影响复杂，它的暴发往往是在多种因素的统一作用下造成的。比如病原体是引起传染病事件发生并在人群广泛传播的生物学因素，但不是唯一的影响因素。传染病事件的发生发展同时还受其他物理因素、化学因素甚至社会经济因素的影响。同类型的突发公共卫生事件还可因发生的时间、地点、起因以及发展态势的不同，表现出不同的影响形式。

（5）国际互动性：随着科学技术的进步以及生产的国际化，经济全球化的进程不断加快，导致突发公共卫生事件的发生发展过程也具有一定的国际互动性。突发公共卫生事件一旦发生，就会立刻沿着现有的各种渠道向周围地区或国家扩散，形成"多米诺骨牌"效应。因此突发公共卫生事件的暴发，不仅会对周边地区产生严重影响，还会影响到一个国家的发展与社会稳定，甚至波及周边国家的经济发展与社会秩序，乃至对全球的社会秩序和经济发展都造成负面影响。

（6）发展的阶段性：突发公共卫生事件暴发的实质是一种社会危机，它的发生发展具有阶段性，即在不同的发展阶段具有不同的特征。芬克医学术语形象地对突发公共卫生事件的发生发展周期进行了描述：第一个阶段是征兆期，如果及时、科学地预警，此阶段可以发现有线索能提示有潜在的危机即将暴发；第二个阶段是发作期，此阶段往往伴随突发公共卫生事件的暴发，并引发各种危机；第三个阶段是延续期，不同危机的影响时间长短不一致，持续时间可长可短，此阶段同时也是努力清除危机的过程；第四个阶段是痊愈期，此阶段的危机事件已经得到完全解决。实践中，经常把突发公共卫生事件的管理分为危机前（pre-crisis）、危机（crises）和危机后（post-crisis）这三大阶段。通过以上三阶段的划分，可以提供一个较为完整、科学地研究危机以及危机管理的机制。尽管突发公共卫生事件的发生发展可能会经历几个阶段，但只要防控得当，可将其伤害、损失降至最低。实践证明，处理突发公共卫生事件的最佳时期是征兆期和发作初期，这也与突发公共卫生事件防控中强调的早发现、早报告和早处理原则相一致。

3. 突发公共卫生事件应急管理机制的问题　应急管理是国家治理现代化的一个重要组成部分。它担负着防范化解重大安全隐患、及时处置各类灾害事故的主要责任，肩负着保护人民生命财产安全、维护社会稳定的伟大使命。突发公共卫生事件的应急管理体系是一个应对突发公共卫生事件的综合网络，由政府和其他各类社会组织构成。该综合网络包括法律法规、能力与技术、体制、机构和环境与文化等方面。突发公共卫生事件的应急管理能力建设是一个多层次、全方位、立体化的动态过程。我国一贯高度重视突发公共卫生事件的应急管理。在 2003 年，为抗击严重急性呼吸综合征疫情，我国创建了突发公共卫生事件的处理机制，制定了《突发公共卫生事件应急条例》。在 2007 年，十届全国人大二十九次会议审议并通过了《中华人民共和国突发事件应对法》，对突发公共卫生事件的组织协调、信息发布、救助和保护等环节均做出了相应规定。《突发公共卫生事件应急条例》以及《中华人民共和国突发事件应对法》的制定与颁布，有利于解决突发疫情中的信息沟通不顺畅，对突发公共卫生事件反应不及时等问题。但是，目前我国应对突发公共卫生事件的机制仍然有一些需要完善的地方。

（1）突发公共卫生事件的预警机制有待完善：《中华人民共和国突发事件应对法》中规定，应对突发公共卫生事件，主要依据"预防为主、预防与应急相结合"的原则。《中华人民共和国传染病防治法》中规定，防治传染病主要依据"预防为主的方针，防治结合、分类管理"。在突发公共卫生事件应对中，"预防"具有非常重要的意义，然而预防往往需要完善和健全的预警机制作为前提。但是目前我国的突发公共卫生事件预警机制相互不协调，并且现有的法律法规对预警机制中相应规定的操作性较差，因此很难发挥出预警机制的作用，这些都是目前突发公共卫生事件应急预警机制中需要完善的地方。比如，《中华人民共和国突发事件应对法》有如下规定"国家建立健全突发事件预警制度"，并依据"紧急程度、发展势态和可能造成的危害程度"将预警分为四级。《国家突发公共事件总体应急预案》也有如下规定"对可能发生和可以预警的突发公共事件进行预警"，然后按照"危害程度、紧急程度和发展势态"分为四级预警。然而，在不同的法律文件中，其规定的预警主体却有所不同。在《中华人民共和国突发事件应对法》中，规定的主体为县级以上地方政府；在《中华人民共和国传染病防治法》中，规定的主体是国家卫生健康委员会和省政府。预警机制的这种冲突，在实际操作中会导致职责模糊不清，甚至互相推诿扯皮等问题。

（2）突发公共卫生事件的信息发布机制有待改革：在《生产安全事故应急条例》和《中华人民共和国传染病防治法》中，均有如下规定：突发公共卫生事件的信息由国务院卫生行政主管部门负责向社会公开发布，必要时可以授权省级人民政府卫生行政主管部门发布本行政区域内的突发事件信息。从突发公共卫生事件信息发布的发布顺序来看，国家卫生行政主管部门具有最高的优先级，作为具有最高行政地位的部门，由其进行信息发布保证了突发公共卫生事件信息发布的准确性、权威性、真实性。这种发布优先级可以避免因信息发布者的地位较低导致的社会人群对信息的信任度降低的情况，同时减少错误信息的发布。然而，突发公共卫生事件具有突发性和社会性等特点，再加上我国地域辽阔，各地区间的差异很大，所以目前由国务院卫生行政主管部门进行突发公共卫生事件信息发布的规定会导致信息的及时性有所不足，这也许会带来非常严重的后果。

（3）信息的准确收集与及时上报机制有待改进：信息的准确收集和及时上报是突发公共卫生事件信息发布的两个重要前提。在《生产安全事故应急条例》、《中华人民共和国传染病防治法》和《中华人民共和国突发事件应对法》中，都明确规定了突发公共卫生事件的报告机制。总体来说，突发公共卫生事件的报告采取逐级报告的形式，报告顺序是：突发公共卫生事件的发现单位—当地卫生行政主管部门—县级人民政府—市级人民政府—省级人民政府—国务院卫生行政主管部门。可以看出，目前的逐级报告机制虽然保证了突发公共卫生事件的信息能够被各级政府以及相应的卫生行政主管部门所了解，但是逐级报告的效率不高。逐级报告机制除了比较耗时外，在突发公共卫生事件发生时的执行也比较烦琐，这都不利于国家卫生行政主管部门第一时间知悉和掌握突发公共卫生事件，然后进行相应预警。

4. 人工智能在处理突发公共卫生事件中的作用　重大突发公共卫生事件以传染性疾病为主，针对传染性疾病防控中的人工智能应用也是人工智能赋能处理突发公共事件的重要方面。除了传染病防控中提及的监测预警、病毒溯源、传染源控制、患者救治与人群保护外，突发公共卫生事件处置的关键在于解决好"渠道不畅、信息滞后、效率不高"等问题，确保相关数据和信息能够及时采集报送以支持科学分析研判、高效指挥决策。

（1）决策支持：突发公共卫生事件具有复杂性与多样性，在面对突发公共卫生事件处理时，需要依托众多复杂信息进行综合研判与决策。在现有卫生应急管理的信息化、数据基础上，结合大数据挖掘和 AI 辅助分析，对突发公共卫生事件发展趋势、传播链演进、影响过程进行模拟，辅助评估事件可能造成的影响范围、人员伤亡、经济损失等情况。

（2）应急响应：应对突发公共卫生事件需要多部门的协调，实现资源高效配置。通过"人机物"全面互联的智慧应急响应指挥平台，挖掘突发公共卫生事件预防准备与处置响应等全部要素，实现事件接报、应急响应、指挥调度、研判分析、协同会商、应急评估等的全流程管理。基于5G、人工智能、无人机、卫星定位导航等技术，发展卫生应急指挥和远程协作系统，保障卫生应急作业在各类区域（如灾区、边远地区）的高效顺畅运作，保障前方指挥部、后方指挥中心的互联互通、实时对接。搭建智能化公共卫生应急人员物资调配平台，支撑对应急事件指挥的快速反应，实现资源高效调配。

第二节 人工智能在公共卫生中的应用案例

一、公共卫生监测

（一）基于搜索引擎的传染病智能监测与预测

1. 基于搜索引擎的传染病监测方法概述 现有的传染病监测系统在传染病预防控制方面发挥了重要作用，不过还存在一些问题，如监测范围较为局限，预警时间相对滞后等。利用互联网对传染病进行监测预警已成为近年来的焦点，例如，基于搜索引擎对传染病进行监测预警，收集谷歌、百度引擎的相关互联网数据，如谷歌趋势、百度指数等，经过系统的统计分析方法对未来传染病的流行、发展趋势进行预测，获得传染病暴发的潜在可能性等相关信息。主要方法是通过搜索引擎对特定传染病的关键词进行检索，获取相关数据，进行互相关性分析，再根据分析结果建立比较一系列传染病预测、监测模型的敏感性和拟合度等，对比模型拟合效果，并结合预测精度确定最佳模型，同时结合传染病历史数据和采集到的搜索数据，得到最终混合模型，从而对特定传染病流行趋势进行临近预警和预测。比如有学者收集了在H5N1禽流感流行期间的疫情信息以及该期间谷歌趋势的关键词等数据，并对两者进行互相关性分析，分析结果表明，两者具有较高的相关性，根据对谷歌趋势关键词数据的分析，可以提前数周预测该种禽流感疫情暴发的可能性。此外，基于搜索引擎的传染病监测和预警具有传统数据无法比拟的实时性和普遍性，且信息往往可免费获取、成本低廉，此外，获取数据来源多样，覆盖面较全，而且数据的调查对象是全体网民，样本量大，能较好地反映整体的属性。

目前大量搜索引擎都使用了具有人工智能特性的技术，通过对大数据的挖掘和分析技术在传染性疾病的监测中扮演着重要角色。利用网络搜索数据监测传染病是一种更快且低成本的方式，且作为传统调查方式的补充手段，能够提早预警疾病的发展趋势。人工智能对网络搜索数据的深度挖掘、处理分析及可视化处理，可以实现搜索数据的充分利用。利用谷歌、百度搜索引擎等的搜索数据，人工智能可以合理筛选出适于监测传染病的关键词，分析比较疾病关键词和疾病的相关系数，通过拟合模型来模拟传染病的流行趋势，及时发现可能发生的疫情，提前预测传染病流行情况以及不同地区的传染病流行差异，减少信息整合费用成本，增加报告的透明度，为卫生部门提出针对性行动决策提供一定的依据。

2. 基于搜索引擎实现流感预测

基于搜索数据的流感预警模型对流感疫情的预警防控有良好的辅助作用。

（1）流感的疾病阶段：流感的患病阶段主要分为三个阶段：流感预防阶段、流感症状阶段和流感确诊阶段。

1）流感预防阶段：由于患流感人数激增或处在流感高发季节，个体为避免感染流感而主动采取预防措施，相对应常见搜索关键词有"流感预防""流感疫苗"等。若个体预防成功，流感信息检索行为将停止；若预防失败，则个体进入流感症状阶段。

2）流感症状阶段：类似流感感染的临床症状出现，在检索数据方面表现出以流感症状为主的搜索词，比如"感冒"、"咳嗽"以及"发热"等。

3）流感确诊阶段：可直接表现为流感样病例数的增加。

（2）关键词选择：关键词选词的方式主要分三种，技术、范围以及直接选词。①技术选词：

指利用高性能计算机以及自主编译的软件对纳入的所有常用搜索词进行筛选；②范围选词：主要是由研究人员首先根据待研究对象确定一个大致的关键词选择范围；③直接选词：是指研究人员依据个人经验选取几个主观认为最为相关的词汇。对于流感，综合选词，选定"流感疫苗""感冒""流感治疗"等作为初步检索关键词。

（3）互相关性分析（cross correlation）：是基于互相关系数 r，一种用来预估在整个时间序列里两个序列的相关程度的较为标准的方法。通过量化两个序列的实际关系，判断两者的关系是先行还是滞后。相对于基准指标，将被选指标前后移动若干时间，然后求基准指标序列与被选指标之间的相关系数，获得的最大的相关系数所对应的移动时间即为该指标先行或滞后的时间。互相关性分析不仅可以量化被选指标与基准指标的相关度，还能获得两者之间的先行或滞后关系。

（4）基于搜索数据的流感预警模型拟合与检验：网络搜索数据对流感样本病例数据的解释能力主要通过构建合理的科学的统计学模型来展示，较为合理地表示变量间的变化关系，进而尽早地预测预警未来的流感趋势。比较常用的模型包括：一元线性回归模型、多元线性回归模型、主成分回归模型、人工神经网络模型和时间序列分析等（图15-1）。

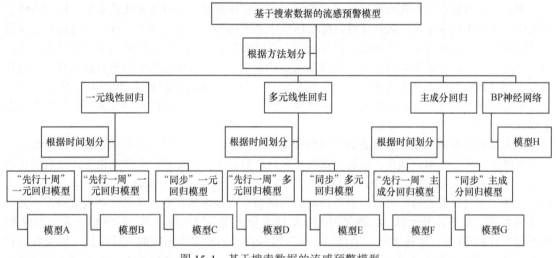

图 15-1　基于搜索数据的流感预警模型

（5）优化模型建立与比较：综合一系列预测模型的拟合效果，选择最佳的预测模型，并结合国家官方监测的历史数据，形成混合模型，然后分别在历史病例数据、收集的网络搜索数据及两者混合三种情况下，验证预测效果，以验证搜索数据中是否存在历史病例数据信息中不存在的新信息，对历史病例数据补充完善，从而判断出三种情况下具有最佳预测效果的流感预警模型。

（二）基于城市大脑的群体健康监测与管理

城市大脑是智慧城市建设的数据基础设施，是城市的数据中枢，通过云计算、人工智能、北斗卫星导航系统和知识图谱等技术，汇聚城市各个角落的信息数据，对全城数据进行智能分析处理，进而得到城市事件的最优解，通过不同的终端反馈给相关工作人员，为城市的优化决策提供数据支撑。城市大脑的核心是实现城市数据资源的价值最大化，使城市管理人员可以进行实时监测、分析和研判，用数据资源优化城市公共服务，推动城市治理模式的升级。如何将健康数据与城市大脑进行整合是有效挖掘健康数据丰富的医疗价值的重要途径之一，也是优化医疗卫生服务效率、重塑卫生管理模式的重要支撑。

原有的杭州城市流动人群健康调查的方式主要依赖人工调查、录入和整理，覆盖人群有限且效率不高。同时，各类医疗卫生数据储存在不同的平台、系统和机构之中，缺少整合型业务数据平台，对于信息的分析更多地停留在定性方面，无法从定量的角度做到预测和提供决策意见。为提升城市对群体健康的治理水平，杭州在城市大脑系统的总体框架内，建设了健康城市智慧平台，作为城市大脑的子系统和卫生服务应用场景，建设基于健康数据互联互通的跨区域、跨层级、跨系统的健康信息采集、数据分析、健康监测、诊断与评估为一体的信息化智慧健康体系。该系统实现了包括电子病历、居民健康档案、社会环境数据等政府、社会、公民个体健康信息数据的互联互通，为构建探索全健康影响因素感知提供了前提条件；该系统不仅可以实现数字化健康数据分析，还可以根据智慧城市系统的信息研判健康风险、识别健康隐患，通过可视化手段和可视化决策分析等技术，实现为工作人员减负提效和开展现场与远程相结合的卫生管理工作。例如在新型冠状病毒感染中，杭州城市大脑将卫健部门和公安系统的数据进行比对，以掌握人员就诊情况，利用城市大脑排查有关车辆，通过"感知＋大数据预警"赋能街道重点人员排查等，且通过政府间的数据汇集，面向杭州各区县共享，在群体公共卫生风险防控中发挥重要作用。

二、传染病预防与控制

（一）人工智能建模助力传染病疫情监测预警

利用人工智能模型对传染病疫情进行监测预警，往往需要大量且多元化的数据。运用自然语言处理、多媒体自主学习、认知计算、复杂场景主动感知等人工智能技术，可以将目前传染病监测系统中的传统监测数据、电子医疗健康记录、互联网检索记录、社交媒体浏览记录等多种类型的信息进行科学、系统地集成分析。依赖多元化的数据构建针对传染病疫情的监测预警模型，从而大大提高预警系统的预测准确性。国际医学信息学协会发布的最新版《（2019年）医学信息学统计年鉴》指出，如何更好地将人工智能建模方法应用于传染病疫情的监测预警中，是医学信息学领域近年来最具前景的研究热点之一。

1. 人工智能在新型冠状病毒感染监测预警中的应用 运用云计算、自然语言处理、大数据等人工智能技术进行精确、翔实、系统的数据整合及分析，人工智能可以有效助力各级政府做出科学决策。在新型冠状病毒感染中，来自加拿大的人工智能初创企业 BlueDot，利用新开发的人工智能系统，对公开发布的外语新闻报道、动植物疾病报告等各类官方公告进行系统性检索，并且通过自然语言处理、云计算、机器学习等前沿技术分析疫情的详细报道，同时每天实时追踪65种不同语言的10万篇网络文档，结合国际和国内旅行者的行程和相应的飞行路线，以及牲畜种类和区域气候等额外信息进行科学分析，最后充分结合传染病专业的医学专家意见，给出了基于人工智能系统的精准判断。此人工智能系统主要表现出以下两个优势：首先，该人工智能系统曾于2019年12月31日就发出新型冠状病毒感染警报，预警发布的时间明显早于世界卫生组织和美国疾病控制与预防中心的报告时间。其次，该人工智能系统还正确预测了新型冠状病毒感染的传播轨迹，新型冠状病毒在首次出现后的几天内将从武汉首先扩散至曼谷、首尔和东京等地。与BlueDot一样，流行病监测公司 Metabiota 也使用自然语言处理技术来评估关于潜在疾病的在线报告，而且它也在为社交媒体数据开发同样的技术。Metabiota 通过观察飞行数据得出结论，认为泰国、韩国、日本和中国台湾是发现冠状病毒病例的最高风险地区，这些地区的病例出现时间比实际官方报告的时间早了一个多星期。

2. 人工智能在流感疫情监测预警中的应用 按时监测并及时预测季节性流感的活动度，并采取相应的预防及控制措施，对于季节性流感及流感大流行的防控而言至关重要。但是，目前传统的流感监测系统涉及多个步骤，包括数据的报告、传送、整理和统计分析等，各个环节均需要花费大量时间，这就导致相应机构滞后一至两周才能获得与流感活动水平相关的指标。无法及时获取最新数据对防控季节性流感这一类急性呼吸道传染病而言是十分不利的，可能会导致错过疫情防控的最佳时机，继而带来无法想象的严重后果。中国科学家融合多种前沿人工智能技术，利用来自重庆的多源数据，包括来自卫生监测系统的常规流感监测数据如流感病原学数据、流感样病例数据，外源性的气候数据如气温、湿度，以及互联网检索记录等数据，创新性地开发了一个自适应人工智能模型（self-adaptive AI model，SAAIM）。模型构建主要包括以下两个步骤：首先，回顾性地预测重庆地区 2014~2017 年的总体流感活动度；其次，基于重庆地区往年流感活动水平的变化趋势，对其 2018 年的流感活动水平进行实时预测。结果显示，SAAIM 可提前一周准确预测流感活动。从理论的角度，SAAIM 融合了人工智能算法，并以此建立自适应模型，通过动态调整参数可准确捕捉流感疫情变化中具有规律性的一面和不具有规律性的一面。从实际应用的角度，对流感活动水平进行及时可靠的预测，可以有效帮助政府机构科学、合理、有前瞻性地配置公共卫生资源，从而使医疗卫生机构能够在流感疫情高峰来临前做好准备，提高流感疫情的防控效率、降低政府医疗财政负担和个人疾病经济负担。与此类似，来自东京大学的科学家在 2019 年也运用人工智能技术，对日本的流感活动水平进行系统分析，最终的模型能在流感疫情暴发的前四周进行流感规模的预测。

3. 人工智能在登革热疫情监测预警中的应用　登革热是一种通过受感染蚊子的叮咬传播给人类的病毒感染。引起登革热的病毒称为登革热病毒。虽然很多登革热病毒感染只引起轻微疾病，但登革热病毒也可以引起急性流感样疾病，甚至导致可能致命的并发症，称为重症登革热。目前没有治疗登革热及重症登革热的特效药。但是，通过及早发现与重症登革热相关的疾病进展以及获得适当的医疗护理，可以将重症登革热的病死率降至 1% 以下。重症登革热是亚洲和拉丁美洲一些国家和地区导致严重疾病和死亡的主要原因。多米尼加共和国和马来西亚是登革热病毒暴发的热点地区。来自这两个热点地区的科学家一起，基于当地医院提交的包括 274 个可变因素的报告，比如风向、湿度、温度、人口密度、住房类型等，开发出一套人工智能算法，能够预测疫情最有可能发生的地方。迄今为止在马来西亚和巴西的试验表明，这套系统可以提前三个月预测疫情发生，准确率达到 88% 左右。此外，该系统还可以帮助查明疫情中心及其 400 米范围内的情况，从而使公共卫生官员能够及早利用杀虫剂进行干预，以防蚊虫对当地居民进行叮咬。该系统也被用于帮助预测寨卡病毒和基孔肯雅热病毒暴发的疫情。除此之外，大型科技公司也在追求自己的宏伟构想：例如，微软的 Project Premonition 项目使用无人机定位蚊子的热点地区，并利用机器人二氧化碳和光捕捉器来收集蚊子样本，包括蚊子以及它们咬过的动物的 DNA，然后通过机器学习算法进行分析，从而找到病原体。这些算法能够从大量的数据中识别出模式，而且会变得越来越好。

（二）人工智能算法助力传染病病毒溯源

从短期来看，进行传染病病毒溯源研究，有助于快速分离病毒毒株，这也是推进疫苗研发最重要的基础性工作之一，也有助于找到病毒的传播源头，精准查找可能的病毒宿主，及早发现感染者，明确传染病病毒的传播途径、潜在的突变规律及其潜在风险，从而有效阻断病毒传播链，阻止病毒的进一步传播蔓延。从长远来看，单次新发传染病的病毒溯源，还可以为将来的类似疫情防控提供重要的科学决策依据。近期的多项研究与实践证明，各种人工智能技术的融合正在加快人类认识新发传染病病毒的进程。

1. 发现未知病毒　虽然病毒对人类健康的影响力巨大，但它们却很难被摸透。科学家们无法在实验室环境中培养大多数病毒，识别其基因序列的尝试也往往无法进行，因为病毒的基因组很小并且进化得很快。近年来，研究人员通过对来自不同环境的样本进行 DNA 测序，来寻找未知的病毒。为了识别出现的微生物，研究人员搜索已知病毒和细菌的遗传特征，正如文字处理器的"查找"功能会突出显示文档中包含特定字母的单词。但是这种方法经常失败，因为病毒学家无法依据有限的知识存储搜索自己不知道的东西。机器学习的出现解决了这个问题，因为它可以发现海量信息中的新兴模式。机器学习算法通过数据解析，从中获得学习能力，然后对信息进行自主分类，在每一次训练中进行学习优化。来自美国能源部联合基因组研究所的计算生物学家运用机器学习方法，训练计算机对不常见的 Inoviridae 病毒家族的基因序列进行学习、识别，创新性地提出了一种机器学习算法，该算法包含两组数据：一组含有 805 个基因组序列，均来自已知的

Inoviridae 病毒家族；另一组含有 2000 个基因序列，来自细菌和其他类型病毒。机器学习算法可以找到区分上述两种数据的方法，而且分类速度比传统方法快很多倍。通过学习，计算生物学家还发现了近 6000 种新病毒。

2. 报告高危啮齿类物种观察目录　从动物传染给人类是大多数新发传染病的传播途径，造成了全世界每年约 10 亿人的感染。人们针对新发传染病的暴发往往只能被动应对，因此所有的防控措施都只能集中在传染病暴发后遏制其传播。所以，保障公众健康需要科学高效的监测工具。美国卡里生态系统研究所和佐治亚大学科学家基于一个大型数据库，运用机器学习方法开发出一种报告高危啮齿类物种观察目录的高准确率模型。该数据库描述了 2000 多种啮齿类动物，以及它们的生活历史、生态环境、行为、生理特征和地理分布情况。最终，该模型能预测可能存在的啮齿类物种，并能识别潜在啮齿类动物和非啮齿类动物的特征，以及其可能传染给人类的途径，在识别具有人与人之间传播潜力的病毒物种方面，该模型的准确率达到了 90%。此外，该团队还发现了超过 150 种新的潜在啮齿类动物和超过 50 种新的活跃型动物，这些动物可能携带多种病原体并传染给人类，它们的生活历史、生态环境等特征使得它们更加易于携带可传染人类的病原体。由于环境变化的速度加快，这份高危啮齿类物种观察目录显得极为重要。

3. 预测病毒宿主　基于人工智能技术的深度学习推测病毒宿主的方法已经有所应用，可以减少病毒检测过程中的重复工作。在新型冠状病毒感染中，来自北京大学的研究团队基于深度学习的病毒宿主预测（virushost prediction，VHP）方法，检测出蝙蝠和水貂可能是新型冠状病毒的两个潜在宿主，其中水貂可能为中间宿主。这种方式区别于其他传统检测方法，可视为人工智能技术在病毒检测中的重大突破。为了构建病毒宿主预测 VHP 模型，研究团队使用了双路卷积神经网络（BiPathCNN），其中每个病毒序列分别由其碱基和密码子的一个热矩阵表示。所谓双路卷积神经网络，即针对相同构造的 CNN 输入同样的数据集也会提取到不同特征的情况，为利用该差异挖掘图像的深层特征，提出一种双路卷积神经网络模型的图像分类算法。考虑到输入序列长度的差异，该研究分别建立了两个 BiPathCNN（BiPathCNN-A 和 BiPathCNN-B），分别用于预测 100～400bp 和 400～800bp 的病毒序列宿主。在病毒序列的实际应用中，通过输入病毒核苷酸序列，VHP 将输出每种宿主类型，分别反映每种宿主类型内的感染性。研究推测，与感染其他脊椎动物的冠状病毒相比，来自蝙蝠的冠状病毒表现出与新型冠状病毒更相似的感染模式。最后，通过比较所有宿主在各类脊椎动物上的病毒感染模式，还发现水貂病毒的感染模式更接近新型冠状病毒。

（三）人工智能算法助力传染病临床特征识别

近年来，人工智能技术在许多疾病的早期诊断中都表现出相当高的性能，包括乳腺病变、皮肤癌、肺炎等。在许多研究中，基于人工智能模型的预测准确率甚至超过与之对比的医学专家的识别水平。除了疾病的早期预警，人工智能技术在医学影像学研究中的应用也日渐成熟。比如，在传染病疫情发生时，基于人工智能的图像识别技术可以辅助医生做出准确判断，特别是在疫情暴发的早期阶段或暴发严重的地区。基于人工智能的图像识别技术可以显著降低影像科医生的工作负荷，提高诊断的准确率，减少漏诊及误诊率，部分缓解疫情暴发时医疗人员紧缺这一实际问题。基于人工智能技术对传染病典型的影像表征进行识别，便可形成诊断的量化指标，实现自动区分。

1. 人工智能辅助图像识别在新型冠状病毒感染中的应用　为了应对突如其来的新型冠状病毒感染，许许多多的医疗人工智能行业都在奉献自己的力量。针对新型冠状病毒感染的智能影像分析工具被陆续推出，除了为医生提供量化评价的指标以及实时对比分析外，这些工具还应用 4D 建模分析等技术，有助于医生准确区分处于不同病程的患者，新型冠状病毒感染的病程主要包括以下三个时期：早期、进展期与重症期。在传统的病毒学检测中，往往需要对每一例新型冠状病毒感染疑似病例进行逆转录聚合酶链反应（RT-PCR）检测，只有依据 RT-PCR 的结果才能确诊。但是，利用 RT-PCR 进行病毒学检测十分耗时，而且这种检测方法的假阴性率比较高。与之相比，基于胸部 CT 影像检查的结果，可以对新型冠状病毒感染患者的肺部影像和治疗效果进行有效的医学评估。虽然胸部 CT 图像可以提供丰富的信息，但是由于量化指标的缺乏，医护人员无法依据胸部 CT 图像准确量化患者的感染区域及其病理变化，无法快速地提供诊断筛查。为了解决这个难题，有研究团队运用 CNN 开发出一种自动化 CT 图像分析方法，实现对新型冠状病毒感染患者与普通肺炎患者的快速区分，从而为医生对疾病进展的筛查、诊断和治疗提供支持。CNN 是一种结合特征提取和检测的模型。建模的数据来源包括由疫情一线医护人员收集的 1420 张新型冠状病毒感染和 1065 张普通肺炎的 CT 图像。建模的方法如下所述：首先，通过多层卷积和池化，完成 CT 图像的低级特征和高级抽象特征提取；其次，通过全连接层和 Soft Max 分类器对特征进行分类；最后，为验证构建的 CNN 模型的有效性以及准确性，采用多个算法对其超参数进行迭代寻优，包括遗传算法、随机搜索算法、贝叶斯优化算法、网格搜索算法。研究结果显示，禁忌遗传-CNN 模型的识别精度可以达到 93.89%，因此使用禁忌遗传方法选择的 CNN 模型能够执行自动超参数优化的研究，并获得更具有竞争性的分类结果。与之类似，来自武汉大学人民医院的研究人员也基于胸部 CT 图像构建了一个新型冠状病毒感染 CT 识别系统，模型的开发基于深度学习。将模型与放射科专家相比，发现深度学习模型的准确性与放射科专家水平相当。因此，运用该 CT 识别系统可以显著减少医生对疑似患者的诊断时间。

2. 人工智能辅助临床特征识别在新型冠状病毒感染中的应用　除了胸部 CT 图像以外，还有许多其他类型的临床特征能够用于识别高危患者。在新型冠状病毒感染期间，对疾病的严重程度进行快速、准确和早期的临床评估至关重要。然而目前，尚无确定的生物标志物作为标准来区分需要立即就医的患者。华中科技大学研究团队利用了最新的可解释机器学习算法，对预测新型冠状病毒感染患者存活率的生物标志物进行了揭示，提供了从重症病例中识别关键病例的临床路径，从而加强对本病高危患者的早期干预，降低病死率。研究人员对武汉同济医院收治的 404 例新型冠状病毒感染患者进行血液样本数据收集并进行回顾性分析。研究人员使用了一种名为 XGBoost 的分类器作为预测器模型，XGBoost 是一种高性能的机器学习算法，由于基于树型（tree-based）方法的递归决策系统，其具有巨大的可解释性。在 XGBoost 中，每个单个功能的重要性取决于其在树中每个决策步骤中的累积使用量。这样就可以在其中得到一个度量标准，来表征每个特征的相对重要性，这对于评估模型结果中最具区别性的特征特别有价值，尤其是当研究与临床上的医疗参数有关时。通过机器学习工具，研究团队最终选择了 3 种生物标志物来预测个体患者的生存率，准确性超过 90%：乳酸脱氢酶、淋巴细胞和超敏 C-反应蛋白。研究人员又通过上千份额外的血液测试结果对模型进行了验证，发现预测准确度达到了 90%。此外相关结果进一步表明该模型可以应用于任何血液样本，无论患者有怎样的临床结果。任何一家医院都可以轻松收集患者的乳酸脱氢酶、淋巴细胞和超敏 C-反应蛋白这三个关键指标信息。在医疗资源短缺或者医疗秩序拥挤的情况下，这种简单高效的模型可以帮助一线医护人员快速确定患者的治疗优先级。

除了疫情的监测预警、病毒溯源以及传染病的辅助诊断，智能硬件与智能机器人也在处理突发公共卫生事件中发挥了重要作用。在实际的疫情应急管理中，一旦确定病毒存在人人接触感染的特性，为防止疫情扩散，就需要严格避免大范围的聚集性传播，比如学校、社区、公共交通、医院等其他人员密集的场所，医护、监测以及管理人员等也都是疫情防控的重点对象。在新型冠状病毒感染防控中，智能测温技术、智能服务机器人等已经替代人类完成许多高风险的辅助性工作。另外，红外线远距离人体测温系统、人脸识别系统等组成了智能疫情监控测量管理信息系统，可以在高密度人员流动的场景下快速筛查体温异常者，然后识别人脸信息迅速明确体温异常者的身份，从而与公共部门的其他信息系统相关联，此外，运用智能管理系统还可以对记录异常者进行实时跟进，这有助于快速排查可能的密切接触人员。人工智能技术的应用不仅可以最大限度地减少人与人之间的近距离接触，降低病毒在人人接触之间的传播风险，还能在人员密集、人流量大的场所最大幅度提升防控工作的效率，可以部分缓解医护人员与场地管理人员紧缺的难题。

三、慢性非传染性疾病的预防与控制

（一）人工智能在疾病风险预测中的应用

阿尔茨海默病作早期风险预测　目前，阿尔茨海默病（Alzheimer disease，AD）的临床诊断方式主要为医生判断、认知能力量表测试和脑部扫描，但这通常是在患者出现症状时才进行，往往错失最佳干预时期。评估多种疾病相关遗传风险的综合影响可以实现可靠 AD 风险预测。但由于基因组数据的复杂性，现有的统计分析无法全面捕捉 AD 的多基因风险，导致疾病风险预测不理想。

有研究团队利用深度学习方法，开发了用于建模 AD 多基因风险的深度学习神经网络模型。实现过程如下：①使用神经网络模型对患 AD 风险的人进行分层；②神经网络模型的中间输出捕获了与 AD 发病机制相关的多种生物学途径对应的多基因风险；③检验该模型是否可以根据这些中间输出估计的多基因风险将人们划分为不同的 AD 亚群（图 15-2）。

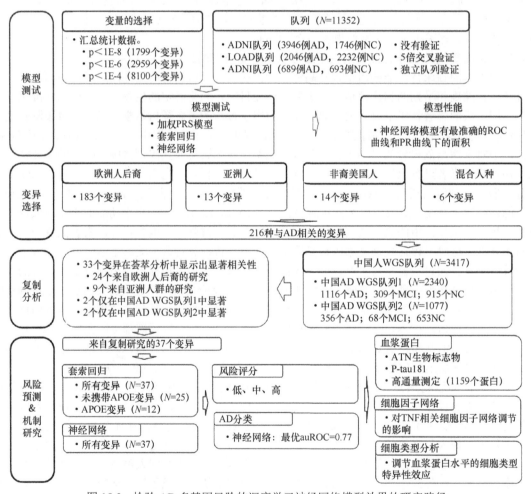

图 15-2　检验 AD 多基因风险的深度学习神经网络模型效果的研究路径

研究结果显示神经网络模型可用于对个体进行 AD 风险分类，并可根据个体的多基因风险信息对疾病机制进行深入研究。该模型在欧洲和中国人群阿尔茨海默病风险评估测试中精确度超过了 70%，比基于单个位点的预测方法（如美国食品及药物管理局 FDA 批准的 APOE-E4 风险位点）的准确度高了约 10%。该案例显示了人工智能在分析基因数据时能够量化评估多个遗传风险对各种生物过程的影响，并整合多个风险基因的信息，有助提升风险预测的准确度，为个体提供更加准确的患病风险估计。

（二）人工智能在疾病筛查中的应用

眼病人工智能辅助筛查　2020 年全球有 11 亿人患有未经治疗的视力损害，预计到 2050 年将增至 18 亿，其中超过 90% 的视力损害是可避免的。解决可预防的视力丧失问题每年可带来 4110 亿美元的经济效益。如何利用现有的、成本效益较高的方法解决可避免的视力损害问题从而实现改善疾病预后和降低个人及社会经济负担至关重要。2019 年中国中重度视力损害人数为 5159 万人，失明人数为 869 万，白内障、青光眼和年龄相关性黄斑变性等是导致视力损害和失明的主要原因。时间、交通、资金和劳动力资源的限制阻碍了大规模人群筛查计划在全国范围内的实施和推广。此外，受过训练的眼保健专家较少和眼科医疗资源分布不均等因素导致许多患者无法接受早期筛查、诊断和有效治疗。

近年来，远程医疗、移动医疗和人工智能技术为提高优质眼健康服务的覆盖率、可及性、可获得性、公平性、质量和效率提供了巨大的发展前景。眼睛作为体表器官，大多数眼病可通过眼部照相及一些简单的测量进行辅助诊断，在人工智能技术的应用上相较于需要依赖辅助诊断设备的疾病来说，有一定的优势。针对眼科疾病的智能辅助筛查已有通过医疗器械评审进入临床的应用，如糖尿病视网膜病变眼底图像诊断软件。有研究团队对人工智能辅助筛查的成本效益与多种筛查策略进行了比较，结果显示人工智能辅助筛查均满足世界卫生组织规定的成本效益阈值。并且与传统筛查、远程筛查模式相比，人工智能辅助筛查的累积成本最低，效益最高（每名参与人工智能辅助筛查的居民平均减少 6% 的成本，增加了 0.2% 的质量调整生命年，额外避免 1.3% 的盲年）。并且通过对不同时间间隔的筛查策略成本效益测算得出，年度人工智能辅助筛查有助于更多早期眼病患者的检出和及时转诊。

中山大学眼科中心近年来开展了非常多的人工智能在眼科疾病中的应用，取得了众多成果。2023 年，中山大学中山眼科中心林浩添教授团队基于临床经验和大量的检查录像，得出了视功能损伤的婴幼儿存在异常的注视习惯和行为模式。并在该临床研究成果基础上，研发出全球首个婴幼儿视功能损伤手机智能筛查系统（AIS），可对先天性白内障、先天性上睑下垂、先天性青光眼、斜视、视网膜母细胞瘤等超 16 种婴幼儿常见致盲眼病引起视功能损伤的早期检测。该系统在全国 4 家医疗机构参与的多中心外部验证中的筛查准确率超过了 80%。该应用的使用流程非常简单，居家即可进行，仅需依靠一台配备高像素前置摄像头的智能手机，打开应用的程序界面，在安静、光线适宜、网络通畅的环境下，系统会播放一段 3 分钟左右的动画，同时摄像头捕捉并录制儿童观看视频时的注视行为，结束录制后系统出具智能分析结果。

该智能筛查系统的研发团队收集了来自 3652 名儿童的超过 2500 万帧的视频，进行深度学习模型训练和测试，为了检测系统能具有广泛的适用性，研发团队检验了系统在不同机构中的多种疾病引起的视力损害情况、在实际环境中各种测试噪声水平或环境干扰情况下的使用情况，并且还评估了未经培训的父母或照顾者在家中使用 AIS 的情况。

此外，由于临床真实环境复杂多样，高性能的深度学习系统在实际应用中往往会面临现场拍摄图片质量不佳，导致模型鲁棒性下降、无法识别图片等问题。这一数据质量问题广泛存在于医学人工智能研究包括模型构建、性能评估、临床应用在内的全生命周期中，成为医学人工智能产品实现真正落地应用的重要瓶颈。由于这个问题，林浩添、刘奕志教授团队联合了全国 27 家医院、高校和企业，合作研发和验证了"数字流式"眼底彩照多维度质量智能管理系统 DeepFundus，为医学数据质量问题提供了系统性解决方案。经过 DeepFundus 的图像筛选，眼底智能诊断系统对糖尿病视网膜病变、年龄相关性黄斑变性和视乳头水肿这三种常见眼科疾病的诊断准确率均有不同程度的提升。

四、突发公共卫生事件应对

（一）人工智能在应急管理与决策支持中的应用

公共卫生应急管理与指挥决策平台　中国电信的"公共卫生应急管理与指挥决策平台"，旨在以重大传染病哨点医院为重点，强化医疗卫生机构、疾控机构疫情信息整合共享，实现疫情信息实时自动推送，完善传染病监测体系；同时结合大数据支撑重点人群排查，提升精准防控能力。

在功能上，平台将实现对重大突发公共卫生事件事前预防、事中处置及事后总结的闭环管理：事前预防环节，结合大数据和人工智能等技术建立疫情监测防控系统，实现疫情防控早识别、早预警和早处置。通过多点触发监测预警、应急预案管理、应急资源管理系统对突发公共应急事件的人员、机构、物资、预案等进行管理。事中指挥决策环节，支持指挥中心动态完成事件处置，包括指挥调度、综合监测、卫生应急、流行病学调查、突发公共卫生事件处置、紧急医学救援等。事后总结环节，通过调用专家库，根据事件进展、控制处理结果等因素进行后评估，为下一次紧急事件的处理和应对提供参考。

（二）人工智能在应急响应中的应用

1. 人工智能的移动式救援医院　近年来重大突发公共卫生事件的频发给公共卫生安全造成了严重威胁，应急医疗救援的难度与复杂性日益增加。结合国内外医疗救援实践的经验，武警总医院在 2010 年首次提出了组建移动式救援医院，将医院"移动"至救援现场，开展现场救援的理念。移动式救援医院能够整合三级医院的医疗资源和移动式救援装备的灵活机动优势，显著提升重大突发公共卫生事件的处置能力和救治效率。随着医疗机器人、医疗辅助诊断系统、医疗知识图谱、卫生健康管理、疾病治疗、疾病预测与医学服务智能化的发展，有学者提出了构建基于人工智能的移动式救援医院的设想。基于人工智能的移动式救援医院的建设核心是既要考虑如何从人工智能技术创新的角度提升移动式救援医院的整体效率，又要立足于移动式救援医院的实际情况，将现有人工智能医疗技术中最符合移动式救援医院实际需求的技术应用于医院建设当中。根据移动救援中的场景，可嵌入移动救援式医院的智慧应用有：

（1）医疗机器人手术系统、人工智能辅助诊断系统与医学服务智能化可在移动式救援医院中展开应用，提高车载式医院疾病诊断的速度与精度。

（2）移动式救援医院可由具备不同功能的专业车辆组成，利用自动驾驶系统辅助车辆在复杂的突发事件救援环境中行驶与布局，能够缩短救援通行时间，开辟救援绿色通道。

（3）利用无人机协助救援人员勘查突发事件险情区域，为医疗救援提供实时情报，为移动式救援医院行动提供决策支撑。

2. 智慧应急物流　应急物流作为重要的救援手段之一，在有效应对突发公共卫生事件中发挥着重要作用。物流本身就是一个复杂的动态网络系统，应急物流作为特殊情况下的物流活动，其表现更为复杂多变。人工智能技术应用有助于提高应急物流的智慧化水平。例如通过设计有效的算法对大量数据资源进行学习分析，可以提高应急物流的作业效率；通过智能机器人的使用，可以实现应急物资的无人化运输和配送。有学者构建了层次分明、逐级递进的"塔状"智慧应急物流模式，从整体上分为感知联动层、信息系统层、应急管理层及信息安全链"三层一链"的架构。该系统架构中，人工智能作为关键基础技术，赋能应急管理多个环节。通过采用 GPS、GIS、RFID、传感器等物联网技术对应急物流及相关信息进行实时采集更新，运用大数据、云计算、人工智能对信息数据高效分析处理，经过通信网络技术在交通运输、公安、气象、商务等政府管理部门，以及专业物流企业之间传输、发布、共享有效的应急物流及相关信息；在作业安全监控通过图像识别、传感器等技术实现作业人员、工具及场所的安全管控；物资库存安排采用算法学习、智能物件等实现自动化、智能化的进出库运作，保证充足合理的应急物资库存；通过智能技术对物资、废弃物等进行实时追踪管理，避免资源浪费及二次污染。

第三节 人工智能在公共卫生中应用的前景与展望

新型冠状病毒感染警示人们需要对人类、动物和环境进行联合监测，以防止未来的流行病和大流行。2021年12月，世界粮农组织（FAO）、世界动物卫生组织（WOAH）、联合国环境署（UNEP）和世界卫生组织（WHO）全健康高级别委员会正式提出全健康（One Health，也译为"同一健康"）概念。"全健康"是一种综合的、增进联合的方法，目的是可持续地平衡和优化人类、动物和生态系统的健康，该概念下认为人类、家养动物、野生动物、植物以及更广泛的环境（包括生态系统）的健康是紧密联系和相互依赖的。全健康将人类健康、动物健康和环境健康三者统一为一个健康整体，倡导通过打破治理障碍来动员跨部门和多学科合作，呼吁促进国家和地区之间的合作，携手应对全球、区域和地方层面的健康威胁，并促进更广泛的社会参与，以促进人类-动物-环境系统的可持续发展。各国政府和国际卫生组织已开始采用"全健康"监测方法来应对全球卫生安全威胁并支持大流行防范工作。未来的公共卫生监测将面向更广泛的维度，基于"同一个健康"的研究和不断增长的监测数据流将催生出更多人工智能和机器学习的应用。

在公共卫生监测方面，随着雷达、卫星以及无线传感器等针对确切目标的定位技术的快速发展，多源多层次的传感器监测预警系统已经基本形成，并且覆盖了包括海陆空等各个层面。大量时空轨迹数据不断生成，并储存在监测预警系统中，通过挖掘其中大量的具有规律性的信息和知识，结合时空轨迹数据多维特征，人工智能可以挖掘出特定目标的行为规律，分析并预测目标的行为意图，能够提高收集到的数据质量，将提升公共卫生监测能力，进一步实现智能化的态势感知，辅助指挥决策。

在疾病预防及控制方面，人工智能技术可以通过数据分析、模型训练以及算法优化等，不仅能够提高疾病预防的准确性，还能提高医疗相关行业工作人员的工作效率，正在逐渐改变疾病治疗的方式。在传染病防控中，人工智能的应用十分广泛，几乎涵盖了从预警、监测、应对到防控等的所有管理环节。随着人工智能技术的进步与发展，新一代人工智能技术表现出来的新趋势和新特征在传染病防控中能够发挥更大的优势。新一代人工智能技术包括运用深度学习算法对大数据进行快速处理继而深度挖掘，利用人机帮助一线防疫人员完成高风险重复性的工作，通过复杂系统的建模与多种情景模拟为决策部门提供科学依据等。

在突发公共卫生事件应对方面，如果要将人工智能技术在突发公共卫生事件应急处理中的优势最大化，发挥其最大作用，仍然有许多技术和应用问题亟待破解。第一，人工智能技术自身还有很大的发展空间。虽然许多人工智能算法能够实现快速筛选传染病药物，但是目前的人工智能算法还不能建立传染病药物和传染病治疗效果之间的直接因果关系。机器学习的本质就是建立原始数据与认知之间的直接映射，因此机器学习算法高度依赖可学习的数据规模和质量，可学习的数据驱动了人工智能算法的有效性。然而在新发突发传染病暴发的早期阶段，传染病的实际病例数量往往比较少，并且临床医学专家对新发传染病的症状、病因等的认知信息也比较少，这可能对数据规模和数据质量产生比较大的影响，继而导致基于数据的人工智能算法表现出较低的准确性，最终使得基于人工智能算法的临床诊断系统的性能大打折扣。第二，新一代的人工智能技术及其应用还有待挖掘，包括大数据、5G、区块链等前沿技术以及现有人工智能技术与前沿技术的创新性融合。5G技术主要用于采集大规模的高密度数据，有助于实施医护人员的远程会诊、实时监护以及手术等的重要网络基础。区块链技术能够通过安全有序地共享公共卫生数据，从而实现各类突发公共卫生事件信息可追溯性，实现新发传染病及时、准确上报的目的。还有很多的前沿人工智能技术，如果能将它们有效地集成起来并且落地应用，可以在突发公共卫生事件的管理中发挥巨大优势。第三，应用人工智能技术的基础条件还有待进一步完善。基础条件不仅仅包括数字化、智能化等硬件基础设施，还包括突发公共卫生事件管理部门对应急管理理念的转变。发挥人工智能技术在突发事件应急管理中的作用，需要提前充分认识到人工智能技术的优势，继而让公共部门树立起良好的应急管理行动理念，才能实现在突发事件应急管理中灵活运用人工智能技术的配套机制等。

在重大公共卫生事件的大环境下，人工智能在海关、冷链相关行业中发挥了更重大的优势。结合人工智能技术和大数据信息网络，智慧卫生检疫系统发挥独特的公共卫生防疫优势。传染病监测电子信息化的实施，并结合疫情的动态变化，智慧检疫系统能够分类判别出入境人员，对重点人群进行重点监测、医学观测以及监管，这不但可以有效促进传染病的监测，加快通关的速度，还能降低境外疫情输入的风险。同时，卫生检疫传染病系统的监测数据可以通过智慧系统同步至疾病预防控制部门的传染病网络直报系统，实现全国传染病疫情信息统一上报，加强了海关与基层卫生部门在传染病监测方面的信息共享，有效解决各个部门间信息不共享导致的沟通不畅等问题。同样地，在冷链行业中结合人工智能技术，可以加快建设冷链物流云服务、智能化工厂的脚步，加快实现物流工作场景的无人化、少人化。同时，通过结合智能快件箱、自动回收等无人智能服务，促进无接触配送功能完善，减少人流聚集接触机会，大大降低了公共卫生事件发生的概率。此外，人工智能还可以进行冷链溯源，通过借助物联网、射频识别等技术自动化采集数据，帮助卫生防控部门在溯源工作中确定产品批次、生产场地、生产日期和运输途径等信息，实现精准溯源的目的，还能及早确定并封闭涉事冷库，集中隔离、观察相关接触人员，大大缩短了确定密切接触者并隔离相关疫情点的事件，降低了易感人群的感染风险。

【本章小结】

公共卫生领域已经形成了大量数据，这为人工智能技术的应用提供了有利的条件和基础，在卫生监测等公共卫生领域起到了重要作用。人工智能技术利用现有的数据，得出结论，同时，人工智能技术的应用，也能反映出现有数据的问题，提高数据收集的准确性和完整性。

【问题讨论】

1. 人工智能需要强大的数据处理平台以及多学科交叉高素质型人才，如何解决技术层面短板和人才短缺等问题？

2. 随着人工智能快速发展，公众权益和隐私等信息可能存在风险，如何确保公众信息不被泄露、盗用？

3. 在疫情防控过程中，人工智能的多方面应用均发挥了巨大作用，请简述疫情防控过程中的人工智能实用案例。

4. 实现人工智能的广泛切实应用，需要广泛且准确的数据输入进行建模和分析，如何提高数据质量、保证数据的准确性？

【拓展阅读】

中国传染病监测与报告系统

1. 中国传染病监测与报告系统的进展 中国传染病监测与报告系统是中国疾病预防控制以及公共卫生信息系统国家网络的重要组成部分。随着时代发展和科技进步，监测系统不断地完善、进步，逐渐趋于成熟，我国传染病监测与报告系统主要经历了以下发展阶段：

（1）人工阶段：中国传染病监测始于20世纪50年代的疫情报告，此阶段主要依赖于各级医院报告其发现的法定传染病例，医院通过填报传染病卡邮寄到属地卫生防疫站。县防疫站将其每月汇总后邮寄上报至市、地区级防疫站，地市级防疫站汇总后再邮递给中国预防医学科学院，最后形成全国统一汇总报表邮递上报卫生部。

（2）电子化阶段：从20世纪80年代中期开始，计算机技术引进到法定传染病的报告过程。

1987年，全国省级卫生防疫站微机远程通信网初步建成，该通信网将各级卫生防疫站作为通信节点，以卫生部防疫司作为查询终端节点，以VAX系统作为中心节点，利用长途电话网进行点对点的方式传输数据。

20世纪90年代后，我国逐步建立和完善了中国卫生防疫信息网。2000年卫生部开发了国家疾病报告管理信息系统（NRDS-CN2001），主要报告法定传染病相关数据。

（3）信息化阶段：2004年，中国疾病预防控制信息系统（网络直报系统）投入应用，并于2010年进一步进行升级完善。该系统可以对直接医疗卫生机构的法定传染病病例进行实时、在线报告。通过B/S架构，由中国疾病预防控制数据中心部署，通过搭建在互联网上的虚拟专网来传输数据，可以进行数据采集、实时统计分析、基于地理信息系统的可视化展现等。

（4）数据交换探索阶段：2007年，中国疾病预防控制中心启动了网络直报系统与医院信息系统对接的试点项目，在医院信息系统中增加了法定传染病报告功能，使得医院信息系统能够自动提取报告信息，而且网络直报系统会自动同步相关新的传染病报告信息。2011年，中国疾病预防控制中心启动基于区域人口健康信息平台，将试点地区省、市、县三级的公共卫生数据与网络直报系统连通起来，并对数据集进行统一标准化后分拣到各个监测信息系统。试点地区的医院、社区卫生信息系统将数据传输至市级统一公共卫生数据采集交换平台，再逐层传递至省、中央，最终汇总至国家传染病信息报告管理系统。

2. 中国传染病监测与报告系统对传染病防控的支撑作用

（1）中国传染病监测和报告系统的功能架构：传染病动态监测信息系统功能架构主要通过七个子系统实现具体的监测和报告功能。具体如下：

1）数据采集子系统：采集各级的疾病监测信息，以及实现数据在县、市、省及国家平台间的高效交换共享。

2）数据管理子系统：管理监测数据，建档新报告病例，更新已有的病例信息，修正错误的报告信息，也可通过统一的身份唯一识别标识甄别个案病例，关联其相关档案病例，还可根据查询条件以及统计指标等进行数据的批量导入导出。

3）统计分析子系统：统计分析系统中的档案数据，报告按日、周、月、年实时统计的报表，并可按照特定模型进行数据分析和挖掘。

4）数据反馈与展示子系统：利用图表等可视化工具对数据进行可视化，并反馈至卫生行政部门、疾病预防控制中心和医疗机构等。另外，根据对日常监测数据的分析报告，严格按照权限反馈给相关卫生行政部门以及疾病预防控制机构等。

5）质量控制子系统：对收集到的数据进行质量控制，例如，利用查重功能识别重复提交的报告，以最大限度保证采集数据的完整性、及时性和准确性。

6）安全监控子系统：审计业务数据的安全访问行为，深入分析敏感数据表等的合法性，防止数据泄露。

7）用户权限管理子系统：定义不同级别的用户权限管理。

（2）中国传染病监测和报告系统对传染病的支撑作用

1）疾病监测系统采取基于互联网的直报方式，提高了对法定传染病监测的敏感性，极大地缩短了传染病上报时限，从患者确诊至网络直报的平均时间间隔缩短至一天，不仅有利于早期预防传染病的传播，还提高了传染病的报告率。目前全国几乎所有的县及县以上医院都可通过传染病监测系统实时进行传染病的上报，通过获取不同级别的系统访问权限，各级疾病预防控制中心和卫生局能够通过此监测系统得到相关疾病数据，来获取当地和附近区域传染病的流行以及发生情况，有利于行政部门尽早采取相应的措施，强化了区域间在疫情防控工作中的协调合作。

2）疾病监测系统收集的病例报告信息完整性高，包括患者姓名、居住地址以及联系方式等基本信息，当疾病监测和预警系统发出预警信号后，该地区的疫情监测人员可以在第一时间调取患者的基本信息，并迅速核实预警信号是否为真，能够及早追踪患者，有利于早期对疫情人员进行隔离管控，在疫情流行的早期切断传播途径，减少了流行范围，避免疫情进一步扩大。

3）疾病监测和报告系统能对异常传染病的发生发展起到预警作用。利用历史传染病监测数据，结合时间、空间模型等时间序列统计方法构建预测的数学模型，可以实现传染病预测预警的功能。大量传染病暴发事件可以通过预警系统及时探测发现，预警系统可以稳定地对传染病报告数据进行自动运算并生成预警信号，为实现早期发现传染病暴发创造有利条件。

3. 中国传染病监测与报告系统中人工智能的运用　　人工智能基于大数据的挖掘、分析、可视化等技术，能促进中国传染病监测报告系统实现早期预警、早期防控的能力。目前传染病监测数据分析在疾病的时空聚集方面的应用较多，利用时空扫描分析、时空重排扫描等技术，能够深入地对特定的传染病进行时空聚集性分析，动态探测传染病疫情的聚集性，不仅优化了分析过程，提升了工作效率，还能将发病的动态聚集性直观地展示，是传染病预防及控制工作开展的重要参考依据。此外，在疾病预警预报方面，人工智能对传染病监测数据的处理分析功能有极大的发展前景。基于人工智能大数据应用技术，以历史传染病流行的大量数据为基础，以传染病实时监测数据为依据，模拟建立系列实用、敏感的数据分析模型，依据分析体系的结果构建较为完善的传染病暴发和预警系统，降低传染病流行对人群健康带来的风险，减少传染病暴发对社会造成的损失。对公共卫生监测到的大数据进行持续的整合、分析，不仅可以显著提高疾病预警能力，还能极大地提高医务人员对传染病流行的敏感性和追踪响应能力。另外，利用传染病监测数据进行人工智能识别也具有较大的未来发展趋势。通过对多方面来源、异构的监测数据进行整理分析，提取重要信息，能够较快地确认疾病传播模式，给疾病预防控制工作提供重要参考依据，进一步完善传染病实时监测预警系统。

（李兰娟　吴　杰　李莹莹　喻成波）

参 考 文 献

白晓东. 2016. 公共卫生监测在传染病预防控制中的应用分析. 世界最新医学信息文摘, 16(87): 401, 243.

蔡智强, 李丽萍, 白云屏. 2015. 公共卫生监测的过去、现在和未来:（一）过去. 疾病监测, 30(9): 706-716.

蔡智强, 李丽萍, 白云屏. 2015. 公共卫生监测的过去、现在和未来:（二）现在. 疾病监测, 30(10): 810-817.

陈亚琼, 杨燕, 何锦. 2022. 基于智慧医疗系统的移动式救援医院建设及发展策略研究. 中国应急救援. 2022(2): 30-33.

房连泉. 2020. 大数据在国际公共卫生监测中的应用及启示. 江淮论坛, (3): 130-136, 193.

冯良清, 陈倩, 郭畅. 2021. 应对突发公共卫生事件的"智慧塔"应急物流模式研究. 北京交通大学学报（社会科学版）. 20(3): 123-130.

高芳, 赵志耘. 2020. 人工智能在应对突发公共卫生事件中的作用机理与实践研究. 全球科技经济瞭望, 35(3): 49-57.

桂小柯, 张丽杰, 陈禹保, 等. 2014. 高血压早期预警和健康管理平台的构建. 中国卫生标准管理, 5(21): 1-3.

郭保苏, 庄集超, 吴凤和. 2021. 基于 CT 图像卷积神经网络处理的新冠肺炎检测. 计量学报, 42(4): 537-544.

国家突发公共卫生事件应急预案. 2006. 中国食品卫生杂志, (4): 366-373.

韩鹏宇, 毕秀欣, 陈津津. 2019. GIS 技术在国境口岸卫生检疫工作中的应用前景探索. 口岸卫生控制, 24(1): 3-5, 9.

侯攀锋, 何文英. 2021. 传染病监测预警现状研究. 医学信息, 34(18): 36-38.

姜乔文, 刘瑜, 谭大宁, 等. 2021. 时空轨迹多维特征融合的行为规律挖掘算法. 航空学报, 1-12.

蒋晓玲, 黄凯, 姚武. 2021. 提高口岸应对重大传染病处置能力积极推动卫生检疫制度创新. 口岸卫生控制, 26(4): 1-4.

金水高, 姜韬, 马家奇. 2006. 中国传染病监测报告信息系统简介. 中国数字医学, 1(1): 20-22.

兰玉杰. 2020. 公共卫生监测在疾病预防控制中的重要作用. 中国医药指南, 18(7): 298-299.

李锐, 孙利谦, 熊成龙, 等. 2015. 基于互联网搜索数据研究全球高致病性禽流感病毒 H5N1 的暴发监测. 中华疾病控制杂志, 19(8): 773-777.

林深, 郑哲. 2020. 分析面部图片预测冠心病：人工智能开启疾病筛查新时代. 中国胸心血管外科临床杂志, 27(11): 1262-1264.

梁海伦, 陶磊, 王虎峰. 2022. 时空行为大数据何以驱动流动人群的健康治理提升——基于两个实践案例的比较. 中国卫生政策研究, 15(5): 15-23.

刘长娜, 刘军, 韩冬. 2021. 传染病监测与监测大数据应用的研究进展. 职业与健康, 37(6): 844-846, 850.

马逸杰, 陈大方. 2019. 大数据与疾病监测. 伤害医学 (电子版), 8(1): 1-5.

彭志勇, 石昀. 2021. 大数据技术在公共卫生事件中的支撑作用及应用. 信息与电脑 (理论版), 33(5): 28-30.

舒渤予. 2019. 智能感知与识别技术的现状与发展趋势. 科技创新导报, 16(1): 138-139.

王会权, 刘璐. 2021. 人工智能应用下的突发公共卫生事件治理. 医学与社会, 34(7): 42-46.

王嘉艺, 王学梅, 吴静. 2018. 公共卫生监测系统的评价研究. 疾病监测, 33(1): 72-76.

王若佳. 2016. 基于互联网搜索数据的流感预警模型比较与优化. 天津: 南开大学.

王亚, 应佳丽, 金克峙. 2018. 道路交通伤害监测的数据来源与应用研究进展. 环境与职业医学, 35(2): 168-174.

王志立, 于晓胜. 2021. 重大公共卫生事件背景下冷链物流企业的应对思考. 产业科技创新, 3(1): 93-95.

温丽, 蔡永铭. 2018. 基于搜索引擎数据的流感监测预警. 分子影像学杂志, 41(2): 207-211.

肖其富. 2021. 公共卫生监测对传染病控制的影响评价研究. 口岸卫生控制, 26(2): 52-54.

徐韬, 白杉, 范晨阳, 等. 2008. 公共卫生监测信息系统的现状. 中国公共卫生管理, 24(4): 447-448.

徐秀珍, 吴国林, 陈思祁. 2021. 重大公共卫生事件下基于区块链技术的冷链物流模式. 物流技术, 40(11): 102-106.

姚建义, 金雅玲, 汤晓勇, 等. 2021. 突发公共卫生事件智慧应急发展探讨. 中国工程科学, 23(5): 34-40.

杨维中, 兰亚佳, 李中杰, 等. 2010. 国家传染病自动预警系统的设计与应用. 中华流行病学杂志, 31(11): 1240-1244.

杨维中, 李中杰, 赖圣杰, 等. 2011. 国家传染病自动预警系统运行状况分析. 中华流行病学杂志, 32(5): 431-435.

张枫艳. 2021. 公共卫生监测在传染病预防控制中的应用. 基层医学论坛, 25(11): 1603-1604.

张学林. 2020. 公共卫生监测在疾病预防控制中的作用解析. 临床医药文献电子杂志, 7(41): 197.

张兆平, 李丽坤, 岳锐洁. 2021. 突发公共卫生事件应急管理机制的完善. 法制与社会, (24): 95-97.

赵自雄, 赵嘉, 马家奇. 2018. 我国传染病监测信息系统发展与整合建设构想. 疾病监测, 33(5): 423-427.

郑保卫, 王青. 2020. 突发公共卫生事件中不实信息的判断标准与辨识方式——基于新冠肺炎疫情信息传播的研究. 新闻与写作, (7): 86-91.

《中国卫生年鉴》编辑委员会. 1990. 中国卫生年鉴-1989. 北京: 人民卫生出版社.

周欢, 王海涛, 钟之阳, 等. 2018. 时空轨迹数据智能处理与模式挖掘技术研究. 电信快报, (7): 12-16.

祝晓宏, 郭熙. 2023. "互联网 + 多语" 公共卫生监测系统: 价值定位、实现路径及应用前景. 东南大学学报 (哲学社会科学版), 25(1): 98-105+147-148.

Irrgang, C., Eckmanns, T., v. Kleist, M. et al. *2023*. Anwendungsbereiche von künstlicher Intelligenz im Kontext von One Health mit Fokus auf antimikrobielle Resistenzen. Bundesgesundheitsbl, 66: 652-659.

LIU H, LI R, ZHANG Y, et al. 2023. Economic evaluation of combined population-based screening for multiple blindness-causing eye diseases in China: a cost-effectiveness analysis. The Lancet Global Health, 11(3): 6.

Zhou X, Chen Y, Ip F C F, et al. 2023. Deep learning-based polygenic risk analysis for Alzheimer disease prediction. Commun Med, 49(2023): 3.

第十六章　人工智能在医学教育中的应用

随着社会信息化、智能化发展，现代医学已经进入精准医疗、智慧医疗的时代，虚拟实训系统、智能导学系统、虚拟网络学习平台等信息化产品已应用到临床诊疗、教学和医生的规范化培训之中。医学教育信息化发展已成为现代医学教育改革的重要途径，为学生的自主学习、合作学习、教学资源的共享，以及教学模式的转变提供了前所未有的机遇，重塑了学习者的学习体验，助力了医学人才培养的质量提升。

第一节　人工智能在医学教育中应用概述

一、人工智能在医学教育中应用的现状及需求

（一）人工智能在医学教育中现状

医学教育是遵照社会需求，有目的、有计划、有组织地培养医药卫生人才的教育活动，其核心任务是培养医德高尚、医术精湛的医学人才。我国现代医学教育的历史已超过百年，医生的专业知识和技能主要通过严格的理论教学、技能培训和临床实践而获得。我国各类医学院校所采用的辅助教学手段历经了从最早使用绘制挂图到幻灯、录像带、视频压缩盘片和计算机辅助教学、教学网站的制作，再到基于移动互联网、5G 的远程手术教学的更新迭代，现在正进入以人工智能技术为代表的新阶段。

为适应智能医学的发展，我国高度重视高等医学院校发展人工智能教育，相继出台了诸多指导性文件，要求各高校利用人工智能技术加快推动人才培养模式、教学方法改革，构建包含智能学习、交互式学习的新型教育体系。如 2018 年教育部发布了《高等学校人工智能创新行动计划》和《关于"双一流"建设高校促进学科融合、加快人工智能领域研究生培养的若干意见》等文件，指出各高等院校需深化人工智能与医学、基础科学、信息科学、哲学社会科学等相关学科的交叉融合，构建基础理论人才与"人工智能＋X"复合型人才并重的培养体系，探索深度融合的学科建设和人才培养新模式。自此，各高等院校在人工智能相关教育发展上有了纲领性的指导。我国各医学院校也积极响应国家人工智能战略部署，陆续开展了"人工智能＋医学教育"的新教育模式的改革与探索。部分医学院校和综合性院校中的医学院已经开始设立了人工智能与医学交叉的相关专业和课程，积极培养掌握基础医学、临床医学等和人工智能的基本知识与技能的理、工、医结合的应用技术型人才，以满足 21 世纪医学智能化发展需求，提高医学人才与社会行业需求匹配度，逐步改善国内各地区教育资源分布不均的问题。但目前人工智能在医学教育领域探索的实践过程中仍存在一些制约因素。

1. 人工智能在医学教学中普及与运用较少　人工智能在国家"新基建"建设中处于重要地位。近年来在国家政策层面，以及医疗高新技术企业的有力推动下，人工智能在医疗领域的应用取得了较大进展，但在当前的医学教育中，相当一部分医学生并未意识到人工智能对医疗行业发展的重要性，且主动普及、运用人工智能相关技术与场景较少，在人工智能通识教学方面存在一定欠缺。

2. 人工智能相关课程建设滞后，教育资源匮乏　在医学教学中尚不具备符合医学发展方向的人工智能课程建设与丰富的教育资源配置，这主要受制于我国人工智能专业在高等教育层面落地较晚，相关课程建设较为滞后，且多数集中于与人工智能相关性高的计算机技术、机械制造等领

域，与医学类交叉融合的课程相对匮乏。人工智能在医学教学中的应用缺乏必要课程支持，相关教育资源的拓展与开发必然受到影响，这是当前人工智能在医学教学中应用的主要不足之处。

（二）医学教育对人工智能的需求

1. 推动医学教学向跨学科融合模式转变 医学教学涉及内容广泛且深奥。随着医学理论和技术的深入发展，多学科融合发展成为必然趋势，人工智能的应用将从根本上转变医学教育的模式。借助人工智能，医学教学过程将不再拘泥于课本与课堂，而向三维、动画演示等可视化、立体化方式转变，学习方式将不再受时空限制，医学教学的内容也将更加多元，"临床综合思维"将成为医学教学的重要目的。这将对医学教学的深度与广度提出更高的要求。从这一角度看，人工智能在医学教学中的深度融合，必然推动医学教学向跨学科融合模式转变。

2. 提升学生临床操作能力 学生临床操作能力的培养往往需要投入大量时间、精力，在临床操作时往往面临诸多问题。本科、硕士、博士的教育阶段均需临床实践，但当前医学教育条件下，实习资源不足、实践动手机会少、自身实践经验匮乏等问题明显。在人工智能广泛应用的背景下，可借助智能操作系统供学生模拟操作，使学生真正做到知行合一，借助智能操作系统进一步深化所学理论知识，锻炼动手能力，将能够最大限度地提升学生的临床操作能力。

3. 推动医学教学资源集中化与高效利用 人工智能的突出优势之一是其实现了各类信息资源的集中化与实时共享，因医学教学内容自身的相对复杂多样，加之医学领域当下的快速发展，许多教师都面临自身知识储备不足的问题，且当前医学教学课程设置也存在一定的过时性问题。在此种背景下，人工智能的应用可谓恰逢其时，通过人工智能可实现医学教学资源集中化与高效利用，使受教育者可通过人工智能获取丰富前沿医学教育资源，最大限度地提升其学习能力，这对于医疗领域人才的培养与提升来说至关重要。

二、人工智能在医学教育中的应用场景

人工智能可全周期应用于医学教育本科、研究生、继续教育、临床专业培训等阶段，主要应用于更新教学管理场景、丰富理论教学资源、提升实践技能操作水平等方面。

（一）人工智能在医学教学管理中的应用

人工智能辅助教学管理模式，由教师本位转换为学生本位，增强师生学习过程中的主动交流性。对教育者而言，人工智能在医学教育中的融入，重塑了教师的角色，使教师从课堂的主要讲授者，转变为课堂与课程资源的建设和点评者，让学生成为了课堂的主体参与者。对受教育者而言，人工智能为"自主学习""合作学习""个性化教学"的实现，提供了智能跟踪和辅导服务，加速了学习方式的转变，有利于提高学生的学习热情和创造性思维，同时真正做到个性化学习，全面发展。

智能化教学管理系统和智慧课堂的构建，可以辅助日常教学管理工作，提升校园数据互通、资源多端同步、管理学情智能分析等能力，帮助提高学校资源利用率，便捷校园教师和管理者进行资源管理。通过对教育教学过程中海量数据的采集、建模、系统和智能分析，实现教学资源配置的精准化、教育决策的科学化，使教育管、办、评分离，有效提升教育治理水平，严格控制教学质量。人工智能技术下的教育监测和评价系统拥有更多元的教学评价方式、更科学的智能评价分析方法和更及时的评价反馈。

（二）人工智能在智慧医学教学中的应用

医学专业学习包括基础医学课程、临床医学课程、床边学习课程，同时学生要学习医患沟通技巧、心理学等人文类课程。教学内容一定程度处于依赖经验的学徒式模式。但人工智能赋能医学教育或将全面改变课堂形态，学生将感受多模态视听教学内容，通过线上线下课程一体化、课前课后衔接的高度数字化、智能化的教学环境，全面普及人工智能应用将为实现"泛在学习"提

供良好支持。随着在线开放课程慕课、微课等新型教学模式逐渐兴起，利用在线开放资源，教师可及时对学生加强指导，使其尽快适应学习环境。人工智能与医学教育融合，出现多类别应用。以虚拟仿真教学平台为例，已广泛应用于解剖学、生理学、病理学、诊断学、影像学、中医诊断学、针灸学、方剂学、临床教学等诸多课程中。其不仅能使学生快速掌握教学内容，也能节约教学成本，提高教学质量和效率，做到优质教学资源共享。

此外，人工智能环境下的培养核心，由记忆为基础的课程，逐步转向整合与利用信息能力的培养。不同学生间个体学习差异显著，人工智能技术可以根据学生学习能力进行评估，制定个性化学习方案，帮助学生从被动学习转变为自主学习、创新学习和探究式学习。同时，人工助理或智能导师系统可以协助教师完成如教学课程安排、学生成果评价、答疑等工作，从而减少教师重复性的工作，提升教学效率，提高教学质量。

（三）人工智能在医学实践技能培训及考核中的应用

当代的医学教育是以岗位胜任能力为培养重点的教育，医学生在专业理论知识掌握的基础上，更加注重培养临床诊疗思维和临床实践动手能力。这就需要医学生具备扎实的医学功底、掌握正确的临床工作方法，同时培养临床思维，提高临床能力。利用人工智能和大数据平台，建立科学的临床思维能力评估模型和方法对于医学教育和实践特别重要。

人工智能可以应用于医学生临床问诊能力的培养和训练，通过人机交互，利用语音识别与合成技术等模拟患者思维，使学生在问诊过程中得以收集、汇总、整理患者描述，真切感受诊疗过程；同时系统会提醒学生在问诊中的遗漏和不足，及时评判，提高与患者沟通的能力以及岗位责任。还可以应用于临床操作技能训练，加强基本手术技能训练，通过环境模拟，身临其境地感受到手术紧张感和实战状态，提高学习效率。通过加强基础知识学习、强化临床实践能力，将不断促进医学生提高诊疗能力，将所学技能更有效地应用于临床。

第二节　人工智能在医学教育中的应用案例

一、人工智能在教学管理中的应用

（一）互联网＋智能化教学管理系统

以信息化为主的线上教学模式在高校中得到广泛应用，在此背景下，高校利用好信息化的教学组织与管理模式来维护教学秩序，保证教学质量迫在眉睫。基于"互联网＋"的智能化教学管理模式应运而生并逐渐应用于学校的教学管理当中。自然语言处理、人机交互、智能信息处理等人工智能技术的应用为教学管理增添了新的管理理念与方法、提升了教学管理效率、减轻了相关教学管理人员的工作负担。如上海某医学高校充分利用我国互联网信息化优势，建设了系列教学管理的系统程序如日日报、校园百事通、线上大数据等以助力线上教学管理及师生服务。

1. 日日报小程序　新冠疫情防控期间，为保证教学秩序稳定，时刻掌握在线教学情况，该医学院教务处精心设计了"日日报"小程序以助力在线教学管理工作。在开展线上教学期间，对每天教学任务执行情况或突发情况等进行监控、摸排和及时上报处理，除上述功能外该程序还可利用智能信息处理技术收集学生状态、教师感言、反馈的问题和建议等信息，有助于实时跟踪教学状况、及时进行教学调整，为学校在线教学的有序、平稳开展提供了决策和优化依据。

2. 校园百事通　为方便师生及时查询教务信息，该校针对疫情期间的各类教学事务工作，启用了教学管理智能问答百事通系统，并利用该系统中基于人机交互技术、自然语言处理技术的智能客服为师生提供 7×24 小时在线解惑工作，帮助学生及时了解在线学习以及在此期间的课程修读、考试、学籍管理、成绩管理等方面的信息。师生可随时拿起手机，输入文字与智能客服对话，轻松获取所需信息。根据学生所关心的问题，该系统亦可及时完善应答库，并适时组织集体回应，做好与学生的信息对接沟通工作，确保学生可全天候获取在线教学、毕业实习、学籍管理等各种事务信息。

3. 线上大数据 为充分掌握教学资源准备、教学安排、网络授课、教学过程管理与监督、教学效果评价等是否到位，评判在线学习与线下课堂是否等效等问题，该校启用了学习平台的统计功能，利用机器学习中的无监督学习技术对平台的数据进行收集、分析和整理，并及时反馈，纳入每周的在线教学质量报告，充分利用在线教学大数据来助力在线教学的质量监控。

（二）智慧课堂

基于教育教学视角，智慧课堂是指与传统课堂相对应的新型课堂模式，强调课堂要以学生为主体、注重学生的情感体验与合作探究。而基于新兴信息技术视角，智慧课堂是利用智能化技术支持教师的精准化教与学生个性化学的新型空间。智慧课堂依托深度学习技术、智能信息处理等技术精准获取学生学习数据、身份识别数据并及时反馈给教师，助其实现对课堂行为的实时监控，做出有针对性的课堂管理策略调整。如图 16-1 所示，智慧课堂通过智能化信息技术的应用实现了物理空间环境与虚拟现实环境的融合，打破传统课堂的界限，使得泛在学习和个性化定制学案的生成均成为可能，实现了课堂"师-机-生"多要素间的良性互动。

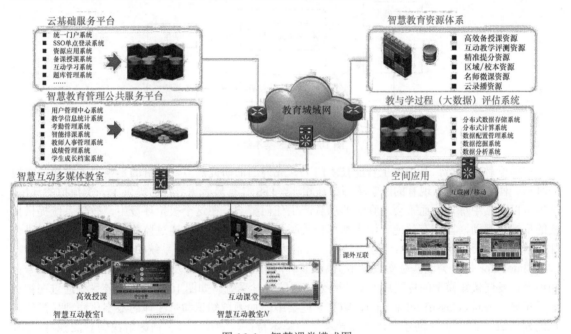

图 16-1　智慧课堂模式图

学习通是针对移动互联网时代学习者需求开发的多功能、个性化的学习平台。该学习平台既包含丰富数字教育资源，也集成了完整的网络教学功能和课程互动插件，可以实现移动教学、直播课堂和多屏互动等多种教学形式。学习通平台最核心的理念在于集成、分享与社交，形成基于知识、兴趣、学习的社交形态，将教师的备课、授课、布置作业、批改作业、改进教学，学生的预习、上课、完成作业、查看反馈、改进学习这些教学环节相互贯穿，形成了一个完整的递进式的教学模式和过程，有效地提升了学生的学和教师的教的质量以及师生之间的互动性。在课前，教师可提前在平台上设立课程，上传相关的资料、课件、视频等学习资源供给学生以预习和知识探索。在预习的过程中学生可以通过学习通记录自己学习情况并可对相关疑问进行记录，于开课后将预习中所遇到的疑问带入课堂或留言于学习平台，使得教师在课堂上可抓住重点问题进行授课。上课中的教师可通过手机客户端、电脑客户端的签到、随机点名、抢答、主题讨论等功能与学生进行有效互动，以小组讨论、问卷调查、在线投票、视频直播等方式对学生给予指导和问题反馈，通过后台的数据统计功能掌握学生的学习进度、学习效果并及时向学生发出教学预警和改变教学策略。课后学生可深化对课堂教学知识的应用，利用该平台去浏览学习教师上传的拓展资料和题库测试学习效果，教师可在课下通过学习通指导学生学习，提供学习资源、点评作业、布置考试等及时了解学生学习状态和接收学习效果反馈。学习通平台上述功能的实现均离不开人工智能技术的支持，如根据后台数据统计功能跟踪掌握学生学习状态和效果时利用了机器学习中的无监督学习技术和智能信息处理技术，在线考试环节中为确认考生身份则利用了人脸识别技术。

二、人工智能在智慧教学中的应用

（一）智能导师（导学）系统

智能导师（导学）系统（intelligent tutoring system，ITS）是借助自然语言处理、人机交互、智能信息处理等人工智能技术让计算机扮演虚拟导师向学习者传授知识、提供学习指导的适应性学习支持系统。该系统可根据学生的学习程度、学习兴趣和学习习惯自动调节教学方法及教学速度以有效辅导学生进行相关知识的自主学习。如图 16-2 所示，一个典型的 ITS 系统主要由四个组成部分构成，包括专家模型（领域知识）、学生模型、教师模型（教学策略）和智能人机接口。

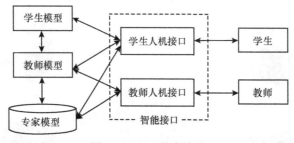

图 16-2　ITS 基本结构

在医学教育领域，基于人工智能技术的 ITS 成为当前研究热点，其目的是模拟人类教师实现一对一个性化教学。与现有的医学培训方法相比，ITS 具有显著优势，它提供了一个模拟的环境，学生可以在其中练习，而不会对真实的患者产生任何影响。在这个模拟环境中，教学系统提供持续的反馈和帮助，旨在有效地让学生掌握相关医学知识和技能，并通过监督学生的表现，提供个性化培训。尽管 ITS 在医学培训方面具有巨大潜力，但目前国内相关系统的开发研究仍然较少。

SlideTutor 是由美国匹兹堡大学专为病理科和皮肤科住院医师及研究员设计的一款基于专业知识潜在发展认知模型的皮肤病理学诊断分类智能导学系统。如图 16-3 所示，该系统通过在视觉分类指导（visual classification tutor，VCT）框架中添加领域知识和带注释的数字化病理显微幻灯片创建而成。VCT 重新创建了认知辅导系统的基本特征，满足了分类问题解决辅导的独特要求，

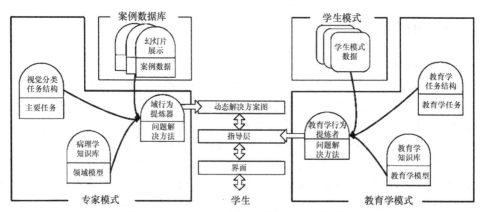

图 16-3　SlideTutor 所使用的 VCT 组件框架

并利用了一种可扩展的体系结构，通过扩展领域知识库进行拓展更新。如图 16-4、图 16-5 所示，VCT 与现有的认知指导系统也有一些相似之处，其像这些系统一样，可以从错误的中间词中划出正确的部分，辨别出特定类型的学生错误，并通过跳转到专家模型界面为不同错误类型的学生提供不同的提示以帮助学生纠正自己的错误认识或操作，这种及时反馈作用，有助于学生掌握相关医学专业知识和提升相应的医学技能水平。

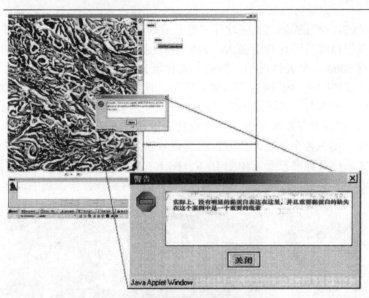

图 16-4　操作反馈提示举例

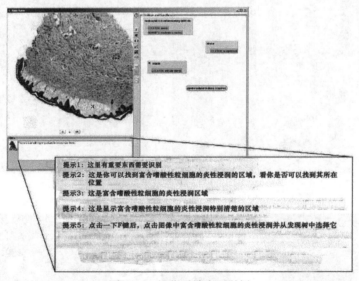

图 16-5　操作反馈序列举例

（二）解剖学仿真虚拟实验系统

观察实验在解剖学的教学中一直起着至关重要的作用，而目前遗体标本是医科大学稀缺的教学资源，该教学资源的缺乏致使观察实验教学效果大打折扣。虽然近两年遗体捐献者的数量正逐年增加，但仍无法满足医学教育和医学研究所需，使得医学教学活动和效果受到一定程度限制。在标本来源不足和需求持续增加的矛盾日渐突出的背景下，虚拟仿真教学系统被逐渐引入到医学实践教学中。解剖学仿真虚拟实验系统是一种数字模拟解剖系统，其基于计算机视觉、图片识别等人工智能技术和 CT 等扫描技术将大量真实人体断面、内部构造数据信息在计算机里整合分析后进行人体建模，采用高精三维重建技术创建人体模型——数字化虚拟人体，所创建的模型具有 3D 仿真效果，可为医学教学提供大量断层解剖学、系统解剖学、局部解剖学等教学素材，使学生对人体骨骼、肌肉、神经、血管，甚至经络、穴位等构造、毗邻关系、走形等进行更加直观的了解，提高其学习效果。

　　3Dbody 是一款 3D 交互式解剖系统软件，是目前国内拥有较完整、全面的解剖学数据的解剖学软件，该软件数据翔实且操作功能强大，为使用者提供了男女二套全三维的数字化人体模型，每套人体模型拥有 5000 多个人体结构，涵盖了人体所有系统。不仅为学生提供了系统解剖、局部解剖系统结构，还同时提供了相对应的文字解释、骨性标志图、肌肉动作动画、肌肉起止点、针灸穴位、触发点（扳机点）、断层解剖等信息。该系统可安装到电脑里，亦可配合多点触控屏、VR 等多媒体设备，实现对三维模型任意角度旋转、平移、缩放，结构隐藏、显示、透明、快速分割及着色等操作，实现各个角度、全方位的观察效果，快速收藏或调取查看解剖部位和断层，各结构均有中英文名称及标准发音。如图 16-6～图 16-10 所示，目前 3Dbody 系统软件主要应用于系统解剖学、运动康复学、生理学、经络腧穴学等课程的实践教学活动中。学生可在专业教师

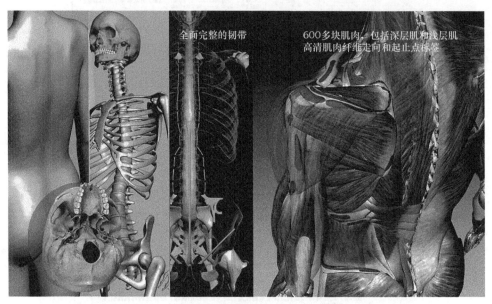

图 16-6　解剖类软件内容

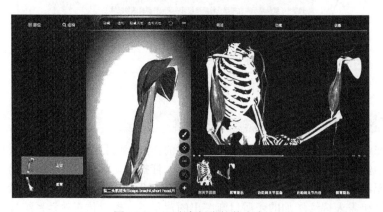

图 16-7　运动康复类软件内容

指导下通过手机端、平板端或电脑端的屏幕操作或利用虚拟现实 VR 手柄操作，直观地观察到三维立体的人体解剖学器官、中医经络腧穴等结构、位置、走行以及之间的毗邻关系，还可通过肌肉动作动画、生理机制 3D 动画等形式直观地了解人体运动时肌肉与关节的功能改变和人体生理机制过程。3Dbody 将抽象的内容三维形象化，提高课堂互动体验的同时使学生高效地掌握所学的相关解剖学知识和基于相关知识的实践操作技能水平，该软件还设有解剖学题库供学习者进行自测，让学习者借此了解自己对基础解剖学知识的掌握程度和巩固强化相关解剖知识。

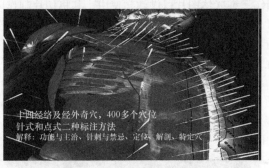

图 16-8　中医类软件内容

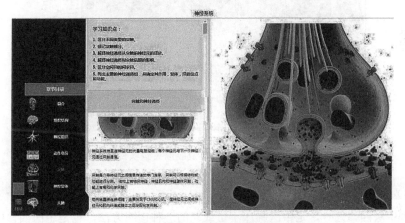

图 16-9　生理类软件内容

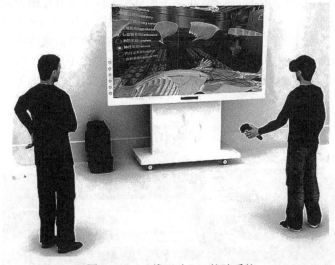

图 16-10　三维互动 VR 体验系统

（三）炎症的形态学类型虚拟实验项目

炎症性疾病是存在于人类生命活动中的普遍性疾病，给人体的生命健康带来严重危害，深入了解炎症性疾病的病理变化对医生诊断炎症性疾病具有重要的指导意义，故病理学课程是医学生在校期间重点学习的课程之一。但随着疾病谱系的改变，临床上典型的病理标本和切片日渐缺乏，已无法满足医学教育需求。为解决上述问题，某医学高校采用虚拟仿真技术结合自主研发软件将炎症性疾病的大体标本制作三维立体图片以供教学使用，其将切片制作成全景扫描的数字化切片，并录制相应的讲解视频，建立虚拟仿真标本库，全面展示炎症的形态学类型。如图 16-11 所示，虚拟实验项目中的病例资料、图片及视频上传服务器后经智能信息处理技术等人工智能技术加工处理后呈现在特定的交互系统中，供更多的学生可在自己的电脑上即可进行自主地浏览学习。在完成所有的学习内容后，学生亦可在虚拟切片库中进行阅片、分析、诊断及自测练习以巩固学习的效果。该虚拟项目为学生提供了更为生动、形象、有效的学习途径，提高了学生的学习兴趣和学习的主观能动性，加深了学生对炎症的形态学类型相关知识的理解，提高了其对相关知识的掌握程度和实际解决问题的能力。

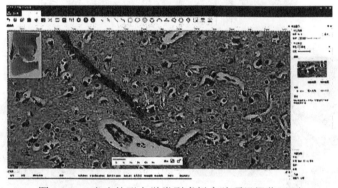

图 16-11　炎症的形态学类型虚拟实验项目操作界面

（四）智能化脉象仪

脉诊作为中医四诊之一，是中医临床不可或缺的一种诊断方法，也是中医四诊中最难掌握的一种诊断方法，在获取健康与疾病相关信息方面有着十分重要的作用。千百年来，在临床学习脉诊的过程中，对某一脉象的认识均是基于医生指下的感觉和医生对脉象概念的领会予以鉴别和区分，但因脉象概念的笼统，判别标准的模糊和判别过程中掺杂了医生的个人判别经验、指下感觉等主观因素，使得中医脉象的教学难度较大。脉诊经验无法有效交流成为阻碍中医诊断技术和理论发展的瓶颈。智能化脉象仪的开发及其在中医诊断教学中的运用是人工智能技术在医学教育中应用较为成功的案例，如图 16-12 所示，智能化脉象仪利用机器学习、人工神经网络等人工智能

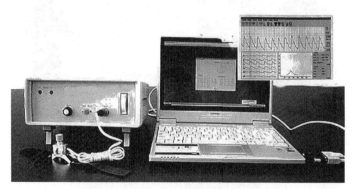

图 16-12　ZM-300 综合型智能脉象仪

技术识别脉象，将中医脉诊"心中易了，指下难明"这种只可意会、不可言传的传统师承教学转变为有据可依的形象的、直观的规模教学，实现了脉象教学的数据化、可视化，有效地将理论与实践相结合，使学生在短时间内全面、正确地掌握诊脉方法、诊脉技巧和常见脉象的特点。增强了学生的学习兴趣、效率，提高了中医脉诊的教学质量和教学规范化水平。

三、人工智能在实践技能培训与考核中的应用

（一）虚拟标准化病人学习系统

虚拟标准化病人（virtual standard patient，VSP）是一种医学教学手段和工具，为医学生或临床医生提供模拟诊疗训练，近年来在国内外逐渐被推广应用。传统临床能力教学方法，受限于临床病例资源、病人隐私、医患关系的特殊性，加之临床教学的时间受限，病人很难保持良好的依从性，从而使得教学效果难以达到预期。

VSP 基于临床真实病例，以数学、计算机图形学以及人工智能等技术为基础，融合了基础医学、临床医学的相关知识，构建以人体器官、系统疾病为基础的完整虚拟病例资源，简单、直观、生动地展示出人体生理调节机制，形成一个可在教学中循环使用，通过调节相关参数快速生成疾病模型、阐述各种疾病机制，以及训练医学生临床诊断能力为目标的虚拟模拟病人。

学生通过人机交互方式接诊虚拟标准化病人，对其进行临床问诊、模拟体格检查、实验室与辅助检查、诊断治疗及病情转归的训练。通过模拟真实病人展现人体疾病的发生、发展、治疗的全过程，并通过生理模拟驱动的模拟运算，给出相应的治疗结果。完成接诊后，虚拟病人系统可对学生的治疗过程进行分析纠错、解释指导和评价反馈，培养学生综合分析能力和临床思维。

虚拟标准化病人引入严格与规范的临床管理和操作流程以及直观地展现疾病的基础医学知识，达到临床与基础的自然融合，帮助医学生更好地学习各种综合性医学知识，其特点如下：

（1）实现基础与临床的早期结合。以实时驱动动态数学模型为核心，辅以生动的 3D 高仿真虚拟动画，直观展示生理及病理状态下人体改变，立足基础知识，向临床拓展。如图 16-13 所示，系统由两部分构成：左边是临床诊断，融合问诊、各种临床检查；右边展现疾病的不同机制以及与之相关的各种基础医学指标等。

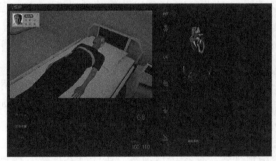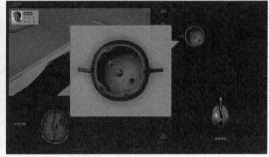

图 16-13　高级模拟人系统展示页面

（2）能够灵活自定义教学案例。通过对虚拟标准化病人的心率、血压、呼吸频率、血氧饱和度、心肌收缩力、胸膜腔负压、体温等 150 余种参数进行调节，展示不同疾病状态，还可模拟真实案例，或根据教学目标，作出针对性自定义调整，配合 PBL 情景式教学，满足教学需求。软件中可以显示多种检查结果，例如，血常规、肝功能、肾功能、凝血、心肌损伤标志物等查血结果；全身 CT、X 线片、冠脉造影、双源 CT 等影像检查；彩超、心电图、病理学等其他检查，这些检查结果均来自临床中真实且具有代表性的病例，保证结果的真实性、可靠性。

（3）可与实体人体生理实验直接对接，如图 16-14 所示，由人体实时采样信号直接驱动虚拟标准病人的参数变化，实现真正的虚拟结合、虚拟联动式融合，组成虚实结合的人体实验教学系统，生成高级模拟人系统。同时引入人文关怀理念，提醒使用者"以人为本"的中心思想。

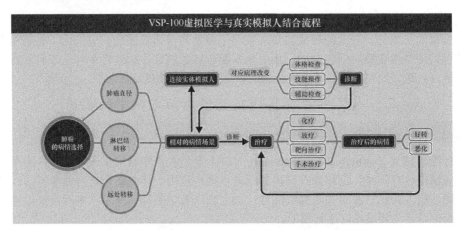

图 16-14　虚拟标准化病人与真实模拟人结合举例

（二）智能化临床综合技能系统

临床基本技能是医学生必须熟练掌握的技能，其中执业医师的 24 项基本技能更是最为重要的部分。这些技能中大部分是有创操作，由于存在一定程度的医疗安全隐患和医学伦理问题，导致医学生临床操作动手机会受限，过去的技能操作方式，已不适应且远远不能满足卓越医学人才的培养要求。针对医学院校实验实训教学中存在的问题，以应用型医学人才为目标，智能化临床综合技能系统可在临床前进行虚拟训练、虚实结合训练、智能模拟人训练。

智能化临床综合技能系统是基于深度学习、大数据、虚拟现实/混合现实、智能传感等技术，

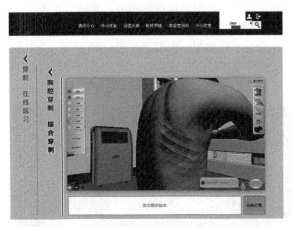

图 16-15　智能化临床综合技能系统操作页面

用于综合提高学生医学临床技能的智能化系统。通过 3D 人体建模、情景化虚拟场景构建，以虚拟人体为操作对象，完成临床基本技能操作步骤，并得到相应的正确或错误的操作结果反馈。通过反复模拟临床实际操作过程，培养医学生真实有创操作前的动手能力、应变能力。如图 16-15 所示，系统已可应用于胸腔穿刺术、腹腔穿刺术、腰椎穿刺术、骨髓穿刺术、男性导尿术、女性导尿术、胃肠减压术、鼻饲术、止血术、吸痰术、气道管理、无菌术、洗胃术、灌肠术、关节腔穿刺术、心包穿刺术、环甲膜穿刺术、腹腔灌洗术、综合急救、中心静脉穿刺置管术等方面。

基于智能技术、3D 建模、大数据分析的在线虚拟训练、实体虚拟训练、虚实结合训练、情景化教学、3D 互动方式示教同伴互助合作式训练等创新教学训练方式，以手机为信息化终端，可实现学生从理论学习到流程操作的全方位练习，实现技能教学理论与实践的创新发展。

该系统能够实现临床技能教学智能化，通过智能传感器和人工智能分析，实现线上流程与线下虚实结合智能训练，可实现自动反馈纠错，支持全开放自主训练与自主测评。同时，系统可在各项训练任务中提取数据，形成教学大数据平台，利用学习分析技术，自动挖掘大数据，自动对学生知识、能力、胜任力进行形成性评价，并构建评价模型指标体系。

（三）临床辅助决策支持系统

临床辅助决策支持系统（CDSS），是一套面向基层医疗机构（个体诊所、乡镇卫生院、村卫生站和城市社区卫生服务中心/站）和医学院校在校学生的综合应用系统。在医学教育中，CDSS

是目前已投入使用的一类可培养医学生临床思维能力的人工智能系统。临床辅助决策支持系统大多由三部分组成，即知识库、推理机和人机交流接口部分。系统通常采用 IF-THEN 规则来存储和管理知识，推理机部分是知识库的知识与诊疗信息整合、比较、分析的引擎，人机交流接口则允许将结果显示给使用者，同时也可以作为系统输入。

临床辅助决策支持系统是以智能决策引擎和临床知识库为核心，采用自然语义理解、知识图谱、数据挖掘、机器学习等技术，将医院信息处理与临床实践集成，构建智能辅助诊断双引擎，实现精准、高效的智能推理与综合判断，为诊疗过程提供精准的解决方案推送。其中在数据核心层通过深度学习神经网络算法、推理模型等构建各类库，与其他医疗信息系统进行数据互联互通采集诊疗所需的数据，通过数据核心层的智能推理引擎，实现快速、准确的智能综合分析与判断，通过数据服务总线提供智能问诊策略、体格检查、辅助检查推荐、参考诊断依据策略以及治疗建议的辅助服务，如图 16-16 所示。

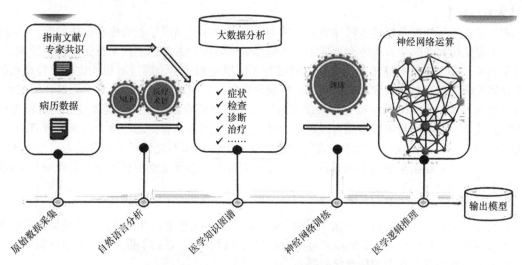

图 16-16 临床辅助决策支持系统实现路径

2017 年发布的某款 CDSS 产品，基于全球循证医学证据数据库和专家共识发展的临床知识数据库，内容覆盖了上千种疾病和症状、1 万多种诊断方法、3000 余项诊断性检查、4000 余项诊疗指南，可以为医学生在临床诊疗和学习过程中及时提供精准、可信的诊疗知识，以得出最佳诊断，优化治疗方案。

临床辅助决策支持系统可引导医学生从症状出发，建立诊断假设，指导医学生提供证据（症状和检查）证明自己所选的诊断假设，直至最终确诊，可以有效防止误诊和漏诊。其中教学病例均来源于临床上真实的患者，涵盖了临床多个学科，可供训练考核的病例数量达百余例，该系统在进行鉴别诊断时，能够帮助医学生比较相似病症之间的区别和联系，训练实习医师临床决策思维能力，并根据病史及检查结果和诊断结论给出治疗方案，医学生完成每一个病例，可对比标准病例进行自查和分析，也可反复学习，达到巩固提高的学习效果。运用该系统，可使综合训练与临床实践紧密结合，有效培养医学生医学思维及临床决策能力，提高临床教学质量，降低教学成本与风险，最大限度满足临床综合诊疗能力培养和考核的教学需求。

人工智能可有效引导医学生建立起以循证医学为基础的临床思维，增强疾病诊断的科学性和有效性，从而建立起标准化的临床思路，符合正确的诊疗流程，可进一步根据诊断结果提供相应的治疗方案给医生参考，以提高医学生全面的诊疗能力。

第三节　人工智能在医学教育中应用的前景与展望

面对全球人工智能的发展，人工智能技术在医学教育中发挥着越来越重要的作用，智能化医学教育模式将是医学教育模式发展的必然趋势。各级政府和各大院校也在积极支持和推进已有政策，做好规划落地，着眼于人工智能在医学教育领域的长远发展，大力推动人工智能在医学教学中的应用。人工智能技术推动了我国医学教育改革，并正在重构医学教育生态，改变医学教育的时空场景和供给水平，使规模化前提下的个性化和多元化医学教育成为可能。未来如何走好"人工智能＋医学教育"的发展之路，需密切关注人工智能给医学教育带来的问题和挑战，联合医学专家、医学教育工作者、政策制定者和管理者、企业方等的共同努力，加强医学教育改革、人机融合的教育智能技术应用、智能化的教学效果评价研究、智能技术产品研发应用和管理创新，促进我国医学教育朝着更高质量、更加公平、更有效率、更可持续的方向发展。

在可预见的未来，人工智能将助力形成成熟的产教融合医学人才培养模式，建设"学校-医院-企业"三联体，最大限度发挥各自优势、实现优势互补，通过推动校企合作，进一步深化人工智能在医疗教育领域的应用，提升相关人才培养质量。

【本章小结】

本章从人工智能视角概述了医学教育中的现状及需求，提出医学教育中存在的问题，以及现阶段人工智能技术在医学教育方面展现出的优势和应用情况。人工智能技术在医学教学管理、智慧医学教学、医学实践技能培训及考核方面已有不同程度的应用。通过对智能化教学管理系统、智能导师系统、解剖学仿真虚拟实验系统、智能化脉象仪、虚拟标准化病人学习系统、智能化临床综合技能系统、临床辅助决策支持系统等典型应用案例的介绍突出人工智能技术的广泛使用。人工智能技术不仅驱动我国医学教育改革，而且正在重构医学教育生态，改变着医学教育的时空场景和供给水平，使在规模化医学教育的前提下发展个性化和多元化医学教育成为可能。未来，伴随人工智能技术在医学教育中的规范化、标准化的应用，必将推动现代医学教育理论与实践的飞速发展。

【问题讨论】

1. 目前，大部分"人工智能＋医学教育"软件属于弱人工智能，并且主要关注辅助学习领域。除上述内容外，还有哪些人工智能技术可以应用到医学教育中，以助于提升医学教育的质量？

2. 如何实现医学教育中的标准化问题？

3. 如何科学评价人工智能技术对于医学教育的作用和有效性？

4. 随着人工智能不断地介入医学教育，有没有可能替代教师？

（张伯礼　郭　义　谢盈彧　邱继文　刘　毅　程翼宇）

参 考 文 献

姜丛雯, 傅树京. 2020. 我国智慧课堂研究现状述评. 教学与管理, (6): 1-4.

李鸿浩, 陈波, 李建平, 等. 2020. 医学教育中人工智能应用的现状、问题与对策. 中国循证医学杂志, 20(9): 1092-1097.

李文星, 唐军, 屈艺, 等. 2019. 人工智能在医学教育中的应用和发展. 成都中医药大学学报 (教育科学版), 21(1): 17-18, 60.

刘奕志, 林浩添. 2020. 医学人工智能实践与探索. 北京: 人民卫生出版社.

南宁. 2019. 人工智能在高等医学教育中的应用前景. 课程教育研究, (26): 21.

唐子惠. 2020. 医学人工智能导论. 上海: 上海科学技术出版社.

张旭东. 2020. 中国医疗人工智能发展报告 (2020). 北京: 社会科学文献出版社.

钟敏, 胡燕, 程茜, 等. 2020. 人工智能在医学教育中的应用现状与思考. 中国继续医学教育, 12(18): 79-81.

Crowley R S, Medvedeva O. 2006. An intelligent tutoring system for visual classification problem solving. Artif Intell Med, 36(1): 85-117.